人脑智能与人工智能

刘泉影　曲由之　魏　晨　梁智超　主编

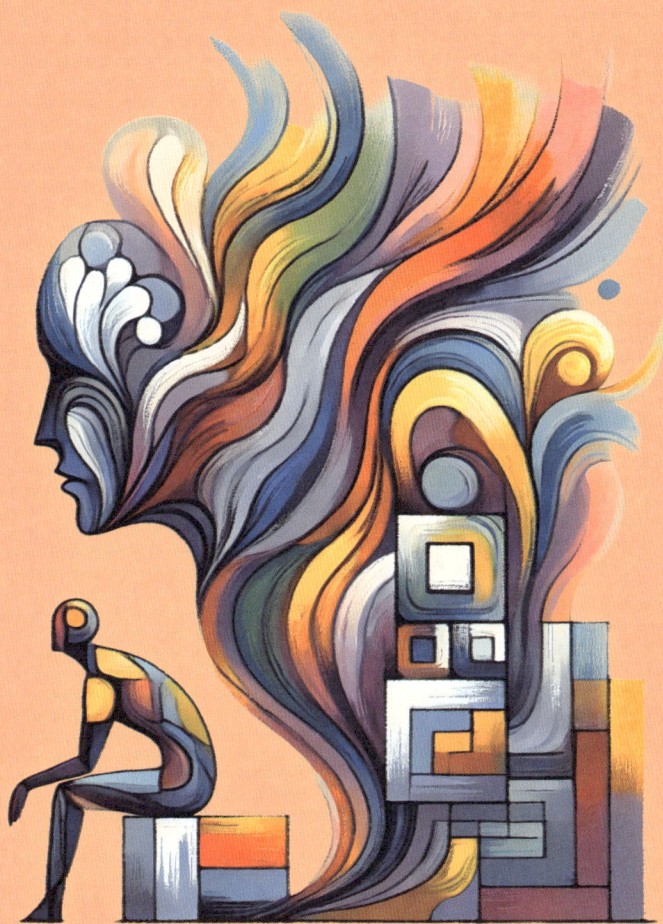

清华大学出版社
北京

图书在版编目（CIP）数据

人脑智能与人工智能 / 刘泉影等主编. -- 北京：清华大学出版社，2025. 8.

ISBN 978-7-302-70003-6

Ⅰ. R338.2；TP18

中国国家版本馆CIP数据核字第2025ET1526号

责任编辑：李美庆　孙　宇
封面设计：钟　达
责任校对：李建庄
责任印制：刘　菲

出版发行：清华大学出版社
　　　　　网　　　址：https://www.tup.com.cn，https://www.wqxuetang.com
　　　　　地　　　址：北京清华大学学研大厦 A 座　　　　　邮　　编：100084
　　　　　社 总 机：010-83470000　　　　　　　　　　　　邮　　购：010-62786544
　　　　　投稿与读者服务：010-62776969，c-service@tup.tsinghua.edu.cn
　　　　　质量反馈：010-62772015，zhiliang@tup.tsinghua.edu.cn
印 装 者：小森印刷（北京）有限公司
经　　销：全国新华书店
开　　本：185mm×260mm　　　　印　　张：25.25　　　字　　数：493 千字
版　　次：2025 年 8 月第 1 版　　　　　　　　　　印　　次：2025 年 8 月第 1 次印刷
定　　价：89.00 元

产品编号：107033-01

编委会

主　编

南方科技大学：

　　　　刘泉影　曲由之　魏　晨　梁智超

编　者

南方科技大学：

　　　　余俊杰　王　淞　彭恺宁　李文都　钱富元

　　　　张庆翯　李伟彬　赵贯一　沈新科　张伊诺

　　　　楼可心　李　丹　唐家豪　李东洋　王　漠

　　　　夏俊锋

清华大学：　刘　嘉

澳门大学：　伍海燕

序

人类天生渴望认知。

——亚里士多德

人类探索智能本质的旅程漫长而曲折。从远古先民虔诚朴素的"万物有灵论"（Animism），到霍布斯在《利维坦》中细致描述的"自动机"（Automata）；从十八世纪沃坎森倾力打造的、拥有消化系统的机械鸭子，到雅克德罗妙手创造的能吟唱、绘画与书写的机械人偶，我们的认知旅程充满了离经叛道的想象与人定胜天的自负。

如今，以 GPT 系列为代表的大模型技术所带来的人工智能风潮席卷全球，其在智力推理、情绪感知乃至文学艺术创造等多个领域的表现，已逐渐达到甚至超越人类自身。这不禁促使我们重新审视：人工智能作为最初从模仿生命行为与人脑机制中诞生的技术，是否还需要继续向认知科学与脑科学汲取灵感，是否依然需要追随人类足迹，还是已经可以踏上属于自己的探索之路？

辛顿早在 2020 年 GPT-3 崭露头角时，就宣称："或许生命、宇宙和万物的终极答案不过是 4.398 万亿个参数而已。"这个宣言所表达的是一种对"参数量"的崇拜——仿佛只要参数足够庞大，人工智能便可以接近甚至超越人类智慧。

作为一个脑科学和人工智能交叉学科的研究者，我不知道答案。但是生物的进化给我们提供了一个信仰的基石——智能并非简单地依赖神经元数量。大象的大脑重约

5 kg，拥有约 2570 亿个神经元；而虎鲸的大脑重达 9 kg，仅小脑神经元数量便超过 1000 亿，远超过人类大脑的 860 亿个神经元。但是它们的智能程度却远不及人类——在浩瀚无垠的宇宙中，只有我们人类能够创造语言、发展数学、探索宇宙，甚至建造文明。所以，智能并非参数量的简单叠加；可能更在于这些神经元的连接方式、信息流的动态模式，以及复杂系统内部的协作与协调机制。所以，在我看来，人工智能依然需要脑科学的持续启发。

首先是智能架构的优化与模块化设计。人类大脑的皮层分区与功能模块呈现出精妙的分层特化和精细协作模式。视觉、听觉、运动、情绪、语言，这些系统看似独立，却又紧密相连，形成高效的多模态信息处理体系。而当前主流的人工智能模型，虽然参数规模庞大，却仍未真正掌握这种精巧的功能模块独立性和交互机制。因此，脑科学对大脑分区与功能整合的进一步揭示，将为人工智能提供极为重要的架构启示。

其次是持续学习与记忆整合。人类大脑可以在生命过程中不断接纳新知识，同时牢牢保留已有的记忆和技能。目前人工智能的"灾难性遗忘"问题，恰恰暴露了其在持续学习上的不足。深入研究海马与皮层的协作机制、记忆的重放现象以及睡眠对记忆的巩固作用，都将为构建能够真正自我适应、持续进化的智能模型提供宝贵的理论基础和实践范例。

再者，鲁棒性与可解释性是当前人工智能应用的重大挑战，尤其在面对噪声、缺失信息或未知环境时尤为明显。而人脑却表现出非凡的韧性与适应性，其多通路信息冗余机制、反馈控制机制和注意力调控策略，无疑是提高人工智能鲁棒性和可解释性的绝佳蓝图。

最后，人工智能最稀缺的真正从 0 到 1 的颠覆式创造力，或许来源于我们根植于内心深处的生命与死亡的本能驱动力，亦或许来源于我们在浩瀚空间与无限时间中逐渐塑造出的独一无二的自我意识。这些闪耀于智能之冠上的璀璨明珠，也许只有在人类大脑的幽微深处，我们才能真正窥见其神秘的光辉。

因此，我们亟须推动一种更深层次的脑科学与人工智能的联姻。不再是单纯的模仿，而是互相促进共同进化：脑科学将提供更多关于脑连接组、神经动力学、认知理论的最新发现和启示，指导人工智能构建更高效的架构和算法；而人工智能则可以利用强大的计算力与算法分析工具，深入解析海量神经数据，推进脑科学的基础研究与应用开发。这种深度融合的科学范式，将为理解智能的本质带来质的飞跃。

正是在这样的背景下，刘泉影的《人脑智能与人工智能》应运而生。它基于 David Marr 提出的智能分析三层次（目标、算法、实现），将人脑功能系统的探索与人工智能的实践紧密结合。前半部分系统探讨了视觉、听觉、嗅觉、运动、情绪、语言、睡眠与梦境等人脑关键功能系统，细致揭示了其背后的神经机制以及人工智能对其的实现或模拟；后半部分则集中呈现了人工智能如何深入赋能脑科学研究，通过多模态神经数据处理、脑网络建模、数字孪生脑等技术，推动脑科学研究迈向新的高度。

在认知科学、脑科学与人工智能深度融合的前沿领域，我们正站在一个关键的历史转折点。我诚挚邀请来自计算机科学、神经科学、心理学、工程学乃至哲学等各学科领域的研究者与青年学子，共同参与到这一充满挑战且富有深远意义的跨学科探索中来，加入到探索智能本质的旅程中来，在理解人类智能的过程中，创造出一个全新的智能。

清华大学基础科学讲席教授

心理与认知科学系主任

2025 年 8 月于北京

序

　　还记得五年前，刘泉影老师在南方科技大学神经计算与控制实验室初创《大脑智能与机器智能》这门新课。彼时，我也在准备《AI 与心理学》的新课。我们都苦于找不到现成教材，茶水凉了又热，PPT 改了又改，开课第一年几乎每堂课前都备课至凌晨。常常左边画着大脑皮层结构图，右边贴着卷积神经网络示意图；这边讨论着脑科学与 AI 结合的创新点，那边琢磨着如何用 AI 模型解析心理学机制。就是在这些"烧脑"又兴奋的夜晚，一个念头愈发清晰：人脑与机器智能这两条轨迹，正从并行走向交织，彼此照亮。

　　刘老师曾几次邀我参与课堂，终于有幸成行一次。看着那些年轻面孔从最初被跨学科概念搞得晕头转向，到后来能侃侃而谈课程核心观点，甚至结课后设计出融合双领域思想的创新模型。助教们也通过持续参与教学成长为跨领域新锐——这大概是做教师最欣慰的事。他们的蜕变印证着时代命题：理解智能本质，需同时穿越"突触密林"与"算法星河"。他们让我确信，未来突破必属于既通生物脑之精妙，又谙机器智能之精髓的"两栖"探索者。

　　但说实话，想同时掌握这两套体系谈何容易！我们备课时就深有体会：想找本真正打通"脑"与"机"的书，难！神经科学教材把神经机制与认知功能讲得透彻，却很少提及这些发现如何催生了 Transformer 这样颠覆性的 AI；AI 专著详解公式代码，却鲜少剖析 AI 如何促进对大脑运作机制的理解。这种割裂让学生困惑，更让研究者错失启发良机。

正因如此，刘老师团队执笔写就此书：只为搭建一座桥。例如，为我们解析视觉之谜：为何猕猴颞叶神经元活动模式，与卷积神经网络中层特征惊人相似？其间藏着何种普适的对物理世界的编码法则？

我笃信，书中诸多洞见正源自那些备课深夜里师生思维碰撞的火花，以及我们在交叉领域跌撞前行的体悟。它或许不完美，但竭力实现一个愿景：当你研读大脑章节时，会自然联想到某个人工智能模型；而当你调试算法时，又忍不住翻看书中对应的神经机制解析。

若你也为"智能"着迷——无论你是探索脑机制的科学家、构建智能算法的工程师，还是求知若渴的学生——愿此书成为你征途上的伙伴。当你在深夜被难题所困，或许书中某个人脑的"巧思"或 AI 的"妙招"，能倏然点亮灵感的星火。

因此，书中传递的不只是知识——更是投向"智能"深渊的微光，照亮来者的路。

澳门大学协同创新研究所教授
认知与脑科学中心
2025 年 6 月于澳门

前　言

　　当深度神经网络在 ImageNet 竞赛中首次超越人类视觉识别精度时，当 ChatGPT 展现出类人的语言推理能力时，整个科学界开始意识到：人工智能与人脑智能的对话正在从单向的技术模仿演变为双向的认知革命。本书《人脑智能与人工智能》诞生于这场前所未有的学科融合浪潮中，试图构建一个横跨计算科学与脑科学的理论框架，系统阐释两者在感知编码表征、决策推理、智能涌现等层面的深刻共鸣与协同进化。

　　20 世纪中叶，图灵提出"模仿游戏"的原始构想时，神经科学正通过霍奇金 – 赫胥黎方程揭示动作电位的离子机制；当卷积神经网络在 2012 年震动计算机视觉领域时，神经科学家恰好在猕猴颞叶皮层发现了与卷积神经网络高度相似的特征层级结构。这种时空维度的奇妙共振，暗示着智能本质的探索必然走向跨学科整合。过去十年间，神经科学为人工智能提供了注意力机制、脉冲神经网络等关键启发，而递归神经网络、图神经网络等计算范式，正在重构脑连接组学、认知建模的研究路径。在这双向赋能的过程中，我们发现了两大学术鸿沟亟待弥合：一方面，传统神经科学教材多聚焦于生物机制与认知科学实验，却鲜少涉及人工智能对脑功能研究的革命性影响；另一方面，人工智能研究者迫切需要理解人类大脑的运作机制以推动人工智能的发展，但面对庞杂的教科书，他们往往难以系统掌握认知科学与神经科学的精髓，从而无法将脑科学知识有效应用于启发人工智能研究。2020 年，我在南方科技大学开设了一门研究生课程——"大脑智能与机器智能"。该课程从大脑的各个系统功能角度出发，讲授大脑与机器在智能层面的异同，以及双向的启发。伴随着过去 5 年的教学进程，人工智能和脑科学结合的研究飞速发展，每一年的教学内容都需要不断更新，纳入新的工程技术和科学发现，同时精简掉一些陈旧的内容；该课程也从一个小范围的创新尝试，变成了南方科技大学生物医学工程系研究生核心课程，课程内容和课件也日趋成熟。2024 年，我决定依据课程内容编写教材，希望能让更多渴望了解人脑智能与人工智能的学生受益。

本书由我领导的神经计算与控制实验室（NCC lab）团队编写，主编为刘泉影、曲由之、魏晨、梁智超，NCC lab 的许多成员也参与了编辑工作，写作的内容和逻辑主要依托于我的"大脑智能与机器智能"教学课件。本书突破了传统认知科学与神经科学的单维度叙事模式，创新性地采用双轨制框架，将内容分为两部分。第一部分聚焦于大脑的不同功能系统的探讨，与其他认知科学和神经科学教科书不同的是，本书借用 David Marr 的三层分析理论（目标、算法、实现）用工程学视角剖析了人脑各个功能系统的目标、计算原则和硬件基础，同时阐述了该功能是如何用人工智能实现的，为读者提供了更为全面和前沿的视角。第一部分由第 1 至第 10 章组成，包括绪论（余俊杰、魏晨、刘泉影）、AI 基础（王淞、曲由之、魏晨）、视觉系统（彭恺宁、李文都、曲由之）、听觉系统（钱富元、王淞）、嗅觉系统（余俊杰、彭恺宁）、体感系统（张庆翯、李伟彬、余俊杰）、运动系统（赵贯一、李伟彬、梁智超、刘泉影）、情绪（沈新科、曲由之、钱富元）、语言（曲由之、张伊诺、王淞）、睡眠与梦（张伊诺、梁智超）。第二部分重点探讨人工智能在脑科学不同领域的最新进展与具体案例，介绍人工智能技术在脑科学研究中的应用及其潜力。通过具体实例与前沿研究，本部分旨在揭示人脑智能与人工智能科学深度融合的未来图景，为读者展现智能科学融合发展的广阔前景。第二部分由第 11 至第 20 章组成，包括多模态神经信号处理（楼可心、李丹、唐家豪），神经数据的预训练模型（余俊杰、李东洋），大脑中的潜在表征（魏晨、余俊杰），神经科学中的生成模型（李东洋、魏晨），人工智能赋能神经科学（魏晨、梁智超），脑网络建模（梁智超、王漠、李伟彬），脑结构、脑功能、行为的关系（李丹、梁智超、魏晨），数字孪生脑（张伊诺、梁智超、楼可心），基于模型的神经调控（王漠、梁智超），通往智能之路：人脑智能与人工智能（彭恺宁、刘泉影）。此外，本书的写作过程中受到澳门大学伍海燕老师、清华大学刘嘉老师的鼓励与帮助，在此特别感谢。同时，也感谢所有上过我课程的同学们，你们在课堂中的思考和互动，完善了此书。《人脑智能与人工智能》既可作为人工智能研究者的神经科学入门教材，也能为脑科学工作者提供计算建模的方法论工具，旨在为智能科学的融合发展提供系统性参考。本教材出版获得南方科技大学教材建设专项经费支持。

智能，是人类对世界最深刻、最持久的探索之一。从自然界的演化到人类的创造，我们既能在生物大脑中感受到自然选择的奇迹，也能通过工程设计去模仿和重构智能的过程。从人脑智能到人工智能，这两种截然不同的路径，分别代表了自然进化的奇迹与工程设计的卓越成就。人脑智能是自然选择的产物，经过数十亿年的生命演化，通过无数次试探与适应，逐步发展为今天的奇迹；人工智能则是人类依靠工程技术与数学计算所描绘的蓝图，通过网络模型与优化算法，一步步逼近"智能化"的目标。尽管两者的起源截然不同，但当我们仔细观察它们的功能时，却会惊讶地发现它们之间存在某种耐人寻味的相似性。随着脑科学与人工智能技术的快速发展，两者的交汇正逐步形成一条深度融合之路，为未来智能系统的进化开辟全新的可能性。展望未来，人脑智能与人工智能的融合不仅是技术发展的趋势，更是智能演化的新阶段。人工智能正在逐步融入人们的日常生活，从推荐系统、智能医疗到自动驾驶、大模型助手，智能技术的渗透正在重塑人类社会的运行方式。然而，真正的智能进化不止于此。随着脑机接口技术的发展，人类有可能通过人工智能直接增强自身认知能力，使记忆、计算和创造能力得到指数级提升。类脑计算的进步将进一步缩小人工智能与生物智能的差距，使机器更接近人类的学习方式和认知模式。而智能协同系统的发展，则将推动人工智能与人类智能深度融合，使个体能力得以扩展，群体智慧得以优化，最终推动整个社会向更高层次的智能文明迈进。总之，人脑智能与人工智能的融合之路，不仅为人类探索智能的本质提供了新的视角，也为未来智能系统的构建带来了前所未有的机遇。如何在技术突破的同时，兼顾社会需求与伦理考量，将是决定智能融合未来走向的关键。在这条融合之路上，人类正逐步迈向更高智能水平的新时代。本书在此抛砖引玉，希望更多年轻人投身于人脑智能和人工智能蓬勃发展的浪潮中。

2025 年 3 月于深圳

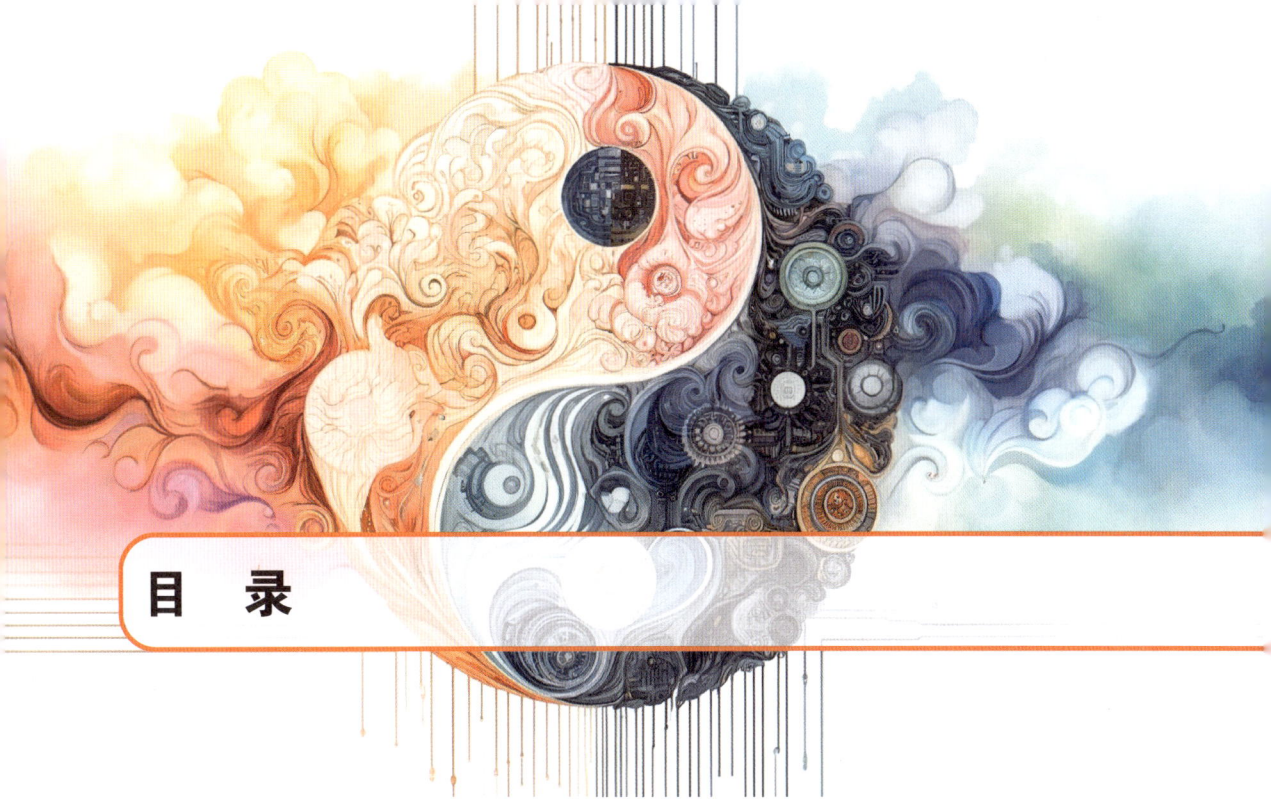

目　录

第一部分

第 1 章　绪论

1.1　智能的本质与多样性

1.1.1　智能的定义

"什么是智能？"这是一个深刻且引人深思的问题，涉及神经科学与人工智能（artificial intelligence，AI）的交汇点。在本书中，我们将深入探讨这一问题，并尝试为读者提供更全面的理解。

智能是一个多层次、复杂的概念，涵盖了思维、学习、适应和决策等一系列高级认知能力。虽然已有诸多研究，但智能在生物学层面的实现机制仍不完全清楚。

神经科学的研究旨在揭示智能的生物学基础，探索大脑中神经元如何相互作用，以及神经网络如何处理信息、存储记忆、产生意识等复杂功能。通过不同的系统，我们能够完成各类复杂任务：感知觉系统让我们感知世界的"色、声、香、味、触"；语言系统赋予我们听、说、读、写的能力，从而实现信息的传递与交流；运动系统使我们能够与外界环境进行有效交互；而决策与推理系统则支持目标导向的规划与选择。通过深入研究大脑的运行机制，我们能够更全面地理解智能的本质。

与之相对，人工智能关注于构建具备智能行为的机器系统。其核心技术支持计算机能够执行包括图像识别、语音理解、推理决策等复杂任务。近年来，基于大规模预训练模型（如 GPT 系列、DeepSeek 等）的发展，人工智能已经在许多领域取得了超越人类的表现。例如，在自然语言处理领域，GPT 系列模型通过海量文本数据的训练，能够生成高质量的文本，完成复杂的语言理解任务，甚至在一些标准化的语言推理和文本生成竞赛中超越了人类专家。在计算机视觉领域，DALL-E 模型展示了人工智能在图像生成方面的突破性进展，能够根据自然语言描述生成高度逼真的图片，创作出超出传统视觉素材的创意作品。大规模预训练模型通过利用海量数据和复杂网络结构，展现出卓越的自适应性和泛化能力。在视觉、语音及语言理解等多模态任务中，大模型能够融合多源信息，进行深度推理，实现更为精细和全面的智能表现。

大模型的成功不仅推动了人工智能技术的快速发展，也为我们提供了更深层次理解智能机制的视角。通过模拟大脑的神经网络结构和信息处理机制，人工智能的进展有助于揭示大脑智能的工作原理，并为神经科学提供了新的研究方法。与此同时，神经科学对大脑的深入理解也为人工智能的发展提供了启发，推动了神经网络模型及其学习机制的创新。

在本书中，我们将从人脑智能（brain intelligence，BI）和人工智能两个角度出发，帮助读者全面理解智能的本质，以及介绍神经科学和人工智能领域在智能相关研究中的最新进展。我们将回顾智能的历史，探索其未来的发展可能性，并思考智能对社会和文化的深远影响。最终，我们的目标是为读者提供一个思考和讨论智能的深刻平台，以便更好地理解并塑造智能的未来。

1.1.2　人脑智能与人工智能的基本特征与对比

人工智能与人脑智能代表了实现智能系统的两条不同路径，各自拥有独特优势和挑战。在人工智能领域，尤其是在计算机视觉和自然语言处理等方向，已取得巨大进展，AI 系统的应用也日益广泛。AI 系统通常以其高性能和多功能性著称，能够在多个任务中表现卓越。例如，在图像识别领域，AI 已经能够在医疗影像分析、面部识别等任务中达到或超过人类的表现；在自动驾驶技术中，AI 系统通过实时处理传感器数据来做出快速决策，确保安全驾驶；在语言翻译方面，基于深度学习的 GPT 模型能够生成高质量的文本翻译，极大提升了跨语言沟通的效率；而在围棋等复杂游戏中，AlphaGo 的出现则标志着 AI 在战略决策上的突破，甚至超越了世界冠军。

与此不同，BI 更加注重借鉴生物神经系统的结构和机制，尝试模拟生物神经网络、类脑器官和神经芯片，以实现具有更高可解释性和更低能耗的智能系统。人脑智能具有巨大的潜力，特别是在那些需要深刻理解决策过程且对能耗要求较低的应用场景中，表现尤为突出。例如，在医疗、机器人等领域，人脑智能有望提供更为自然和高效的智能解决方案。然而，人脑智能也面临不少挑战，包括模拟生物神经系统的局限性、功能相对单一以及生物机制本身的复杂性，这使得这一领域的技术尚处于初步发展阶段。

因此，越来越多的研究开始探索将 BI 与 AI 结合的方式。通过融合 AI 的高性能和 BI 在可解释性和低能耗方面的优势，我们有望克服各自方法的局限，推动开发出更加灵活且功能全面的通用智能系统。这种融合不仅能提升智能系统的适应性和可解释性，还可能在未来带来更高效、节能的智能解决方案。随着这一领域的持续发展，BI 与 AI 的结合无疑为未来的智能系统提供了广阔的前景，能够解决当前智能系统面临的许多复杂问题，并为智能科学和技术的发展开辟新的道路。

1.2　人工智能的发展与脑科学的价值

大脑的结构极为复杂且层次分明，从宏观到微观，包括多个主要脑叶、数百个不同的脑区域以及数以亿计的神经元。这种复杂性反映了大脑在执行各种功能时所需的高度分化与精细组织。大脑的结构与功能之间有着密切的联系，每个脑区都有特定的功能和任务，而神经元之间的相互连接形成了庞大的网络，使得信息得以在大脑内传递和处理。

这种结构的多样性使大脑能够执行广泛的功能，包括视觉、听觉、运动控制、情感处理、语言理解等。不同的大脑区域各司其职，并协同工作，使我们能够以高度复杂的方式与外界互动，做出适应性的行为和决策。大脑的复杂性和多功能性令人叹为观止，一直以来也都是神经科学与认知科学研究的核心内容。

然而，与大脑的多功能性相比，当前的神经网络模型往往存在一些局限性。这些模型通常专注于特定任务或特定类型的任务，虽然在某些领域表现出色，但它们也面临着"灾难性遗忘"问题。灾难性遗忘是指，当神经网络在学习新任务时，可能会忘记之前学习的内容。这是因为神经网络的权重参数在学习过程中不断更新，导致旧信息被"覆盖"或丢失。这一问题是深度学习研究中的一大挑战，尤其是在追求通用智能的背景下，如何有效解决这一问题，成为了人工智能领域亟待突破的难题。

因此，大脑的结构与功能的多样性启我们深入探索自然智能的奥秘，同时也提醒我们现有的神经网络模型仍需改进，以更好地模拟和理解大脑的复杂性。跨学科的研究与合作，特别是人脑智能与人工智能的结合，有望为未来智能系统的发展提供宝贵的灵感和方向。

1.2.1　Marr 的三层解释模型

David Marr 的三层解释模型（Marr's three levels of explanation）是神经科学和认

知科学领域的一项重要理论框架，用于帮助我们理解大脑和智能系统的工作原理。该理论由 David Marr 于 1982 年提出，强调从三个不同的层次对复杂智能系统进行解释，以便全面理解其运作方式。

第一层次是计算层（computational level），它关注系统执行的任务是什么以及如何执行这些任务的问题。在这个层次上，我们探讨系统的目标、输入与输出，以及它是如何将输入转化为输出的。计算层次的解释更加抽象，类似于对问题的宏观描述，重点在于任务的定义，而非具体的实现细节。

第二层次是算法层（algorithmic level），它关注系统执行任务的具体方法或算法。在这个层次上，我们尝试理解系统内部信息的处理方式，包括数据结构、算法和运算规则。这个层次的解释相对具体，涉及如何在中间步骤中处理和转换输入数据，直到得到输出。

第三层次是实现层（implementation level），它关注系统的物理或生物实现方式。在这个层次上，我们研究系统如何通过硬件或生物机制来实现任务，例如大脑中的神经元、突触传递以及电信号的传播。物理实现层次的解释是最具体的，着重于系统如何在生物或物理层面上实现其功能。

Marr 的三层解释模型强调：对一个智能系统的完整理解，需要同时从这三个层次进行分析，任何单一层次的解释都是不完整的。这一观点深刻影响了认知科学、神经科学和人工智能的发展。

更重要的是，这一模型也为本书的整体写作提供了逻辑框架：我们将以 Marr 三层模型作为各章节内容展开的基本结构。比如视觉、听觉、触觉等章节，我们都将依照"计算层次—算法层次—物理实现层次"的路径进行探讨。通过坚持这一写作思路，我们希望为读者提供一种统一、系统的理解路径，使得不同系统的对比与类比、生物与人工之间的桥接变得更加清晰、有据可循。

1.3　AI 与 BI 的相似之处

随着人工智能的发展，AI 与 BI 在功能上展现出诸多相似之处。例如，它们都能够执行视觉感知、推理和决策等任务，尽管实现方式不同，但从功能角度来看，两者均具备对环境信息的感知、信息加工与行为指导的能力。这些相似性不仅揭示了智能系统的共性，也有助于我们理解 AI 与 BI 的交叉点，探索它们如何相互启发与融合。

共同的基本单元：神经元与计算单元

AI 和 BI 的基本组成单元在概念上具有相似性。在 AI 中，人工神经网络（artificial neural netwok，ANN）的核心计算单元——人工神经元（perceptron），通过加权输入、非线性变换和信号传递来执行信息处理任务。而在 BI 中，生物神经元是大脑的基本功能单元，它们通过突触传递电信号，形成复杂的神经网络，实现认知和行为控制。尽管人工神经元和生物神经元在计算原理和物理结构上存在显著差异——如生物神经元具备更复杂的动态特性，如时间整合、神经递质调控和可塑性变化，但两者均承担着信息处理和传递的核心功能。

共同的信息表征机制：层级结构

AI 和 BI 都采用层级化的信息表征机制，使得复杂任务得以高效完成。在 AI 中，深度神经网络（deep neural network，DNN）通过多层架构逐步抽取特征，从低级模式（如边缘、纹理）到高级概念（如对象、语义）。同样，在 BI 中，大脑的感知和认知系统也采用层级结构。例如，在视觉处理过程中，初级视觉皮层（V1）负责检测基本特征，如边缘和方向；中级视觉皮层（V4）对颜色和形状进行整合；而更高级的脑区（如下颞叶 IT）则负责复杂物体识别。这种层级信息处理方式不仅提升了计算效率，也支持了高度灵活的认知能力。

共同的功能：感知与认知任务的执行

AI 和 BI 都能执行相似的任务，例如视觉目标检测和物体识别。在 AI 中，深度学习模型能够通过大规模数据训练学习特定的模式，从而识别图像中的对象。而在 BI 中，大脑依赖神经网络的动态计算来完成视觉感知任务，多个神经元群体协同工作，对视觉输入进行解析并做出相应的行为决策。例如，人在看到一只猫时，视觉信息会经由视网膜传输至初级视觉皮层，再通过多个视觉处理通路进行识别和分类。这种多层次的特征提取方式与深度学习模型在本质上类似，尽管生物大脑的计算方式更加复杂，涉及反馈连接、注意力调控和经验驱动的可塑性变化。

虽然 AI 和 BI 在具体实现上存在本质差异，但它们共享类似的信息处理原则，包括神经元级的信息传递、层级化特征提取，以及对复杂感知和认知任务的执行。AI 的发展借鉴了神经科学的研究成果，而 AI 的强大计算能力也在反哺神经科学研究。未来，AI 与 BI 的进一步交叉融合，将推动对智能本质的更深入理解，并催生新一代更高效的智能计算系统。

1.4　BI 与 AI 的相互启发

BI 对 AI 的启发

神经科学的研究成果对人工智能的发展起到了至关重要的推动作用，许多经典的人工智能模型直接受到生物大脑的启发。以卷积神经网络（convolutional neural netuwork，CNN）为例，它借鉴了大脑视觉系统的信息处理方式。CNN 的核心机制，包括局部感受野（receptive field）、参数共享、层级特征提取和池化操作，均与生物视觉系统的计算原则高度相似。

在大脑的视觉系统中，初级视皮层（V1）神经元的感受野仅对视野中局部区域的刺激作出响应，这一特性启发了 CNN 的局部连接模式，使其能够高效捕捉图像中的局部特征。同时，生物视觉系统采用分层处理信息的方式：低级区域（如 V1）主要负责提取基本的边缘和方向信息，而高级区域（如下颞叶皮层，IT）则负责更为复杂的物体识别。CNN 借鉴了这一层级化的信息提取方式，使其能够逐步从像素级信息提取高层语义特征，从而在图像分类、目标检测、医学影像分析等任务上取得显著进展。

除了视觉系统的启发，大脑的记忆与决策机制也对人工智能的发展产生了深远影响。例如，循环神经网络（recurrent neural network，RNN）和长短时记忆网络（long short-term memory network，LSTM）在处理序列数据时，模拟了大脑的短期记忆机制，使得模型能够保留和利用历史信息，进而提高对时间序列数据的处理能力。而强化学习（reinforcement learning，RL）则受到大脑奖励系统（如基底神经节回路）的启发，模仿多巴胺在学习和决策中的调控作用，为自主智能体的研究提供了重要的理论支持。

AI 对 BI 的促进

人工智能技术正深刻改变神经科学的研究方式。传统的脑科学研究主要依赖实验观察和统计分析，而现代 AI 工具凭借强大的数据处理能力，使科学家能够自动化分析海量神经数据（见第 11 章），从中挖掘潜在规律。例如，深度学习模型可用于解析功能磁共振成像（functional magnetic resonance imaging，fMRI）、脑电图（electroencephalography，EEG）、单细胞记录等复杂的神经信号，揭示大脑不同区域的功能模式及其相互作用。

这些数据驱动的洞察为神经科学研究提供了更丰富的信息，使科学家能够更精确地探究神经系统的工作机制。例如，研究者让猴子和人工神经网络执行相同的物体识别任务，结果发现，人工神经网络中的"神经元"激活模式能够解释猴子大脑在识别物体时的神经活动。这种相似性表明，大脑视觉系统与 CNN 在信息处理上具有类似的逐层特征提取机制。此外，通过延迟匹配任务（delayed match-to-sample task）等实验，科学家研究了猴子大脑如何在延迟期内保持信息并最终做出决策。AI 通过解码神经元的活动模式，揭示不同脑区的协同作用及信息流动过程，从而深化了我们对大脑认知功能的理解。

AI 在探索大脑结构与功能关系方面也发挥了关键作用（见第 17 章）。基于计算模型，AI 可以模拟神经活动及信息处理过程，帮助科学家理解大脑如何生成复杂的认知与行为。例如，AI 可通过大规模数据分析，模拟神经元群体的集体活动与信息流动，揭示不同脑区如何协同工作以支持各种认知任务，并为脑科学研究提供理论支持。

此外，AI 正在助力神经科学家构建更精确的计算模型，以模拟大脑的动态活动，并推动"数字孪生脑"的研究（见第 18 章）。基于深度学习的神经网络模型能够预测神经元群体的放电模式，帮助研究者理解认知过程中的神经动力学，并用于解释数据与生成实验假设，加速神经科学的研究进程。

AI 在神经元群体活动的表征方面同样发挥着重要作用。通过分析神经电活动、脑成像及其他神经数据，AI 能够识别和解码神经元在不同情境下的活动模式，从而揭示神经网络的动态特性及信息传递机制。基于这些数据，AI 为我们提供了关于大脑如何处理、存储和传递信息的深入视角，帮助揭示大脑在执行复杂任务时的工作原理。

1.5　本书的章节结构

本书基于"大脑智能与机器智能"课程的核心内容，突破了传统认知科学和神经科学的单一叙事方式，创新性地采用双轨制框架。全书分为两大部分，既从大脑功能系统的角度展开分析，又探讨人工智能在脑科学研究中的前沿应用。

第一部分聚焦于人脑的不同功能系统，借鉴 David Marr 的三层分析理论（目标、算法、实现），从工程学视角解析大脑各功能系统的计算原理、目标及硬件基础，并探讨人工智能如何模拟或实现类似的功能。本部分涵盖感知觉、运动控制、情绪、语言等多种神经系统的研究。书中详细剖析了视觉、听觉、嗅觉等感知系统的计算机制及其在人工智能中的应用，同时探讨运动系统如何结合神经控制和人工智能技术提升机器人能力。此外，书中还分析了情绪与语言的神经机制，讨论情感计算和自然语言处理在人工智能中的实践。最后，睡眠与梦境作为神经科学的特殊领域，也在本部分得到了深入探讨，进一步拓展了对脑功能的理解。

第二部分重点探讨人工智能在脑科学中的应用及前沿发展，展现人工智能技术如何赋能脑科学研究。书中介绍了多模态神经信号处理、脑网络建模等关键技术，揭示神经数据分析的挑战与突破。人工智能在神经数据的预训练模型、概念表征、生成模型等方面的应用，为理解大脑的高级认知过程提供了新视角。此外，本部分还分析了人工智能如何推动脑结构、功能与行为关系的建模，并探讨数字孪生技术和基于模型的神经调控技术在脑科学研究中的前景。最后，书中展望了人脑智能与人工智能深度融合的发展趋势，勾勒智能科学交叉融合的广阔未来。

本书不仅适合作为人工智能研究者的神经科学入门教材，也为脑科学工作者提供计算建模的方法论工具，旨在推动智能科学的系统化融合与发展。

第 2 章　AI 基础

2.1　引言

　　本书聚焦于人脑智能与人工智能两大领域的交汇点，站在科学技术发展的前沿。人脑智能旨在模拟人脑的工作机制，揭示大脑复杂的认知过程；而人工智能则专注于构建能够完成复杂任务的智能系统。尽管两者的研究路径不同，但它们的核心目标一致：解码智能的本质，并开发出能够模仿甚至超越人类智能的技术。

　　本章首先阐述 AI 的基本定义与发展历程，随后将讨论机器学习如何使计算机从数据中自主学习规律，以及深度学习如何通过模拟生物神经元构建神经网络，以应对更高复杂度的任务需求。随后将系统讲解人工智能的核心要素，包括数据集、学习范式和评估指标等基础内容。同时，介绍神经网络中的关键技术要素，如激活函数、损失函数及优化算法，讲解反向传播算法与人脑学习机制，并探讨两者之间的联系。在此基础上，本章还将详细介绍几种典型的神经网络结构，包括卷积神经网络、循环神经网络以及近年来广泛应用于各类任务中的 Transformer 模型。此外，还将介绍当前研究热点生成式模型，探讨其原理及其应用场景。

2.2 简介

2.2.1 人工智能定义

人工智能是计算机科学的一个重要分支，研究如何使计算机系统模仿或扩展人类智能的功能。它涵盖感知、推理、学习和决策等多方面能力，其目标是通过构建算法和模型，使计算机能够在特定任务中表现出类似人类的智能行为。人工智能研究内容广泛，包括图像识别、自然语言处理、语音识别和强化学习等多个领域。

机器学习依赖于数据驱动的方法，使模型能够自动学习数据中的规律，从而完成预测或分类等任务。相比传统依赖显式规则的方法，机器学习更注重模型的自适应性，通过持续训练数据优化模型性能。如线性回归、支持向量机和决策树等基础算法也在许多场景中被广泛应用。

深度学习具备端到端的学习能力，能够从大规模高维数据（如图像、语音和文本）中自动提取特征，而无须依赖人工设计。深度学习的成功得益于计算能力的提升和大规模数据支持，其典型模型包括卷积神经网络、循环神经网络及 Transformer 架构。这些模型在计算机视觉、自然语言处理等领域取得了显著突破。

人工智能、机器学习（machine learning，ML）和深度学习（deep learning，DL）三者之间呈现递进关系。AI 是顶层概念，目标是实现智能行为；ML 是 AI 的重要技术手段，提供了数据驱动的学习方法；DL 是 ML 的一个重要分支，凭借其深层神经网络结构在复杂任务中展现出卓越的建模能力。

人脑智能与 AI、ML 和 DL 有密切联系。AI 层面，人脑智能提供了理论启发，例如模拟大脑学习和推理机制以设计算法框架；ML 层面，人脑智能推动了如 Hebbian 学习规则和强化学习方法的发展；DL 层面，深度神经网络的结构与功能在很大程度上受到生物神经系统的启发。例如，卷积神经网络（CNN）借鉴了视觉皮层中感受野的概念，循环神经网络（RNN）模拟了大脑处理时间序列信息的能力，而 Transformer 架构中的注意力机制则体现了大脑在任务执行过程中对认知资源的动态分配特性。

2.2.2 发展历程

人工智能的发展历程可以追溯到 20 世纪 50 年代，并经历了多个阶段的起伏和技术突破，以下是人工智能从理论萌芽到技术成熟的关键节点。

人工智能的研究始于符号主义方法，这一阶段强调通过逻辑推理和知识表示解决问题。1956 年的达特茅斯会议标志着人工智能作为独立学科的诞生。在这一阶段，研究者主要依赖基于规则的专家系统，例如 DENDRAL 和 MYCIN，用于特定领域的推理和诊断。然而，这种方法对知识的显式依赖导致了扩展性和灵活性的不足，尤其在面对复杂问题和不确定性时表现出明显的局限性。

20 世纪 70 年代，人工智能经历了第一次寒冬。这一时期，早期符号主义方法在实际问题中的效用受到了质疑，研究者们发现，缺乏强大的硬件支持和足够的数据，人工智能系统难以应对现实中的复杂问题。此外，计算成本的上升进一步限制了这些方法的广泛应用。

20 世纪 80 年代，统计学习方法和人工神经网络的复兴推动了人工智能研究的第二波浪潮。尤其是 1986 年，反向传播算法的提出解决了多层神经网络训练中的梯度计算问题，为深度学习的后续发展奠定了基础。神经网络的复兴促使研究者尝试以分布式表示替代传统的符号主义方法，使模型更适合处理模糊性和连续性特征。然而，受限于当时的数据规模和计算能力，该阶段的发展仍较为缓慢。

20 世纪 90 年代初期，人工智能再次进入低潮期。主要原因在于神经网络的实际应用效果未能达到早期的理论预期。尽管如此，这一时期的研究并未停滞，如支持向量机和贝叶斯网络等关键技术在这一阶段逐步发展，为日后机器学习的崛起奠定了坚实基础。

21 世纪初，随着计算能力的提升和互联网带来的大规模数据积累，人工智能迎来了深度学习时代的到来。2006 年，Hinton 等人提出深度信念网络（deep belief network，DBN），标志着深度学习的正式起步。2012 年，AlexNet 在 ImageNet 图像分类竞赛中取得突破性成功，将深度学习推向研究和工业应用的前沿。AlexNet 的成功得益于 CNN 的广泛应用，以及 GPU 加速技术的引入，这使大规模神经网络的训练成为可能。

Transformer 架构的提出进一步推动了人工智能的发展。2017 年，Vaswani 等人提出的 Transformer 通过引入自注意力机制解决了传统神经网络在捕获长距离依赖关系中的瓶颈，成为自然语言处理的核心技术。基于 Transformer 的预训练模型（如 BERT 和 GPT）在多种任务中取得了前所未有的性能，开创了"大模型 + 预训练 + 微调"的范式。大语言模型不仅在语义理解、语言生成等任务中表现出前所未有的能力，也进一步推动了多模态学习的发展，为视觉、语音和文本的联合建模提供了新思路。

生成模型同样是近年来人工智能领域的重要研究方向，其核心在于通过学习数据的分布来生成高质量的样本。2014 年，Goodfellow 等人提出生成对抗网络（generative adversarial network，GAN），通过生成器和判别器之间的对抗性训练，使得人工智能可以生成与真实数据极为相似的样本。GAN 在图像生成、风格迁移和数据增强等任务中取得了广泛应用。然而，GAN 在稳定性和生成多样性方面仍存在一定局限。

为了解决这些问题，变分自编码器（variational autoencoder，VAE）和扩散模型（diffusion model）被提出。VAE 通过结合概率图模型和神经网络，实现了数据生成与特征学习的统一。扩散模型则通过逐步将噪声转化为数据，显著提升了生成任务的稳定性与质量。近年来，扩散模型在高分辨率图像生成领域的表现已超越传统方法，成为生成模型的主流技术之一。

与此同时，以 GPT（generative pre-trained transformer）系列为代表的大模型成为人工智能发展的另一个重要里程碑。GPT 通过大规模语料的无监督预训练，提升了自然语言生成的质量和一致性。2020 年发布的 GPT-3 模型以其 1750 亿参数规模，展现了惊人的语言理解与生成能力，进一步证明了大模型在提升人工智能性能上的潜力。此外，大模型的应用已不再局限于单一领域，而是逐步向多模态方向扩展，例如结合文本与图像生成的 Dall-E，以及多模态对话模型。

人工智能的发展也与人脑智能密切相关。早期符号主义方法试图通过规则推理模拟大脑的逻辑思维过程，而神经网络的提出直接受到生物神经系统结构和功能的启发。随着技术的进步，深度学习逐步将大脑的多层处理机制引入模型设计。例如，CNN 的局部连接与权重共享机制模拟了视觉皮层的感受野，Transformer 中的自注意力机制则在一定程度上模仿了大脑的动态注意分配能力。

虽然人工智能取得了巨大进步，但与人脑仍存在差别。例如，当前的深度学习模型依赖于大规模数据和计算资源，而大脑能够以极低的能耗进行复杂的信息处理。人脑具有动态的学习和自适应能力，这种特性尚未在现有 AI 系统中得到充分体现。因此，未来人工智能的发展方向之一是通过人脑智能的研究进一步优化模型的结构和功能，借鉴人脑在信息处理和学习机制上的优势，构建更高效、更鲁棒的智能系统。

2.2.3　研究领域及应用

人工智能的基础研究大体可归为计算机视觉、自然语言处理、语音音频处理、强化学习、多模态学习和生成式模型六类。视觉领域自 AlexNet 提出深度卷积框架以来，残差网络、Faster R-CNN 与 Vision Transformer 刷新了图像分类、目标检测等任务性能；语言技术在 Transformer 的自注意力框架下涌现 BERT 和 GPT-4，实现跨任务迁移；语音方向从端到端 Deep Speech 到生成式 WaveNet 与跨语种 Whisper 持续提高识别与合成质量；强化学习借深度 Q 网络、AlphaGo 与 MuZero 展示出人类水平乃至超人决策；多模态模型通过 CLIP 的对比学习将视觉与语言对齐，为 GPT-4V 等通用感知系统奠基；生成式建模由 GAN 演进至 StyleGAN 与扩散模型 Stable Diffusion，实现高保真、可控内容合成。

同时在应用方面，基于 Mask R-CNN 的 3D 检测器已应用于自动驾驶环境感知；

改进 Vision Transformer 模型能够在 MRI 上实现精准脑肿瘤分割；AlphaFold2 实现了蛋白质三维结构的高精度预测，间接加速了药物筛选与分子设计过程；控制条件下的 Stable Diffusion 与 GPT-4 代码生成正在重塑游戏与影视制作流程等。整体来看，跨模态统一表示、因果可解释机制与安全对齐将成为下一阶段推动可靠、泛化且高效人工智能系统的关键技术路径。

2.3　基础概念

2.3.1　数据集

在人工智能与机器学习系统的构建过程中，数据集是模型训练与性能评估的基础资源。为了科学地推进模型开发流程，原始数据通常被划分为三个部分：训练集（training set）、验证集（validation set）和测试集（test set），三者各自承担不同职能。其中，训练集是用于模型参数学习的核心数据部分，包含大量标注样本，通过输入与输出的对应关系引导模型优化其内部参数，最小化损失函数。该部分数据通常占据总数据量的绝大多数，目的是使模型充分捕捉数据中的统计特征和潜在模式。验证集的作用在于模型选择与超参数调节，用以评估模型在未见样本上的泛化能力。训练过程中，验证集表现常被用于监控模型是否出现过拟合或欠拟合，典型应用如早停（early stopping）机制，即当验证性能不再提升时中止训练，以避免模型对训练集的过度记忆。测试集则完全独立于训练和验证阶段，专用于模型最终性能的客观评估。由于测试集通常不参与模型开发过程，其分布应与实际应用环境保持一致，以确保评估结果具备现实意义。测试集的质量直接影响模型性能的可信度，因此在任务设计中常被严格控制。

在数据划分比例方面，通常依据任务规模和数据量灵活设定，常见划分为 7：2：1 或 8：1：1，即将 70% ~ 80% 的数据分配给训练，10% ~ 20% 用于验证，剩余 10% 作为测试。值得注意的是，比例选择应保持三个子集在数据分布上的一致性，避免评估偏差。在样本数量受限时，可采用交叉验证（cross-validation）等策略充分利用数据资源。最常见的是 k 折交叉验证（k-fold cross-validation），即将数据划分为 k 份，每轮用 $k-1$ 份训练、剩余一份验证，并循环 k 次取平均性能。此外，对于时间序列或具有时序依赖结构的数据，划分过程中必须严格遵循时间先后顺序，以避免未来信息泄漏至模型输入，保障实验设计的因果一致性和评估的有效性。

2.3.2 机器学习范式

机器学习的主要范式依据数据标注的方式及任务目标可划分为四类：有监督学习（supervised learning）、无监督学习（unsupervised learning）、自监督学习（self-supervised learning）与强化学习（reinforcement learning）。这些范式分别适用于不同类型的智能任务，构成了当前机器学习理论与实践的基础。

有监督学习是最常见的一类范式，其核心思想是利用已标注数据训练模型，从而学习输入与输出之间的映射关系。典型任务包括分类与回归，其中分类任务关注预测样本所属类别，而回归任务则预测连续数值。模型训练的目标是最小化预测值与真实标签之间的差异，其优化目标通常表示为：

$$\min_{\theta} \frac{1}{N} \sum_{i=1}^{N} L\big(f_{\theta}(x_i), y_i\big) \tag{2.1}$$

其中，$\{(x_i, y_i)\}_{i=1}^{N}$ 表示带标签的训练数据，$f_{\theta}(x_i)$ 为模型在参数 θ 下对输入 x_i 的预测输出，$L(\cdot)$ 是损失函数，如均方误差或交叉熵损失。该范式广泛应用于图像识别、语音识别、情感分析和疾病预测等领域，代表算法包括线性回归、支持向量机和深度神经网络等。

无监督学习则用于在无标注数据的情况下挖掘数据的潜在结构，其典型任务包括聚类、降维和密度建模。此类方法的目标是通过建模数据分布或相似性结构，实现特征压缩、数据理解或数据生成，通常可表示为最大化观测数据的似然：

$$\max_{\theta} \frac{1}{N} \sum_{i=1}^{N} \log p_{\theta}\big(x_i\big) \tag{2.2}$$

其中，$p_{\theta}(x_i)$ 为在参数 θ 下对输入 x_i 的概率建模。常见算法包括 k 均值聚类、主成分分析（PCA）与自编码器（autoencoder）。在实际应用中，无监督学习可用于客户分群、特征提取、推荐系统建模及异常检测等。

自监督学习是一种近年来兴起的学习范式，其主要思想是从未标注数据中构造伪标签，通过预训练任务引导模型学习通用表示。此类方法可划分为两大类：一类是基于重建的生成式方法，如变分自编码器（VAE）与掩码语言模型（如 BERT 的 MLM 任务），目标是预测输入中的缺失信息；另一类是对比学习方法（如 SimCLR 和 BYOL）[1-2]，其训练目标是最小化同一样本不同视图之间的表示距离，同时最大化不同样本之间的差异。这些方法已在自然语言处理与计算机视觉中取得广泛成功。以 BERT 为例，其通过掩码语言模型任务在大规模文本语料上进行预训练，能够有效提升下游任务（如问答系统与文本分类）的性能，同时降低对人工标注数据的依赖[3]。

强化学习通过智能体与环境之间的交互学习策略，其目标是最大化长期累计奖励。其理论基础通常用马尔可夫决策过程形式化，最优策略 π^* 的目标函数为：

$$\pi^* = \arg\max_{\pi} E_{\pi}\left[\sum_{t=0}^{\infty} \gamma^t r_t\right] \tag{2.3}$$

其中，π 表示策略函数，r_t 为时刻 t 获得的即时奖励，$\gamma \in [0,1]$ 为折扣因子，控制未来奖励的权重。强化学习涉及的核心要素包括状态（state，s_t）、动作（action，a_t）、奖励（reward，r_t）与策略函数（policy，$\pi(a_t|s_t)$）。其中，状态描述环境在某一时刻的特征，动作是智能体对状态的响应决策，奖励是环境对动作的反馈，策略则定义状态到动作的映射关系。强化学习算法主要分为基于值函数的方法（如 Q 学习、深度 Q 网络）与基于策略的方法（如策略梯度、Actor-Critic 架构）。该范式广泛应用于游戏智能体（如 AlphaGo）、自动驾驶、机器人控制与资源调度等任务中，并在高维决策问题上展现出强大的探索与优化能力。

2.3.3　评估指标

评估指标是衡量模型性能的核心工具。一方面，它为模型效果的量化提供了客观标准，能够准确反映模型在特定任务上的表现水平；另一方面，它为不同模型之间的对比提供依据，有助于在多种方案中选择性能最优的模型。此外，评估指标还可用于指导模型调优，揭示模型当前的优势与局限，从而支持超参数调整、模型结构优化等过程。评估的结果也能够有效验证模型的泛化能力，即判断模型在未见数据（如测试集）上的表现是否与训练阶段一致，以确保模型具备实际应用能力。评估过程还可以帮助检测模型是否存在过拟合或欠拟合现象，数据是否分布不均衡等问题。

在不同任务场景下，应结合问题特性选择合适的评估指标。例如，分类任务中关注预测精度与类别区分能力，回归任务侧重预测误差与拟合程度，而生成任务则更强调生成样本的质量、多样性与真实性。因此，针对分类、回归与生成三类典型任务，后文将分别介绍常用的模型评估指标及其适用情境。

1. 分类任务

分类任务的目标是根据输入数据将样本分配到预定义的类别中，常用的评估指标包括准确率（accuracy）、精确率（precision）、召回率（recall）、F1 分数（F1-score）以及受试者工作特征曲线下面积（area under the curve，AUC）。

准确率（accuracy）：准确率衡量分类模型预测正确样本的比例，其中 TP（true positive，真阳性）表示正确预测为正类的样本数，TN（true negative，真阴性）表示正确预测为负类的样本数，FP（false positive，假阳性）表示错误预测为正类的负类样本数，FN（false negative，假阴性）表示错误预测为负类的正类样本数。

$$\text{Accuracy} = \frac{\text{TP} + \text{TN}}{\text{TP} + \text{FP} + \text{FN} + \text{TN}} \tag{2.4}$$

精确率（precision）：精确率反映了模型预测为正类的样本中，实际为正类的比例。

$$\text{Precision} = \frac{\text{TP}}{\text{TP} + \text{FP}} \tag{2.5}$$

召回率（recall）：召回率表示实际为正类的样本中被正确预测的比例。

$$\text{Recall} = \frac{\text{TP}}{\text{TP} + \text{FN}} \tag{2.6}$$

F1 分数（F1-score）：F1 分数是精确率和召回率的调和平均值，适用于样本类别不平衡的情况，精确率和召回率分别用 TP、FP、FN 计算得出。

$$\text{F1} = 2 \cdot \frac{\text{Precision} \cdot \text{Recall}}{\text{Precision} + \text{Recall}} \tag{2.7}$$

曲线下方面积（AUC）：AUC 衡量模型对正负样本的区分能力，其值介于 0 和 1 之间。AUC 越接近 1，模型性能越好。

2. 回归任务

回归任务旨在预测连续变量，常用评估指标包括均方误差（mean squared error, MSE）、平均绝对误差（mean absolute error, MAE）和决定系数（coefficient of determination, R^2）。

均方误差：衡量预测值与真实值之间的平均平方偏差，值越小表明模型性能越好。

$$\text{MSE} = \frac{1}{N} \sum_{i=1}^{N} (y_i - \hat{y}_i)^2 \tag{2.8}$$

其中，N 表示样本数量，y_i 为第 i 个样本的真实值，$\hat{y}_i$ 为模型预测值。

平均绝对误差：MAE 计算预测值与真实值之间绝对误差的平均值，具有较好的可解释性。

$$\text{MAE} = \frac{1}{N} \sum_{i=1}^{N} |y_i - \hat{y}_i| \tag{2.9}$$

其中，N 表示样本数量，y_i 为第 i 个样本的真实值，$\hat{y}_i$ 为模型预测值。

决定系数：R^2 反映模型对真实值的拟合程度，值越接近 1，表示模型的拟合效果越好。

$$R^2 = 1 - \frac{\sum_{i=1}^{N}(y_i - \hat{y}_i)^2}{\sum_{i=1}^{N}(y_i - \bar{y})^2} \tag{2.10}$$

其中，y_i 为真实值，$\hat{y}_i$ 为预测值，$\bar{y}$ 表示所有真实值的平均数，N 为样本数量。

3. 生成任务

生成任务旨在构造质量较高、与真实数据分布相近的样本，如图像、文本或语音等内容的自动生成。评估生成模型的质量不仅需关注生成结果的保真度，还要考虑其结构一致性与分布合理性。常用评估指标包括峰值信噪比（peak signal-to-noise ratio，PSNR）、结构相似性指数（structural similarity index，SSIM）以及弗雷歇分布距离（Fréchet inception distance，FID）。

峰值信噪比通常用于图像生成或重建任务中，衡量生成图像与真实图像之间的像素差异，值越大表示图像质量越高，其定义如下：

$$\text{PSNR} = 10 \cdot \log_{10}\left(\frac{\text{MAX}^2}{\text{MSE}}\right) \tag{2.11}$$

其中，MAX 表示图像像素的最大可能值（如 8 位图像中 MAX=255），MSE 表示生成图像与参考图像之间的均方误差。

结构相似性用于衡量两幅图像在亮度、对比度和结构上的综合相似性，其取值范围为 [0,1]，值越接近 1 表示图像越相似，其定义如下：

$$\text{SSIM}(x,y) = \frac{(2\mu_x\mu_y + c_1)(2\sigma_{xy} + c_2)}{(\mu_x^2 + \mu_y^2 + c_1)(\sigma_x^2 + \sigma_y^2 + c_2)} \tag{2.12}$$

其中，x 与 y 分别为两幅待比较图像，μ_x 与 μ_y 是图像的平均亮度，σ_x^2 与 σ_y^2 是方差，σ_{xy} 为协方差；c_1 与 c_2 为稳定常数，用于避免分母过小导致的不稳定。

弗雷歇分布距离衡量生成样本的特征分布与真实样本分布之间的差异，数值越小表示生成样本越接近真实分布，在图像生成任务中被广泛采用，其定义如下：

$$\text{FID} = \left|\mu_r - \mu_g\right|_2^2 + \text{Tr}\left(\Sigma_r + \Sigma_g - 2(\Sigma_r\Sigma_g)^{1/2}\right) \tag{2.13}$$

其中，μ_r 与 μ_g 分别表示真实图像和生成图像在特征空间中的均值，Σ_r 与 Σ_g 为对应的协方差矩阵，$\text{Tr}(\cdot)$ 表示矩阵的迹运算（即主对角线元素之和）$\|\cdot\|_2$，表示欧氏距离。

2.4　神经网络

2.4.1　激活函数

激活函数（activation function）是神经网络中的关键组成部分，其主要作用是在神经元中引入非线性因素，使得网络能够逼近复杂的非线性映射关系，从而具备表达高度复杂特征的能力。激活函数的设计与选择对于模型性能、训练稳定性及泛化能力具有重要影响，通常需要结合具体任务场景、网络结构深度以及优化目标进行合理配置。

在神经网络发展早期，常用的激活函数包括线性函数与阶跃函数。虽然这些函数结构简单、易于实现，但在实际建模中暴露出明显的局限性。首先，线性激活函数本质上无法提升模型的非线性表达能力，即使堆叠多层网络，整体仍等价于一个线性变换，因此无法模拟复杂的输入 - 输出关系。其次，阶跃函数在反向传播过程中导数为零或不连续，无法有效传递梯度，导致模型在训练过程中出现严重的梯度消失问题。最后，部分早期激活函数对输入范围较为敏感，在复杂任务中容易出现过拟合、学习能力不足等问题，限制了神经网络的泛化性能。

正是由于这些缺陷，早期神经网络在多个实际应用中难以取得良好表现，成为 20 世纪 70 年代与 90 年代人工智能发展陷入"寒冬"的重要技术原因之一。随着深度学习理论的不断发展，研究者逐渐提出了一系列更为有效的非线性激活函数，这些函数不仅在数学性质上更适用于梯度优化过程，同时也提升了深层神经网络的建模能力。在后续发展中，如 Sigmoid、Tanh、ReLU、Leaky ReLU、ELU 及 Swish 等非线性激活函数相继被提出与广泛应用，成为现代深度神经网络不可或缺的构建模块，并在图像识别、语音识别、自然语言处理等多个领域中取得了显著成效。

Sigmoid 激活函数的公式如下：

$$\sigma(x) = \frac{1}{1 + e^{-x}} \tag{2.14}$$

其中，x 表示输入值，e 是自然对数的底。Sigmoid 函数将输入值压缩到 [0,1] 的范围内，使其非常适用于二分类问题。通过输出类似概率的值，Sigmoid 函数在逻辑回归和简单的神经网络中得到了广泛应用。然而，Sigmoid 函数存在梯度消失问题，特别是在输入值非常大或非常小时，Sigmoid 函数的梯度接近 0，导致权重更新缓慢。此外，Sigmoid 函数输出不是以 0 为中心的，这可能会影响训练过程的效率。

Tanh 激活函数或双曲正切函数的公式如下：

$$\text{Tanh}(x) = \frac{e^x - e^{-x}}{e^x + e^{-x}} \tag{2.15}$$

与 Sigmoid 相比，Tanh 函数将输入值压缩到 [-1,1] 的范围内，并且是 0 为中心的。尽管它也存在梯度消失问题，但由于输出范围更广，通常比 Sigmoid 函数表现更好。

ReLU 激活函数，即 Rectified Linear Unit，公式如下：

$$\text{ReLU}(x) = \max(0, x) \tag{2.16}$$

ReLU 函数通过仅激活正值输入，引入了稀疏性，并简化了梯度的计算。这显著缓解了梯度消失问题，同时加速了深层神经网络的训练。然而，ReLU 函数在负值区域完全不激活，这可能导致神经元"死亡"，即在整个训练过程中不再对任何数据激活。

此外，ReLU 激活函数有两种常用的变种：Leaky ReLU 和 Parametric ReLU。其中，Leaky ReLU 通过在 ReLU 中引入一个小常数 α 来解决 ReLU 的"死亡"问题，公式为 $f(x)=\max(\alpha x,x)$。Parametric ReLU 进一步发展了这个概念，其将 α 作为一个可学习的参数，为网络提供了更大的灵活性。

Softmax 激活函数常用于多分类神经网络的输出层，公式如下：

$$\text{Softmax}(x_i) = \frac{e^{x_i}}{\sum_j e^{x_j}} \tag{2.17}$$

其中，x_i 表示输入层的第 i 个神经元的输出，$\sum_j$ 表示所有神经元的指数和。Softmax 将输出转换为概率分布，非常适合处理多类别输出，其归一化特性使得每个类别的预测值在 [0,1] 之间，且所有类别概率和为 1。

2.4.2　损失函数与梯度下降

在机器学习中，损失函数（loss function）是模型训练的核心概念，用于量化模型预测值与真实目标值（即"标签"）之间的差异。其作用是为优化模型参数提供指导，使得模型能够逐步逼近最优状态。优化目标可以表述为寻找一组最佳的参数 θ^*，使得损失函数 $\mathscr{L}(\theta)$ 达到最小值，数学形式如下：

$$\theta^* = \arg\min_{\theta} \mathscr{L}(\theta) \tag{2.18}$$

其中，$\mathscr{L}(\theta)$ 为损失函数，$\theta*$ 表示优化后的参数集合。损失函数的形式取决于特定的应用场景，常见的有交叉熵损失、最小均方误差损失和对比损失。无论选择哪种损失函数，目标都是指导模型进行参数更新，从而找到一组参数 θ，使得 $\mathscr{L}$ 的值最小。

以线性回归问题为例。假设训练数据集为 $\{x^{(i)}, y^{(i)}\}_{i=1}^{n}$，其中第 i 个样本数据为 $x^{(i)}$，标签为 $y^{(i)}$，n 表示样本总量。线性回归模型的输入为 x，模型的输出 $\hat{y}$ 由线性关系 $\hat{y} = \beta^{\top}x$ 表示，其中 β 是待优化的参数。线性回归模型的目标函数是均方误差最小化，即找到最佳的 β，使得预测值 $\hat{y}$ 与真实值 y 的均方误差最小化。均方误差（mean squared error，MSE）损失函数的形式为：

$$\mathscr{L}_{\text{MSE}}(\beta) = \frac{1}{n}\sum_{i=1}^{n}(y^{(i)} - \beta^{\top}x^{(i)})^2 \tag{2.19}$$

对于简单的损失函数，解析解（analytical solution）是直接求解参数 β 的一种有效方法。然而，当损失函数较为复杂或者加入了正则化项等约束条件时，解析解可能无法高效计算，此时梯度下降算法（gradient descent）成为更合适的优化工具。梯度下降算法通过迭代更新参数值逐步逼近损失函数的最小值。以下示例展示了单变量情况下的更新过程，并进一步扩展到多变量优化。

如图 2.1 所示，设损失函数 L（β）关于标量参数 β 可微。令 β^0 为随机初值，其梯度下降迭代为：

$$\beta^{(k+1)} = \beta^{(k)} - \eta \partial L\left(\beta^{(k)}\right) / \partial \beta \qquad (2.20)$$

其中，$\eta > 0$ 为学习率。若 η 过大，更新可能跨过最优点并发生震荡；若 η 过小，则收敛缓慢。因此需在收敛速度与稳定性之间权衡选择 η，使序列 $\{\beta^{(k)}\}$ 最终收敛到最小值 β^*。

对于参数向量 $\theta = \left(\theta^1, \theta^2\right)^T$，迭代规则推广为：

$$\theta^{(k+1)} = \theta^{(k)} - \eta \nabla L\left(\theta^{(k)}\right) \qquad (2.21)$$

其中梯度向量

$$\nabla L\left(\theta\right) = \left(\partial L / \partial \theta^1, \partial L / \partial \theta^2\right)^T \qquad (2.22)$$

在损失函数满足 Lipschitz 连续且 η 取值恰当时，梯度下降可保证损失单调下降并收敛至局部（若为凸则为全局）极小点。

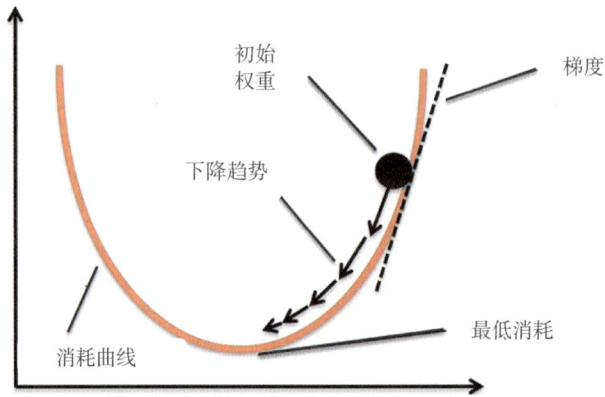

图 2.1　梯度下降示意图

通过多次迭代，参数沿梯度反方向更新，直至损失函数的值收敛至某个稳定点。然而，梯度下降在实际应用中仍面临诸多挑战。首先，复杂的损失函数可能包含多个局部最小值或鞍点，使得优化过程容易陷入非全局最优解。其次，在深度神经网络中，梯度可能在传播过程中逐渐衰减至接近零（梯度消失）或呈指数级增长（梯度爆炸），影响模型的稳定性和训练效果。最后，学习率的选择至关重要，过大的学习率可能导致收敛不稳定，过小的学习率则会导致训练缓慢，因此需要借助学习率衰减或自适应优化算法来提高训练效率。

为解决这些问题，研究者提出了多种优化策略。随机梯度下降（SGD）通过每次仅使用一个样本计算梯度，提高更新效率，但会引入一定的噪声；小批量梯度下降（mini-batch gradient descent）结合了全梯度下降和 SGD 的优点，在兼顾计算效率的同时提高了稳定性。动量优化（momentum optimization）通过累积历史梯度的更新信息，缓解梯度震荡，加速收敛过程。而自适应学习率算法（如 AdaGrad、RMSprop 和 Adam）能够根据不同参数的梯度变化动态调整学习率，使得模型在不同训练阶段更高效地优化权重，提高训练收敛速度和泛化能力。

2.4.3　反向传播

在先前的讨论中，我们了解了梯度下降算法在简单场景中的应用。然而，在实际的神经网络训练中，特别是当涉及大量参数时，如 $\theta = \{w_1, w_2, \cdots, b_1, b_2, \cdots\}$，梯度下降的计算复杂度会显著增加。在具有数百万参数的大型模型中，这种复杂性尤为明显。每次迭代中，需要对所有参数的梯度进行计算，这既耗时又占用大量资源。为了解决这个问题，一种基于误差反向传播的算法被提出。它能够有效地提升神经网络训练的效率。在这一节中，我们将通过例子和推导来深入理解这一过程。

反向传播的理论基础是**链式法则**（chain rule），用于计算复合函数的导数，从而实现多层神经网络中梯度的逐层传播。以一元复合函数为例，设中间变量 $u = g(x)$，最终输出为 $z = h(u) = h(g(x))$，则根据链式法则，输出关于输入的导数可表示为：

$$\frac{dz}{dx} = \frac{dz}{du} \cdot \frac{du}{dx} \tag{2.23}$$

该公式表明，若函数 z 间接依赖于 x，其梯度可由路径 $x \to u \to z$ 上的局部导数相乘获得，这一思想正是神经网络中反向传播机制的数学基础。当函数依赖多个变量时，链式法则同样适用。以二元复合函数为例，设：

$$z = k(x, y), x = g(s), y = h(s) \tag{2.24}$$

即 z 同时依赖于由映射得到的两个变量 x 与 y，则根据多元链式法则，有：

$$\frac{dz}{ds} = \frac{\partial z}{\partial x} \cdot \frac{dx}{ds} + \frac{\partial z}{\partial y} \cdot \frac{dy}{ds} \tag{2.25}$$

该公式说明，当一个变量通过多条路径影响最终输出时，其总梯度为各路径上梯度乘积的累加。链式法则使得神经网络中的误差信息可以自输出层反向传播至输入层，从而逐步计算出每一层、每一个参数对损失函数的贡献，为基于梯度的优化算法提供了基础支持。

考虑一个简单的三层神经网络，如图 2.2 所示。

以一个简单的三层前馈神经网络（图 2.2）为例，输入向量为 $x = [x_1, x_2]^T$，经过隐藏层和输出层得到预测值 y。第一层隐藏层第 j 个神经元的前向计算为：

$$h_j^{(1)} = f\left(\sum_i w_{ij}^{(1)} x_i + b_j^{(1)}\right) \tag{2.26}$$

其中 $w_{ij}^{(1)}$ 与 $b_j^{(1)}$ 分别为权重和偏置，$f(\cdot)$ 为激活函数。第二层隐藏层第 k 个神经元的前向计算为：

$$h_k^{(2)} = f\left(\sum_j w_{jk}^{(2)} h_j^{(1)} + b_k^{(2)}\right) \tag{2.27}$$

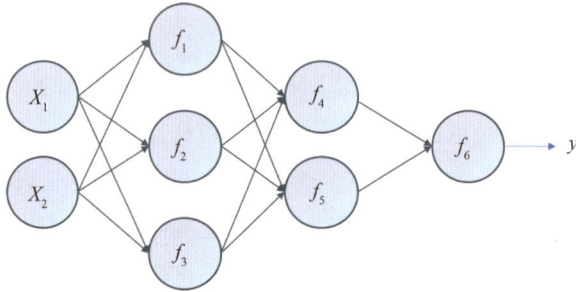

图 2.2　简单的三层神经网络

神经网络输出为：

$$\hat{y} = g\left(\sum_k w_{jk}^{(2)} h_j^{(1)} + b_k^{(2)}\right) \tag{2.28}$$

其中 $g(\cdot)$ 为输出层激活函数。损失函数 $L(\hat{y}, y)$ 用于量化预测值 $\hat{y}$ 和目标值 y 的差异，当取平方误差损失时，其公式为：

$$L(\hat{y}, y) = \frac{1}{2}\left(\hat{y} - y\right)^2 \tag{2.29}$$

模型参数 w_{ij} 对应的梯度下降更新规则为：

$$w_{ij} = w_{ij} - \eta \frac{\partial L}{\partial w_{ij}} \tag{2.30}$$

其中 η 为学习率。只要损失函数满足 Lipschitz 连续且 η 取值适当，该迭代过程即可保证损失单调下降，并收敛至局部（若网络和损失均为凸，则为全局）极小点。

反向传播通过层级递推、局部计算和灵活适配的机制实现高效梯度计算。其中，层级递推利用链式法则逐层计算梯度，避免重复计算，提高计算效率；局部计算意味着梯度的更新仅依赖于局部连接权重，从而降低计算复杂度；此外，反向传播适用于不同结构的神经网络，包括全连接网络、卷积神经网络和循环神经网络，使其在多种深度学习任务中广泛应用。

尽管反向传播在深度学习的发展中起到了核心作用，但在实际应用中仍然面临一定的挑战。首先，梯度消失和梯度爆炸是深层网络中常见的问题，梯度在传播过程中可能趋近于零，导致参数更新停滞，或者迅速放大，使得训练难以收敛。其次，复杂的损失函数可能包含多个局部最小值，使得优化过程容易陷入局部最优解，从而限制模型的学习能力和泛化性能。

为了缓解这些问题，反向传播通常与多种技术相结合。正则化方法（如权重衰减）能够有效限制参数的增长，减少过拟合风险，提高模型的泛化能力。优化激活函数（如 ReLU 及其变体 Leaky ReLU）可以缓解梯度消失问题，使得梯度在深层网络中能够有效传播。此外，优化算法（如 Adam）结合了动量和自适应学习率机制，不仅加速了训练过程，还提高了收敛的稳定性，使得反向传播在深度学习中的应用更加高效和稳健。

2.4.4　反向传播与人脑的关系

神经网络的学习机制，特别是误差反向传播算法，在现代深度学习体系中具有核心地位。然而，这一算法在生物系统中的可实现性长期以来一直是神经科学与人工智能交叉研究中的一个开放问题。核心争议在于，大脑是否具备执行类似于人工神经网络中反向传播机制的能力。

多数研究者认为，经典反向传播算法在生物神经系统中并不具备生物可行性。这一判断主要源于反向传播对神经网络结构和信息传递方式的若干关键假设，在大脑中很难找到相应的解剖或生理依据。其中一个核心问题是权重对称性假设，即反向传播要求前向传播路径中的连接权重与误差信号回传路径中的连接权重保持严格对称（即所谓"权重传输"假设）。然而，神经解剖学研究显示，大脑皮质中的前向和反馈连接不仅在形态上非对称，而且功能定位也显著不同，缺乏实现这种精确对称的机制。此外，误差信号的表示形式也构成挑战。反向传播算法依赖于连续数值形式的误差信号在网络中层层回传，以便逐步更新每一层的参数。但在生物神经系统中，信息主要通过离散的脉冲编码，这种"脉冲式神经编码"方式难以携带精确的误差梯度，并限制了误差信息的有效传递。更进一步，从功能角度来看，反向传播中的反馈信号仅用于计算梯度并更新参数，不应影响神经元在当前时刻的活动状态。然而在真实神经系统中，反馈连接通常直接参与调节神经元放电频率、信号整合与认知状态调控，反馈机制本身构成了神经计算的一部分。这种反馈与前馈机制的功能重叠，也使得反向传播算法在生物系统中难以直接实现。

尽管如此，神经科学的最新研究表明，大脑可能通过近似反向传播的机制实现有效的学习。一种被称为"通过活动差异进行神经梯度表示"（neural gradient representation by activity difference，NGRAD）的假说提供了一种可能的解释。该假说提出，大脑通过反馈连接诱导神经元活动差异，这些差异可以作为局部的误差信号，驱动突触权重的更新。与传统 BP 依赖全局误差传播不同，NGRAD 更关注误差信号的局部生成与传播。这种机制避免了对权重对称性的严格要求，同时利用了大脑广泛存在的前向与反馈回路。在视觉系统中，例如 V1 与 V2 之间的反馈连接，可能通过调制低阶皮层活动反映高阶目标的预期，从而实现多层次的表征优化。

研究发现，基于 BP 训练的人工神经网络在许多认知任务中与生物神经网络表现出惊人的相似性。研究表明，基于 BP 训练的深度卷积网络在视觉任务中的内部表征，与灵长类大脑视觉腹侧流（ventral stream）的神经活动高度一致。这些网络不仅能够捕捉层次化的感知特征，还可以预测神经元在不同视觉任务中的响应模式。特别是在感知学习和分层预测中，基于 BP 优化的模型在动态调整感受野、编码预测误差信号等方面与生物大脑的表现高度相符。这种相似性表明，尽管 BP 并非严格的生物学实现模型，其核心思想（通过多层误差信号的传播优化学习信用分配）可能在大脑中以某种形式存在。

针对 BP 在生物实现中的挑战，近年来提出了多种替代机制来弥补其生物学上的不足。例如，"反馈对齐"（feedback alignment）理论认为，即使反馈连接是随机固定的，大脑的前向权重仍可以通过学习调整，与反馈路径部分对齐，从而实现高效的误差信号传递。目标传播（target propagation）则进一步弱化了对权重对称性的依赖，通过逐层定义局部目标状态，利用活动差异替代传统 BP 中的梯度计算。此外，基于 Hebbian 学习和突触可塑性（spike-timing dependent plasticity，STDP）的模型也尝试通过局部学习规则来模拟误差信号的传递。这些模型不再依赖全局误差信号，而是利用局部神经元间的活动模式实现突触更新，从而接近 BP 的优化效果。

在生物学结构层面，大脑的树突分区结构也可能为近似 BP 的实现提供支持。研究表明，锥体神经元的树突可以接收并分隔不同来源的信号，例如前向信号与反馈信号。这种分区计算方式可能允许大脑在树突区域实现类似于 BP 中前向传播与反向传播分离的功能，从而实现有效的参数优化。此外，大脑中多层网络的动态整合能力也为复杂行为和认知任务提供了支持，这种能力可能在局部实现了类似 BP 的误差信号调整和突触权重优化。

尽管 BP 算法在大脑中的直接实现仍然存在诸多理论和实践上的障碍，但其核心思想，即通过逐层误差信号传递优化网络权重，为理解大脑学习提供了重要的理论框架。未来的研究可以结合实验神经科学和计算建模，进一步验证 NGRAD 和其他假说的有效性，并探索大脑如何通过反馈机制实现复杂任务中的信用分配。这些研究不仅有助于揭示生物神经网络的运行原理，也将为开发更高效、更生物启发的人工智能算法提供重要启发。

2.4.5　大脑学习机制

赫布学习（Hebbian learning）

在探讨大脑中的学习机制时，赫布学习理论提供了一个关键的视角。这一理论最早由心理学家唐纳德·赫布（D. O. Hebb）在 1949 年提出。赫布学习理论被广泛认为是神经科学中描述神经元如何通过联合活动来增强连接强度的一种基本原则。

赫布学习的核心思想可以总结为"一起激发的细胞会连结在一起"。换句话说，当一个神经元 A 的轴突足够接近神经元 B 并且重复或持续地参与到 B 的激发过程中时，两者之间会发生某种生长过程或代谢变化，从而增强 A 作为激发 B 的神经元的效率。

赫布学习的原理在数学上通常这样表达：

$$\Delta w = \eta xy \tag{2.31}$$

其中，Δw 表示突触权重的变化，x 和 y 分别是两个神经元的活动水平，η 是学习率。这个公式表明，如果两个神经元同时活动，它们之间的突触连接就会得到加强。

自赫布提出这一理论以来，神经科学界围绕突触可塑性开展了大量研究，进一步发展了更复杂和动态的学习规则。例如，奖励调节学习（reward-modulated learning）将外部的奖励信号纳入突触更新机制，解释了大脑如何通过奖赏信号增强有益行为的发生频率。与此相关的强化学习理论在多巴胺调控的神经回路中得到了验证，表明奖励信号可以显著调节突触权重的变化。此外，竞争学习（competitive learning）提出，神经元之间会竞争响应输入模式，只有对输入最敏感的神经元能够增强其突触连接，而其他神经元的突触可能被削弱，这种"胜者为王"的机制在稀疏表征形成中扮演了重要角色。

赫布学习及其衍生规则在神经科学与人工智能领域均具有重要意义。在神经科学中，它为解释学习和记忆的神经基础提供了理论框架；在人工智能中，赫布学习为无监督学习和分布式表示学习提供了启发。例如，能量模型（energy-based model）和稀疏编码算法都借鉴了赫布学习的思想，模拟了神经元间的局部联结和自组织特性。此外，STDP 等动态学习规则已被广泛应用于仿生计算模型中，用于解决涉及时间序列的复杂任务。

尽管赫布学习理论为理解学习和记忆机制提供了重要的理论基础，但它本身也存在局限性。单纯的同步活动规则无法解释复杂行为背后的学习过程，例如如何结合外部反馈信号进行更精确的调整。这种局限性促使研究者将赫布学习与奖励信号、竞争机制以及时间依赖性学习规则相结合，从而构建更加全面的学习理论框架。现代实验技术（如光遗传学和多电极记录）的发展，为进一步揭示这些机制在生物神经网络中的实际作用提供了可能性。

时序依赖的突触可塑性与 BCM 理论

时序依赖的突触可塑性扩展了赫布学习理论，为突触可塑性引入了时间维度的动态约束。STDP 的核心思想是，突触连接的强度变化不仅依赖于突触前后神经元的激活，还受到两者尖峰发放（spike firing）时间顺序的影响。具体而言，当突触前神经元的尖峰发生早于突触后神经元时，突触连接会增强（即长时程增强，long-term potentiation，LTP）；而当突触后神经元的尖峰发生早于突触前神经元时，突触连接则会减弱（即长时程减弱，long-term depression，LTD）。这种时间依赖性机制为理解神经系统中涉及时间序列处理的学习和记忆提供了重要的理论基础[4]。

STDP 的机制可用以下数学模型表示：

$$\Delta w = \begin{cases} A^+ e^{-\Delta t/\tau^+}, & \Delta t > 0 \\ -A^- e^{\Delta t/\tau^-}, & \Delta t \leqslant 0 \end{cases} \tag{2.32}$$

其中，Δw 表示突触权重的变化；$\Delta t = t_{post} - t_{pre}$ 是突触后神经元尖峰发生时间 t_{post} 与突触前神经元尖峰发生时间 t_{pre} 之间的差值；A^+ 和 A^- 分别表示 LTP 和 LTD 的最大权重变化幅度；τ^+ 和 τ^- 是对应的时间常数。公式表明，突触权重的变化幅度随着时间差的增大呈指数衰减，并由尖峰发放的时间顺序决定。这种机制反映了神经系统对时间相关性的敏感性，使得其能够有效编码复杂的时间序列模式。

STDP 在神经学习和记忆中的作用尤为显著。通过动态调整突触连接，STDP 帮助神经网络捕捉时序相关的输入模式，这在感知、运动控制以及空间导航等任务中至关重要。例如，在海马体内，STDP 被认为与空间记忆的形成和路径优化密切相关。此外，STDP 还能够实现突触的自组织，支持生物神经网络的信息处理和适应性[4]。

与 STDP 紧密相关的另一理论是 Bienenstock–Cooper–Munro（BCM）理论，由 Bienen Stock 等人在 1982 年提出[5]。BCM 理论从全局活动依赖性角度扩展了突触可塑性规则，强调突触权重的变化不仅由当前的神经元活动决定，还受到历史活动状态的影响。核心思想是，通过引入一个动态调整的"可塑性阈值"，神经元能够在不同环境条件下实现适应性的突触调节。BCM 理论的数学表达为：

$$\frac{dw}{dt} = \phi(v - \theta_m)v \tag{2.33}$$

其中，$\frac{dw}{dt}$ 表示突触权重的变化率，v 是突触后神经元的活动水平，θ_m 是可塑性阈值，ϕ 是调节函数。当 v 高于 θ_m 时，突触权重增强；当 v 低于 θ_m 时，突触权重减弱。这种动态阈值调节机制使得突触能够在环境变化中实现平衡的增强与削弱，避免突触权重的单向累积问题。

STDP 和 BCM 理论在机制上具有一定互补性。STDP 以精确的时间序列为核心，描述了突触权重的动态变化过程，而 BCM 理论则从全局的活动依赖性角度，提供了一种整合多种神经活动的学习规则。两者共同构建了神经系统学习和记忆的理论框架，为解释不同时间尺度下的神经学习现象提供了完整的视角。

在人工智能和神经形态计算领域，STDP 和 BCM 理论的应用具有重要意义。STDP 被广泛用于模拟时间序列学习任务和预测模型，通过动态调整突触权重以适应时间相关输入信号。而 BCM 理论则为设计具有自适应性的学习算法提供了启发，例如能够根据输入强度或频率调节突触权重的机制，显著提升了神经网络的稳定性和稀疏性[6]。这些理论的结合还在神经形态硬件设计中得到了应用，支持了更高效的能量利用和更接近生物特性的计算能力。

此外，STDP 和 BCM 理论都涉及神经递质调节在突触权重调整中的作用。例如，多巴胺、乙酰胆碱、血清素和去甲肾上腺素等神经递质能够通过影响突触的长时程增强和减弱调节学习过程[5]。神经递质不仅携带任务相关的反馈信号，还反映了大脑的整体状态，为全局信用分配（credit assignment）提供了基础。研究表明，通过结合局部学习规则与神经递质的全局调控，可以实现更高效的学习法则，并促进生物神经网络中局部与全局学习的协同工作。

2.4.6　优化算法

在前文中，我们详细讨论了梯度下降算法及其基本优化目标，即通过沿损失函数梯度的负方向更新模型参数来最小化损失函数。在此基础上，随着深度学习模型规模的增加和结构的复杂化，研究者提出了多种改进的优化算法。这些算法通过引入额外的策略或自适应机制，提升了优化效率和稳定性，解决了传统梯度下降法的许多局限性。

动量优化（momentum optimization）是一种基于梯度下降的改进方法，旨在通过引入历史梯度的累积效应来加速收敛并减少优化路径中的震荡。其核心思想源于物理中的动量概念，即当前更新不仅取决于当前梯度方向，还受到过去更新方向的影响，从而在面对曲率不一致或鞍点附近的区域时，能够沿稳定方向持续推进，抑制高频波动。动量优化的迭代过程可表示为：

$$v^{(t+1)} = \gamma v^{(t)} + \eta \nabla_\theta L(\theta^{(t)}) \tag{2.34}$$

$$\theta^{(t+1)} = \theta^{(t)} - v^{(t+1)} \tag{2.35}$$

其中，$\theta^{(t)}$ 表示第 t 次迭代时的参数向量，$L(\theta)$ 是损失函数，$\nabla_\theta L(\theta^{(t)})$ 表示损失函数关于参数的梯度，η 是学习率，用于控制每次更新的步长，$v^{(t)}$ 是动量项，记录历史梯度的加权累积，$\gamma \in [0,1)$ 是动量系数，用于控制过去梯度对当前更新的影响程度。当 γ 接近 1 时，历史梯度保留得更久，更新方向更平滑；当 γ 较小时，模型更依赖当前梯度。整体来看，动量机制通过在每次参数更新中引入"惯性"，有效提升了优化效率，并在深度神经网络训练中表现出更好的收敛性与鲁棒性。

自适应优化算法（adaptive optimization method）通过动态调整每个参数的学习率，使其能够适应不同梯度的变化幅度，从而在大规模神经网络训练中表现出更高的稳定性和效率[7]。以下是几种典型的自适应优化算法：

AdaGrad 通过累积每个参数的历史梯度平方值来调整学习率，其更新公式为：

$$\theta^{(t+1)} = \theta^{(t)} - \frac{\eta}{\sqrt{G^{(t)} + \varepsilon}} \nabla_\theta L(\theta^{(t)}) \tag{2.36}$$

其中，$G^{(t)} = \sum_{i=1}^{t} \left(\nabla_\theta L^{(i)} \right)^2$ 是梯度的平方累积，ε 是用于数值稳定的小常数。AdaGrad 在稀疏特征优化中效果显著，但其学习率随着迭代次数增加可能过快衰减，导致收敛变慢。

RMSProp 针对 AdaGrad 学习率过快衰减的问题进行了改进[8]，引入了梯度平方的指数加权平均：

$$E[g^2]^{(t+1)} = \beta E[g^2]^{(t)} + (1-\beta)(\nabla_\theta L(\theta^{(t)}))^2 \tag{2.37}$$

$$\theta^{(t+1)} = \theta^{(t)} - \frac{\eta}{\sqrt{E[g^2]^{(t+1)} + \varepsilon}} \nabla_\theta L(\theta^{(t)}) \tag{2.38}$$

其中，$E[g^2]$ 是梯度平方的移动平均，β 为平滑系数。RMSProp 能够稳定学习率，同时适应不同参数的梯度变化，因而成为深度学习中的常用优化算法。

Adam（adaptive moment estimation）结合了动量优化和 RMSProp 的优势[9]，同时计算梯度的一阶矩和二阶矩来调整学习率。其更新规则为：

$$m^{(t+1)} = \beta_1 m^{(t)} + (1-\beta_1)\nabla_\theta L(\theta^{(t)}) \tag{2.39}$$

$$v^{(t+1)} = \beta_2 v^{(t)} + (1-\beta_2)(\nabla_\theta L(\theta^{(t)}))^2 \tag{2.40}$$

$$\hat{m}^{(t+1)} = \frac{m^{(t+1)}}{1-\beta_1^t}, \quad \hat{v}^{(t+1)} = \frac{v^{(t+1)}}{1-\beta_2^t} \tag{2.41}$$

$$\theta^{(t+1)} = \theta^{(t)} - \frac{\eta \hat{m}^{(t+1)}}{\sqrt{\hat{v}^{(t+1)} + \varepsilon}} \tag{2.42}$$

其中，m 和 v 分别表示一阶和二阶动量，$\hat{m}$ 和 $\hat{v}$ 为经过偏差修正的值。Adam 在大规模数据集和深层神经网络中表现出高度的稳定性和高效性，因此成为深度学习中使用最广泛的优化算法之一。

现代优化算法在深度学习的多个领域中展现了巨大潜力。例如，RMSProp 和

Adam 被广泛应用于自然语言处理任务中的 Transformer 模型，以及计算机视觉任务中的 CNN。此外，针对特定任务的优化需求，例如多目标优化或稀疏模型优化，研究者还开发了许多基于现有方法的改进版本。尽管现代优化算法在效率和稳定性方面取得了显著进展，但它们在实际应用中仍然面临挑战，例如如何避免陷入鞍点、如何更好地适应动态学习环境，以及如何进一步降低计算成本。未来研究方向包括结合全局搜索与局部优化的方法，如模拟突触可塑性或神经递质调节的动态学习规则等。

2.5　常见网络架构

2.5.1　卷积神经网络

CNN 是深度学习中一种核心的网络架构，其设计灵感源于生物视觉系统，特别是视觉皮层中的感受野机制。感受野是指神经元对局部区域刺激的反应，这种局部感知能力被 CNN 用来提取输入数据中的空间特征，同时显著降低了计算复杂度。CNN 在图像识别、医学影像分析、推荐系统等领域取得了广泛应用，并推动了现代深度学习的迅速发展。

CNN 由几个核心组件构成，这些组件共同定义了它的结构和功能。

卷积层（convolutional layer）：卷积层使用一组可学习的滤波器（或称为卷积核）来从输入数据中提取特征。每个滤波器在输入数据的一个小局部区域上滑动（或卷积），计算滤波器和输入数据之间的点积，生成特征图（feature map）。数学上，假设输入数据为二维矩阵 X，滤波器为 F，则卷积操作可以表示如下：

$$(F * X)(i,j) = \sum_m \sum_n F(m,n) X(i+m, j+n) \tag{2.43}$$

其中 * 表示卷积操作，(i, j) 是输出特征图的位置索引。

激活层（activation layer）：激活函数是用来增加网络的非线性的，因为没有非线性，无论多少层的卷积层堆叠起来，都只相当于一个单一的卷积层。

池化层（pooling layer）：池化（通常是最大池化）通过减小特征图的尺寸来降低数据维度，同时保留最重要的信息。对于最大池化，操作定义如下：

$$MaxPooling(X)(i,j) = max_{m,n[MN]} X(is+m, js+n) \tag{2.44}$$

其中 $M \times N$ 是池化窗口的大小，s 是步长，(i, j) 是池化输出的位置索引。

全连接层（fully connected layer）：全连接层的每个神经元都与前一层的所有神经元相连，它们将前面层提取到的所有特征综合起来用于分类或回归。数学表示为一个矩阵乘法加偏置的操作。

$$Y = WX + b \qquad\qquad (2.45)$$

其中 W 是权重矩阵，X 是输入，b 是偏置项，Y 是输出。

1998 年，LeCun 等人提出了 LeNet 卷积神经网络（LeNet-5），这是最早成功应用于图像分类任务的深度学习模型之一 [10]。LeNet-5 由 2 个卷积层和 3 个全连接层组成，设计上结合了局部连接和权重共享机制，通过减少参数量来提高模型的计算效率。其主要用于识别 32×32 像素的灰度手写数字图像，并在小规模数据集上表现出色。然而，LeNet 的结构相对简单，网络深度和复杂度有限，因此在大规模数据集上未能展现足够的泛化能力，这也导致其未能成为当时计算机视觉领域的主流方法。

随着计算能力的提升和大规模数据集的出现，ImageNet 数据集的发布为计算机视觉领域的发展带来了革命性的变化。从 2010 年开始，每年举办的 ImageNet 大规模视觉识别竞赛（ImageNet large scale visual recognition challenge，ILSVRC）成为推动深度学习发展的重要平台。该比赛的任务主要包括图像分类、目标检测等，使用 ImageNet 数据集的子集进行模型评估。众多经典工作在这一平台上涌现，其中包括 2012 年的 AlexNet、2014 年的 VGG 和 2015 年的 ResNet，这些模型引领了卷积神经网络的设计演进。

2012 年，Krizhevsky 等人提出的 AlexNet 在 ILSVRC 比赛中取得了突破性成绩，将图像分类的 Top-5 错误率从 26% 降低到 15.3%。AlexNet 与 LeNet 在设计上有一定相似性，但在深度和规模上显著提升，采用了 8 层结构，其中包括 5 个卷积层和 3 个全连接层。AlexNet 的创新在于引入 ReLU 激活函数，有效解决了梯度消失问题，同时使用了 Dropout 正则化防止过拟合，并首次利用 GPU 加速训练以应对大规模数据的需求。这些技术突破使得 AlexNet 成为现代深度学习复兴的重要里程碑。

在 AlexNet 的基础上，2014 年提出的 VGG 网络进一步简化了模型设计。VGG 使用了多个 3×3 的小卷积核代替了 AlexNet 中较大的卷积核（如 11×11 和 5×5），在保持高表达能力的同时显著减少了参数量。VGG 的结构更为规则且易于扩展，其两个主要版本——VGG16 和 VGG19，分别由 16 层和 19 层组成。这种设计使得网络能够学习更加细致的特征，表现出了良好的泛化能力。然而，VGG 网络的全连接层参数量较大，导致其计算成本较高。这些预训练模型在迁移学习任务中被广泛使用，成为深度学习社区的基础工具之一。

2015 年，He 等人提出的 ResNet（residual network）改善了深度神经网络训练中的退化问题。随着网络深度的增加，梯度消失和梯度爆炸问题导致深层网络的性能不升反降。ResNet 通过引入残差连接（residual connection）有效缓解了这一问题，使得网络能够通过恒等映射直接跳过多个层级，从而确保梯度能够顺利传递至浅层网络。这种设计支持训练超过 152 层的深度网络，显著提升了模型性能。ResNet 在 2015 年的 ILSVRC 中以 3.57% 的 Top-5 错误率刷新纪录，这一精度已超越人类的图像识别能力。残差结构的提出不仅极大地推动了深度学习模型的发展，还成为后续网络设计的重要基础，如 DenseNet 和 Transformer 等模型均受其启发。

在人脑智能的研究中，卷积神经网络的设计理念与生物视觉系统有着深刻的联系。CNN 的局部连接和权重共享机制类似于视觉皮层中的感受野（receptive field），后者是指大脑特定神经元对局部视觉刺激的敏感性。这种设计模拟了生物视觉系统中局部到全局的信息处理方式。例如，低层的卷积核提取边缘和纹理等低级特征，高层卷积核则捕获更抽象的全局模式。此外，池化操作与生物视觉系统中的空间下采样过程相似，这种机制能够增强网络对图像平移和变形的鲁棒性。

2.5.2　循环神经网络

RNN 是一种专门用于处理序列数据的神经网络架构。不同于传统的前馈神经网络（feedforward neural networks，FNN），RNN 通过引入循环连接，能够捕获时间序列数据中的动态特性。这种循环结构使得 RNN 可以在处理具有时序依赖性或上下文相关性的任务时展现出强大的能力，例如自然语言处理（NLP）、语音识别和时间序列预测等领域。

RNN 的关键在于其引入了隐状态（hidden state），该状态可以跨时间步保留信息，从而记忆先前输入中的历史信息。在每个时间步 t，隐状态 h_t 的更新公式为：

$$h_t = f(W_{hh}h_{t-1} + W_{xh}x_t + b_h) \tag{2.46}$$

其中，h_t 是当前时间步的隐状态，h_{t-1} 是上一时间步的隐状态，x_t 是时间步 t 的输入向量，W_{xh} 是输入到隐状态的权重矩阵，W_{hh} 是隐状态到隐状态的权重矩阵，b_h 是偏置向量，f 是非线性激活函数，通常选择 tanh 或 ReLU。通过这种递归更新机制，RNN 能够在时间维度上传递信息，使网络对时间序列的动态模式具有建模能力。

RNN 的输出 y_t 通常由当前时间步的隐状态 h_t 生成，其计算公式为：

$$y_t = g(W_{hy}h_t + b_y) \tag{2.47}$$

其中，W_{hy} 是隐状态到输出的权重矩阵，b_y 是输出的偏置向量，g 是输出层的激活函数，例如分类任务中常用的 softmax。通过将隐状态与当前输入结合，RNN 能够有效捕获序列中的上下文信息并生成时序相关的输出。

与其他神经网络类似，RNN 的训练目标是最小化损失函数，该损失函数通常定义为：

$$L = \sum_{t=1}^{T} \ell(y_t, \hat{y}_t) \tag{2.48}$$

其中，T 是序列的总长度，$\ell(y_t, \hat{y}_t)$ 是时间步 t 的损失，y_t 是真实标签，$\hat{y}_t$ 是网络的预测值。通过求解损失函数的梯度，利用梯度下降法优化网络的参数。

由于 RNN 的循环结构，其梯度计算需要在时间维度上展开，这一过程被称为时间反向传播算法（backpropagation through time，BPTT）[11]。BPTT 的核心思想是将损失函数对网络参数的梯度计算扩展到每个时间步长，通过链式法则逐层回传误差。对于权重矩阵 W，梯度可以表示为：

$$\frac{\partial L}{\partial W} = \sum_{t=1}^{T} \sum_{k=1}^{t} \frac{\partial L_t}{\partial h_t} \cdot \frac{\partial h_t}{\partial h_k} \cdot \frac{\partial h_k}{\partial W} \qquad (2.49)$$

其中，$\frac{\partial L_t}{\partial h_t}$ 表示损失函数在时间步 t 关于隐状态 h_t 的偏导数，$\frac{\partial h_t}{\partial h_k}$ 是隐状态在时间步 k 对时间步 t 的影响，$\frac{\partial h_k}{\partial W}$ 是隐状态对参数 W 的梯度。

上述公式表明，每个时间步 t 的梯度不仅依赖于当前的隐状态，还会受到前面时间步的隐状态和输入的影响。这种时间上的依赖性使得梯度的计算量随着序列长度的增加呈指数增长。由于梯度在时间步之间的反复传播，RNN 的训练可能会遇到梯度消失或梯度爆炸的问题。梯度消失会导致网络无法有效学习长时间的依赖关系，而梯度爆炸则会使参数更新不稳定，影响模型的收敛性。

从人脑智能的角度看，RNN 的设计理念与生物神经网络的某些特性高度一致，特别是在时间序列建模和记忆机制上表现出显著相似性。生物神经系统依赖突触连接强度的动态变化来存储和处理时序信息，这一过程与 RNN 通过隐状态在时间步长间传递信息的机制具有共性。具体而言，大脑中海马体和前额叶皮层在时间相关任务中被认为发挥了关键作用，它们通过动态调整神经活动模式存储历史信息并预测未来状态，这一功能与 RNN 在时间序列建模中的作用非常相似。

此外，RNN 的隐状态可以看作对生物神经系统中的短时记忆（short-term memory）的模拟 [12]。生物神经网络中的神经递质调节（如多巴胺和去甲肾上腺素）在调控短时记忆和时间依赖性任务中具有重要作用，而 RNN 通过参数学习调整权重来实现类似的记忆机制。这种类脑特性使得 RNN 成为理解和模拟时间序列信息处理的重要工具。

2.5.3　长短期记忆网络

传统循环神经网络在处理长时间序列时，由于梯度在时间反向传播中的累积效应，往往会面临梯度消失和梯度爆炸问题。梯度消失会导致远程依赖信息在更新过程中逐渐丢失，网络难以捕捉长期的时间序列关系；而梯度爆炸则会导致网络的参数更新幅度过大，最终无法有效收敛。这些问题严重限制了 RNN 在处理长时间依赖任务中的表现。

为了解决这一局限性，Hochreiter 和 Schmidhuber 于 1997 年提出了 LSTM（long short-term memory），这一模型通过引入门控机制（gating mechanism），为 RNN 提供了一种更强的记忆和信息筛选能力[13]。LSTM 通过动态地控制信息的保留、遗忘和输出，不仅能够有效捕捉长时间序列中的依赖关系，还显著缓解了梯度消失问题。

LSTM 的核心设计包括三个"门"机制：遗忘门（forget gate）、输入门（input gate）和输出门（output gate）。这三种门共同作用于细胞状态（cell state）C_t，通过灵活调节信息流动的方式实现对长期记忆的选择性保留。

在时间步 t，LSTM 的具体计算流程如下：

遗忘门控制哪些信息需要从细胞状态中遗忘，其计算公式为：

$$f_t = \sigma(W_f \cdot [h_{t-1}, x_t] + b_f) \tag{2.50}$$

其中，f_t 是遗忘门的激活值，h_{t-1} 是上一时间步的隐状态，x_t 是当前时间步的输入向量，W_f 为权重矩阵，b_f 为偏置，σ 为 Sigmoid 激活函数。通过将遗忘门的输出值限制在 [0,1] 之间，模型能够决定细胞状态中哪些部分的信息需要被遗忘。

输入门负责确定哪些新的信息需要写入细胞状态，其计算包括两部分。首先，输入门的激活值计算为：

$$i_t = \sigma(W_i \cdot [h_{t-1}, x_t] + b_i) \tag{2.51}$$

其中，i_t 表示当前输入对细胞状态更新的权重。然后，新的候选记忆值 $\tilde{C}_t$ 被计算为：

$$\tilde{C}_t = \tanh(W_C \cdot [h_{t-1}, x_t] + b_C) \tag{2.52}$$

其中，W_C 和 b_C 分别为候选记忆的权重矩阵和偏置项。通过 i_t 和 $\tilde{C}_t$ 的结合，输入门能够灵活选择需要写入细胞状态的新信息。

细胞状态更新通过结合遗忘门和输入门的输出实现：

$$C_t = f_t * C_{t-1} + i_t * \tilde{C}_t \tag{2.53}$$

其中，C_t 是当前时间步的细胞状态，C_{t-1} 是上一时间步的细胞状态。该公式表明，遗忘门决定了旧记忆的保留程度，而输入门则负责引入新的记忆信息。通过这一加权累积机制，LSTM 能够有效地维护长期依赖信息。

输出门决定当前时间步的隐状态 h_t 和最终的输出信息，其计算为：

$$o_t = \sigma(W_o \cdot [h_{t-1}, x_t] + b_o) \tag{2.54}$$

$$h_t = o_t * \tanh(C_t) \tag{2.55}$$

其中，o_t 是输出门的激活值，决定了细胞状态 C_t 中哪些信息需要输出。最终的隐状态 h_t 既包含当前输入的相关信息，也保留了长时间序列的上下文信息。

通过以上机制，LSTM 有效解决了传统 RNN 的梯度消失问题，使得模型能够处理长时间依赖任务，例如自然语言处理中的语言建模、语音识别中的声学建模，以及时间序列预测中的长周期趋势建模。

从人脑智能的角度来看，LSTM 的设计在一定程度上模拟了大脑对记忆的分层处理机制。例如，大脑的工作记忆和长期记忆之间的信息交互过程与 LSTM 的细胞状态和隐状态的动态更新机制具有类似之处。此外，遗忘门的设计与大脑中与突触可塑性相关的抑制过程相似，这种机制使得大脑能够动态调整记忆保留和遗忘的比例，从而更高效地处理复杂任务。近年来，研究者还尝试将生物神经递质（如多巴胺）调控过程与 LSTM 的门控机制相结合，进一步提升其在时间依赖任务中的表现。

2.5.4 Transformer 与注意力机制

Transformer 是一种深度学习模型架构，凭借其核心的注意力机制（attention mechanism），改变了自然语言处理的研究范式，并逐渐在其他任务中展现了强大的适应性[14]。与传统的循环神经网络或卷积神经网络不同，Transformer 完全摒弃了时间序列中的递归操作和固定大小的卷积窗口，转而通过自注意力机制建模全局依赖。这种设计不仅提高了并行计算的效率，还大幅增强了对长距离依赖关系的捕捉能力。

注意力机制的主要作用在于为每个输入位置动态分配权重，从而让模型能够专注于与当前目标最相关的信息，而忽略无关或不重要的部分。在序列数据中，传统 RNN 在处理长距离依赖时往往难以有效传递上下文信息，导致模型对序列中较早的内容敏感性降低，而注意力机制通过直接建立序列中所有位置之间的全局关系，有效地解决了这一问题。其数学表述为：

$$a_{ij} = \frac{\exp(e_{ij})}{\sum_{k=1}^{n} \exp(e_{ik})}, e_{ij} = score(q_i, k_j) \tag{2.56}$$

其中，a_{ij} 表示输入序列中位置 j 对输出序列中位置 i 的影响力权重，e_{ij} 是评分函数，用于衡量输入 x_j 对输出 y_i 的相关性，q_i 和 k_j 分别是查询（query）和键（key）的表示。注意力机制的核心思想是通过归一化权重，动态调整输入在输出中的贡献，使得模型能够根据上下文的全局信息生成更精确的表示。

Transformer 通过扩展注意力机制为自注意力（self-attention）机制，进一步提升了模型的全局信息处理能力。自注意力机制的计算公式为：

$$\text{Attention}(Q, K, V) = \text{softmax}\left(\frac{QK^\top}{\sqrt{d_k}}\right)V \tag{2.57}$$

其中，Q（query）、K（key）和 V（value）分别表示查询、键和值向量，它们均由输入序列 $X \in \mathbb{R}^{n \times d_{\text{model}}}$ 通过可学习的线性变换得到：

$$Q = XW^Q, \quad K = XW^K, \quad V = XW^V \tag{2.58}$$

其中 $W^Q, W^K, W^V \in \mathbb{R}^{n \times d_{model}}$ 为对应的权重矩阵，d_{model} 是输入表示的维度，d_k 是键向量的维度。点积操作 $QK^\top$ 用于计算不同位置之间的相关性，随后通过 Softmax 函数对每一行归一化，使其成为概率分布，最后与值向量 V 相乘以获得聚合后的上下文表示。该机制允许模型在每个位置根据全局上下文进行动态的信息加权，从而捕捉序列中长距离的依赖关系。

Transformer 的架构基于编码器 - 解码器结构，其中编码器通过多层自注意力机制和前馈网络提取输入序列的特征，解码器则通过结合自注意力和跨注意力机制生成目标序列。多头注意力机制（multi-head attention）是 Transformer 的另一重要组件，通过并行计算多个自注意力头，模型能够在不同的子空间中关注序列的多种模式，其公式为：

$$\text{MultiHead}(Q, K, V) = \text{Concat}(\text{head}_1, \ldots, \text{head}_h)W_O \tag{2.59}$$

其中，每个注意力头的计算为 $\text{head}_i = \text{Attention}(QW_{Qi}, KW_{Ki}, VW_{Vi})$，通过多个注意力头的组合提取多样化的特征信息，并在拼接后经输出变换矩阵 W_O 整合，生成最终的注意力输出。

注意力机制的引入使 Transformer 在自然语言处理任务中取得了巨大突破。例如，在机器翻译任务中，Transformer 通过全局建模序列间的依赖关系，大幅提升了翻译的准确性，同时显著降低了训练时间成本。此外，Transformer 的无序计算结构使其在非时间序列任务（如图像处理和多模态学习）中表现出极大的灵活性。

Transformer 的成功不仅推动了自然语言处理领域的发展，还为大规模预训练模型的兴起奠定了基础，例如 BERT 和 GPT 等模型均基于 Transformer 架构。这些模型通过在海量无标注数据上进行自监督预训练，学习通用的语义表示，再通过微调适应不同的下游任务，极大地提升了任务性能。BERT 采用双向编码器捕捉序列的上下文语义关系，广泛应用于问答系统、情感分析和文本分类等任务；GPT 则通过自回归生成策略生成高质量的文本内容，在语言生成任务中展现了极高的语言连贯性和上下文理解能力。

近年来，基于 Transformer 的研究取得了进一步的进展。例如，Vision Transformer（ViT）将 Transformer 应用于图像分类任务，通过将图像划分为固定大小的块，利用自注意力机制建模全局特征关系，成功挑战了传统 CNN 在计算机视觉领域的主导地位[15]。此外，多模态模型（如 CLIP 和 DALL-E）将 Transformer 架构扩展至跨模态学习领域，实现了文本与图像的联合建模和生成能力[16-17]。另一项值得注意的工作是对于稀疏注意力机制的研究，如 Sparse Transformer 和 Linformer，它们通过减少注意力计算的复杂度，使得模型在处理超长序列时的效率进一步提升[18-19]。

从人脑智能的角度看，Transformer 的注意力机制与人脑的动态注意分配过程有相似之处。生物神经网络在多模态信息处理时能够根据当前任务需求动态调整神经元的激活模式，而 Transformer 中的多头注意力机制通过分配不同的权重，模拟了大脑对信息的筛选和整合过程。此外，Transformer 在去除顺序依赖的同时，通过自注意力实现全局模式的捕捉，这种特性使其成为探索多模态任务和复杂认知功能的潜在工具。

2.6　生成模型

2.6.1　什么是生成模型

生成模型（generative model）是一类通过学习数据分布来生成新数据的模型。它们可以从观测数据中学习出底层的分布规律，并根据这种规律生成与原始数据分布相似的新数据。生成模型的核心在于建模数据的概率分布，具体来说，就是在给定观测数据的情况下，估计数据的条件概率分布或联合概率分布。通过这种方式，生成模型能够从噪声或随机输入中生成逼真的数据样本，例如图像、文本、音频等。我们对类条件概率密度 $p(x \mid C_k)$ 和类先验概率分布 $p(C_k)$ 建模，然后使用这两个概率密度通过贝叶斯定理计算后验概率密度 $p(C_k \mid x)$，这种对联合概率建模的方法被称为生成模型。

2.6.2　生成模型与判别模型的区别

生成模型是指能够学习数据分布并生成与之相似的样本的模型。与判别模型不同，生成模型不仅能预测数据的标签，还能生成新数据点。判别模型则专注于学习输入与输出标签之间的关系，通常通过最大化条件概率来进行分类。

我们把分类问题划分成两个阶段：推断（inference）阶段和决策（decision）阶段。在推断阶段，我们使用训练数据学习 $p(C_k \mid x)$ 的模型。在接下来的决策阶段，我们使用这些后验概率来进行最优的分类。另一种可能的方法是，同时解决两个问题，即简单地学习一个函数，将输入 x 直接映射为决策。这样的函数被称为判别函数（discriminant function）。

事实上，我们可以区分出三种不同的方法来解决决策问题，这三种方法都已经在实际应用问题中被使用。这三种方法按照复杂度降低的顺序给出：对于每个类别 C_k，独立地确定类条件密度 $p(x \mid C_k)$。这是一个推断问题。然后，推断先验类概率 $p(C_k)$。之后，使用贝叶斯定理：

$$p(C_k \mid x) = \frac{p(x \mid C_k)\, p(C_k)}{p(x)} \tag{2.60}$$

求出后验类概率 $p(\mathscr{C}_k \mid x)$。和往常一样，贝叶斯定理的分母可以用分子中出现的项表示，因为：

$$p(x) = \sum_k p(x|C_k)p(C_k) \tag{2.61}$$

等价地，我们可以直接对联合概率分布 $p(x, C_k)$ 进行建模，然后通过归一化获得后验概率 $p(C_k \mid x)$。在获得后验概率之后，可以使用决策论的方法来确定每一个新的输入 x 所对应的类别。显式或隐式对输入 x 及其对应输出类别 C_k 建模的方法被称为生成模型，因为这种方法能够通过采样生成输入空间中的数据点。

另一种常见的策略是首先解决后验类条件概率 $p(C_k \mid x)$ 的推断问题，随后根据该后验概率使用决策规则对新的输入 x 进行分类。这类直接对后验概率进行建模的方法被称为判别模型（discriminative model）。

此外，还有一种常见的建模方法是学习一个判别函数 $f(x)$，将每个输入 x 映射为一个类别标签。例如，在二分类问题中，$f(x)$ 可能是一个二元值，其中 $f(x) = 0$ 表示类别 C_1，$f(x)=1$ 表示类别 C_2。在这种建模方式中，概率建模不再作为中间步骤出现。

2.6.3 高斯混合模型（GMM）

通过将更基本的概率分布（例如高斯分布）进行线性组合的这样的叠加方法，可以被形式化为概率模型，被称为混合模型（mixture distributions）。

虽然高斯分布有一些重要的分析性质，但是当它遇到实际数据集时，也会有巨大的局限性。考虑图 2.3 给出的例子。这个数据集被称为"老忠实间歇喷泉"数据集（old faithful geyser dataset），由美国黄石国家公园的老忠实间歇喷泉的 272 次喷发

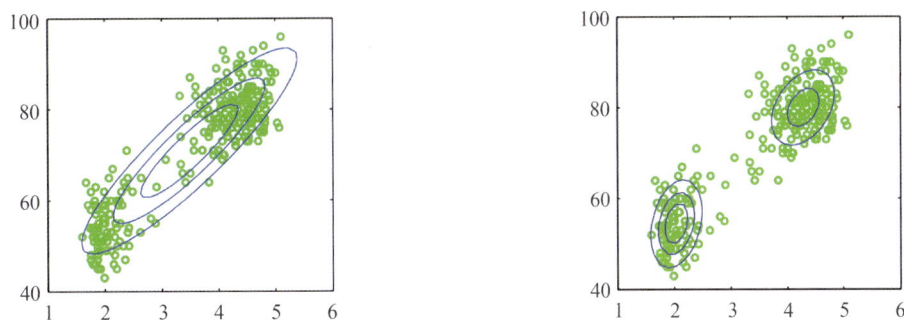

图 2.3 老忠实间歇泉数据点

注：其中蓝色曲线给出了常数概率密度的轮廓线。左图是一个单一的高斯概率分布，已经使用最大似然法根据数据进行了调参。注意，这个概率分布未能描述数据中的两个聚集区域，并且把大部分的概率质量放在了中心区域，而这个区域的数据相对稀疏。右图是两个高斯概率分布进行线性组合得到的概率分布。

的测量数据组成。每条测量记录包括喷发持续了几分钟（横轴）和距离下次喷发间隔了几分钟（纵轴）。我们看到数据集主要聚集在两大堆中，一个简单的高斯分布不能描述这种结构，而两个高斯分布的线性叠加可以更好地描述这个数据集的特征。

在图 2.4 中，我们看到高斯分布的线性组合可以给出相当复杂的概率密度形式。通过使用足够多的高斯分布，并且调节它们的均值和方差以及线性组合的系数，几乎所有的连续概率密度都能够以任意的精度近似。

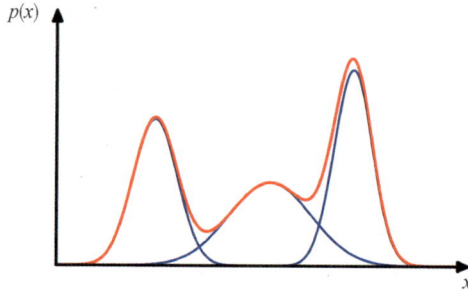

图 2.4　一维高斯混合分布的例子

注：蓝色曲线给出了三个高斯分布（使用某个系数进行了缩放），红色曲线表示它们的和。

在混合高斯模型中，我们假设数据来自 K 个高斯分布的叠加。具体来说，给定数据点 x，它的概率密度函数可以表示为：

$$p(x) = \sum_{k=1}^{K} \pi_k \mathcal{N}(x \mid \mu_k, \Sigma_k) \tag{2.62}$$

其中，π_k 表示第 k 个高斯分布的权重，表示该高斯分布在整体模型中所占的比重，且满足 $\sum_{k=1}^{K} \pi_k = 1$。$\mathcal{N}(x \mid \mu_k, \Sigma_k)$ 是第 k 个高斯分布的概率密度函数，μ_k 是该高斯分布的均值向量，Σ_k 是协方差矩阵，描述了该分布的扩展性和方向性。通过将多个高斯分布的加权和，混合高斯模型能够更灵活地表示复杂的数据分布。

同样地，对于一个具体的变量 α，它的概率密度函数也可以通过类似的公式表示：

$$p(\alpha) = \sum_{k=1}^{K} \pi_k \mathcal{N}(\alpha \mid \mu_k, \Sigma_k) \tag{2.63}$$

在这个表达式中，α 是我们感兴趣的变量，μ_k 和 Σ_k 分别是与每个高斯分布对应的均值和协方差，而 π_k 是每个高斯分布的权重。这个公式的意义是，数据 α 通过 K 个不同的高斯分布的加权组合来进行建模，从而能够更精确地描述数据的结构和模式。每一个高斯分布分量被称为一个成分（component），并拥有独立的均值 k 和协方差 k。图 2.5 给出了具有 3 个成分的混合高斯分布的轮廓线和曲面。

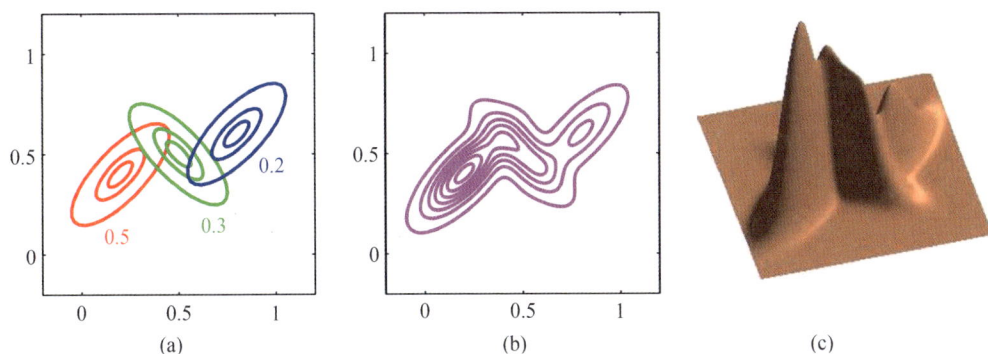

图 2.5　二维空间中 3 个高斯分布混合的例子

注：（a）每个混合分量的常数概率密度轮廓线，其中三个分量分别被标记为红色、蓝色和绿色，且混合系数的值在每个分量的下方给出。（b）混合分布的边缘概率密度 p(x) 的轮廓线。（c）概率分布 p(x) 的一个曲面图。

2.6.4　隐马尔可夫模型（HMM）

处理顺序数据的最简单的方式是忽略顺序的性质，将观测看做独立同分布，对应于图 2.6。然而，这种方法无法利用数据中的顺序模式，例如序列中距离较近的观测之间的相关性。例如，假设观测一个二值变量，这个二值变量表示某一天是否下雨。给定这个变量的一系列观测，希望预测下一天是否会下雨。如果将所有的数据都看成独立同分布的，那么能够从数据中得到的唯一的信息就是雨天的相对频率。然而，在实际生活中，天气经常会呈现出持续若干天的趋势。因此，观测到今天是否下雨对于预测明天是否下雨会有极大的帮助。为了在概率模型中表示这种效果，需要放松独立同分布的假设。完成这件事的一种最简单的方式是考虑马尔科夫模型（Markov model）。首先，不失一般性，可以使用概率的乘积规则来表示观测序列的联合概率分布，形式为：

$$p\left(x_1,\cdots,x_N\right)=p\left(x_1\right)\prod_{n=2}^{N} p\left(x_n \mid x_1,\cdots,x_{n-1}\right) \tag{2.64}$$

其中，$p(x_1)$ 表示第一次观测的概率分布，$p(x_n \mid x_1, \cdots, x_{n-1})$ 表示在给定之前所有观测数据 $x_1, x_2, \cdots, x_{n-1}$ 的条件下，第 n 次观测 x_n 的条件概率。此公式表示了所有观测序列的联合概率，即通过从第一个观测开始逐步计算后续每个观测的条件概率。当假设条件概率分布只依赖于最近一次观测时（即每个 x_n 只依赖于 x_{n-1}），这个模型变为一阶马尔科夫链（图 2.7）。对于一阶马尔科夫链，联合概率分布可以简化为：

$$p\left(x_1,\cdots,x_N\right)=p\left(x_1\right)\prod_{n=2}^{N} p\left(x_n \mid x_{n-1}\right) \tag{2.65}$$

在这里，$p(x_1)$ 仍然表示第一次观测的概率，$p(x_n \mid x_{n-1})$ 表示在给定前一时刻观测 x_{n-1} 的条件下，当前时刻观测 x_n 的条件概率。这个假设简化了模型计算，因为每个观测的预测只依赖于最近的一个观测。

如果进一步假设当前的观测不仅依赖于上一个观测值，还依赖于前两次观测，则得到二阶马尔科夫链。此时，联合概率分布为：

$$p(x_1, \cdots, x_N) = p(x_1) p(x_2 \mid x1) \prod_{n=3}^{N} p(x_n \mid x_{n-1}, x_{n-2}) \qquad (2.66)$$

在这个模型中，$p(x_2 \mid x_1)$ 表示在给定 x_1 的条件下预测 x_2，而 $p(x_n \mid x_{n-1}, x_{n-2})$ 表示在给定前两次观测 x_{n-1} 和 x_{n-2} 的条件下预测 x_n。通过引入额外的历史观测，模型能够捕捉到更长的依赖关系。

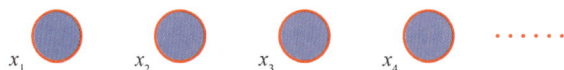

图 2.6　对顺序观测建模的最简单的方法是将它们看作独立的，对应于没有链接的图

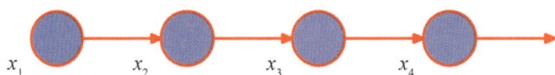

图 2.7　观测 x_n 的一阶马尔科夫链，其中，特定的观测 x_n 的条件概率分布 $p(x_n \mid x_{n-1})$
只以前一次观测 x_{n-1} 为条件

隐马尔科夫模型可以被看成图 2.8 所示的状态空间模型的一个具体实例，其中潜在变量是离散的。然而，如果考察模型的一个单一的时间切片，那么看到它对应于一个混合概率分布，对应的分量密度为 p(x | z)。于是，它也可以表述为混合概率模型的一个推广，其中每个观测的混合系数不是独立地选择的，而是依赖于对于前一次观测的分量的选择。HMM 被广泛用于语音识别、自然语言建模、在线手写识别以及生物序列（例如蛋白质和 DNA）的分析。

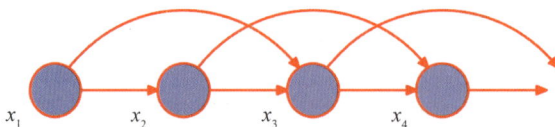

图 2.8　一个二阶马尔科夫链，其中特定的观测 x_n 依赖于前两次观测 x_{n-1} 和 x_{n-2} 的值

2.6.5　变分自编码器

VAE 是一种生成模型，它结合了概率图模型与深度学习，通过学习数据的潜在（隐藏）表示来生成新的数据。VAE 是自编码器（autoencoder）的扩展版本，但引入了

变分推断的概念，使其能够生成与训练数据类似的新样本。VAE 的核心思想是将输入数据映射为潜在空间中的概率分布，而不是一个确定的点。这样，VAE 可以通过从这个概率分布中采样来生成新的数据点。

潜在变量模型

VAE 假设数据是由一些潜在的、未观察到的随机变量生成的。模型的目标是学习这些潜在变量的分布。对于给定的数据点 x，假设它对应一个潜在变量 z，并且数据的生成可以表示为 $p(x \mid z)$。

变分推断

由于直接求解潜在变量的真实后验分布 $p(z \mid x)$ 是困难的，VAE 使用变分推断来近似这个分布。VAE 使用一个近似的后验分布 $q(z \mid x)$，并通过最小化 $p(z \mid x)$ 和 $q(z \mid x)$ 之间的差异来优化模型。这个差异通常通过 Kullback-Leibler（KL）散度来衡量。

损失函数

VAE 的损失函数由重构损失和 KL 散度损失组成。其中，重构损失用于衡量模型生成的数据与原始输入之间的差异，确保输出尽可能保留输入的关键特征；而 KL 散度损失则用于度量编码器输出的潜在分布 $q(z \mid x)$ 与先验分布 $p(z)$ 之间的差距。

整体损失函数可以表示为：$\text{Loss} = \overline{E}_{q(z|x)}[\log p(x \mid z)] - \text{KL}(q(z \mid x) \| p(z))$。其中，第一项是重构损失，第二项是 KL 散度损失。采样：在训练过程中，为了使模型能够有效地从潜在空间中采样，VAE 使用了"重参数化技巧"（reparameterization trick）。这意味着将潜在变量表示为一个确定的均值和方差，再从标准正态分布中采样一个噪声项，形成潜在变量 $z = \mu + \sigma \cdot \varepsilon$，其中 $\varepsilon \sim \mathcal{N}(0,1)$。

VAE 的优点在于它提供了一个强大的生成模型框架，能够有效地生成新数据，并且在潜在空间中引入了概率结构，使得生成样本具有较好的连续性和可控性。相比于传统的自编码器，VAE 通过优化变分下界，使得潜在变量的分布更具规律性，从而增强了生成能力，能够在多个应用场景（如图像生成、数据增强和表示学习）中发挥作用。然而，VAE 也存在一定的局限性。由于其优化目标是重构误差和 KL 散度的加权和，这可能导致生成的数据较为模糊，缺乏高频细节，与其他生成模型（如GAN）相比在视觉质量上存在一定的差距。此外，VAE 的训练过程涉及变分推断，需要对复杂的概率分布进行近似计算，增加了计算复杂度，并且在某些情况下可能导致优化不稳定或难以收敛。

2.6.6　生成对抗网络

GAN 是一种深度学习模型，主要用于生成与真实数据相似的新数据。GAN 是由 Ian Goodfellow 等人在 2014 年提出的，它通过一个生成器（generator，G）和一个判别器（discriminator，D）之间的对抗过程来进行训练。GAN 包含两个主要的神经网络模型。①生成器。生成器接受一个随机噪声向量（通常是从标准正态分布中采样）作为输入，并生成一个与真实数据类似的样本。生成器的目标是生成的样本能够欺骗判别器，使其认为这是一个真实的样本。生成器的损失函数与判别器的相反，它希望判别器将生成的数据分类为真实数据。②判别器。判别器接受一个样本作为输入，并输出一个概率值，表示该样本是来自真实数据还是生成器生成的数据。判别器的目标是尽可能准确地区分真实数据和生成的数据。损失函数（通常是交叉熵损失）用于衡量判别器对真实数据和生成数据的分类准确性。这个对抗的训练过程可以形式化为以下的优化目标：

$$\min_{G} \max_{D} V(D,G) = \mathbb{E}_{x \sim p_{\text{data}}(x)}[\log D(x)] + \mathbb{E}_{z \sim p_z(z)}[\log(1 - D(G(z)))] \quad (2.67)$$

其中 $p_{\text{data}}(x)$ 是真实数据的分布。$p_z(z)$ 是生成器输入的噪声分布（通常为正态分布或均匀分布）。$D(x)$ 是判别器将 x 输入判断为真实数据的概率。$G(z)$ 是生成器根据输入噪声 z 生成的数据。

GAN 的优点在于其卓越的生成能力，能够生成高度逼真的样本，特别是在图像生成任务中，GAN 生成的图像往往难以与真实图像区分开。这使得 GAN 被广泛应用于图像生成、修复、风格迁移、超分辨率增强等领域。此外，GAN 具有高度的通用性，尽管最初被用于图像生成，其框架同样适用于文本、音频、视频等多种数据类型，通过调整生成器和判别器的架构，可以在不同模态的数据生成任务中取得良好效果。与传统生成模型相比，GAN 不需要显式建模数据的概率密度分布，而是通过对抗训练来间接学习数据分布，从而能够更灵活地适应复杂的高维数据。

然而，GAN 也存在较多局限性。模式崩溃是 GAN 训练过程中常见的问题，生成器可能仅学习到数据分布中的少数模式，从而导致生成样本缺乏多样性。此外，GAN 的训练过程通常较为不稳定，由于生成器和判别器之间的对抗性关系，训练可能会出现梯度消失、梯度爆炸或模式不匹配的情况，导致优化困难，甚至出现模型训练失败的情况。为了解决这些问题，研究者提出了多种改进方法，包括梯度惩罚、谱归一化和自注意力机制，以提高 GAN 的训练稳定性和生成质量。

2.6.7　扩散模型

扩散模型（diffusion model）是一类用于生成数据的深度学习模型，近年来在图像生成、文本生成等领域取得了显著的成果。它们的核心思想是通过逐步将数据转化为噪声，并反过来从噪声中重建数据。扩散模型的基础大模型则是通过在大规模数据集上进行训练，学会这一过程，从而可以生成高质量的数据。

基本原理：正向扩散过程（forward diffusion process）。在正向扩散过程中，扩散模型逐步将数据添加噪声，使其最终变为纯噪声。这个过程通常通过一系列的马尔可夫链来实现，每一步都向数据中添加一定量的噪声。给定一个原始数据 x_0，该过程可以被定义为一系列添加噪声的步骤：

$$x_t = \sqrt{\alpha_t} x_{t-1} + \sqrt{1-\alpha_t}\varepsilon \tag{2.68}$$

其中，t 是时间步，α_t 是噪声缩放因子，ε 是从标准正态分布中采样的噪声。反向扩散过程（reverse diffusion process）。在反向扩散过程中，扩散模型学会从纯噪声开始，逐步移除噪声，最终还原出原始数据。这一步通常通过训练一个神经网络来预测每个时间步的噪声，从而实现去噪。具体来说，给定一个时间步 t 的噪声数据 x_t，模型会预测出噪声 ε_t，并用它来估计前一个时间步的数据 x_{t-1}：

$$x_{t-1} = \frac{x_t - \sqrt{1-\alpha_t}\varepsilon_t}{\sqrt{\alpha_t}} \tag{2.69}$$

通过对所有时间步的预测，模型能够从噪声生成出一个接近原始数据的样本。扩散模型通过最小化重建误差来训练，这个误差通常是指模型在每个时间步预测的噪声与实际添加的噪声之间的差异。具体的损失函数通常是基于均方误差的：

$$L = \mathbb{E}_{x,\varepsilon,t}\left[\|\varepsilon - \varepsilon_\theta(x_t,t)\|^2\right] \tag{2.70}$$

其中 ε_θ 是模型在时间步 t 对噪声的预测。

扩散模型具有较高的稳健性，能够在不同的数据分布下表现良好，并且对噪声和异常数据的敏感性较低。由于扩散模型是通过逐步去噪来生成数据，因此可以在生成过程中对中间结果进行调整和控制。这使得用户可以在生成的中间步骤中干预，以获得更符合预期的结果。

2.6.8　基于流的模型（flow–based model）

基于流的模型是一类生成模型，它通过可逆的变换来直接学习数据的概率分布。与其他生成模型如生成对抗网络（GAN）和变分自编码器（VAE）不同，流模型可以明确地计算生成样本的概率，并且能够在生成和推断过程中保持精确性。

基于流的模型的核心思想是通过一系列的可逆变换（invertible transformation），将复杂的分布（通常是数据的真实分布）映射到一个简单的分布（通常是标准正态分布）上。反过来，通过这些变换的逆过程，可以从简单的分布中生成新的数据样本。设 x 是观测数据，z 是潜在变量，模型定义了一个可逆的映射函数 f 使得：

$$z = f(x) \tag{2.71}$$

其中，z 通常服从一个简单的先验分布（如标准正态分布）。由于 f 是可逆的，因此存在逆函数 f^{-1} 使得：

$$z = f^{-1}(x) \tag{2.72}$$

通过可逆变换，可以利用概率密度函数的变化公式来计算 x 的概率密度：

$$p(x) = p(z)\left|\det\left(\frac{\partial z}{\partial x}\right)\right| \tag{2.73}$$

其中，$p(z)$ 是 z 的概率密度（通常为标准正态分布）。

$$\det\left(\frac{\partial z}{\partial x}\right) \tag{2.74}$$

是雅可比矩阵（Jacobian mtrix）的行列式，表示变换 f 导致的体积变化。在基于流的生成模型（flow-based generative model）中，通过可逆变换 f 将原始观测数据 x 映射到潜在空间中的变量 z，并根据变换后的变量计算其概率密度：

$$p(x) = p(z)\left|\det\left(\frac{\partial z}{\partial x}\right)\right| \tag{2.75}$$

其中 $\frac{\partial z}{\partial x}$ 是变换 f 在点 x 处的雅可比矩阵，其行列式 $\left|\det\left(\frac{\partial z}{\partial x}\right)\right|$ 表示该变换在该点的局部体积缩放因子，也即该变换在概率密度空间中引起的体积变化。

训练流模型的目标是最大化观测数据的似然函数，即最大化模型生成训练样本 x_i 的概率。通常采用对数似然形式进行优化，其目标函数为：

$$\wp = \sum_i \log p(x_i) = \sum i\left[\log p(z_i) + \log\left|\det\left(\frac{\partial z_i}{\partial x_i}\right)\right|\right] \tag{2.76}$$

其中 $z_i = f(x_i)$ 是通过可逆变换 f 得到的潜在变量，$\log p(z_i)$ 是在潜在空间中基于先验分布（通常设定为标准高斯分布）计算的概率密度，第二项 $\log\left|\det\left(\frac{\partial z_i}{\partial x_i}\right)\right|$ 则是变换引起的密度调整项。

流模型作为生成模型中的一类重要方法，具备显式概率密度建模能力。其主要优势在于能够对生成样本的概率密度函数进行精确计算，这使得流模型在诸如异常检测、密度评估等任务中表现出显著的实用性。此外，流模型采用一系列可逆变换将简单分布（如高斯分布）映射为复杂数据分布，因此具有较强的可解释性。这种可逆结构不仅使得样本生成与密度评估可以共享一套变换路径，也便于从模型内部解析数据如何被映射与变换，从而提供对模型行为的透明性理解。

　　然而，流模型也面临一些挑战。首先，虽然其可逆结构使得精确的密度估计成为可能，但这也带来了高昂的计算代价，特别是在计算雅可比行列式（Jacobian determinant）时，复杂的矩阵运算在高维数据中会显著增加模型的计算负担。其次，设计高效且表达能力强的可逆变换结构本身也是一个重要难题。为了确保可逆性与可微性，流模型往往在变换函数的选择上受到限制，在实际应用中需要结合数据特性进行精细设计。例如，常见的 RealNVP、Glow 等模型均依赖于特定的分块或仿射结构来维持雅可比矩阵的计算可控性。因此，在复杂结构或高语义层次的数据建模中，如何平衡模型的灵活性与可逆性仍是当前流模型发展中的核心问题。

2.6.9　基于能量的模型

　　基于能量的模型（energy-based models，EBMs）是一类生成模型，通过定义数据的一个标量能量函数 $E(x)$ 来描述数据的概率分布。这个能量函数将较低的能量值分配给更符合数据分布的样本，从而使得模型能够捕捉数据的潜在结构。

　　在基于能量的模型中，数据样本 x 的概率分布 $p(x)$ 通常定义为与能量函数 $E(x)$ 相关的一个指数分布：

$$p(\mathbf{x}) = \frac{e^{-E(\mathbf{x})}}{Z} \tag{2.77}$$

　　其中 $E(x)$ 是定义在数据空间上的能量函数，用来衡量数据样本 x 的"能量"。较低的 $E(x)$ 表示数据样本更符合模型的预期分布。Z 是归一化常数（配分函数），定义为：

$$Z = \int e^{-E(\mathbf{x})} d\mathbf{x} \tag{2.78}$$

　　这个常数确保 $p(x)$ 是一个有效的概率分布，即其积分为 1。训练基于能量的模型通常涉及最小化以下形式的目标函数：

$$\mathscr{L}(\boldsymbol{\theta}) = \mathbb{E}_{\mathbf{x} \sim p_{\text{data}}(\mathbf{x})} \left[E_\theta(\mathbf{x}) \right] - \mathbb{E}_{\mathbf{x} \sim p_\theta(\mathbf{x})} \left[E_\theta(\mathbf{x}) \right] \tag{2.79}$$

　　其中 θ 是模型的参数。第一项是关于数据分布 $p_{\text{data}}(x)$ 的期望，代表模型应该在真实数据样本上赋予较低的能量。第二项是关于模型分布 $p_\theta(x)$ 的期望，它表示模型在自身生成的样本上分配的能量。通过最小化这个目标函数，模型被驱动去分配较低的能量给真实数据样本，同时使得生成数据的能量尽可能接近真实数据的能量分布。

　　能量模型是一类以能量函数为核心的概率建模框架，其主要优势在于高度的灵活性与通用性。与显式概率模型不同，EBMs 并不直接建模数据的概率分布，而是通过定义一个能量函数来表示数据状态的"好坏"。这种建模方式允许研究者在能量函数的设计上具有较大自由度，从而能够适应多样化的分布结构与复杂的数据特性。此外，

EBMs 不仅可以用于构建生成模型，还可用于判别模型或两者结合的混合模型，在分类、重构与生成任务中都具有良好的适应性与表达能力。

尽管如此，EBMs 在实际应用中仍面临诸多挑战。首先，由于模型中涉及的配分函数（partition function）通常为对整个状态空间的积分，其解析形式往往不可得，因此训练过程依赖近似推断方法，如对比散度（contrastive divergence）或随机最大似然估计（stochastic maximum likelihood），这可能导致模型在训练过程中收敛不稳定。其次，从能量模型中采样是一项高计算开销的任务，通常需要借助马尔可夫链蒙特卡洛（Markov Chain Monte Carlo，MCMC）等采样方法，其效率受限于链的混合速度与维度规模。这些因素共同限制了 EBMs 在大规模、高维数据建模中的实用性，促使后续研究不断探索更高效的近似推断与优化方法。

2.6.10　生成式基础大模型

基础大模型

基础大模型（foundation model）指的是在大规模通用数据集上进行预训练的深层神经网络模型，通常具备数十亿甚至上千亿级的参数规模。这类模型以其高度的通用性、可迁移性和跨任务适应能力，成为近年来人工智能发展的核心基础之一。基础大模型的训练过程通常采用自监督学习范式，即在无须人工标注的情况下，通过构造预训练任务引导模型从大规模数据中自动学习语言、图像或多模态信息中的结构与语义规律。这一训练机制使得模型在掌握通用特征表示的同时，具备较强的泛化能力。

训练完成的基础模型可以通过微调（fine-tuning）适配不同的下游任务，包括但不限于自然语言理解、文本生成、图像识别、代码生成与语音处理等。在自然语言处理领域，预训练的 Transformer 架构模型如 BERT、GPT 系列、T5、PaLM 等便是典型代表。这些模型在参数规模和训练语料的不断扩展下，逐步具备了多任务协同学习、跨语言迁移、零样本泛化等能力，从而表现出优于传统小模型的性能和通用性。

基础大模型的重要特征体现在多个方面。首先，其"规模化"属性不仅包括网络参数的体量，也体现在训练数据的覆盖范围和多样性，使模型具备对复杂模式的捕捉能力。其次，自监督训练机制赋予其独立于人工标签的学习能力，在降低数据依赖的同时拓展了应用边界。最后，基础大模型普遍展现出强大的迁移学习能力，通过参数共享与上下文建模，可以在无须大量标注数据的情况下快速适应新任务。

自回归模型

自回归模型（autoregressive model）是一类广泛应用于生成任务中的基础模型框架，

其核心思想是将生成过程建模为一个有序的条件概率序列，即每个输出元素的生成依赖于此前已经生成的所有元素。具体而言，给定一个数据序列 $x = \{x_1, x_2, ..., x_T\}$，自回归模型通过因式分解将其联合概率建模为条件概率的乘积：$p(x) = \prod_{t=1}^{T} p(x_t \mid x_{<t})$，其中每一步的预测都以历史上下文为条件。这种顺序生成机制使得模型在自然语言处理、图像生成和语音建模等任务中展现出强大的建模能力，尤其在捕捉序列中复杂的上下文依赖结构方面表现优异。

在训练过程中，自回归模型通常采用最大似然估计，通过最小化预测输出与真实数据之间的交叉熵损失函数，使得模型能够逐步逼近数据的真实分布。由于其生成机制的递归性质，自回归模型能够灵活处理不同长度的输入序列，并在生成过程中不断积累上下文信息，从而实现高一致性与连贯性的内容生成。然而，该特性也导致生成效率较低，因为每个生成步骤都依赖于先前的预测，难以并行化。

典型的自回归模型包括 GPT（generative pretrained transformer）系列、PixelCNN/PixelRNN 和 WaveNet 等。GPT 作为当前最具代表性的自回归语言模型，在自然语言生成、对话系统与代码生成等任务中取得了显著成果。它基于 Transformer 结构，采用自回归策略按词或子词逐步生成文本，每个生成结果由前文决定，从而形成高度连贯的语言输出。PixelRNN 和 PixelCNN 则将自回归机制扩展至图像域，通过逐像素建模图像的分布，捕捉像素之间的空间依赖结构。WaveNet 作为语音建模领域的代表，通过逐采样点生成语音波形，有效捕捉音频信号中的时序结构，实现了高保真的语音合成效果。

自编码模型

自编码模型（autoencoder-based foundation model）是一类通过自监督学习进行训练的基础模型框架，被广泛应用于特征提取、数据降维与生成任务等场景。该模型结构由编码器与解码器两部分组成：编码器将输入数据映射到一个低维潜在空间，以获得压缩后的表示；解码器则试图从该潜在表示中重构出原始输入，从而最小化输入与重构之间的误差。训练过程中，模型以输入数据本身为监督信号，依赖重构损失（如均方误差）指导参数优化，因此不需要外部标签，具备高效利用大规模无标注数据的能力。

自编码模型学习到的潜在空间表示（latent representation）往往能够捕捉数据中的关键结构信息，使其在下游任务中具有良好的迁移性与通用性。例如，这些表示可以作为输入用于后续的分类器，也可以用于聚类、异常检测以及生成任务。此外，变分自编码器等变体通过在潜在空间中引入概率结构，使模型具备生成新样本的能力，从而扩展了自编码模型的应用范围。

生成式基础大模型的优势

生成式基础大模型可以被应用于多种任务，包括但不限于文本生成、图像生成、音频生成、视频生成等。它们的通用性使得同一个模型可以通过微调应用于不同的领域，从而节省了开发和训练的成本。在大规模数据集训练后，生成式基础大模型具备生成高度逼真内容的能力。无论是生成自然语言文本还是视觉内容，这些模型通常能够产生与人类创作相近的高质量结果。生成式基础大模型通常通过自监督学习进行训练，这意味着它们不需要大量人工标注的数据，能够在未经标注的大规模数据上学习有效的特征表示。这大大降低了数据标注的成本，并能够充分利用未标注数据。生成式基础大模型可以通过微调适应不同的任务和领域。这种迁移学习能力使得模型可以在不同的上下文中应用，从而提高了模型的通用性和适应性。

第 3 章　视觉系统

3.1　引言

人类的视觉系统依赖于精细的生物机制。眼睛通过角膜和晶状体聚焦光线，将外界景物的图像投射到视网膜上。视网膜中的视锥细胞和视杆细胞将光信号转化为电信号，经由视神经传递至大脑。大脑中的初级视觉皮层（V1）负责处理简单的视觉特征，如边缘和方向，而高级视觉区域（如 V2、V4 和 IT 区）则分析形状、颜色和运动等复杂信息，最终完成物体识别与空间定位的整合。

人工智能的视觉系统基于计算机视觉技术实现，其核心是数学模型和算法。首先，摄像头或传感器将图像数字化为像素矩阵。接着，深度学习模型（如卷积神经网络）通过卷积、池化等操作自动提取图像特征，再经全连接层进行分类或预测。计算机视觉任务包括图像分类、目标检测和语义分割等，常使用大规模标注数据训练模型，如 ResNet 和 YOLO 等，以达到识别和分析视觉数据的目的。

人脑和人工智能的视觉系统均采用分层处理的方式，从简单特征到复杂模式逐步提取信息。它们都能通过经验或数据提升性能，表现出一定的鲁棒性。然而，人脑基于生物神经元和光感受器，能耗极低且具有快速适应性，而人工智能依赖数字计算，需要高功耗和大规模数据训练。此外，人脑具备自然的解释能力，而人工智能的决策过程往往被视为"黑箱"。理解两者的异同对改进 AI 和研究人类视觉机制都有重要意义。

3.2　眼睛的演化

在距今约 5.3 亿年前的寒武纪地质时期，地球经历了一场被称为"寒武纪生命大爆发"的演化事件[20]。在短短 2000 多万年的时间里，各类动物门类如节肢动物、腕足动物、蠕形动物、海绵动物以及脊索动物等，几乎在地球上同时出现，形成了一个生命形式空前丰富的繁荣景象（图 3.1）。这一现象引发了科学界的广泛关注和研究，许多学者试图解答促成这一生物多样性突然爆发的原因。

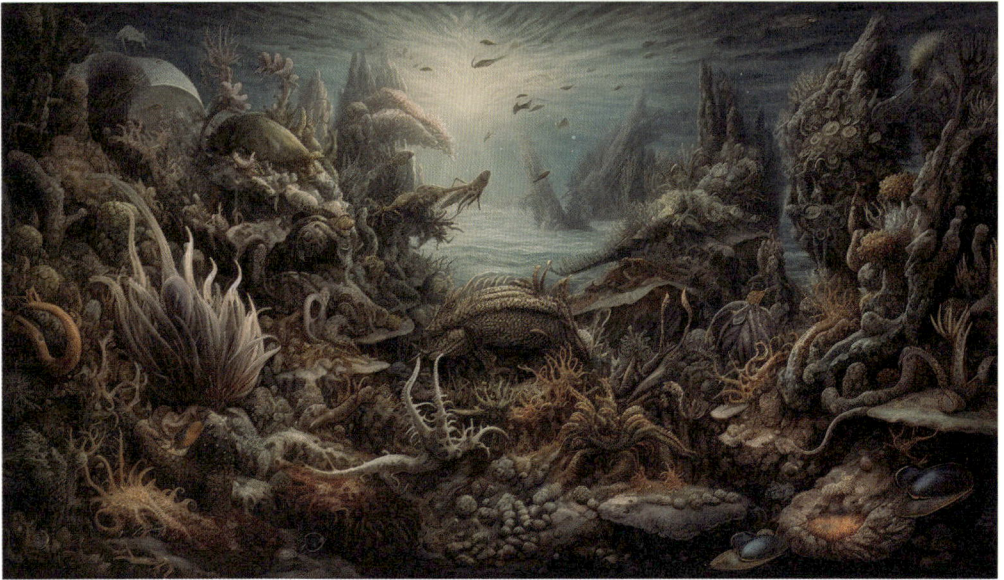

图 3.1　寒武纪动物形态

其中一个引人注目的假说与视觉系统的演化相关。早在寒武纪之前，动物世界中并不存在复杂的视觉器官，动物无法通过视觉感知周围环境。这意味着，在这个时期的生态系统中，生物的互动主要依赖触觉和化学感知等简单方式。然而，寒武纪时期，眼睛的出现使动物首次具备了感知光线、观察环境和识别其他生物的能力[21]。这一突破性发展被认为是寒武纪生命大爆发的重要推动力。

牛津大学动物学家 Andrew Parker 提出的"光开关理论"（light switch theory）提供了一种可能的解释。他认为，随着视觉系统的演化，动物开始能够观察和识别其栖息环境中的其他生物，这一能力极大地改变了生态互动的方式。一旦"视觉开关"被打开，生物之间的捕食、逃避、求偶和竞争行为变得更加复杂和精细[22]。为了在新的视觉生态系统中生存，各类生物不得不快速适应，演化出多样化的形态、大小、颜色和行为策略。视觉的出现不仅丰富了动物世界的多样性，也可能在某种程度上引发了新的进化压力，加速了生物形态和功能的多样化进程。

尽管这一理论还处于假设阶段，但眼睛的出现确实标志着生物信息获取能力的质的飞跃。眼睛使得生物不仅能够简单地感知光的存在，还可以分辨光的方向、强度和颜色，进而更精确地适应环境。这种感知能力的提升可能是推动动物界在寒武纪时期实现高度多样化的关键因素。

眼睛的进化不仅在寒武纪时期引发了生态系统的巨大变化，其影响也延续至今，成为现代生物生存和进化的重要驱动力。随着时间的推移，视觉系统在不同物种中演化出了多种形式，从简单的光感受器到复杂的复眼和晶状体眼，各类生物的视觉能力不断进化，以应对各自独特的生存挑战。比如，在捕食和反捕食的进化竞赛中，捕食者如鹰和猫科动物进化出高度发达的视觉系统，使它们能够在远距离内精准定位猎物；而猎物则进化出更为敏锐的周边视觉，以提高对潜在威胁的感知能力。

人类视觉系统的进化，使我们能够精确地感知颜色、形状和细节，从而在工具制造、艺术创作和复杂社交互动中发挥了重要作用[23]。这种精细视觉能力为技术的进步、社会结构的复杂化和文化的积累提供了基础。通过研究视觉系统的功能及其在不同物种中的演变，我们不仅能够理解生物适应环境的多样策略，还能够借鉴这些机制来推动现代科学和工程的发展，特别是在人工智能相关领域的应用[24]。

3.3 视觉系统的功能

视觉系统是中枢神经系统中极为复杂和重要的组成部分，负责从外部环境中获取、处理和解释视觉信息[25]。这一系统不仅感知光线，还通过一系列复杂过程将光学信号转化为大脑可理解的视觉感知，使我们形成对周围的世界的清晰认知。

视觉系统的首要功能是捕捉外界的光线并将其转化为电信号，这个过程从眼睛开始[26]。光线通过角膜和晶状体进入眼球，并在视网膜上形成初步的图像。视网膜中包含了数百万个光感受器细胞，包括对亮度敏感的视杆细胞和对颜色敏感的视锥细胞。光感受器将光信号转化为电信号，这些信号经过复杂的信息整合，通过神经节细胞传递至大脑。随后，电信号沿着视觉通路传递到大脑的视觉皮层，在那里进行进一步的处理与解码。

当这些信号到达大脑的视觉皮层时，视觉信息进入更高级的处理阶段。大脑中的初级视觉皮层首先对信号进行基本的解码，如识别边缘、方向、运动等特征。然后，信息被逐步传递到更高级的视觉区域，这些区域负责识别复杂的形状、颜色、物体和面部特征等。例如，当我们看到一只快速移动的猎豹时，视觉系统首先通过对光线的感知和初步处理，随后解码这些信号，使我们能够准确地识别出猎豹的速度、方向和轨迹。这一过程不仅包括简单的视觉感知，还涉及运动的预测和空间感知，使我们能够迅速判断猎豹的行为。

与摄像机将光学信息简单记录下来不同，视觉系统面临的是一个更复杂的"反向问题"（图 3.2）。摄像机捕捉的是物体的二维图像，并将其以像素的形式储存下来。而人类视觉系统则通过对外界物体某些特征的感知，将这些信息转化为大脑可以处理的电信号。大脑通过这些信号推断出物体的三维形态、深度信息以及其他复杂属性。比如，当我们看到一棵树时，即使树的一部分被其他物体遮挡，我们的大脑依然能够根据树的已知部分和上下文信息推断出整棵树的形态。这种反向推理能力使得我们能够在复杂的环境中迅速识别物体，即使在信息不完全或存在遮挡的情况下也能准确判断。

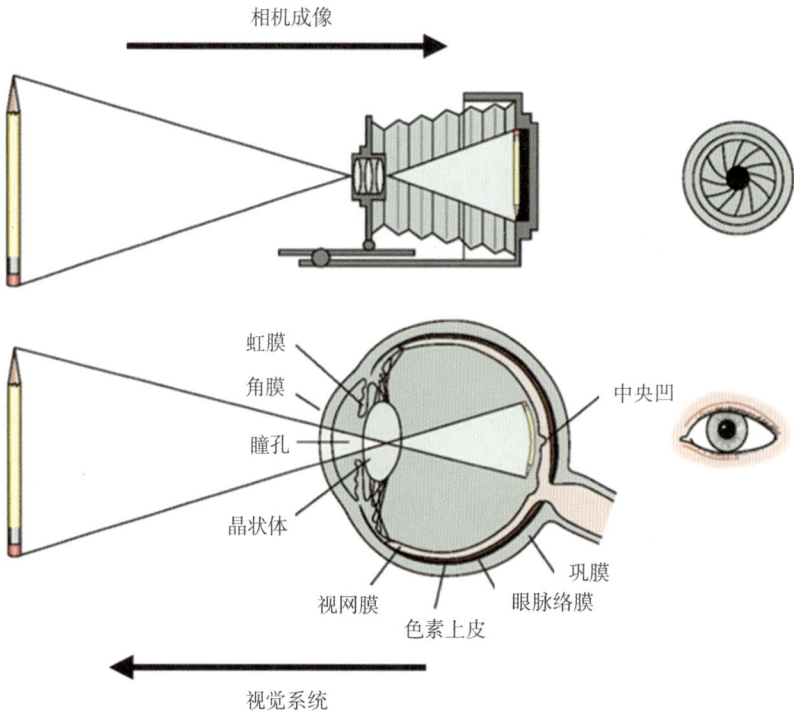

相机成像

虹膜
角膜
瞳孔
晶状体

中央凹

视网膜
色素上皮

巩膜
眼脉络膜

视觉系统

图 3.2　视觉系统与相机成像类比，改编自 [27]

这种复杂的视觉处理能力并不仅仅局限于简单的感知功能，还与多种认知功能相关。例如，视觉系统帮助我们在视觉场景中选择性地聚焦于重要的信息，忽略无关的背景 [28]。在嘈杂的环境中，比如在一个拥挤的市场，大脑能够迅速从繁多的视觉刺激中筛选出对我们有用的信息，集中注意力于一个熟人的面孔或某个感兴趣的物品。同时，视觉系统还与运动控制密切相关，使得我们能够精确地控制手眼协调，在运动中跟踪移动的目标。例如，在打网球时，视觉系统能够帮助我们预测球的轨迹，并协调身体做出快速的反应。此外，视觉系统还能够处理与情感相关的视觉信息，如面部表情或潜在威胁的图像。看到一个愤怒的面孔或是一个可能具有威胁性的物体时，视觉系统会迅速激活大脑中与情感相关的区域，如杏仁核，进而引发情绪反应并影响行为决策[29]。

3.4 眼睛的结构

眼睛的结构可以被类比为一台高度复杂的相机，但其功能远远超越了机械设备的能力[23]。眼睛的设计是生物进化的杰作，不仅能够精确地捕捉光线，还能够动态适应环境变化，以保证视觉的清晰度和可靠性。

在眼球的结构中，晶状体（lens）和角膜（cornea）共同作用于聚焦光线，类似于相机的镜头。这些结构确保光线能够准确地聚焦在视网膜上，从而形成清晰的图像。角膜作为眼睛的第一道防线，不仅提供大部分的折射力，还保护眼球免受外界伤害。晶状体则通过调节自身的曲率来改变焦距，使得我们能够看清不同距离的物体。与相机不同的是，晶状体的这种调焦功能是连续且自动的，由睫状肌控制，能够快速响应不同的视觉需求。

瞳孔（pupil）则类似于相机的光圈，其大小会根据环境光线的强度自动调整。瞳孔的收缩和放大由虹膜控制，可以调节进入眼球的光量，从而保护视网膜不受强光损伤，同时在昏暗环境中仍能有效地捕捉光线。这种自动调节机制，使得眼睛能够在不同光照条件下保持视觉的清晰度和对比度，无须像相机那样进行手动或半自动的设置调整。

视网膜（retina）是视觉系统的核心部分，相当于相机的图像传感器，但其复杂程度远超机械设备（图 3.3）。视网膜由多层神经细胞组成，最外层为感光细胞（photoreceptor），包括视杆细胞（rod）和视锥细胞（cone）。这些感光细胞将光信号转换为电信号，启动视觉信息的处理过程。视锥细胞集中在中央凹（fovea），负责高精度的中央视觉和色彩感知，而视杆细胞则广泛分布在视网膜的周边区域，主要在低光照条件下发挥作用[31]。

中间层的双极细胞（bipolar cell）接收来自感光细胞的信号，并将其传递给位于最内层的神经节细胞（ganglion cell）。这些神经节细胞将处理后的视觉信息通过视神经传输至大脑。在这个过程中，视网膜不仅仅是一个被动的信号接收器，它实际上开始了复杂的初步信息处理，包括边缘检测、对比度增强等[25]。这种多层次的信息处理能力使得视觉系统能够快速适应环境，并在短时间内做出精确的反应。

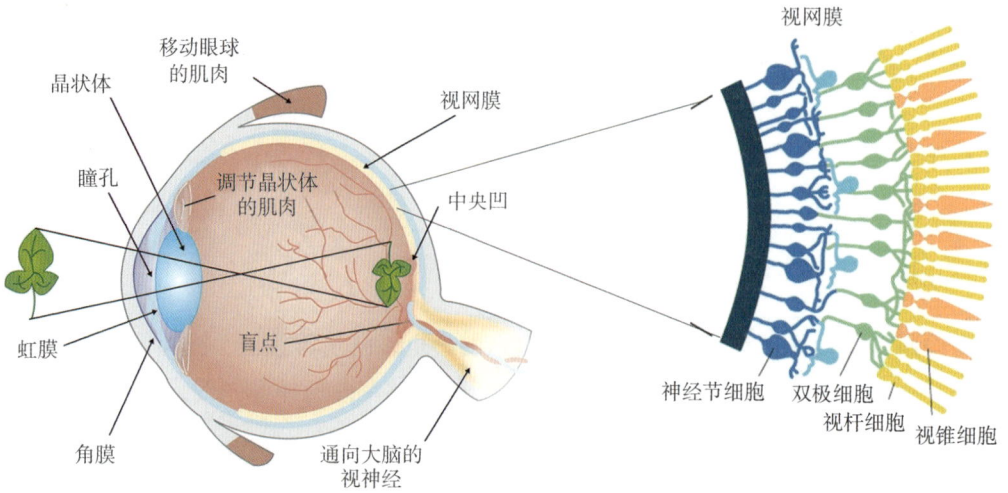

图 3.3　眼睛的解剖结构，改编自 [30]

值得注意的是，尽管视网膜的结构看似反直觉，因为光线需要穿过几层透明的神经细胞才能到达感光细胞，这种设计仍具有显著的功能优势 [21]。它可能是为了确保感光细胞得到足够的营养供应，并保护它们免受直接的物理损伤和过度的光照。虽然目前对这种结构的进化原因尚未完全达成共识，但这一设计确实有效地满足了人类复杂的视觉需求。

眼睛拥有多种相机无法具备的功能。例如，眼睛具有自我清洁的能力，通过眨眼和泪液分泌来保持角膜的湿润和透明度，防止灰尘和异物的累积 [32]。这种功能不仅有助于维持视觉的清晰度，还能保护角膜免受损伤。此外，眼睛还具备一定的自我修复能力，能够在微小损伤后自行愈合，保障视觉功能的长期稳定。这种生物自我维护的能力在机械设备中是难以实现的。

不同物种的眼睛结构反映了它们对各自生存环境的适应性 [33]。例如，苍蝇的复眼由成百上千个小眼组成（图 3.4），每个小眼都有自己的晶状体和感光细胞 [34]。这种结构赋予苍蝇极其广阔的视野和对快速移动物体的敏锐感知能力，使它们能够迅速避开捕食者并有效寻找食物。相比之下，人类的眼睛则专注于提供高分辨率的中央视觉和精确的深度感知，这种能力对于执行复杂的手眼协调任务，如工具使用和文字阅读至关重要。

眼睛的结构展示了生物进化的复杂性和功能性，通过精确的光学设计和多层次的神经处理，确保了视觉系统在各种环境下的可靠性。眼睛不仅具备基础的视觉信息捕捉和传递功能，还通过自我清洁和自我修复机制，提供了相机无法匹敌的生物适应性。不同物种的眼睛结构各自优化，适应了它们特定的生存需求，从而在自然选择中获得优势。人眼的设计，虽然在一些方面看似反直觉，但其复杂性和多功能性使得我们能够应对日常生活中的各种视觉挑战，并在复杂环境中做出精确的感知和判断。

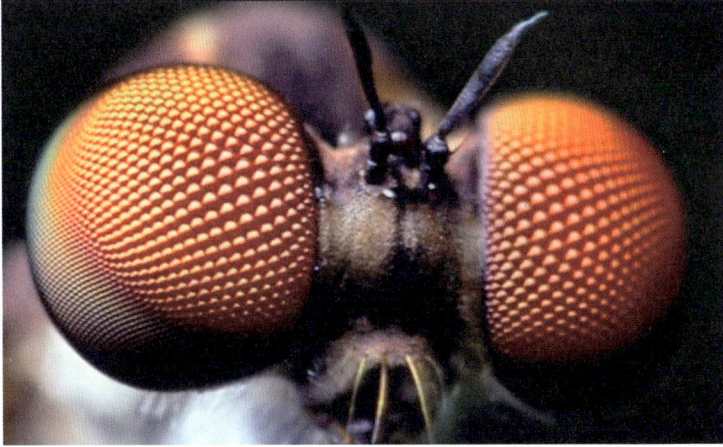

图 3.4　苍蝇的复眼

3.4.1　感光细胞

　　感光细胞是视网膜上专门负责将光信号转化为神经信号的特殊细胞（图 3.5），它们在视觉系统中扮演着至关重要的角色。在人类和大多数脊椎动物中，感光细胞主要分为两类：视杆细胞和视锥细胞。这些细胞通过复杂的生物化学过程，将外界光线转化为能够被大脑解读的电信号，从而实现视觉感知。当光子入射到感光细胞的外节（outer segment）时，会激活其中的光敏色素（如视紫红质），引发一系列光转导级联反应。这些反应最终导致感光细胞膜上的钠离子通道关闭，从而使膜内外电位差发生变化，产生超极化的受体电位（receptor potential）。不同于动作电位的"全或无"性质，受体电位是一个连续变化的模拟信号，其幅度随着光强变化而变化。这种受体电位是光感受器对光强度变化的最初反应，随后通过突触传递给双极细胞并在后续神经元中转化为离散的动作电位信号。

　　视杆细胞在视网膜中数量最多，约有 1.2 亿个[31]。它们对光线极其敏感，但不能感知颜色，主要负责在低光照条件下的视觉感知。视杆细胞主要分布在视网膜的周边区域，能够增强对周边视野的感知能力。这种分布使得视杆细胞在广阔的视野中发挥重要作用，尤其是在感知环境的整体轮廓和运动方面。然而，视杆细胞的夜视能力主要来源于其内部的光敏色素——视紫红质。视紫红质对光线极为敏感，尤其对波长约为 500 nm 的光有最强的响应[36]。当光线照射到视紫红质时，其结构发生化学变化，进而触发视杆细胞的信号传递过程。这种高灵敏度使得视杆细胞在微弱光线下仍能有效发挥作用，为低光照环境下的视觉感知提供支持。

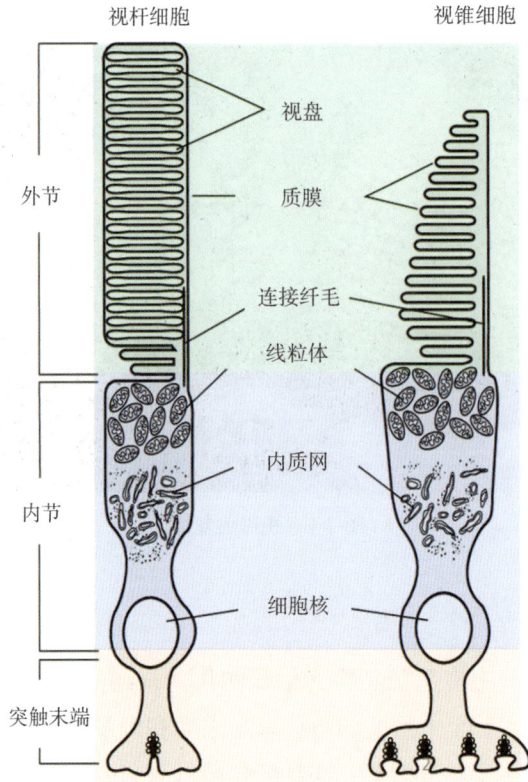

图 3.5　感光细胞（视杆细胞与视锥细胞），改编自 [35]

　　与视杆细胞不同，视锥细胞数量较少，有 600 万～700 万个，主要集中在视网膜的中央凹区，这是视觉分辨率最高的区域。视锥细胞负责颜色感知和高光照条件下的视觉，因此在明亮的环境中，它们使我们能够清晰地看到物体的细节和颜色。视锥细胞分为三类，每类对特定波长的光敏感（图 3.6）：对红光敏感的 L 锥细胞（长波长，波长为 565～580 nm），对绿光敏感的 M 锥细胞（中波长，波长为 530～550 nm），以及对蓝光敏感的 S 锥细胞（短波长，波长为 420～440 nm）[37]。这些不同的视锥细胞通过组合方式，使我们能够感知广泛的颜色谱。这种颜色感知机制与 RGB 色彩模式类似，因此色盲或色弱通常是由于某类视锥细胞的缺失或功能异常所致。

　　虽然人类的视觉系统依赖于这两类感光细胞，但在其他物种中，感光细胞的类型和功能可能有所不同。例如，许多鸟类拥有第 4 类视锥细胞，使它们能够感知紫外线光，从而看到人类无法察觉的细节 [38]。某些鱼类和两栖动物甚至具备更多种类的视锥细胞，能够感知更广泛的光谱，这些功能为它们在复杂的水下环境中提供了重要的生存优势。此外，如猫等夜行动物，其视杆细胞的比例相对更高，使得它们能够在低光环境下更好地捕捉光线，从而在夜间具有更敏锐的视觉感知 [39]。然而，视锥细胞的数量相对较少，这也解释了它们为什么对颜色的感知较弱，特别是在明亮光照下的颜色辨识度不如人类。

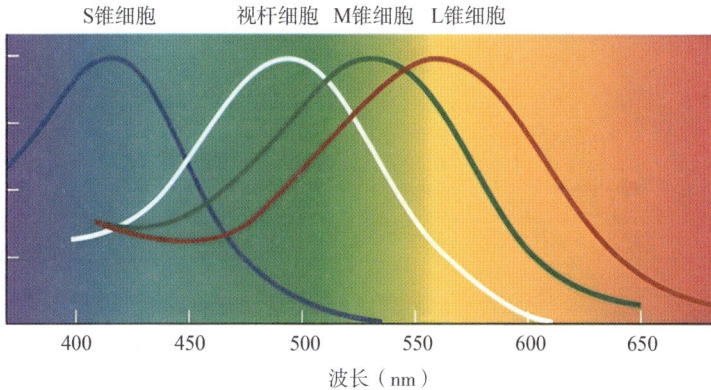

图 3.6　感光细胞对特定波长的光敏感，改编自 [25]

感光细胞不仅在感知光线和颜色方面起着关键作用，它们的分布和功能特征也直接影响了我们在不同光照条件下的视觉表现。例如，当我们从明亮的环境突然进入黑暗时，视锥细胞的功能迅速减弱，而视杆细胞逐渐接管，开始增强对低光环境的感知。这种视觉适应现象称为"暗适应"，通常分为两个阶段：初步的适应在 5 ~ 10 min 完成，使我们能够在黑暗中看到物体的基本轮廓，而完全的暗适应可能需要 20 ~ 30 min，视杆细胞逐渐恢复灵敏度，使我们能够在极暗的环境中看清更多细节 [40]。

总之，感光细胞是视觉系统中不可或缺的组件，通过精密的生物化学过程，它们将光信号转化为大脑能够理解的神经信号，从而实现对光线、颜色和形状的感知。不同物种的感光细胞结构和功能的多样性，反映了生物在进化过程中对其特定生存环境的适应 [41]。这种适应性不仅展示了感光细胞的复杂性，也突显了视觉系统在生物进化中的重要性。

3.4.2　神经节细胞的信息整合

为了理解神经系统如何处理视觉输入，科学家们通过在双极细胞和神经节细胞上放置电极，测量它们对不同视觉刺激的电活动响应 [42]（图 3.7）。这些实验揭示了视觉信号在视网膜上的复杂处理过程，并帮助我们理解神经节细胞在信息整合中的关键作用。

研究表明，外界视觉输入的强度与双极细胞和神经节细胞的去极化程度之间存在明显的相关性 [43]。随着视觉输入强度的增加，双极细胞和神经节细胞的去极化程度也相应增强。然而，双极细胞和神经节细胞在响应时间上有所不同。双极细胞的响应相对较快，通常在 0.1 s 内完成对视觉刺激的初步处理；而神经节细胞则显示出更长的响应延迟，约为 0.2 s。这种延迟反映了神经节细胞在接收双极细胞信号后，需要进一步整合和处理信息的复杂性。

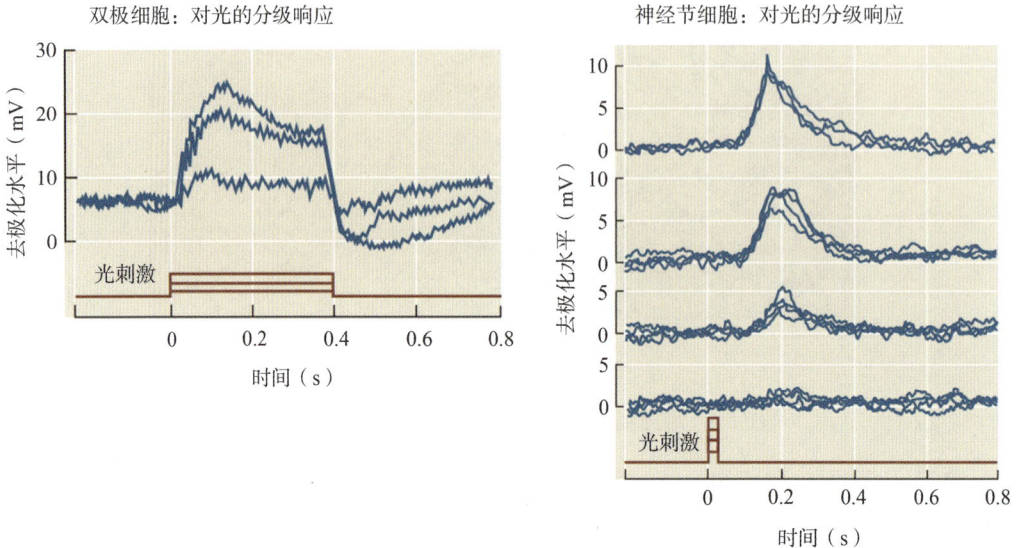

图 3.7　双极细胞和神经节细胞的刺激响应，改编自 [42]

双极细胞的反应是分级的，它们能够根据感光细胞接收到的光信号强度生成不同强度的模拟信号[31]。这种模拟信号代表了光强度的连续变化，能够精细地反映外界光信号的微小差异。然而，当这些模拟信号传递到神经节细胞时，它们被转换为动作电位，即大脑能够处理的数字信号。与模拟信号不同，动作电位具有固定的幅度，但其发放频率会根据双极细胞传递的信号特征而变化。神经节细胞通过调节动作电位的发放频率来编码外部视觉输入，并将这些编码后的信号传递到大脑的视觉皮层。在信息传递过程中，动作电位的时空模式对于确保信号的准确解码至关重要。

以给光中心神经节细胞（on-center ganglion cell）为例，这类细胞的感受野具有中心 - 周围对立的结构[44]。当光线照射到感受野的中心区域时，神经节细胞产生去极化反应，并增加其动作电位的发放频率；而当光线照射到感受野的周围区域时，细胞的去极化反应减弱，动作电位的发放频率降低。当光线覆盖整个感受野时，动作电位的发放频率可能保持不变或稍有减少（图 3.8）。这种中心 - 周围对立的结构使得神经节细胞对视觉场中的对比度变化极为敏感[45]，特别是在检测光亮斑点、边缘、形状和物体的纹理方面发挥着重要作用。通过这种方式，神经节细胞能够提取并编码有关外部世界的关键特征，为大脑提供关于物体边界和视野变化的重要信息。

视网膜上从模拟信号到数字信号的转换具有深远的意义。数字信号的主要优势在于它们在传递过程中不易受到噪声干扰[46]。尽管在长距离传递过程中信号强度可能会有所减弱，但只要动作电位的频率保持一致，接收神经元仍然能够准确解码并传递信息。在脊椎动物中，神经节细胞负责这一关键的模数转换过程，而在一些无脊椎动物中，类似的信号转换过程可能由不同的神经结构完成。这一特性使得神经系统能够在复杂和嘈杂的生物环境中保持高精度的信息传递，确保大脑能够接收到稳定和清晰的视觉信号，从而帮助我们在动态和复杂的环境中准确处理视觉信息。

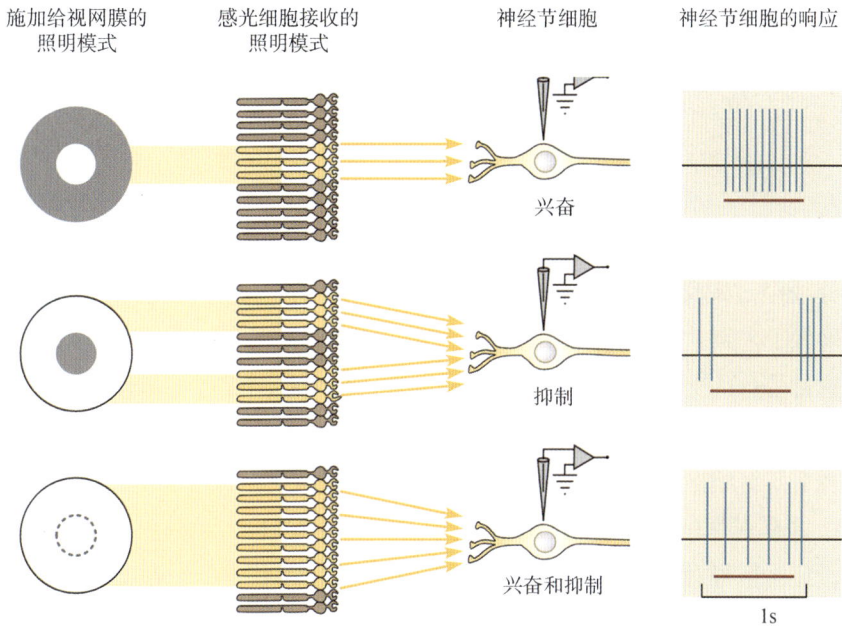

图 3.8　给光中心神经节细胞的感受野，改编自 [42]

通过这种多层次的信息处理和信号转换，神经节细胞不仅仅是信息的简单传递者，它们还充当着视觉信息的整合者和过滤器 [47]，使得我们能够从复杂的视觉输入中提取有用的信息，从而形成对外部世界的精确感知。这种复杂的处理机制为我们的视觉感知提供了坚实的基础，并在生物进化中展现了其不可替代的重要性。

3.5　视觉通路

视觉通路是一条复杂的神经网络，起始于眼睛的视网膜，并通过多个神经结构的处理，最终将信息传递到大脑皮质 [42]（图 3.9）。当光线进入眼睛时，首先被视网膜上的感光细胞捕捉，这些细胞将光信号转换为电信号，然后传递给双极细胞。双极细胞对光信号进行初步处理后，将信息传递到神经节细胞。神经节细胞通过调整其动作电位的发放频率，整合来自感光细胞的信息，并通过它们的轴突汇集成视神经，将视觉信息传输到大脑。

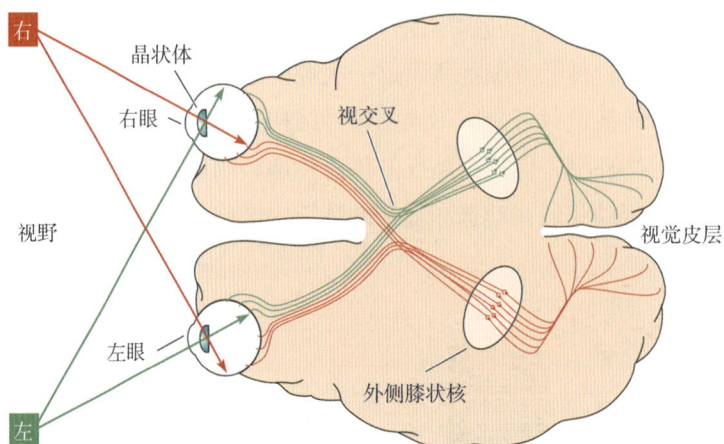

图 3.9　人类视觉系统的信息传递通路，改编自 [42]

视神经经过视交叉部分（optic chiasm），其中部分视神经交叉至对侧大脑。这种交叉确保了来自左视场的信息由右脑半球处理，而来自右视场的信息则由左脑半球处理。这种信息的交叉处理有助于大脑整合来自两只眼睛的视觉信息，增强深度感知和立体视觉的能力。

从视交叉继续向后，视觉信号到达丘脑的外侧膝状体（lateral geniculate nucleus，LGN），这是视觉信息在到达大脑皮质之前的一个关键中继站。外侧膝状体不仅传递信号，还对信号进行初步的筛选和加工，例如强化某些类型的视觉信号并抑制其他信号。外侧膝状体的神经元也具有中心—周围结构，类似于视网膜的神经节细胞，这使它们在增强对光线变化的敏感度方面起到了重要作用。

从外侧膝状体，视觉信号被发送到位于枕叶的初级视觉皮层（primary visual cortex，V1），这是视觉信号在大脑皮质的第一个处理站点。在这里，视觉信息被解码，以识别边缘、方向、对比度和颜色等基本视觉特征。在 V1 中，神经元对方向、运动和空间频率的刺激有高度的选择性[48]。每个 V1 神经元都有一个"方向调谐曲线"（tuning curve），用于描述该神经元对不同方向刺激的响应强度。方向调谐曲线通常呈现为一个钟形曲线，曲线的峰值表示神经元对某个特定方向的刺激最为敏感。当呈现给神经元的视觉刺激与其偏好方向一致时，神经元的动作电位发放最为强烈；当刺激方向偏离这个最优方向时，神经元的反应逐渐减弱。这种方向选择性对于视觉系统处理形状、角度和物体的方向变化至关重要，并且是我们识别物体和理解视觉场景的基础。

初级视觉皮层（V1）不仅在功能上表现出高度的选择性，其组织结构也展现出精细的层级分布和区域特化。V1 大致可分为六层，其中第 4 层又可细分为 4A、4B、4C 和 4C 等亚层。这些层接收来自外侧膝状体的不同类型的输入，例如，4C 主要接收运动相关的信息，而 4C 则接收颜色与形状信息。这些分层结构反映了信息在 V1 内部的并行处理方式，有助于不同视觉特征的专门处理。

除了分层结构，V1 还展现出空间上的组织特性，形成所谓的柱状结构（columnar organization）。例如，眼优势柱（ocular dominance columns）指的是在皮层中呈条带状排列的区域，分别响应来自左眼或右眼的输入。相邻的优势柱共同构成一个超柱（hypercolumn），其中还包含方向选择柱（orientation columns），即对不同边缘方向敏感的神经元簇。每一个超柱大约覆盖一个感受野区域的所有基本视觉特征，是 V1 的基本功能模块。

在初级视觉皮层之后，视觉信息沿着两个主要路径进一步处理，分别是腹侧流（ventral stream）和背侧流（dorsal stream）[49]（图 3.10）。腹侧流通常被称为"什么"路径，它沿着大脑的下方延伸，主要处理物体的识别和分类，包括形状、颜色、纹理和大小。通过腹侧流的处理，我们能够识别并理解视觉对象的身份，这对于复杂的认知任务，如面部识别、物体识别和语义理解至关重要。背侧流通常被称为"在哪里"或"如何"路径，它沿着大脑的顶叶区域延伸，负责空间感知、运动控制和物体定位。背侧流帮助我们理解物体在空间中的位置和运动方向，并指导与这些物体的互动，如抓取和导航。

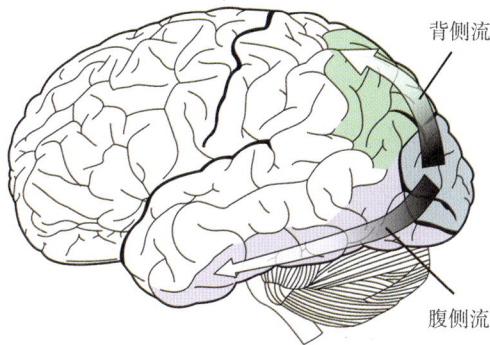

图 3.10　初级信息处理的腹侧流和背侧流

腹侧视觉通路呈现出一个高度层级化的信息处理过程，支撑着人类视觉系统最为关键的物体识别功能（图 3.11）。作为视觉认知的核心任务，人类不但可以轻松驾驭生活中常见的 3 万 ~ 5 万个物体类别，还可以在各种不同的条件下实现稳定的视觉识别（invariant object recognition），很少出现错误。在前文提到的视网膜感光细胞将光信号转换为电信号后，信息经由外侧膝状体（LGN）中继投射至初级视觉皮层 V1 区。腹侧视觉通路便是起始于 V1 区，经过 V2 区和 V4 区直至下颞叶区域（inferior temporal，IT）。其中，V1 区负责提取形状、颜色、位置等简单信息，而较高级的 V2 和 V4 区负责提取简单特征组合成的较复杂的纹理和图案信息。经层层加工后得到的图像特征信息最后传递至 IT 区，用于提取和物体有关的信息并进行物体识别。值得注意的是，IT 区域是一个格外有趣的区域。相较于 V1、V2 等初级视觉皮层对输入视觉刺激的简单处理，IT 区域具有更加抽象的视觉编码。已有研究表明，IT 区域的损伤会导致特定物体识别障碍，比如将自己的妻子识别为一顶帽子。这种识别障碍并非视觉感知缺陷，无法识别脸并不是看不到人脸，患者视力与正常人没有差别，但就是会对人脸产生错认或失认。Kanwisher 1997 年的一项研究还发现下颞叶存在一个对人脸有特异性响应的区域，称之为 FFA 区域（face fusiform area）。在这项研究中，被试躺在磁共振仪器中，测量在特定任务状态下，神经元活动引起的大脑血氧浓度变化。发现人类被试观看人脸面孔的时候，FFA 区域对面孔的反应远高于对物体的响应。

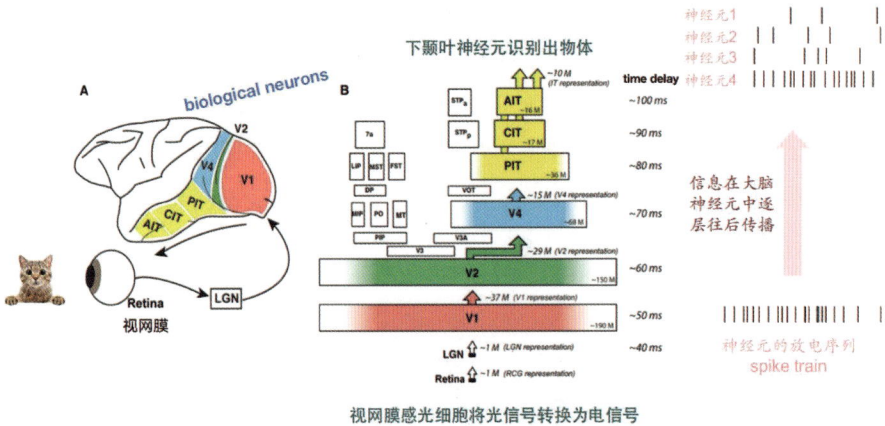

图 3.11　用于物体识别的腹侧视觉通路

最新的研究指出，除了传统的腹侧流和背侧流外，视觉信息的处理可能还涉及其他相关的通路，尤其是在处理社交信息方面[50]。研究表明，背侧流不仅仅是空间和运动处理的通路，它还在处理与社交行为相关的信息时发挥作用，特别是在群体动态和集体情绪的感知上。而腹侧流在面部识别和物体识别的过程中，也同时处理与个体情绪和社会线索相关的信息。这种信息处理的分化和整合表明，视觉系统不仅仅支持基本的物体和空间感知，还可能支撑更为复杂的认知行为，如社交互动和情感识别。

通过这些复杂的处理机制，视觉信息被精确地解码并用于多种认知任务，从物体识别到社交互动，视觉通路在认知功能中起到了不可替代的重要作用[51]。这些通路不仅让我们能够精确感知和理解周围世界，还支持我们在日常生活中进行复杂的决策和行为。

3.6　视觉系统中生物智能和人工智能的讨论

3.6.1　视觉系统与卷积神经网络

近年来，研究者们深入探讨了人类视觉与机器视觉之间的异同，并尝试缩小两者之间的差距。AI 的视觉系统通过分层的计算模型模仿人脑的视觉处理机制。分层卷积神经网络（hierarchical convolutional neural network，HCNN）是一种关键模型，其设计灵感来自人脑视觉皮层的分层结构。研究表明，HCNN 的浅层能够模拟初级视觉皮层（如 V1 ~ V3），中间层则可以有效预测 V4 的处理，深层更接近 IT 皮层对复杂物体特征的表征。即使未完全识别底层模式，HCNN 也能从初级到高级完成视觉处理，展现了高效的分层特征提取能力。

AI 正逐渐趋近于人脑的表征方式。研究表明，卷积神经网络的浅层与大脑的初级视觉皮层（V1、V2）更加类似，而深层则与腹侧视觉流中的 IT 层表征更接近。为更好评估模型与人脑的相似性，DiCarlo 团队开发了 Brain-Score 平台。这个平台通过猕猴的神经记录、人类行为数据等综合数据，评估 AI 是否能准确预测神经元对输入图像的反应，以及是否展现出类似人类的识别行为。视觉大模型如 Vision Transformer（ViT）等在性能和生物相似性上进一步突破。Brain-Score 平台的研究显示，在 ImageNet 等基准测试上表现优异的 AI 模型，其功能特性更接近腹侧视觉流，与灵长类动物的行为模式高度相似。这些模型结合了深度神经网络的强大表征能力和全局信息处理机制，逐渐成为理解人类视觉系统和推动人工智能发展的重要工具。

德国图宾根大学的 Robert Geirhos 等人[52]探讨了人类视觉与机器视觉在处理图像分类任务中的差异。研究发现，尽管深度学习模型在标准数据集上表现出色，但在处理超出训练分布的数据时，仍存在与人类视觉系统的显著差异。研究表明，扩大训练数据规模可以在一定程度上缩小这一差距。美国加州大学圣克鲁兹分校的 Minghao Liu 等人[53]则量化并分析了人类与机器在图像分类任务中的感知差异。尽管在整体准确率上可能相似，但两者在错误分布上存在显著差异。这一发现为构建优势互补的人机协作系统提供了理论基础。德国马克斯·普朗克智能系统研究所的 Christina M. Funke 等人[54]，提出了人类与机器视觉比较研究的五个关键要点。他们通过典型案例分析，强调了实验设计和条件对齐的重要性，以及避免人类偏见在解释结果中的影响，为后续研究提供了方法论指导。

3.6.2　基于神经信号重建视觉图像

从人类大脑活动中提取信息以重建视觉图像和视频，近年来成为神经解码技术研究的热点。这一领域的研究不仅加深了我们对大脑视觉系统的理解，也为脑机接口（brain-computer interface，BCI）技术在人机交互中的应用提供了强有力的支持。

过去，研究人员多使用生成对抗网络和变分自编码器等深度生成模型来进行神经解码任务。这些模型能够从大脑信号中重建图像，但由于大脑信号表征的复杂性和数据标注的稀缺性，生成的图像在语义保真度和细节还原上存在明显限制。

现如今，随着生成模型的技术进步，研究已经扩展到从大脑信号重建高保真图像和视频。例如，基于扩散模型的技术迅速发展，特别是潜在扩散模型，能够在潜在空间中运行扩散过程，不仅高效，而且在生成高分辨率和高语义保真度的图像方面表现出色。2023 年的 CVPR 会议上，来自日本大阪大学和新加坡国立大学的两个研究团队，基于潜在扩散模型解码被试者在自然图片观看任务中记录的 fMRI 信号，成功重建了具有语义信息的视觉图像（图 3.12、图 3.13）。日本大阪大学团队在重建图像的纹理细节和空间结构保留方面表现优异，而新加坡国立大学团队则在重建图像的语义一致性方面实现突破。Meta 团队提出了基于具有高时间分辨率的磁脑图（magnetoencephalography，MEG）的新型神经解码方法。在模型的训练过程中，研

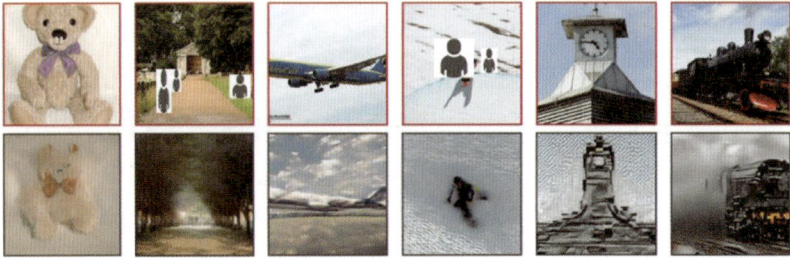

图 3.12　日本大阪大学团队研究结果

注：上侧红色框为真实视觉刺激，下侧灰色框为从 fMRI 信号重构图像，改编自 [56]

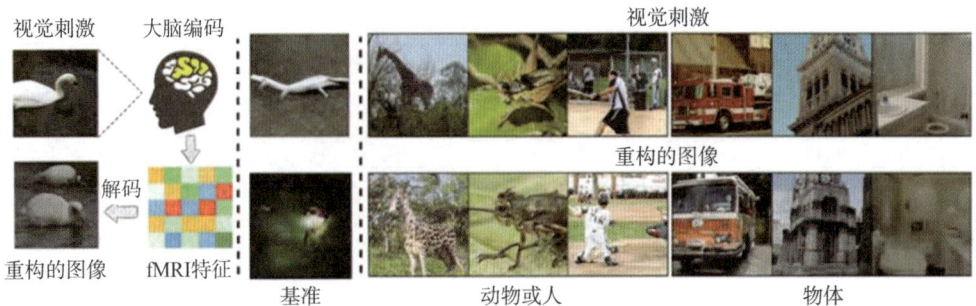

图 3.13　新加坡国立大学团队研究结果

注：左侧为总体概览，中间为先前模型结果，右侧为 MinD-Vis 模型从 fMRI 信号重构图像，改编自 [57]

究者将 MEG 信号与已预训练的视觉模型的表征进行对齐。在图像生成的测试阶段，这一对齐策略使我们能够仅依赖已对齐的模型，直接从 MEG 活动中高效生成图像。在脑电解码方向，南方科技大学团队提出了一个基于 EEG 的零样本（zero-shot）视觉解码的新框架[55]。该框架包括两个核心组件：EEG 自适应思维映射器（adaptive thinking mapper，ATM），用于对齐 EEG 嵌入与图像嵌入；以及两阶段 EEG 引导图像生成器，通过先将 EEG 特征转换为图像先验，然后使用预训练的生成模型重建视觉刺激。

目前，神经解码技术在图像和视频重建上的结果已经取得了高保真度和语义准确性的显著进步。然而，时间分辨率和计算效率的限制仍是未来研究需要突破的方向。详细讨论这些研究及其应用将在神经科学中的生成模型章节展开。

3.6.3　生物智能对人工智能的启发

在过去十年中，CNN 在物体识别等领域得到了广泛应用，有时其性能甚至超过了人类。但 CNN 模型可能对微小的、难以察觉的图像扰动（称为对抗攻击）极为敏感。同时，这些模型在处理存在不同损坏模式（比如高斯噪声、动态模糊、加雾和马赛克等）的图像时表现欠佳。这一现象引起了对视觉模型安全性和鲁棒性的关注，并促使研究人员开始探索增强 CNN 模型对图像扰动鲁棒性的方法，其中包括引入生物学特性的约束来改善模型性能，例如在模型架构中加入类似大脑的递归连接以提高对抗攻击的抵抗力。DiCarlo 实验室在 2020 年 NeurIPS 会议上提出了将 CNN 模型与灵长类初级视觉皮层（V1）的相似性与模型对抗鲁棒性之间正相关关系的重要发现。基于此，他们设计了 VOneBlock，这是一种新型的 CNN 模型组件，模拟了大脑视觉神经表征（即在 CNN 的第一层加入传统的 linear-nonlinear-poisson 模型）。VOneNet 的核心设计理念是：通过使用特别设计的"V1"模块替换某一 CNN 的第一层，使得 CNN 的活动模式更接近真实的初级视觉皮层，从而增强模型对图像扰动的鲁棒性。VOneBlock 正是这个核心"V1"模块。实验结果显示，引入 VOneBlock 可以显著提高 CNN 模型对图像扰动的鲁棒性。这篇论文的思路既符合我们的直觉，又具有很好的启发性，为设计更符合大脑神经机制的 CNN 模型提供了指导，提高了模型的鲁棒性。在当前各种复杂视觉模型频繁出现的背景下，这种简单有效的生物启发式模型极具价值。灵长类动物拥有高度复杂和完善的视觉系统，包括视网膜、外侧膝状体、V4、IT 皮层等。从视网膜到 V1、V2、V4 和 IT 上仍有许多值得探索的结构和功能特性，希望在不久的将来，会有更多激动人心的生物启发式视觉模型出现。

第 4 章　听觉系统

4.1　引言

　　声音是我们日常生活中不可或缺的一部分，无论是在沟通交流、环境感知还是娱乐活动中，都扮演着至关重要的角色。人类的听觉系统由外耳、中耳、内耳及中枢听觉通路组成，精密的结构使我们能够捕捉并解析各种声音信号，并通过复杂的神经网络将这些信号传输至大脑进行识别和理解。随着 AI 技术的迅猛发展，AI 在基于听觉信号预测神经信号、基于神经信号重建声音以及模型解释性等方面展现出巨大的潜力，不仅加深了我们对大脑听觉处理机制的理解，还推动了智能声音处理系统的创新。例如，AI 能够通过深度学习算法预测大脑对声音的神经响应，或将脑电图数据转化为可识别的声音，而可解释的 AI 模型则帮助揭示这些系统在模拟人脑功能时的决策过程。通过结合人脑与 AI 的协同作用，本章将探讨两者在听觉系统中的相互影响与融合，揭示未来智能声音处理技术的发展方向和应用前景。

4.2　声音的性质

　　声音是一种压力波，是通过物体的震动产生的，比如人的声带，喇叭。一旦声源产生了声波，这些波就会通过介质传播，在空气中，声音通过引发周围空气分子的运动，形成声波（图 4.1）。声音的性质包括频率（frequency）、强度（intensity）等。频率指的是声音波形每秒振动的次数，通常以赫兹（Hz）为单位。频率决定了声音的音高（pitch），即我们听到的声音是高音还是低音。不同的频率会引起耳蜗基底膜不同部位的振动，从而激活特定的毛细胞，形成不同的听觉感受。人类的听觉范围通常为 20 ~ 20000 Hz，但随着年龄增长，对高频声音的敏感度会逐渐下降。频率低于 20 Hz 的声音称为次声（infrasound），虽然我们通常无法听到这些低频声音，但它们可能对身体产生不愉快的影响，如头晕、恶心。频率高于 20000 Hz 的声音称为超声（ultrasound），被广泛应用于医学成像、外科手术和神经刺激中。

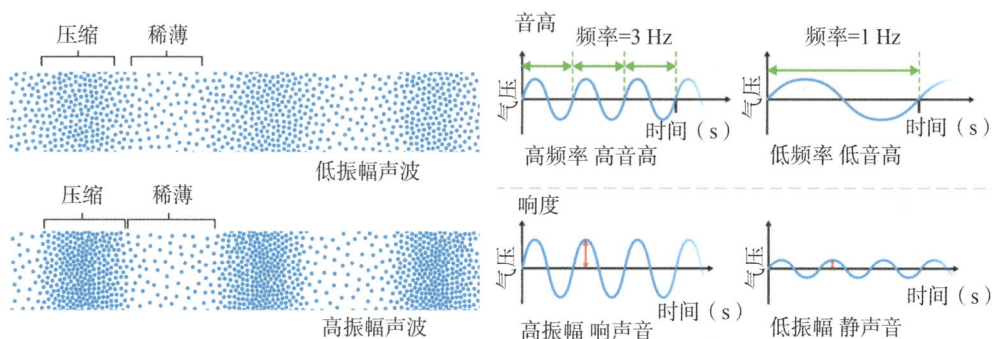

图 4.1　声音的性质

强度是声音的另一个基本属性，通常以分贝（dB）表示。它反映了声音的响度，即声音有多大声。声音的强度是由声波的振幅决定的，振幅越大，声音越响。人对声音的响度感知与声音的强度呈对数关系，即声音强度每增加一定倍数，响度仅增加一个相对"相等"的步长。这种关系可以通过分贝的对数刻度表示，响度的对数尺度使我们能够适应从极其微弱到极其强烈的声音。例如，耳语约为 30 dB，正常交谈大约为 60 dB，而喷气式飞机起飞时的声音可以达到 140 dB，超过这个强度可能会导致疼痛甚至永久性的听力损伤。

4.3　人耳的结构

人耳的结构复杂而精妙（图 4.2），它主要包括外耳、中耳和内耳三部分，这些部分共同作用将声波转化为神经信号，并最终传递到大脑进行处理。

外耳（outer ear）的主要功能是收集声波并将其传导到中耳，外耳包括耳廓（auricle）和外耳道（ear canal）。耳廓是位于头部两侧的可见部分，由软骨构成，能够捕捉并引导声波进入耳道。耳廓的形状对声波的方向性有帮助，它能够增强某些方向的声音，使我们能够更好地定位声音源的方向。外耳道是一个细长的通道，将声音从耳廓传导至鼓膜（tympanic membrane）。外耳道还有助于增强一定频率范围内的声音，尤其是对人类语言的频率特别敏感。

中耳（middle ear）位于鼓膜和内耳之间，主要功能是将声波的机械振动放大并传递至内耳，中耳的关键结构包括鼓膜和三块听小骨。鼓膜是一层薄而紧张的膜，当声波到达鼓膜时，它会随着声波的频率和强度振动。这种振动是声音从空气传播到耳朵内的第一步机械转换。听小骨（ossicles）是中耳中的三块微小的骨头，分别是锤骨（malleus）、砧骨（incus）和镫骨（stapes）。它们共同组成了听小骨链，将鼓膜的振动传递至内耳的卵圆窗。锤骨连接鼓膜，当鼓膜振动时，锤骨也随之振动，并将这个振动传递给砧骨。砧骨连接锤骨和镫骨，接收来自锤骨的振动并传递给镫骨。镫骨是听小骨链的最后一块骨头，连接到内耳的卵圆窗。当镫骨振动时，它推动卵圆窗的膜，引发内耳内的液体振动。

为了保护耳朵不受过强声音的损害，中耳的两个小肌肉——鼓膜张肌（tensor tympani muscle）和镫骨肌（stapedius muscle）会在听到高声强时收缩，使听小骨链变得更为刚硬，从而减少声音传递的振幅。这一反应被称为听觉衰减反射（attenuation reflex）。

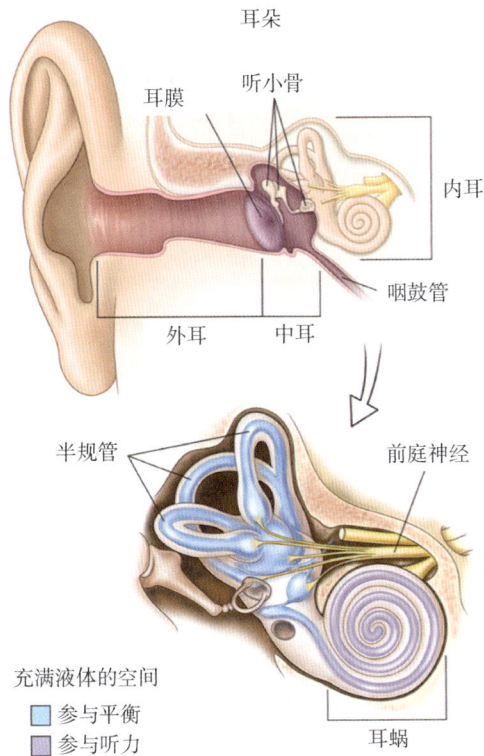

图 4.2　人耳的结构

内耳（inner ear）是负责将机械振动转换为电信号并传递到大脑的关键部分，主要包括耳蜗（cochlea）、前庭（vestibule）和半规管（semicircular canals）。耳蜗是一个螺旋形的结构，内含充满液体的管道。耳蜗的主要功能是将声音的机械振动转换为神经信号。耳蜗内部有三个液体通道，分别是前庭阶（scala vestibuli）、鼓阶（scala tympani）和中阶（scala media）。前庭阶和鼓阶充满外淋巴液（perilymph），其成分类似于脑脊液，钾离子浓度低，钠离子浓度高。中阶充满内淋巴液（endolymph），其成分类似于细胞内液，钾离子浓度高，钠离子浓度低。中阶内包含了听觉感受器——毛细胞。基底膜（basilar membrane）位于耳蜗内部，是支持皮质器官（organ of corti）的重要结构。皮质官位于基底膜之上，包含了外毛细胞（outer hair cell）和内毛细胞（inner hair cell）。当声音引起耳蜗液体振动时，这些振动传递到基底膜，引起毛细胞纤毛的弯曲，进而导致膜电位变化并产生神经信号。卵圆窗（oval window）位于耳蜗与中耳之间，当镫骨推动卵圆窗时，产生的压力波会在耳蜗内传播，引发液体的移动。圆窗（round window）则位于耳蜗另一端，作为液体移动的缓冲出口。

人耳的结构从外耳、中耳到内耳各部分紧密合作，完成了声音从物理振动到神经信号的转换与处理过程。外耳负责收集和传导声音，中耳负责放大和传递振动，内耳则进行复杂的神经信号转换。这一精巧的系统使得我们能够感知和理解周围的声音环境。

4.4 中枢听觉过程

中枢听觉过程是指从内耳（主要是耳蜗）开始，声音信号通过神经传递到大脑的处理路径（图4.3）。这个过程涉及多个神经结构和神经核团的协同作用，最终在听觉皮层形成对声音的感知和理解。

中枢听觉处理的第一站是蜗核（cochlear nuclei）。听觉信息从耳蜗通过听神经传递到蜗核，蜗核位于延髓（medulla）内，分为背侧蜗核和腹侧蜗核。在蜗核内，听觉信息开始第一次复杂的加工，不同的细胞类型对声音信号的不同特征（如频率、时间、强度等）进行初步处理。

从蜗核输出的信号进入上橄榄核（superior olivary complex，SOC）。上橄榄核是第一个接收来自双耳输入的结构，主要负责处理声音的定位。通过比较两耳接收到的声音信号的时间差和强度差，上橄榄核能够帮助我们确定声音的方向，尤其是在水平面上的定位。上橄榄核的信号处理涉及两个主要子核：内侧上橄榄核（medial superior olive，MSO）和外侧上橄榄核（lateral superior olive，LSO）。内侧上橄榄核主要处理低频声音，通过计算两耳之间的时间差来定位声音来源。外侧上橄榄核则主要处理高频声音，通过计算两耳之间的强度差来定位声音来源。

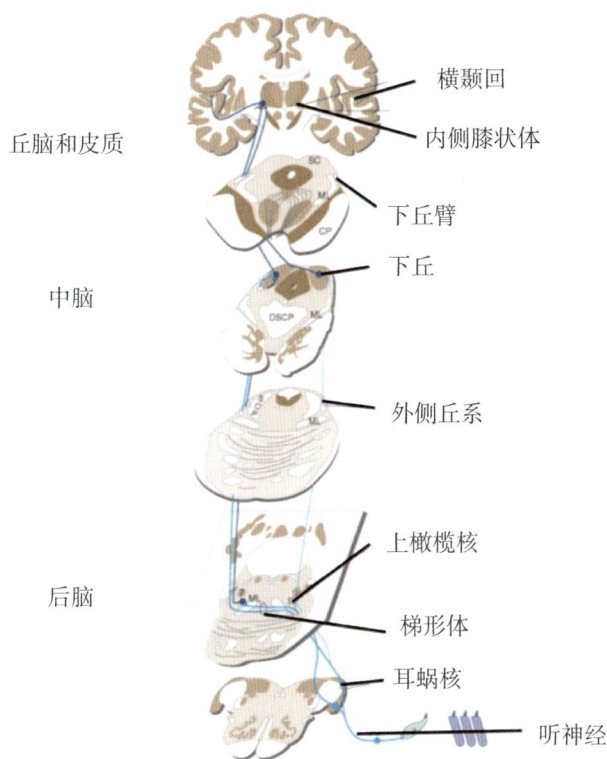

图 4.3　中枢听觉过程

　　来自上橄榄核的信号进一步传递到中脑的下丘（inferior colliculus，IC）。下丘是听觉通路中的一个重要中继站，负责整合来自各个下游核团的听觉信息，并且在听觉反射和空间定位中起到重要作用。下丘不仅接收来自上橄榄核的双耳信息，还整合其他来自背侧和腹侧蜗核的输入，形成对声音空间的更全面理解。

　　从下丘传递的信号接着进入内侧膝状体（medial geniculate nucleus，MGN），这是位于丘脑的一个核团。MGN 是听觉信息传递到大脑皮质的最后一个中继站，它接收来自下丘的输入，并通过听辐射纤维投射至初级听觉皮层。它的功能类似于视觉系统中的外侧膝状体，主要负责将复杂的听觉信号进一步精细化处理，并将其传递到初级听觉皮层进行更高层次的分析。MGN 内部的神经元对复杂声音（如言语）的时间变化尤为敏感。

　　信号最终到达位于大脑颞叶的初级听觉皮层（primary auditory cortex，A1），A1是中枢听觉过程的最终处理中心。在听觉皮层，声音信号的复杂性进一步增加，神经元对频率、强度、时域信息以及复杂声音模式（如音乐、语言）的敏感性也逐步增强。

　　在整个中枢听觉通路中，声音信号通过频率编码、相位锁定和时间编码等方式被神经元处理和传递。频率编码指的是不同频率的声音在听觉通路中的不同位置被神经元响应；相位锁定则指神经元对声音波形相位的一致性响应，尤其是在低频声音的处理中；时间编码涉及神经元的放电模式与声音信号的时间特征之间的关系。

中枢听觉过程涉及从耳蜗到大脑皮质的多级神经结构和复杂的信号处理机制。通过这些结构的共同作用，人类能够感知、定位、识别和理解各种声音。每个结构不仅仅是信息的传递者，更是信息的加工者，为我们提供了对外界声音环境的全面感知。这一过程的精确性和复杂性是人类听觉能力的重要基础。

4.5　声音定位机制

声音定位机制是指人类通过听觉系统确定声源空间位置的能力，这一复杂过程涉及对声波物理特性的精确感知与神经系统的综合处理。作为空间感知的重要组成部分，声音定位能力对人类的生存和社交互动具有关键作用，使我们能够快速识别环境中的潜在威胁、定位食物来源，以及准确判断交流对象的位置以实现有效沟通。

垂直平面（即上下方向）的声音定位则主要依赖于耳廓的频谱线索［图 4.4（a）］。耳廓复杂的几何结构（包括耳甲、对耳轮等凹凸部位）会选择性增强或衰减特定频率成分。当声音从不同的高度进入耳朵时，声波会在耳廓内产生不同的反射路径。直接传入耳道的声波与反射路径上的声波会在时间和强度上产生微妙的差异，这些差异会随着声音源的高度而变化。当声音从上方或下方传来时，耳廓会导致声波在反射后进入耳道。这种反射导致的时间延迟和强度变化提供了有关声音高度的重要信息。大脑通过分析这些反射声波与直接声波的组合来判断声音的垂直位置。例如，猫头鹰能够非常准确地通过声音定位猎物的位置，即使在完全黑暗的环境中。这种能力在于猫头鹰的耳朵位置高度不对称，使得它们能够利用类似于人类耳廓反射的机制来准确判断声音的垂直来源。

在水平平面（即左右方向）的声音定位主要依赖于耳间时间差［图 4.4（b）］和耳间强度差［图 4.4（c）］这两种机制实现。耳间时间差是指声音从一个耳朵传到另一个耳朵所需要的时间差异。这种差异主要用于低频声音的定位（通常为 20 ～ 2000 Hz）。当声音从侧面传来时，会先到达较近的一侧耳朵，然后到达另一侧耳朵。由于声音的速度有限，这种时间差能够被大脑感知并用来判断声音的方向。上橄榄核的MSO 是计算耳间时间差的主要神经结构。MSO 中的神经元对两耳同时接收到的声音信号的时间差极为敏感，并能够通过相位锁定来精确计算声音来源的方向。如果两耳之间的距离约为 20 cm，那么当声音从正侧面 90° 传来时，时间差约为 0.6 ms。来自同侧的神经信号直接传入 MSO 神经元，来自对侧的信号需经过额外的神经延迟路径，当两耳信号在 MSO 神经元上同时到达（重合）时，该神经元会强烈放电，形成方位调谐。不同 MSO 神经元对不同延迟敏感，形成时间差拓扑图，能够检测小至 11 μs 的时间差异，这使人类在最佳条件下可分辨约 2° 的方位变化。

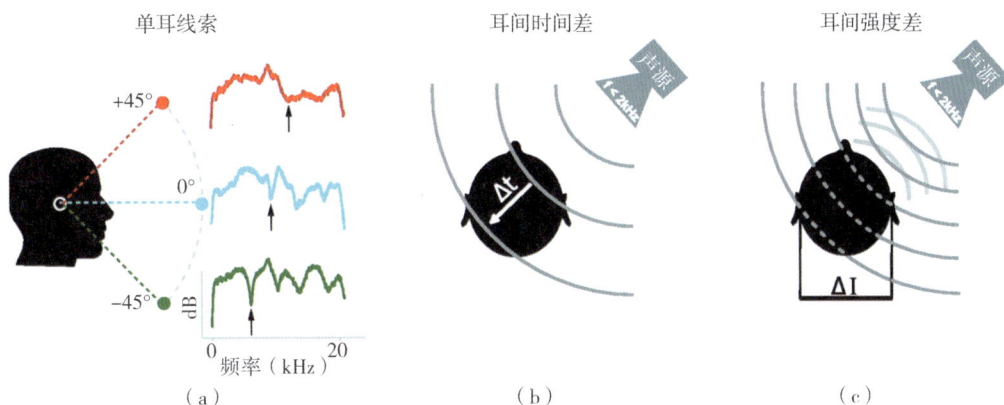

单耳线索　　　　　耳间时间差　　　　　耳间强度差

+45°

0°

−45°

dB

0　频率（kHz）　20

（a）　　　　　　　（b）　　　　　　　（c）

图 4.4　声音定位机制

　　耳间强度差是指声音到达两耳时产生的强度差异。由于头部对声音有遮挡作用（特别是高频声音），所以当声音来自一侧时，到达另一侧耳朵的声音强度会较弱。这种强度差异主要用于高频声音的定位（通常为 2000 ~ 20000 Hz）。上橄榄核的 LSO 负责处理两耳之间的强度差异。LSO 中的神经元对强度差非常敏感，当声音强度在两耳之间不同时，这些神经元会产生不同的反应，帮助定位声音的方向。高频声音由于波长较短，无法绕过头部，因此在远离声源的耳朵上会形成一个"声影区"，导致声波的强度减弱。头部的这种遮挡效应产生了明显的强度差异，从而帮助大脑判断声音的方向。

　　声音定位机制是人类听觉系统中高度复杂且精确的过程，依赖于对耳间时间差、强度差以及耳廓的频谱线索等物理现象的综合处理。通过这些机制，大脑能够在水平和垂直平面上准确判断声音的来源位置。这一能力对于生存和日常生活至关重要，帮助我们在复杂的环境中识别和响应声音信号。

4.6　听觉皮层与神经可塑性

　　听觉皮层是大脑中负责处理声音信息的区域，它位于大脑的颞叶（图 4.5）。听觉皮层不仅对声音的频率、强度、和时间特征进行加工，还参与更高级的声音认知任务，如语言和音乐的理解。听觉皮层具有复杂的结构和功能，并展示了显著的神经可塑性，能够根据经验和环境的变化调整自身的功能。

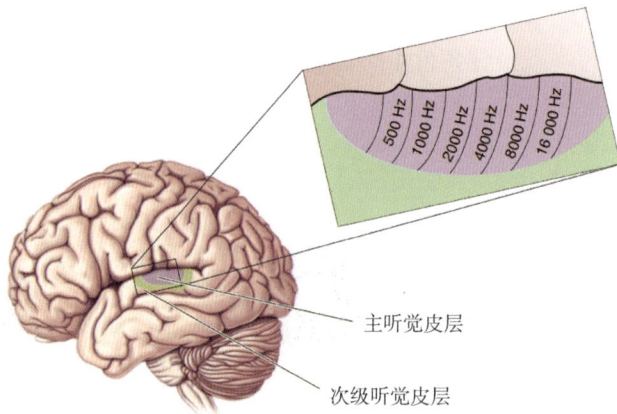

图 4.5　听觉皮层

4.6.1　听觉皮层的结构

　　初级听觉皮层（A1）是声音信号进入大脑皮质的第一站，位于颞叶的上颞回。A1 具有类似视觉皮层的层状结构，共有 6 层，每层具有不同的细胞类型和功能。A1 的 6 层结构中，第 IV 层是接收来自 MGN 的主要输入层，主要由密集的小颗粒细胞组成。第 V 和 VI 层则主要由较大的锥体细胞组成，这些细胞将信息传回 MGN 和 IC，形成反馈回路。A1 内的神经元对不同频率的声音具有不同的敏感性，这种排列形成了音频地形图（tonotopy）。高频声音激活 A1 的一个区域，而低频声音激活另一个区域，这种频率依赖的区域性排列类似于视觉系统中的视网膜拓扑图（retinotopy）。

　　除了初级听觉皮层外，还有其他辅助听觉皮层区域，这些区域参与更复杂的声音处理任务，如声音的时间模式分析和声音来源的定位。次级听觉皮层（如 R、RM、RT 等区域）负责更高级的声音处理，例如复杂的声音模式识别、语言处理等。它们在解码语言和音乐等复杂声音时发挥关键作用。听觉皮层中存在类似于视觉系统的"什么（what）"和"哪里（where）"通路。"what"通路主要处理声音的内容，如语音识别，而"where"通路则主要处理声音的空间定位。

4.6.2　听觉皮层的功能

　　听觉皮层在处理复杂的声音模式中发挥着至关重要的作用，尤其是那些与生存和交流密切相关的重要声音。例如，灵长类动物的听觉皮层对同类的叫声表现出高度的敏感性，能够精确编码这些声音的时间和频率变化。这种能力不仅在社会互动中帮助个体识别同伴和传递信息，还在捕食过程中通过识别猎物的声音信号，提高捕猎效率，以及在环境探索中辨别潜在的威胁或资源，从而增强生存能力。此外，人类听觉皮层的前顶（rostral）和后顶（caudal）区域在声音信息处理上展现出显著的功能分工。后顶听觉皮层对声音的起始响应迅速，能够准确跟踪快速振幅调制，这使其在声音的时序处理和空间定位中尤为重要。例如，当听到突然的警报声或紧急车辆的鸣笛时，后顶区域能够迅速处理声音的空间信息，促使个体作出即时的躲避反应。相比之下，前顶听觉皮层的响应延迟较长，但在处理声音的整体频谱特征和语义信息方面表现出更高的复杂性。前顶区域的神经元能够整合长期的频谱变化，支持对语言和音乐等复杂声音的理解与生成。研究表明，前顶听觉皮层与布洛卡区（Broca's area）和韦尼克区（Wernicke's area）等语言相关区域有着密切的功能联系，前顶听觉皮层通过整合和传递语音信息，支持语言的高级认知功能，如语音识别、语义理解和语法处理。此外，听觉皮层的前后顶区域在多声源环境中的声音分离和注意力调控中也发挥着关键作用。通过前顶和后顶区域的协同作用，能够在复杂的听觉环境中分辨出不同的声音源，并根据个体的注意力焦点，选择性地处理相关声音信息。这不仅提高了声音处理的效率，也增强了听觉系统在动态环境中的适应能力。这种功能上的分工反映了听觉系统在处理复杂声音信息时的高效性和灵活性，为人工智能在听觉信号处理和语音识别等领域的发展提供了重要的理论支持。通过借鉴人类听觉皮层的功能分工，AI 系统可以在声音识别、语音合成和环境声音分析等方面取得更高的精度和效率，从而实现更为智能和高效的声音处理能力。

4.6.3　神经可塑性

神经可塑性是指大脑和神经系统通过改变自身的结构、功能或连接方式，以适应环境变化、学习新技能、恢复损伤或应对经验的能力。这种特性打破了早期"大脑在成年后固定不变"的传统观点，揭示了神经系统动态调整的惊人潜力。例如，长期音乐训练可增强听觉皮层对特定音高的敏感性，而单侧耳聋可能导致对侧听觉皮层的跨模态重组。这种可塑性机制不仅优化了个体对复杂声学场景的感知能力，也为听觉康复（如助听器适应和听觉训练）提供了神经生物学基础。

经验驱动的可塑性在听觉皮层中表现尤为显著。在动物实验中，研究人员发现，通过在特定的听觉刺激同时对大脑的某些区域进行电刺激，能够显著改变听觉皮层中神经元的反应特性，如受体场的扩大或缩小，这反映了大脑在适应环境变化时的高度灵活性。此外，在语言习得过程中，听觉皮层的可塑性发挥了关键作用。婴儿在早期语言接触中，听觉皮层迅速调整其结构以提高对母语音素的敏感度，这为语言的习得和发展提供了坚实的神经基础。例如，研究表明，婴儿在听到母语中的爆破音和摩擦音时，听觉皮层中相关神经元的响应会显著增强，从而支持他们对语言的理解和发音。

在听力恢复方面，听觉皮层的可塑性同样至关重要。对于植入人工耳蜗的患者来说，听觉皮层通过神经重塑逐步适应新的听觉输入，从而恢复部分听觉功能。这种重塑过程不仅包括神经元连接的重新组织，还涉及神经元对不同频率和时间模式的重新编码，使患者能够更好地识别和理解声音。此外，听觉皮层的神经可塑性在音乐习得和环境声音的适应中也发挥着重要作用。例如，长期学习乐器的个体，其听觉皮层在处理音乐音符和节奏时表现出更高的敏感性和精确性，这反映了神经可塑性在技能习得中的重要作用。

4.7　听觉系统中生物智能和人工智能的应用

4.7.1　基于听觉信号预测神经信号

基于听觉信号预测神经信号是神经科学和计算建模领域中的一个重要研究方向，旨在理解和模拟大脑如何从外界获取的声音信号中产生相应的神经反应。通过这种研究，我们能够更深入地了解大脑的听觉处理机制，并为听觉设备的开发（如人工耳蜗）提供理论基础。

神经编码指的是大脑如何将外界的声音信号转换为电信号，即神经元的放电模式。具体来说，神经编码模型试图建立听觉输入（如声音的频率、强度、时间模式等）与神经元反应之间的数学或计算模型。这些模型不仅有助于我们预测特定声音刺激下大脑中相关神经元的活动模式，还能够揭示听觉皮层在不同层次上的信息处理机制。例如，Jasmin 等人的研究表明，前顶和后顶听觉皮层在处理不同类型的声音特征时展现出显著的功能分工，这为神经编码模型的构建提供了重要的生物学依据。

在 Jasmin 等人[58]的研究中，研究者使用深度卷积自编码器模型，旨在深入探讨不同听觉皮层区域在声音特征编码中的作用。自编码器通过从原始声音信号中提取特征，并将其映射到神经反应，帮助理解听觉皮层是如何处理和编码声音信息的。研究者设计的深度学习模型通过层次化的信息处理模拟了人类听觉皮层的信息处理过程。在该模型中，早期的网络层负责提取基本的声音特征，例如频率和振幅等，而后期的网络层则能够捕捉更复杂的声音特征，如音素和语音模式。这种层次化特征提取的方式与人类听觉皮层中的信息处理方式相似，进一步验证了神经编码模型在模拟生物听觉系统中的有效性。通过这一模型，研究者能够在神经反应层面更精确地探讨前部和尾部听觉皮层的功能分工，揭示这两个脑区如何在复杂的声音处理任务中各自扮演不同角色，其部分结果如图 4.6 所示。此研究为理解听觉皮层的结构和功能提供了重要的理论依据，同时也为模拟生物听觉系统的神经网络模型提供了实证支持。

编码精度是评估神经编码模型性能的重要指标。例如，Wang 等人[59]的研究表明，在深度卷积自编码器的第 1 层中，主要编码的是初级听觉皮层（A1）中的基本声学属性，而在第 4 层中，编码的则是双侧岛叶和腹侧视觉皮层中的高级特征，这些特征与复杂声音的感知密切相关。这些发现表明，神经编码模型能够有效地模拟听觉皮层在不同层次上的信息处理过程，从而提高对复杂声音的预测精度。

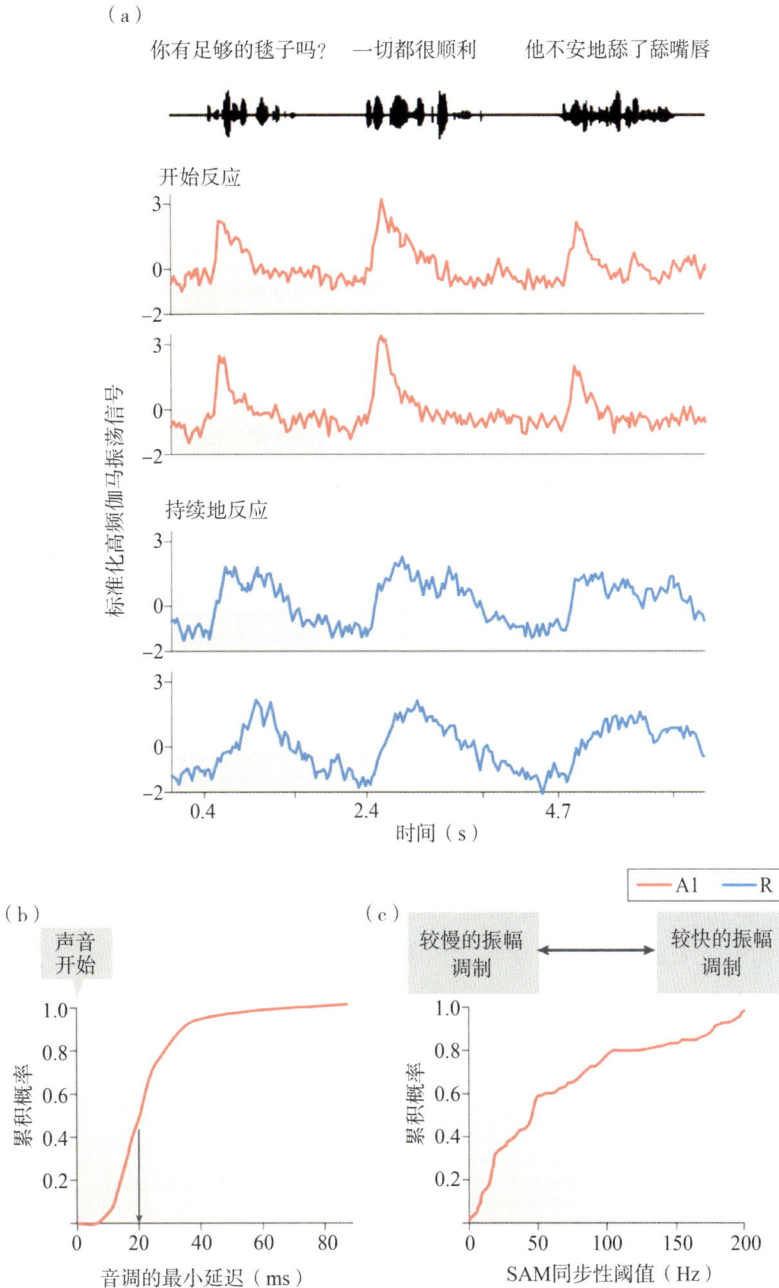

（a）

你有足够的毯子吗？　一切都很顺利　他不安地舔了舔嘴唇

开始反应

持续地反应

标准化高频伽马振荡信号

时间（s）

（b）

声音开始

累积概率

音调的最小延迟（ms）

（c）

较慢的振幅调制　　较快的振幅调制

A1　　R

累积概率

SAM 同步性阈值（Hz）

图 4.6　伦敦大学伯贝克学院 Jasmin 等人的结果（前部和尾部听觉皮层的反应特性）

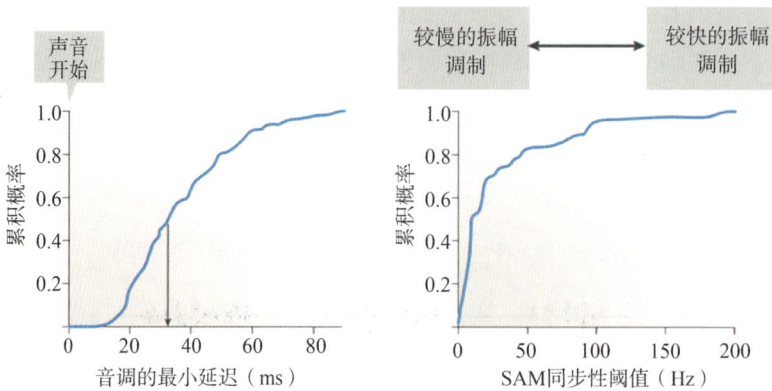

图 4.6（续）

通过神经编码模型，我们可以更好地理解大脑是如何处理复杂的听觉信息的。这些模型揭示了不同听觉特征如何在神经系统中表示，并如何参与声音的识别和理解。例如，神经编码模型能够解释为什么人类在嘈杂环境中仍能准确识别出特定的声音源，这归功于后顶听觉皮层对声音起始和快速变化的高度敏感性。此外，神经编码模型还为开发先进的人工听觉设备（如人工耳蜗）提供了理论支持。通过模拟自然听觉处理过程，这些设备可以更精确地将声音信号转换为神经信号，从而提高设备的效果和用户的听觉体验。

神经编码研究为脑机接口技术的发展提供了关键的理论支持。通过深入理解和预测神经信号的传递方式，我们能够开发更加精准的神经控制系统，从而实现声音感知的人工模拟。为了探索大脑如何将思想转化为复杂的运动动作序列，Meta 公司与西班牙圣塞巴斯蒂安的巴斯克认知、大脑与语言中心的跨学科研究团队联合开展了一项研究，利用 AI 帮助解析参与者键入句子时的脑磁图信号。研究者通过每秒捕捉 1000 张大脑活动图像，精准定位思想转化为具体语言单位（如单词、音节，甚至是单个字母）的时刻。研究结果表明，大脑通过一系列表征将语言思维逐步转换为实际的动作，从最抽象的句子级表征开始，逐渐转化为手指在键盘上的具体运动。这一过程体现了大脑通过"动态神经编码"将连续的表征串联起来，同时在较长时间内保持对每个表征的记忆。

4.7.2　基于神经信号预测听觉信号

基于听觉信号预测神经信号与基于神经信号重建声音或文字是神经科学和计算建模领域中的两个重要研究方向。先前提到的神经编码旨在理解和模拟大脑如何将外界获取的声音信号转换为相应的神经反应，而神经解码则致力于从复杂的神经信号中提取和重建声音或文字信息。这两者相辅相成，共同推动了对大脑听觉处理机制的深入理解，并在脑机接口、神经康复及听觉设备开发方面展现出巨大潜力。

随着深度学习技术的飞速发展，DNN 在自动语音识别等任务中已接近甚至达到人类水平的表现。然而，传统的 DNN 模型通常被视为"黑箱"，难以解释其内部的计算过程和表征方式。为了解决这一问题，Li 等人[60]通过将 DNN 模型的计算和表征与人类听觉系统的神经反应进行关联，旨在提高 AI 模型的可解释性，并提供新的基于数据驱动的感知计算模型。他们发现，DNN 模型中不同层次的表征与人类听觉路径中的不同听觉皮层区域存在显著的对应关系。例如，卷积层与初级听觉皮层中的基本声学属性编码相对应，而更深层的 Transformer 编码器和 LSTM 层则与高级听觉皮层（如非初级听觉皮层）中的复杂语音特征处理相匹配。这表明，DNN 模型不仅能够有效地模拟听觉系统的层次化信息处理，还揭示了不同模型架构在预测神经反应方面的优势。

与神经编码相对应，基于神经信号重建声音或文字的研究旨在通过分析和解码大脑中与听觉相关的神经活动，重新合成出原始的声音信号或文本信息。该神经解码过程，核心挑战在于如何从复杂且噪声性强的神经数据中提取出与声音相关的有用信息。

失去说话能力会严重阻碍沟通，显著降低生活质量。目前，利用神经信号进行语言解码在恢复沟通能力方面展现出巨大潜力，已成为听觉信号处理领域的研究热点。然而，如何高效、准确地从复杂的神经信号中提取和解码语言信息仍然面临重大挑战。

在文本解码方面，最初的方法是将孤立的、意图性的神经活动分类为预定义且有限词汇中的单词或句子，这在有限词汇表中取得了显著成功。Makin 等人[61]提出了一种基于编码器 - 解码器框架的脑机接口技术，能够从人类大脑的皮层活动（通过 ECoG 记录）中高精度地解码语音，平均单词错误率（WER）低至 3%。研究者将语音解码任务类比为机器翻译，利用循环神经网络将神经信号编码为抽象表示，再逐词解码为句子，其流程框架如图 4.7 所示。实验表明，高密度电极网格、时间卷积层和梅尔频率倒谱系数（MFCC）目标对解码性能至关重要，且通过迁移学习（跨参与者和跨任务）可以显著提升解码效果，尤其是在数据有限的情况下。解剖学分析显示，腹侧感觉运动皮层（vSMC）和颞上回（STG）是解码的关键脑区。这项技术为开发语音假体提供了重要基础，有望帮助失去说话能力的患者恢复交流能力。

为了处理更长的语音片段，Sun 等人[62]转向使用预定义的句子集，而非单个单词。通过使用连接时序分类（CTC）损失训练 RNN 模型，研究者们能够将大脑活动映射到字符序列，并利用语言模型将这些字符序列转换为句子，从而支持更大词汇量的解码。

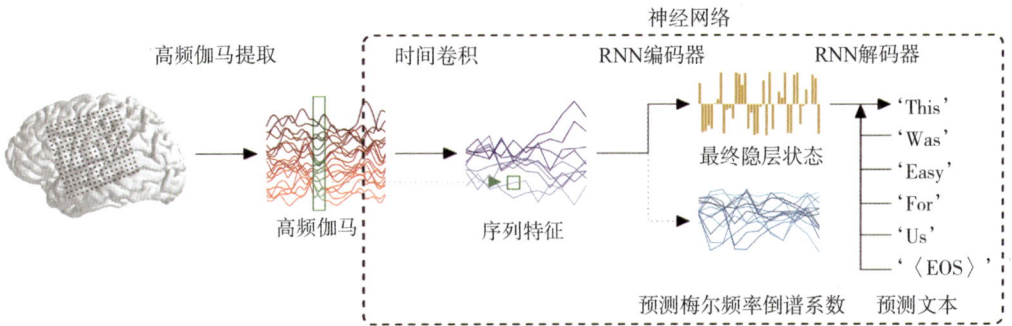

图 4.7　加州大学 Makin 团队的神经解码流程框架

在语音合成方面，研究者们致力于直接从大脑活动中生成可听见的语音。例如，Edward Chang 团队[63]开发了一种连接式合成器，将 SEEG 记录的神经活动转换为语音，通过构建大脑到语音的查找库，实现了从神经信号到语音波形的重建。进一步的研究表明，利用深度学习模型，可以从复杂的神经信号中解码出语言的音素、音调变化等复杂特征[64]。这种方法不仅适用于语音合成，还可以通过解码发音器官的运动特征，进一步提升语音合成的质量和个性化程度。

通过神经编码和解码模型的结合，研究者们能够更全面地理解大脑听觉系统的工作机制，并开发出更为先进的脑机接口系统，帮助听力受损或完全失去听力的个体恢复听觉功能。

4.7.3　人工智能在听觉障碍者辅助设备中的应用

在前文中，我们探讨了人工智能如何通过神经编码将听觉信号转化为神经信号，以及通过神经解码将神经信号重建为听觉信号。通过这些应用，人工智能为我们深入理解大脑的听觉处理机制提供了支持，并为人工智能在听觉障碍者辅助设备中的广泛应用奠定了理论基础。接下来，我们将详细介绍人工智能在听觉障碍者辅助设备中的具体应用，特别是在语音增强、噪声抑制、个性化调节和听力康复方面的创新作用。

语音增强与噪声抑制是现代听觉辅具中的核心技术，直接影响着用户在复杂声学环境中的语音可懂度和听觉舒适度。传统的助听设备受限于线性信号处理机制，尤其在低信噪比环境下表现欠佳。例如，在餐厅等典型复杂噪声场景中（如同时存在餐具碰撞、背景音乐和多人谈话声），当信噪比低于 5 dB 时，语音识别准确率可能骤降至 40% 以下。以苏黎世联邦理工学院 2022 年的实验为例，传统的宽动态范围压缩技术在三种噪声混合场景下仅能提升 1.2 dB 的信噪比，而基于深度学习的方案将信噪比提高至 6.8 dB。这一显著进展得益于深度神经网络架构的优势，特别是 CNN 和双向长短期记忆网络（Bi-LSTM）。CNN 通过多尺度特征金字塔结构精准提取语音信号的梅尔频率倒谱系数（MFCC）等关键声学特征，而 Bi-LSTM 通过其门控机制有效建模语音信号的时序相关性，进一步增强了噪声抑制和语音增强的效果。在实际应用中，深度学习架构的效果更加显著。例如，在模拟咖啡厅噪声的环境中，CNN 通过 12 层残差网络成功抑制了咖啡研磨机的脉冲噪声（2000 ~ 4000 Hz 频段），同时保留了语音的共振峰结构（500 ~ 2000 Hz）。RNN 组件通过时间展开结构有效修复了被断续噪声遮蔽的语音音节连续性，显著提升了音节边界检测的准确率，达到了92%。这种混合架构在 IEEE AASP 挑战赛中的"鸡尾酒会问题"测试中表现突出，将目标语音分离的客观语音质量评估（PESQ）分数从传统方法的 2.1 提升至 3.8（满分为 4.5），大幅提升了语音分离效果。此外，自适应神经调节系统的突破也颇为引人注目。剑桥大学研发的 EarAI 系统采用强化学习框架，通过实时眼动追踪与脑电反馈，在 200 ms 内完成 22 个频段的增益优化。当用户从安静的办公室（35 dB SPL）进入嘈杂的城市街道（75 dB SPL）时，系统能够自动将 1000 ~ 3000 Hz 语音关键频段的增益提升 12 dB，同时抑制低频风噪（<500 Hz）18 dB。这种个性化调节机制结合心理声学模型，能够在 13 ms 超低延迟的前提下，显著提高言语接受阈（SRT）达4.2 dB，显著优于传统预设方案的 1.5 dB 提升。

人工耳蜗作为重度感音神经性聋患者的革命性干预方案，其电子刺激策略正在经历从传统生物医学工程到智能计算的范式转变。2023 年约翰霍普金斯大学的临床研究表明，传统的连续交替采样（CIS）策略在嘈杂环境中的语句识别率为 58%，而AI 驱动的系统则提升至 82%。这种提升主要归功于深度神经网络在仿生耳蜗编码上的应用，AI 系统通过动态解析耳蜗基底膜的频率 - 位置映射关系，使电子刺激模式更贴近神经生理特征，从而大幅提高了语音识别能力。具体来说，科利耳公司开发的NeuroSound AI 系统采用混合脉冲神经网络（SNN），通过 128 通道电极阵列对汉语声调信息进行精准编码，达到了 91% 的四声辨别准确率，较传统方案提升了 37%。这一神经形态计算架构优化了时域精细结构的编码能力，使系统在 4000 Hz 频率下的相位锁定值（PLV）接近正常听觉系统的水平。此外，麻省理工学院的 CochlearNet系统通过集成听觉场景分析模块，实现了 0.5 秒内对声源分离和噪声抑制的快速反应。该系统在地铁噪声环境中，能够将语音信号的信噪比从 –5 dB 提升至 +12 dB，并显著抑制背景噪声。这一技术依托深度强化学习，持续优化环境适应性，增强了用户的听觉体验。最后，苏黎世人工耳蜗中心的研究采用闭环脑机接口技术，通过实时监测听觉诱发电位（CAEP）进行参数调整。系统能够在 200 ms 内自动补偿增益，帮助患者在嘈杂环境中的语音识别阈（SRT）提高 6.2 dB，显著优于传统方法的 2.8 dB 提升，展示了 AI 在神经可塑性调控中的独特优势。

人工智能的引入为听觉障碍者辅助设备的智能处理与个性化适配带来了极大改

进。AI 在语音增强、噪声抑制和个性化调节方面的应用，使得助听器和人工耳蜗能够在复杂的听觉环境中更好地为用户提供清晰、自然的听觉体验。同时，在人工耳蜗的语音识别和环境适应方面，AI 的创新应用显著改善了设备的性能和用户体验。随着人工智能技术的不断发展，我们可以预见，未来的听觉辅助设备将变得更加智能化、个性化，能够为听力障碍者提供更加精准、便捷的听力解决方案。

第 5 章 嗅觉系统

5.1 引言

嗅觉是人类感官系统的重要组成部分，它不仅通过感知气味直接影响我们的情绪、记忆和行为，还在健康监测、食品质量控制与环境保护等多个实际应用场景中发挥关键作用。随着神经科学和人工智能的不断发展，嗅觉系统的研究正在从基础生物机制走向跨学科融合的新阶段。本章聚焦嗅觉的生物学基础、神经编码机制以及人工智能领域的最新应用，系统地梳理从生物嗅觉到人工嗅觉系统的科学与技术演进过程。

本章首先探讨嗅觉的生物学基础，介绍嗅觉受体的种类、结构及其工作原理，阐明嗅觉信息在周边和中枢神经系统中的传递与处理机制。随后，深入解析气味的编码原理，重点讲解气味分子如何通过多对多的受体激活模式被高效感知，并进一步讨论这些初级信号如何在大脑中被整合、加工与解码。最后，介绍与嗅觉相关的新兴研究方向，包括基于光遗传学的气味模拟、生物启发的神经形态感知系统，以及机器学习在嗅觉信号分析中的创新应用。

本章旨在从神经科学和工程学的交叉视角出发，系统梳理嗅觉领域的研究进展，帮助读者全面理解嗅觉系统的工作机制及其在人工智能背景下的新动向。

5.2 嗅觉

气味不仅能够唤起人们尘封的记忆与强烈的情感，还深刻地塑造着其行为模式。从新鲜出炉面包的香气到潮湿森林中泥土的气息，嗅觉体验无处不在，构成了我们日常生活中不可或缺的感知维度。然而，不同个体对气味的感知与偏好往往存在显著差异：有人钟爱皮蛋的独特风味，有人则对其避之不及。这些主观感受的差异不仅源于文化与经验的多样性，更深层地反映出大脑中复杂的神经加工机制与心理调控过程。这一感知系统的复杂性也正是人工智能研究亟需应对的挑战之一——如何从神经科学中汲取灵感，构建出能够理解、辨识甚至生成气味信息的人工系统。

人类对嗅觉的认知探索可以追溯至古代，从香料与香氛在宗教与医药中的使用，到当代神经科学对嗅觉受体的分子结构、激活机制与神经通路的精细解析，嗅觉研究经历了从经验到机制的深刻转变。现代科学揭示，嗅觉不仅是一种边缘化的感知功能，更是大脑高级认知活动的重要参与者。它不仅涉及气味分子的检测与识别，还与记忆召回、情绪调节和行为驱动密切相关。在神经层面上，嗅觉通路是少数直接连接情感和记忆中枢的感官路径，这一结构特点使其在感知与认知之间扮演着独特的桥梁角色。

嗅觉受体的广泛多样性和高灵敏度构成了人类嗅觉系统的核心基础。每一种受体都能响应特定类型的气味分子，但并非一一对应，而是通过复杂的多对多组合模式共同参与编码，使人类能够区分上百万种不同气味。这种高度并行与分布式的编码策略，不仅提高了嗅觉系统的感知容量，也启发了人工智能在感知建模中的架构设计。近年来，仿生嗅觉系统通过模拟生物嗅觉的结构与功能，逐步实现了复杂气味的检测与识别，成为电子鼻、智能检测设备和自动化分析平台的重要技术支撑。同时，随着可穿戴设备的发展，嗅觉传感器被嵌入虚拟现实与增强现实系统中，用于实现气味增强与沉浸式交互体验，在医疗、食品质量控制和环境监测等领域展现出广阔的应用前景。

除了对气味的物理识别外，嗅觉还深度嵌入人类的情感与记忆体系之中。与其他感官路径不同，嗅觉信息无须经过丘脑过滤，便可直接投射至边缘系统，包括海马体和杏仁核等关键结构，使得气味具备强烈的情感唤醒力与记忆联想能力。这一特性不仅解释了气味为何能瞬间唤起过往经历，也促使嗅觉被广泛应用于心理治疗、产品设计与用户体验优化中。在人工智能介入下，机器学习模型可用于分析气味数据与个体反应之间的关联，进而预测情绪状态、偏好倾向乃至行为反应，使得个性化的嗅觉交互成为可能。

随着交叉学科的发展，嗅觉研究正逐步进入一个融合神经科学、材料科学、电子工程与人工智能的新时代。光遗传学手段使得研究者可以精确操控嗅觉通路中的神经活动，神经形态嗅觉传感器则借助类脑计算架构提升了对复杂气味模式的响应效率，而随着图神经网络等深度学习方法的引入，更为大规模气味识别与解析提供了强有力的计算支持。本章围绕嗅觉系统的基本组成与工作原理，结合其在智能系统中的工程实现与应用趋势，全面梳理当前嗅觉研究的理论基础与技术前沿，呈现一个从感知机制到智能模拟的完整图景。

5.3　嗅觉受体：感知气味的核心

嗅觉受体（olfactory receptors，ORs）是嗅觉系统的核心组成部分，它们位于鼻腔内嗅觉上皮中的嗅觉感受细胞表面，承担着将空气中的气味分子转化为电信号的关键任务。这些蛋白质结构以惊人的多样性，赋予我们对世界中无数气味的感知能力。人类拥有约 300 种不同的嗅觉受体基因，每一种基因编码一种特定的嗅觉受体蛋白，这些受体共同构成了复杂的嗅觉感知网络。

5.3.1　嗅觉受体的结构与功能

ORs 是嗅觉系统中负责感知气味分子的关键蛋白，隶属于 G 蛋白偶联受体（G-protein coupled receptors, GPCRs）家族。由于嗅觉受体基因家族庞大，不同基因编码的受体在氨基酸序列上存在显著差异，赋予其对多种气味分子的高度特异性和亲和力差异。这种结构多样性使嗅觉系统能够识别和区分种类繁多的气味分子。

当我们吸入气味分子时，它们首先溶解在鼻腔黏液层中。在嗅觉结合蛋白（OBPs）的帮助下，这些分子与嗅觉受体结合。受体与分子结合后会发生形状变化，从而激活细胞内的 G 蛋白信号通路。这个信号会启动一系列反应，最终产生一种称为环磷酸腺苷（cyclic adenosine monophosphate，cAMP）的分子。cAMP 进一步打开细胞膜上的离子通道，引发电信号。这个电信号沿着嗅觉神经元传输到嗅球，再传递到大脑进行气味识别和处理。

5.3.2　多样性与适应性

尽管人类只有大约 300 种功能性嗅觉受体基因，这些基因的巧妙组合使我们能够体验到数百万种不同的气味。关键在于这种基因组合的"多对多"模式：每一种气味分子都可以激活多个嗅觉受体，而每个嗅觉受体又能与多种气味分子产生反应。这种高度的灵活性为我们的嗅觉系统提供了极广的感知能力，让我们在复杂的气味世界中游刃有余。

在自然界中，其他物种的嗅觉系统也根据它们各自的需求进化出了不同的特点。

例如，小鼠拥有约 1100 种嗅觉受体基因，是我们人类的三倍多。这使得它们在复杂的环境中能更敏锐地捕捉到气味的变化。而果蝇的嗅觉受体则只有大约 60 种，尽管数量较少，但它们的嗅觉系统专注于捕捉食物源的气味，比如水果的香味，从而为寻找食物提供了精确的导航。犬类的嗅觉敏感性也众所周知，部分原因在于它们拥有约 800 种嗅觉受体基因，同时它们的嗅觉上皮面积也远远大于我们。这种配置使它们能够检测到远超我们想象的气味浓度。而像鲨鱼这样的海洋生物，它们的嗅觉受体虽然数量不多，却能够探测到极低浓度的化学物质，完美适应了它们在海洋中捕猎的需求。

这些嗅觉受体的多样性不仅展现了物种在进化过程中对环境适应的不同策略，也凸显了嗅觉在自然界中的重要性。每种生物都根据自己的生活方式和生存需求，塑造了独特的嗅觉系统。

5.3.3　嗅觉受体基因与表达

嗅觉受体基因是脊椎动物中数量最多的基因家族之一，但在不同物种中其功能状态差异明显。人类基因组中大量嗅觉受体基因已演化为伪基因，与灵长类动物视觉系统的高度发达密切相关。

每个嗅觉感受神经元在发育过程中会选择性表达一种受体基因。尽管这些表达不同受体的神经元在嗅觉上皮中呈现随机分布，其轴突却能够精准投射至嗅球内对应的小球体区域，形成特定的空间聚类。这种投射模式为气味信息在中枢系统中的拓扑编码提供了解剖基础。

5.3.4　嗅觉受体的动态特性

嗅觉受体的结构和功能并非固定不变，可以受到多种因素的影响。例如，长期暴露于某种气味会引起嗅觉系统的适应性变化，使得对该气味的感知敏感度下降。此外，不同年龄、性别以及个体基因差异也会导致嗅觉感知的不同。这种动态特性不仅反映了嗅觉系统的灵活性，也为理解嗅觉疾病（如嗅觉丧失）提供了研究方向。

5.3.5　嗅觉前沿研究：从分子机制到临床应用

近年来，基因编辑技术的突破性进展为嗅觉受体研究提供了前所未有的精准工具。以 CRISPR/Cas9 为代表的基因编辑技术使研究人员能够实现特定嗅觉受体基因的靶向敲除或修复，从而在分子水平上阐明这些基因在气味感知中的具体功能机制。通过跨物种比较研究，科学家已成功解析了嗅觉受体基因变异与物种特异性嗅觉能力之间的关联，为理解嗅觉系统的进化提供了重要线索。在技术融合方面，合成生物学与光遗传学的协同发展正推动嗅觉研究进入新阶段。研究人员现已能够在体外构建功能性人工嗅觉受体系统，这些工程化受体不仅可作为研究嗅觉信号转导的理想模型，其高度特异性的分子识别特性更为新型生物传感器的开发奠定了理论基础。

值得关注的是，嗅觉受体研究正在向临床医学领域延伸。多项研究表明，特定嗅觉受体基因的突变与嗅觉功能障碍存在显著相关性。更引人注目的是，某些神经退行性疾病（如阿尔茨海默病）的早期阶段常伴随特征性嗅觉减退，这提示嗅觉受体可能作为神经退行性病变的早期生物标志物。通过系统研究这些基因变异与疾病发生发展的关联，不仅有助于阐明疾病的分子病理机制，还可能为早期诊断和干预提供新的策略。这一研究方向为开发基于嗅觉功能的神经退行性疾病预警系统带来了新的可能性。

5.4　嗅觉皮层：气味感知的高级处理中心

嗅觉皮层是大脑中专门负责处理嗅觉信息的区域之一，也是将简单的气味信号转化为复杂感知和情感体验的关键节点。它不仅是嗅觉信息的汇聚地，也是气味与情感、记忆和行为联系的核心区域。嗅觉皮层的结构和功能（图 5.1），揭示了嗅觉感知如何在神经网络中展开、整合并产生深刻的心理效应。

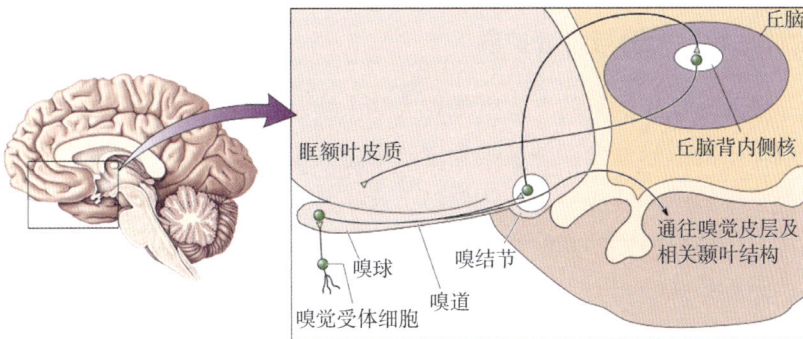

图 5.1　嗅觉皮层

5.4.1　嗅觉皮层的基本结构与作用

嗅觉皮层位于大脑的前部，接收来自嗅球的信息，是气味处理的核心枢纽。嗅觉系统独特之处在于其信号传递路径并不经过丘脑的初级筛选，而是直接连接到嗅觉皮层。这种直连模式使得嗅觉反应更加迅速，同时也赋予了嗅觉感知更强的情感和记忆关联。嗅觉皮层作为嗅觉信息处理的高级中枢，其功能机制具有多维度特性。

在气味辨别方面，嗅觉皮层展现出卓越的模式识别能力。研究表明，初级嗅觉皮层能够对气味分子特征进行初级解码，而次级嗅觉皮层则负责更高层次的嗅觉信息整合。这种分级处理系统使得大脑不仅能识别单一气味分子的物理化学特性，还能对复杂气味混合物进行成分解析和整体感知。以咖啡香气为例，嗅觉皮层会并行处理其中数百种挥发性有机化合物的特征，通过分布式神经表征将果香、焦糖香等组分信息整合为统一的嗅觉体验。

在情感处理维度，嗅觉皮层通过密集的神经投射与边缘系统，特别是杏仁核，能够形成功能耦合。这种特殊的神经解剖联系赋予了嗅觉独特的情感属性。神经影像学研究显示，愉悦气味会激活伏隔核等奖赏回路，而厌恶气味则触发岛叶皮层的负性情绪反应。这种情感赋值具有进化适应性意义，能够引导生物体趋利避害。值得注意的是，嗅觉情感反应的强度显著高于其他感官模态，这可能与嗅觉通路在种系发生上的古老性有关。

记忆整合功能是嗅觉皮层最显著的特征之一。得益于与海马体形成的直接神经环路，嗅觉信息能够高效地编码为情景记忆。神经生理学证据表明，嗅觉皮层 - 海马体回路在 θ 节律振荡下实现记忆的编码与提取。这种特殊的记忆机制解释了为何特定气味能瞬间唤起数十年前的情景记忆。基于 fMRI 的研究进一步揭示，嗅觉诱发的记忆激活涉及默认模式网络的广泛参与，包括后扣带回和内侧前额叶皮层等关键节点。这种全脑水平的神经协同可能是嗅觉记忆具有强烈情感色彩和生动性的神经基础。

5.4.2 立体化嗅觉图谱与维度扩展

嗅觉系统处理气味信息的方式就像在大脑中绘制了一张"立体气味地图"。这种地图源于嗅球中的信号整合，并在嗅觉皮层中进一步分散处理。我们可以把这种处理过程比作把二维地图扩展成三维立体模型，这一过程被称为维度扩展。它使嗅觉系统能够更精确、更细致地识别和区分不同气味。

当我们闻到一种气味时，相应的气味分子会激活嗅球中的特定神经元，这些神经元在嗅觉皮层中的多个区域投射和分布。这些区域既有重叠也有互补，共同构建出一个立体化的气味图谱。这样，大脑就能够综合来自不同区域的信息，将单一气味分子解析成复杂而精细的气味感知。

例如，同一种香料在不同的浓度或背景气味中可能呈现出不同的特征。这些细微差别正是通过维度扩展来捕捉和识别的。这种多区域投射和综合处理的方式不仅提高了气味识别的精度，还使嗅觉系统能够快速适应环境变化，比如在香水实验室或美食餐厅中，即使气味混杂，大脑依然能有效分辨各种气味。

5.4.3 嗅觉皮层与其他大脑区域的连接

嗅觉皮层并不是孤立工作的，它与大脑中的多个区域紧密连接，形成一个复杂的嗅觉处理网络。这些连接进一步增强了嗅觉感知的多维特性，并扩展了嗅觉的功能范围。

杏仁核：情感的关键节点

嗅觉皮层与杏仁核之间的直接连接，使得我们对气味的感知不仅仅是生理上的反应，还与情感息息相关。杏仁核在这其中扮演着至关重要的角色，它不仅负责评估气味的情感价值，还决定我们对某种气味的情感反应。例如，想象一下，当你走进一家面包店，迎面而来的新鲜烘焙面包的香气常常能带来一种愉悦的感觉。这种香味会激活大脑中与快乐相关的神经回路，令人感到放松和愉快。然而，如果闻到腐烂食物的气味，情况则完全不同。杏仁核会迅速判断这种气味具有潜在的危险性，它激活的反应不仅是厌恶，甚至可能触发体内的警觉机制，提醒我们远离潜在的危险。通过这种方式，气味与我们的情感反应密切相连，甚至在某些情况下能够影响我们的行为和决策。

海马体：记忆的存储中心

嗅觉皮层通过与海马体的连接，将气味整合到长期记忆中。海马体负责记录与气味相关的场景、时间和情感，某种气味嗅觉皮层与海马体的紧密连接使得气味不仅仅停留在瞬间的感知中，它还能与长期记忆深度融合。海马体作为大脑中的"记忆仓库"，负责储存与气味相关的各种细节，比如特定的场景、时间和当时的情感状态。这也是为什么某些气味能够在不经意间唤起我们对过去某些瞬间的强烈回忆。例如，一缕熟悉的香水味可能会立刻带你回到一个特殊的时刻，也许是某个重要的约会，或者是与某个亲近的人一起度过的美好时光。那一刻，香水的气味就像一张通往过去的钥匙，打开了记忆的大门，所有的场景和情感仿佛历历在目。气味的这种记忆唤起功能，常常让我们惊讶于大脑如何通过一个简单的气味连接过去与现在。

眶额皮层：感知与决策的桥梁

嗅觉皮层接收到的信息最终传递到大脑中的眶额皮层，这一地区是我们进行高级感知和行为决策的核心所在。眶额皮层不仅负责处理复杂的感官信息，还能将气味与我们的动机和行为紧密联系起来。它的作用类似于大脑的"决策中心"，能够快速评估气味的潜在意义，并基于此做出反应。举个例子，当我们闻到某种气味时，眶额皮层会迅速判断它是否意味着危险。如果是例如烟雾的气味，眶额皮层会联想到火灾的风险，并激活逃生反应，促使我们迅速采取行动。这一机制可以帮助我们避免潜在的威胁，保护自身安全。同时，眶额皮层也在日常的决策中发挥作用，比如判断某种食物的气味是否令人愉悦，进而影响我们是否愿意品尝。通过这种方式，气味不仅仅是一个简单的感官刺激，它与我们的动机、情感和行为紧密交织在一起，决定了我们如何应对外界的环境。

5.4.4　嗅觉习惯化与嗅觉适应

嗅觉皮层的活动还与两种重要现象密切相关：嗅觉习惯化和嗅觉适应。这两种机制使得嗅觉系统在面对持续或重复的气味刺激时，仍能保持灵敏与高效。

嗅觉习惯化是一种以行为反应为中心的调节机制，表现为对重复出现气味的注意力逐渐减弱。例如，当你第一次走进厨房，浓烈的咖啡香可能立刻吸引你的注意力；你可能不自觉地深吸一口气，感受到香气带来的愉悦。但过了一段时间，即使咖啡的气味并没有减弱，你对它的注意却明显减少，甚至几乎察觉不到它的存在。这种现象正是习惯化的结果——大脑自动将不再变化的背景刺激"屏蔽"掉，从而释放更多的注意资源用于监测新的、潜在更重要的环境变化。比如，厨房中若突然出现焦糊味或刺鼻气味，你依然能够迅速察觉并作出反应。习惯化的核心是"忽略熟悉"，以便更好地应对新异。

相比之下，嗅觉适应则是发生在感知系统本身的生理过程。它指的是嗅觉感受细胞及神经通路对持续刺激逐渐降低反应强度的现象。比如，当你进入一个充满香水味的房间，起初香味可能浓烈扑鼻，但待了一会儿后，你可能会发现几乎闻不到它了——即便你仍专注地试图感知。这种感知下降并不是注意力的转移，而是感受器本身的反应阈值发生了变化。在长时间暴露下，嗅觉感受细胞可能进入"疲劳"状态，对相同气味的刺激响应逐渐减弱；同时，大脑皮质中的嗅觉处理区域也可能通过抑制机制减少对该刺激的反应。适应机制的作用在于避免感官资源被长期气味"占用"，从而保留系统对新气味的敏感性。

总的来看，嗅觉习惯化和嗅觉适应虽表面相似，实则作用层面和机制不同：前者是认知层面的注意力调节，后者是生理层面的感受调节；习惯化可以被注意力重新唤起，而适应则更依赖时间恢复。这种双重调节机制使得嗅觉系统在充满气味的环境中，既能避免信息过载，又能保持对新信号的高警觉性。

5.5　气味的编码机制：从化学信号到大脑语言

嗅觉系统的独特之处在于它能够将无形的气味分子信息转化为大脑能够理解的神经信号。这一过程并不是单纯的感受，而是通过分层次、多维度的编码机制逐步实现的。从嗅觉感受细胞到嗅球，再到嗅觉皮层，每一个环节都承担着不同的编码任务，共同构建出完整的气味感知系统。

5.5.1　嗅觉感受细胞：初步捕捉与编码

嗅觉感受细胞位于鼻腔上部的嗅觉上皮内，是气味信息处理的起点。每个嗅觉感受细胞的表面分布着一种特定类型的嗅觉受体蛋白，这些受体蛋白能够与空气中的气味分子特异性结合。嗅觉系统采用一种被称为"多对多"的编码策略，即一个气味分子可以同时激活多个受体，一个受体也可以对多种分子产生反应。这种交叉激活模式构建了一种复杂的反应图谱，使嗅觉系统能够通过有限数量的受体对几乎无限种气味组合进行编码。

当空气中的气味分子进入鼻腔后，它们会溶解于黏液层中，并借助嗅觉结合蛋白被传递至嗅觉感受细胞表面。不同的分子与特定受体结合后，会诱发受体蛋白构象变化，激活细胞内部的 G 蛋白信号通路。这一过程最终产生电信号，以神经脉冲的形式传递至嗅球。在此过程中，每一种气味分子激活的受体组合模式都会生成独特的信号编码，从而为气味识别奠定基础。

5.5.2　嗅球：信息整合与初步编码

嗅球是嗅觉系统中第一个对嗅觉信号进行整合处理的中枢结构。嗅觉感受细胞的轴突汇聚于嗅球内的多个小球体（glomeruli），每个小球体仅接收来自表达相同受体类型的感受细胞的信号。尽管嗅觉感受细胞在嗅觉上皮内的分布是随机的，但它们的轴突能够精准投射到对应的小球体，从而确保每种受体类型的信息能够在嗅球内整合并形成一致的信号图谱。

嗅球中的小球体构建了嗅觉系统中的第一张"气味图谱"。这一图谱并不是简单的二维平面，而是一个立体化的空间编码网络，不同小球体之间的连接方式构成了复杂的三维反应模式。这一立体化图谱不仅增强了气味信息的分辨率，还为大脑后续处理建立了初步的空间定位基础。

嗅球内部还存在由投射神经元、颗粒细胞和梭形细胞等构成的复杂抑制环路。这些环路对气味信号进行对比增强和背景抑制，使嗅觉系统能够在复杂背景环境中突出行为相关的气味特征。这一过程提高了气味信号的信噪比，有助于确保嗅觉皮层有效区分相似气味。

5.5.3　嗅觉皮层：多维度整合与高级编码

嗅球中的神经信号通过嗅神经传递至大脑中的多个区域，包括嗅觉皮层、杏仁核和海马体等。这些区域共同构成了嗅觉系统的高级解码网络。与其他感官不同，嗅觉信号绕过丘脑直接传输至皮层，这使嗅觉路径更短、反应更快速，同时也增强了其与情感、记忆系统的直接联结。

在嗅觉皮层中，来自嗅球的立体化图谱被进一步拆解并重构。气味信息不再仅仅是简单的空间编码，而是被扩展为具有多维度特征的神经编码，包括分子结构、浓度、持续时间以及背景气味等。这种信息重构过程被称为"维度扩展"，它使嗅觉系统能够捕捉气味中的细微差别，构建出更为复杂而精细的神经反应模式。

嗅觉皮层还负责将气味信息与记忆和情感系统相结合。气味信号在传入嗅觉皮层后，会同步传输至杏仁核和海马体。杏仁核负责对气味进行情感标记，使某些气味能够迅速引发强烈情绪反应；而海马体则将气味信息与时间、场景等背景信息整合，以构建完整的情境性记忆。例如，童年时期闻到的某种食物香气，成年后再闻时可能会引发强烈的情感和记忆反应。这种现象反映了嗅觉系统对气味与记忆的紧密联结机制。

5.5.4　稳定的气味图谱：长期记忆与再现

嗅觉系统具有高度的适应性，这一点体现在嗅觉感受细胞的更新过程中。嗅觉感受细胞的寿命通常只有几周，因此这些细胞需要不断更新。然而，尽管细胞在更替，嗅球中的气味图谱却能够保持稳定。这一现象依赖于嗅觉感受细胞轴突的精准投射。新生细胞的轴突会遵循特定的化学信号路径，找到与其受体类型对应的小球体。这种精确的投射过程确保了嗅觉系统对气味信息的长期编码不受细胞更新的影响。

在这一过程中，小球体中的气味图谱被完整保留，这使嗅觉系统能够长期维持对气味的识别与记忆。例如，某人多年未闻的香水气味，在再次闻到时依然能够迅速唤起与该气味相关的记忆和情感。这种现象揭示了嗅觉系统在编码气味信息时的长期稳定性。

5.5.5　从嗅球到大脑：多层次编码的整合与优化

嗅觉系统中的每一级结构不仅承担着独立的编码任务，还与其他层次紧密联结，构成完整的气味感知网络。嗅觉感受细胞通过多对多的编码策略建立初步的分子反应模式，嗅球中的小球体将这些信号整合为立体化的气味图谱，而嗅觉皮层则对这一图谱进行维度扩展与多区域整合，实现对复杂气味信息的精细感知。

更为关键的是，嗅觉系统中的气味编码不仅仅是对分子信息的机械性解读，还融入了情感、记忆和背景信息的整合。这种多层次、多区域的网络结构，使嗅觉系统具备了高效的气味识别和长期记忆能力，并赋予了气味感知以极高的个性化和情感关联特征。这一整合过程不仅体现了生物系统的高度优化设计，也揭示了嗅觉作为最原始感官之一如何通过多级编码机制实现复杂的认知功能。

5.6　与嗅觉相关的新兴研究

嗅觉领域的研究随着技术的快速发展而迎来了新的突破。从神经科学到人工智能，从光遗传技术到仿生系统，各种前沿技术正将嗅觉的研究推向新的高度。这些研究不仅揭示了嗅觉系统的复杂性，还推动了其在医学、环境监测、食品科学以及智能设备中的广泛应用。以下几项新兴研究领域，代表了嗅觉研究的最前沿方向。

5.6.1　合成光遗传气味：光与嗅觉的结合

合成光遗传气味技术是光遗传学与嗅觉研究结合的创新产物。这一技术利用光来精确控制特定神经元的活动，从而操控和模拟气味感知过程。这种方法为研究嗅觉系统的神经回路以及开发生物启发的传感器提供了独特的工具。

光遗传学的核心在于光敏蛋白和光感受器。这些分子工具通过基因工程技术被引入特定的嗅觉感受神经元中，使这些神经元能够对光产生响应。当特定波长的光照射到这些神经元时，它们会生成电信号，从而模拟气味分子与受体结合时的自然反应。

通过控制光的波长、强度和时长，科学家能够精确调节神经元的活动，并生成与实际气味感知相似的信号。实验显示，这些信号可以被大脑处理并解释为特定的气味体验。例如，通过蓝光的短暂刺激，可以诱导一种类似柠檬香气的感知，而长波红光的刺激可能模拟木质香气。

这种技术的应用潜力广泛且多样化。例如，它可以用来探索嗅觉感受神经元如何编码气味信息，以及这些信息如何在嗅球和嗅觉皮层中被进一步加工。此外，这项技术还可以应用于生物启发式传感器的开发，帮助诊断疾病（如检测病症相关的呼气特征），或用于工业环境中的气味监测。

5.6.2　人工嗅觉生物混合系统：模仿自然的智慧

人工嗅觉生物混合系统是一种结合生物学与工程学原理的前沿技术，旨在模仿并扩展生物嗅觉系统的功能。这种系统通过融合生物元素（如嗅觉感受细胞或受体蛋白）和人工智能技术，创造出一种能够感知、分析并作出反馈的智能嗅觉设备（图 5.2 展示了人鼻、电子鼻与生物电子鼻之间的相似性与差异性[65]）。

生物混合系统的核心在于将天然嗅觉感受器集成到人工传感器中。这些感受器对气味分子具有天然的灵敏性，可以捕捉复杂的气味混合物。气味信号随后通过内置的传感器转化为电信号，并被送入一个数据处理模块，利用机器学习和模式识别算法进行解码。

这种系统的实际应用领域非常广泛。例如，在食品工业中，它可以监测食品的新鲜程度或判断生产过程中气味的变化；在环境监测中，它能够快速检测空气中的污染物，如挥发性有机化合物；在医学领域，它甚至可以分析呼吸中的气味成分，用于早期发现疾病。此外，人工嗅觉生物混合系统还展示了其在军事和安全领域的潜力。例如，开发一种能检测爆炸物或有毒气体的便携式设备，可以为公共安全提供重要保障。

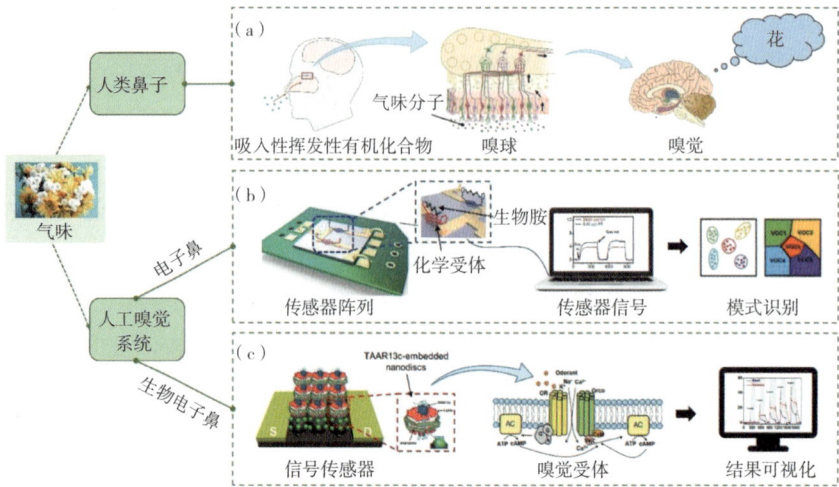

图 5.2　清华大学卢元教授团队对人鼻、电子鼻、生物电子鼻的相似性与差异性的归纳示意图

5.6.3　生物启发的神经形态感知系统：模仿嗅觉的神经网络

生物启发的神经形态感知系统通过模仿生物神经系统的结构和功能，提供了一种高效、低功耗的气味感知解决方案。图 5.3 展示了华中科技大学固态离子学实验室郭新教授团队研发的仿生神经形态感觉系统。这种系统结合了神经形态硬件和人工智能算法，在嗅觉的模拟和计算中展现了巨大潜力。神经形态硬件是一种模仿生物神经元和突触连接的特殊芯片，它能够实时处理复杂的嗅觉数据。这些硬件设备不仅能高速运行，还可以根据输入信号的特点动态调整连接强度，从而模拟生物神经元的学习和适应能力。神经形态硬件的优势在于其低功耗、高效性以及灵活的适应性，这使它在实时处理复杂嗅觉数据方面具备无与伦比的潜力。

这一系统的核心组件是"感知器"，其灵感来源于生物嗅觉受体。这些感知器能够检测气味分子的化学特性，并将其转化为神经形态硬件能够处理的数字信号。神经形态感知系统通过高度仿生的方式，将外部的气味分子信号转化为能够进行复杂模式识别和解码的数字信号。核心的解码过程涉及使用模式识别算法对气味的化学信号进行分析。这些算法不仅能够识别简单的气味，还能够分析多种气味分子的复杂混合物。随着深度学习算法和强化学习的引入，神经形态感知系统能够从大量的气味样本中学习，不断提高其识别的准确性。例如，通过对多维气味数据的学习，系统能够发现并理解气味成分之间的潜在联系，从而更加精准地解读环境中的气味。

生物启发的神经形态系统以其极低的功耗和高效的计算能力为特点，使得这一技术特别适合于需要长期、实时监控的应用场景。传统的气味感知系统通常依赖复杂的电子设备和大量的计算资源，而神经形态硬件通过模拟神经元的并行处理能力，大大

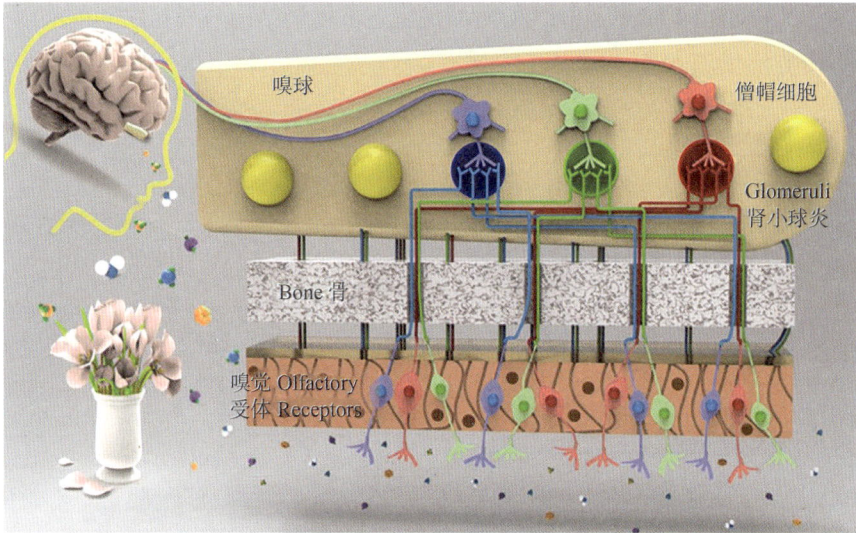

图 5.3　华中科技大学固态离子学实验室的仿生神经形态感觉系统

减少了对能源的需求，同时确保了对大量数据的实时处理能力。这种系统的优势在于其不但适合便携式设备的使用，也能够用于大规模部署的气味感知网络中。神经形态感知系统的潜在应用极为广泛，几乎涵盖了从智能机器人到工业生产线、从环境监控到智能家居的各个领域。在智能机器人领域，神经形态感知系统能够帮助机器人感知气味并结合视觉或声音信息进行环境导航。通过将嗅觉传感器与其他感知传感器（如视觉传感器）结合，机器人可以实现更智能的环境互动，例如在搜救任务中精确识别特定的气味，帮助定位失踪人员。在工业领域，神经形态感知系统能够实时监控生产线中的气味变化，优化质量控制过程。例如，在食品加工中，这类系统可以快速检测出不符合质量标准的气味，进而避免产品不合格流入市场。在智能家居系统中，神经形态感知系统可以结合空气质量监测、室内气味感知和人工智能算法，实时调整空气净化系统，提供更加健康、舒适的生活环境。同时，这种技术也能被用于高效的疾病检测。例如，通过分析呼气样本中的气味成分，神经形态感知系统能够在早期诊断癌症或其他代谢疾病方面发挥重要作用。

5.6.4　机器学习与嗅觉：数据驱动的气味分析

机器学习在嗅觉研究中的应用为复杂气味数据的分析和模式识别提供了强大的工具。结合先进的传感器设备，如电子鼻和气相色谱质谱仪，机器学习能够从庞大的气味数据集中提取有意义的信息。如图 5.4 所示，Alexander B. Wiltschko 团队基于图神经网络，开发了气味分析 AI 系统。该系统可以根据化学分子的结构，对分子的气味进行预测。研究成果发表在 *Science* 杂志上 [66]，该研究采用图形神经网络生成了"主

气味谱图"（principal odor map，POM），建立了化学结构与气味之间的映射，有望
为感知觉研究提供新方法。

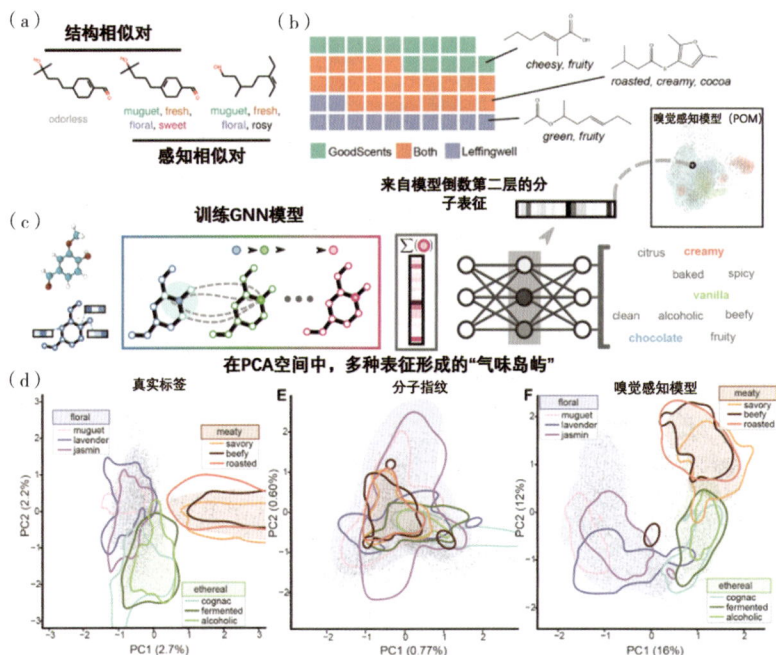

图 5.4　主气味谱图框架示意图

电子鼻等装置通过检测气味分子的化学性质，将气味信号转化为多维度的可量化
数据。机器学习模型对这些数据进行特征提取与分类处理，从而实现不同气味的识别
与分离。尤其是在深度学习模型的辅助下，研究人员已能将复杂的气味混合物分解为
多个成分，并准确预测各成分的来源与感知属性。

这一类技术已在多个实际领域中得到广泛应用：在食品工业中，它们被用于监测
原料及成品的气味一致性与品质控制；在医学领域，通过分析呼气样本实现对某些疾
病（如肺癌、糖尿病）的早期筛查与诊断；在环境监测中，这些系统可对工业排放和
污染源进行实时识别与溯源，从而为治理决策提供支持。

5.6.5　总结

新兴嗅觉研究方向的不断发展，展示了人工智能与嗅觉科学深度融合的潜力。这
些技术突破不仅帮助我们更好地理解嗅觉系统的复杂机制，也为解决实际问题提供了
创新的工具。无论是通过光遗传学精确控制气味感知，还是利用机器学习揭示气味数
据的深层模式，嗅觉研究都在持续推动医学、工业和人工智能的进步。未来，嗅觉科
学将继续引领感官研究的新方向，为人类生活和科技创新带来更大的可能性。

第 6 章　体感系统

6.1　引言

人类感知觉是我们与世界最直接的连接。它不仅是认识外界的基础，更是生存与适应的关键。通过精密的感官系统，我们能实时捕捉环境中的各种刺激——从轻柔的触碰到尖锐的疼痛，从细微的温度变化到明显的压力差异。这些信息在体内迅速转化为神经信号，让我们能做出精准反应。感知觉不只关乎对物理世界的认知，更影响着我们如何与环境互动、如何决策、如何在变化中生存。

皮肤中分布着各类感受器，如梅氏小体、帕西尼小体、冷热受体等，这些微小却高效的"传感器"能精准捕捉每一丝触感、温度和压力变化。信号从感受器出发，经由神经纤维传递，经过脊髓处理，最终在大脑皮质形成完整的感知体验。我们将解析这个传递过程的每个环节，看看不同感知通路如何协同工作，如何帮助我们实现自我调节与适应。

但生物学感知只是起点。如今，随着人工智能和材料科学的进步，电子皮肤技术正在突破人类感知的极限。这项技术为机器人和可穿戴设备赋予了类似人类的触觉能力，使其能捕捉真实世界中复杂的物理和化学信号。无论是监测健康数据，还是增强虚拟现实的触觉反馈，电子皮肤都在开启全新的感知维度。为智能设备与人类的互动创造了无限可能。

在未来，生物感知觉与人工智能感知觉的融合将是科技进步的巨大驱动力。这种跨越生物学与工程学、神经科学与人工智能的结合，正在为我们带来前所未有的机遇与挑战。它不仅推动了对人类感知觉本质的深入理解，更为具身智能奠定了坚实基础。

6.2 皮肤中的接受器

躯体感觉的起点是皮肤，作为人体最大、最复杂的感觉器官，皮肤不仅为身体提供了保护屏障，也提供对外界环境的感知信息。皮肤通过众多分布在其表面的感觉受体（图 6.1）感知外部的物理、化学或生物学刺激。这些受体能够将外界的刺激转化为电信号，传递至中枢神经系统，使我们得以对周围环境做出快速反应。感知转导是这一过程的核心，通过感受器对刺激的反应，将这些信号传递到大脑或脊髓，从而实现触觉、温度、痛觉等各种躯体感觉的感知和调节。

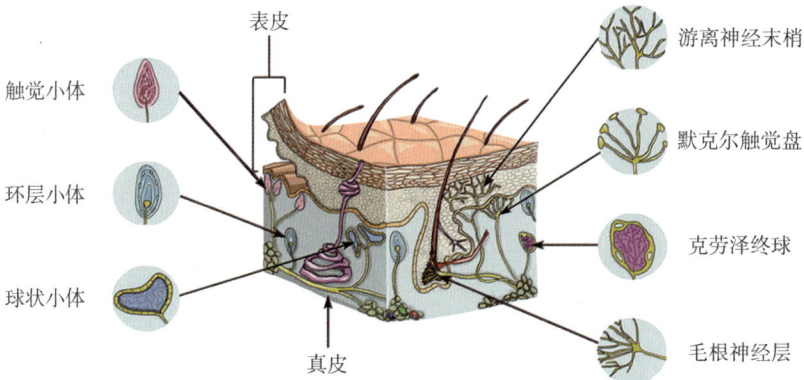

图 6.1　皮肤中的感受器

皮肤中的感受器种类繁多，它们各自具有不同的功能和敏感性，能够感知各种外界刺激[67]。机械受体（mechanoreceptor）是感知物理压力、拉伸、振动和剪切力等刺激的主要受体。它们主要分布在皮肤、关节和肌肉等部位。当外界的机械刺激作用于这些区域时，受体细胞膜会发生物理性变化，从而引起电位变化。梅氏小体（Meissner corpuscle）和帕西尼小体（Pacinian corpuscle）是两种常见的机械受体，前者主要负责感知轻触和低频振动，而后者则对较深的压力和高频振动敏感。机械受体通过离子通道的开关产生动作电位，并将这些电信号通过初级传入神经纤维传递至脊髓，再向大脑传送，从而形成触觉感知。此外，肌梭和腱器等本体感受器，则通过感知肌肉和关节的位置变化，帮助我们维持身体的姿势和协调运动。

温度受体（thermoreceptor）主要感知温度变化，它们对冷和热分别有不同的反应。冷受体和热受体分别对温度下降和上升敏感。冷受体通过 TRP（瞬时受体电位）

通道感知温度降低，而热受体则通过相同机制感知温度上升。这些温度信号通过神经纤维传递到脊髓，再进一步传递至大脑，帮助身体作出适当的生理调节，例如血管收缩或扩张、汗腺分泌等，以维持体温的恒定。

痛觉受体（nociceptor）则专门负责感知潜在的伤害性刺激，如机械压迫、极端温度或化学物质。这些受体分布在皮肤、内脏和关节等部位，当身体遭受伤害或面临危险时，痛觉受体会通过感知伤害信号触发电位变化，传递至中枢神经系统，引发疼痛感知，警告我们避免进一步的损伤。痛觉受体的激活不仅仅是对外部刺激的反应，它还涉及生理和免疫反应的调节。例如，受损组织会释放前列腺素、组胺等化学物质，激活痛觉受体并引发炎症反应，进一步加强身体对伤害的警觉性。化学受体（chemoreceptor）虽然在躯体感觉中的作用较少，但它们在某些特定情境下也发挥着重要作用，尤其是在体内环境监控方面，例如在炎症或感染过程中，化学受体能感知由细胞损伤释放的化学物质，并作出响应，影响身体的自我调节。

这些感受器不仅种类多样，而且分布广泛，彼此协调工作，共同感知外部世界的变化。例如，皮肤表面的感受器不仅能够区分不同的刺激类型，还能够在一定区域内感知刺激的强度和位置。不同感受器的"感受野"也存在差异，梅氏小体的感受野较小，能够精确感知轻微的触碰，而帕西尼小体的感受野较大，更适合感知深度的压力或振动。此外，皮肤的不同部位具有不同的敏感性，指尖、嘴唇等区域由于具有较高的感受器密度，能够实现更精细的触觉辨别。

皮肤的感觉信息通过初级传入神经纤维向脊髓和大脑传递。神经系统对这些信号进行进一步的处理和解码，使得我们能够及时感知外部环境的变化，并做出相应的反应。每种感受器的激活都会通过不同的神经通路进行信息传递，最终汇聚到大脑皮质的特定区域进行整合。

6.3　初级传入纤维和外周神经系统

外周神经系统初级传入神经纤维构成了感觉信号传递的基本框架，是感觉信息处理和传递的关键环节[25]。这些神经纤维将外界的感官信息从外周感受器传递到中枢神经系统，为我们的感知和运动反应提供了基础。

初级传入轴突起源于外周神经系统中的各种感受器，例如皮肤中的机械受体、温度受体以及分布在关节和肌肉中的本体感受器。这些感受器将外界的物理、化学或生物刺激转换为神经电信号，初级传入轴突则负责将这些信号通过外周神经传输到脊髓或脑干。初级传入轴突的细胞体位于外周神经系统的关键结构——背根神经节（dorsal root ganglia）中。背根神经节是外周神经系统与中枢神经系统的交汇点之一，连接了感受器与中枢的处理中心。

初级传入轴突的特性，例如直径和髓鞘的厚度，与外周神经系统的多样化功能高度匹配。外周神经系统内的神经纤维因其功能不同而表现出不同的传导速度，而这种多样性直接由初级传入轴突的结构特性决定。例如，负责痛觉和温度感觉的纤维位于外周神经系统内，是无髓鞘的初级传入轴突，传导速度较慢，仅为 0.5 ~ 1 m/s；而负责触觉和振动的纤维具有较大的直径和较厚的髓鞘，其传导速度高达几十米每秒。这种差异化的设计允许外周神经系统根据不同感官信号的紧急性和功能需求，优化其传递效率，从而实现高效的信息传递和能量分配。

此外，外周神经系统还为初级传入轴突提供了一个高度组织化的网络结构，使得来自不同部位的感官信号能够迅速而准确地被传递。脊神经通过其31对神经分支覆盖全身，不仅为不同的身体区域提供神经支配，还通过神经丛的复杂网络对信号进行整合。外周神经系统的这一特性确保了初级传入轴突能够高效地完成感官信号的收集和传递任务，将信息无误地送达中枢神经系统的处理中心。

因此，外周神经系统为初级传入轴突的运行提供了组织化和功能化的支持网络，而初级传入轴突则以其高度分化的结构，满足了不同类型感官信号的传递需求。它们共同组成了感官信号传递与整合的第一道防线，为后续的中枢处理提供了关键的输入。

6.4 脊髓

在初级传入轴突完成对感官信号的初步传递后，脊髓作为信息传递的核心中枢，接管了进一步的处理任务。它不仅是连接外周神经系统与中枢神经系统的桥梁，还通过其特定的功能布局，在反射、运动控制以及信息传递中发挥着不可替代的作用[68]。

脊髓由 30 个脊柱节段组成，这些节段分布在不同的脊椎区域，包括颈椎（C1 ~ C8）、胸椎（T1 ~ T12）、腰椎（L1 ~ L5）和骶椎（S1 ~ S5）。每个脊柱节段由一对背根和腹根组成，负责感觉和运动信息的传递。每个节段的神经分布与相应的皮肤区域（即皮节）具有一对一的对应关系。皮节是指皮肤上的特定区域，感受来自一个特定脊柱节段的神经输入。这种结构设计使得脊髓能够灵活而有效地协调感知与运动控制。

6.4.1 脊髓的宏观和微观结构

脊髓的结构从宏观到微观均展现出高度的组织性，确保其能够有效承担感觉和运动信息的双向传递功能。在脊柱的保护下，脊髓作为一个精密的管状结构，与外周神经和大脑相连，为信息的快速、精确传递提供了结构上的支持。

脊髓的宏观结构呈管状，长 40 ~ 45 cm，位于脊柱的中央，周围由脊椎骨保护。脊髓通过脊椎的椎孔与大脑相连接，并与外周神经系统相连。每个脊柱节段的两侧通过一对神经根与外周神经系统相连接，这些神经根在脊髓的每个节段上通过背根和腹根分布。背根传递感觉信息，腹根则传递运动信息。

在脊髓的横截面上，可以看到其呈现"灰质 - 白质"结构：灰质位于中心，呈蝴蝶形或 H 形，主要由神经细胞体组成，而白质则环绕在灰质周围，主要由神经纤维（轴突）组成。灰质内的前角、后角和侧角各自参与不同的功能，前角主要涉及运动功能，后角负责传递感觉信息，而侧角则主要与自主神经系统的功能相关。

在微观结构层面，脊髓中存在许多类型的神经元，包括感觉神经元、运动神经元以及中间神经元。感觉神经元通过背根接收来自外部的刺激信号，并将这些信号传递到脊髓后角。在脊髓后角中，二级神经元接收这些信号并将其传递到大脑，完成感觉处理和反射动作。

脊髓的宏观结构保障了信号的快速传递，而微观结构则进一步实现了功能的分工与整合。这种多层次的结构设计，使得脊髓能够在复杂的神经网络中高效地完成信息的接收、处理和输出。

6.4.2　脊髓的信息处理作用

脊髓的功能不仅仅限于作为一个传递信息的中枢，它还在反射、信号整合和复杂运动协调中充当重要角色。其内在的神经网络能够快速处理外界刺激，完成直接反应，同时为中枢神经系统提供高质量的输入信息。

脊髓最为人熟知的功能之一就是反射活动。反射是指无须经过大脑的中介，脊髓直接响应外部刺激所做出的快速反应。脊髓能够处理来自感觉神经的输入信息，并迅速引发反射动作，确保身体能够及时对危险做出反应。例如，撤回手指时，脊髓通过背根接收到皮肤上的触觉信息后，立即触发相关肌肉的运动，从而产生反射。

脊髓还通过其神经通路与大脑进行协同工作，以实现更复杂的感知和认知功能。来自皮肤的感觉信息，特别是触觉、温度感知和痛觉，首先通过大面积的 $A\beta$ 轴突传递到脊髓的背角。这些感觉信息在脊髓内部分支，并通过背根神经元传递至大脑的感觉皮层，参与高级的感知处理。此外，脊髓中还有一部分神经通路直接与大脑的运动区域连接，负责执行精细运动和协调任务。

脊髓的一个重要特点是其皮节的功能布局。皮节是皮肤上由特定脊柱节段控制的区域。每个皮节都与特定的脊柱节段一一对应，形成"皮节 - 脊柱节段"的映射关系。节段按照颈椎、胸椎、腰椎和骶椎分为多个功能区域，每个节段通过神经根支配特定的皮肤区域，形成皮节。颈椎节段（C1～C8）主要支配头部、颈部以及上肢的感觉，其中包括手部区域；胸椎节段（T1～T12）负责躯干部位的感觉分布；腰椎节段（L1～L5）覆盖下肢前部以及小腿的部分区域；而骶椎节段（S1～S5）则控制臀部以及下肢后部的感觉。即使在某个脊柱节段的神经受到损伤时，周围的神经输入仍能部分代偿。例如，如果一侧的背根受损，受损区域的感觉不会完全丧失，因为相邻脊柱节段的神经根会继续提供部分输入。然而，若要完全丧失一个皮节的所有感觉，通常需要切断至少三个相邻的脊根。

这种皮节与脊柱节段之间的一对一映射关系不仅使脊髓的结构更为高效，还为神经系统提供了冗余和鲁棒性，从而增强了对外界伤害的适应能力。这种设计对于脊髓的功能至关重要，保证了人体即便在部分神经受损的情况下，仍能够维持重要的感觉和运动功能。

通过其独特的皮节布局和信号整合能力，脊髓不仅在日常生活中承担了感知与运动的协调任务，还通过冗余设计确保了在部分损伤下的功能代偿。其高效的结构和功能体现了人体神经系统的复杂性与精妙性，为中枢进一步处理提供了稳定的输入。

6.5 背柱－内侧门神经通路及三叉神经触觉通路

在感官信号由初级传入轴突传递到脊髓后，信息并未停止处理，而是需要通过特定的神经通路进一步上传至大脑。这些通路的组织性与精确性，决定了触觉信号能够以何种方式到达大脑皮质进行高级感知处理。本小节重点介绍背柱-内侧丘系通路与三叉神经触觉通路，它们分别负责身体和头部触觉信号的传递。

首先是背柱-内侧丘系通路，这是躯干和四肢触觉信息传递的主要通路，专门负责传递触觉和本体感觉等高度精确的信息。触觉信号从皮肤、肌肉或关节的感受器被初级传入轴突（尤其是轴突）传递到脊髓后，这些信号并不直接在脊髓中结束，而是通过脊髓的背柱沿着脊髓的背侧向上传输。当这些神经纤维到达延髓时，它们会在背柱核（如楔状束核和薄束核）与第二级神经元形成突触。此时，信号发生交叉，从一侧传递到对侧。随后，这些信号通过延髓中的内侧丘系继续上升，经过脑干并到达丘脑的腹后核（VP 核）。在丘脑，这些信息会经过进一步的整合和调节，最后通过投射纤维被传递到大脑皮质的初级体感皮层（S1）。这一复杂而精密的路径确保了身体的触觉信号能够准确、高效地到达大脑皮质，从而使我们能够清晰地感知这些信号[69]。

与此不同的是，来自头部和面部的触觉信号则通过三叉神经触觉通路进入大脑。这条通路无须经过脊柱，而是直接利用三叉神经将触觉信号传递至中枢。三叉神经是脑神经中最大的一对，分为三大分支，分别支配面部、口腔区域、舌头的外 2/3，以及覆盖大脑的硬脑膜。此外，面神经（Ⅶ）、舌咽神经（Ⅸ）和迷走神经（Ⅹ）也提供来自耳朵、鼻区和咽部的补充感觉信息。这些感觉信号首先在三叉神经的主感觉核中被整合，然后通过脑干的内侧丘系到达丘脑的特定区域，最终投射到大脑皮质。这种独特的通路设计确保了头部和面部的触觉信号能够快速地被传递至大脑皮质[70]。

通过背柱 - 内侧丘系通路与三叉神经触觉通路，触觉信号被有效传递到大脑皮质。这种分工明确的设计，既确保了全身不同部位触觉信号的高效传递，又为感知觉的进一步处理提供了精确的输入。这些传递通路为人体感知觉功能奠定了坚实的基础，也为更高层次的认知行为铺平了道路。

6.6　体感皮层

6.6.1　感觉皮层的功能局部化

触觉信号通过背柱 - 内侧丘系通路和三叉神经触觉通路到达大脑后，初级体感皮层（S1）成为信息整合与感知觉处理的核心区域。大脑皮质以其复杂的功能分区和高效的信息处理能力，将外界的触觉刺激转化为可感知的经验，为人类的行为决策和运动控制提供了重要依据。

初级体感觉皮层（S1）位于中央后回上，紧邻中央沟的后方，包含区域 3a、3b、1 和 2，这些区域沿着中央后回从中央沟向后依次分布（图 6.2）。其中，3b 区居于中央位置，直接接收来自丘脑的主要触觉输入，是整个 S1 的核心；区域 3a 位于 3b 的前方，与中央沟相邻，主要处理本体感觉；区域 1 位于 3b 的后方，负责进一步处理触觉纹理信息；而区域 2 位于区域 1 的后方，主要参与形状和物体大小的分析。后顶叶皮层则位于 S1 的后方，包括区域 5 和 7，扩展至顶叶更靠后的部分，主要整合感觉输入和空间信息，支持复杂的运动计划和空间认知。整体上，这些区域在大脑的顶叶从中央沟后方向后延伸，形成一个由感觉输入到高级整合的连续功能分布。

在初级体感觉皮层中，3b 区被认为是主要的躯体感觉区域，具有几个显著特点：①它接收来自丘脑 VP 核的密集输入；②其神经元对体感刺激反应强烈，但对其他感觉刺激无反应；③此区病变会损害躯体感知觉；④电刺激此区域能唤起躯体的感知觉。3a 区虽然也接收来自丘脑的密集输入，但它主要与身体位置感知相关，而非触觉感知。

此外，区域 1 和 2 接收来自区域 3b 的密集输入，这些区域在触觉信息处理中有着各自的功能分工。区域 1 的投影主要负责纹理信息的传递，而区域 2 则强调物体的大小和形状。当 1 区或 2 区发生病变时，会导致识别质地、大小和形状等触觉方面的缺陷[71]。

人类大脑的初级体感觉皮层（primary somatosensory cortex，S1）呈现出皮质体态图（cortical somatotopy，图 6.2），这是身体各部分在大脑皮质上的投射区域的映射。皮质体态图类似于听觉皮层的音位图（tonotopy）和视觉皮层的视位图（retinotopy），分别反映声音频率和视觉输入在大脑中的组织方式。在 S1 中，不同身体部位的表示区域大小与其感觉灵敏度密切相关。感觉越灵敏或动作控制越精细的身体部位，在皮层上占据的区域越大。例如，手和面部的表示区域明显大于其他部位，尤其是手指和嘴唇，占据了更大的皮层面积。这是因为这些部位在触觉处理和精细运动中起到重要的作用，因此对感知和控制功能至关重要，需要更大的皮层面积。

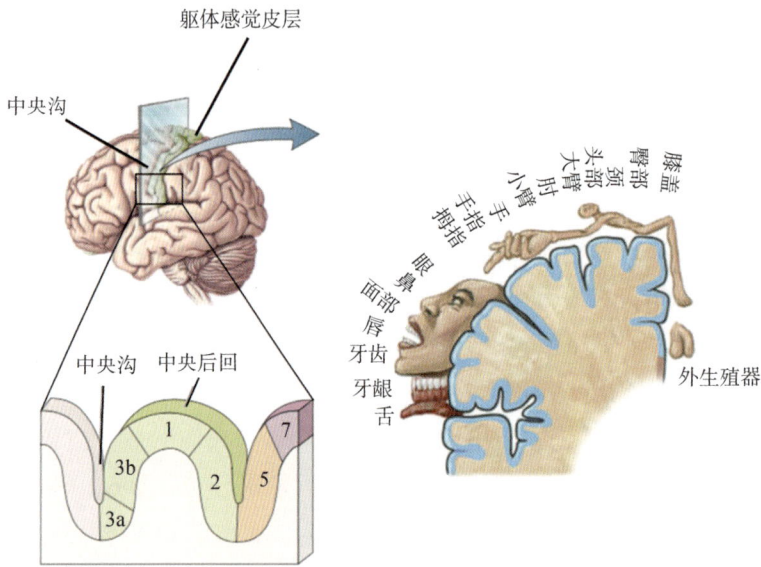

图 6.2　运动皮层及皮质体态图

6.6.2　感觉皮层的神经可塑性

尽管存在既定的功能分区，这种功能分区并非完全固定、一成不变的。感觉皮层也表现出了显著的神经可塑性。例如，在小鼠的初级体感觉皮层中，胡须的感觉输入在特定的"胡须图"或"桶状体"区域有特定的空间分布。每根胡须在皮层上都有对应的神经元群体，这使得小鼠能够精确地处理来自每根胡须的感觉信息。研究表明，感知学习任务（如跨越缺口任务）时，大脑皮质地图会发生变化，反映出皮层神经元的重组和专门化[72]。实验结果发现，当某根胡须经过训练以完成特定任务时，它对应的皮层区域会变得高度专业化，即使胡须被剪掉后，动物仍能够通过这种神经重塑来重新学习任务，这表明了皮层地图的可塑性。

类似的可塑性在猕猴的手指移除实验中也得到了验证[73]。手指被移除后，原先由该手指占据的大脑区域并没有闲置，而是被邻近手指的神经输入所占据，这表明大脑能够自我调整，优化剩余神经输入的处理能力。这种神经可塑性不仅限于损伤后的恢复，也可以通过训练和经验塑造大脑的感觉地图。

此外，幻肢现象也展示了大脑的可塑性[74]。在截肢者中，虽然失去的肢体已不再存在，但他们仍能感觉到"幻肢"，即失去的肢体仿佛仍在接收触觉刺激。这种现象通常是由与丢失肢体在体态图中相邻的皮肤区域的刺激引起的。例如，刺激脸部可能会引发截肢者的幻觉手臂的感觉。功能性脑成像研究揭示了这一现象背后的机制：丢失肢体原本对应的大脑区域在刺激其他部位时被激活，表明这一部分的皮层并没有处于未使用状态。这进一步证明了大脑的可塑性，表明大脑能够对感觉输入的丧失进行适应性重组。

6.6.3　感觉皮层相关的神经病症

感觉皮层的损伤或异常可能会导致一系列神经心理学病症。后顶叶皮层的损伤，尤其是后顶叶区域，可能会导致一系列神经认知障碍。例如，失认症（agnosia）是指患者尽管具有正常的视觉能力，但无法识别物体。立体空间失认症（astereognosia）则是指患者无法仅凭触觉识别常见物体，尽管他们的触觉感知没有问题，并且能够通过视觉或听觉识别物体。这些障碍通常局限于损伤的一侧。后顶叶皮层的损伤还可能导致忽视综合征（neglect syndrome），在这种情况下，患者会忽视身体的一部分或世界的某一部分。例如，一名患者在模拟绘图后无法再现图中左侧的特征。

这些症状突显了大脑如何整合来自不同感官的信息，以及这种整合如何对日常功能至关重要。理解这种整合失败的机制，以及寻找可以帮助修复或缓解这些症状的干预措施，仍是神经科学研究的重要方向。通过这些研究，我们可以进一步认识到大脑损伤后的可塑性和自我修复的潜力，并探索通过康复训练和神经修复策略来促进这种可塑性的可能性。

综上所述，我们得到一个强有力的信息：大脑在处理感觉信息时同时具备既定性与可塑性。体态图为我们提供了感觉信息的精确蓝图，但这些蓝图并非固定不变，而是可以根据身体的变化和环境的要求进行调整。这种可塑性是恢复训练和感觉替代技术研究的基础，也是理解大脑如何适应持续变化世界的关键。

6.7　利用电刺激恢复触觉

由于神经连接的损伤，部分患者失去了肢体的感知觉和运动功能。近年来，随着脑机接口技术的突破，这种功能的恢复已经能够通过电刺激的形式实现。传统的假肢技术主要集中在恢复肢体的运动功能，虽然这些技术帮助患者获得了一定的独立性，但由于触觉的缺失，假肢仍然难以成为身体的一部分。研究人员逐渐意识到，只有同时恢复运动能力和触觉感知，假肢才能真正融入身体，并为患者带来更自然的使用体验。

2016 年，瓦莱团队通过植入芯片来恢复上肢瘫痪患者的触觉感知[75]，这一开创性研究不仅突破了科学边界，也大幅提升了患者的生活质量。通过结合脑机接口与机械手臂，患者不仅能感知物体的存在，还能够精准地操控物体，使触觉反馈体验更加精细和自然。最新的研究表明，电刺激的强度、频率和时间模式的调整，使仿生义肢不再是单纯的机械工具，而是能模拟自然触觉的真实体验[76]。对于截肢患者来说，电刺激技术不仅帮助恢复对仿生手的控制能力，还让他们重新体验与环境的互动，感知物体的重量、温度和质感，从而更加自然地完成日常任务。

然而，触觉的恢复远比预想中的复杂。人体的体感系统由触觉、温度觉、疼痛觉和身体位置觉等多个感觉通道构成，且这些通道通过复杂的神经网络相互作用和调控。研究人员不仅需要精确传递这些感觉信号，还要考虑到长期使用可能对神经系统带来的潜在损伤[77]。瑞士联邦理工学院的研究者索莱曼·舒克尔（Solaiman Shokur）致力于恢复多感官输入[78]，通过热刺激装置让截肢患者重新感知到缺失肢体的温度变化。这种温度感知的恢复极大增强了患者对仿生义肢的归属感，并提高了他们对假肢的使用信心。

尽管这些技术取得了令人振奋的进展，但仍面临诸多挑战。当前的技术依赖于昂贵的设备和专业支持，研究人员正在致力于降低成本、简化设备，使其能够在家庭环境中使用。与此同时，如何在确保患者安全的前提下最大化提高生活质量，以及如何在设备出现故障或面临技术支持中断时保障患者权益，这些问题也亟待解决。随着技术的不断进步，未来的脑机接口、仿生义肢以及多感官恢复技术有望为患者带来更自然、更全面的恢复体验，极大地提升其生活质量。

6.8　电子皮肤

电子皮肤是一种模仿人类皮肤功能的新型柔性电子系统，其目标是赋予机器人和可穿戴设备类似人类的触觉感知能力（图 6.3）。这项技术以多模态感知、高灵敏度、柔性适配以及智能化的数据处理为核心，旨在实现更自然的人机交互和复杂环境中的智能感知。近年来，随着柔性材料科学、微纳加工技术和人工智能的融合，电子皮肤成为实现人工智能具身智能的关键技术方向。

电子皮肤的研究与发展面临多方面的挑战，主要集中在两个领域：多模态感知与触觉机制、材料设计与柔性性能。多模态感知与触觉机制为电子皮肤提供核心功能，通过集成多种传感器模拟人类皮肤的触觉特性，并结合智能化分析技术，实现对环境的全面感知和高效响应；材料设计与柔性性能则是电子皮肤适应复杂表面和动态环境的物质基础，直接决定了设备的耐久性、舒适性及环境适应性。

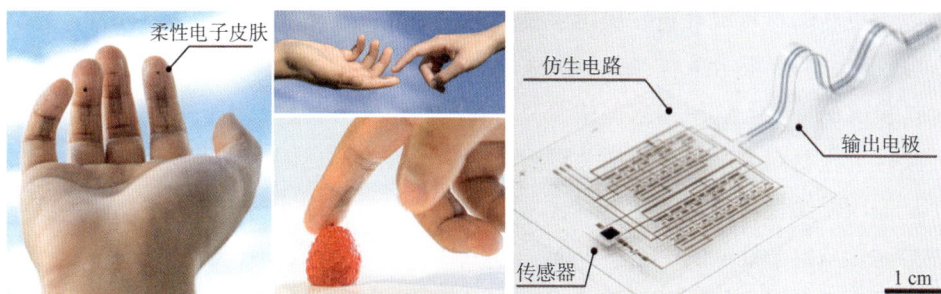

图 6.3　电子皮肤 [79]

在这些挑战的背景下，电子皮肤的应用场景及未来展望也逐渐明晰。多模态感知与触觉机制可以广泛应用于医疗健康领域，提升伤口监测和患者护理的智能化水平；材料设计与柔性性能将使电子皮肤能够更好地适应复杂环境，应用于机器人触觉、虚拟现实等领域，极大地推动智能设备的进步。

6.8.1　多模态感知与触觉机制

多模态感知能力是电子皮肤的核心特性之一，直接决定了其在复杂环境中感知和响应外部刺激的能力。这一能力通过集成多种类型的传感器得以实现，包括压力、温度、湿度、振动、剪切力等。这种多样化的感知模式使得电子皮肤能够模拟人类皮肤的触觉功能，为机器人和可穿戴设备提供更深刻的环境感知能力。

Gao 等人（2016）[80] 提出了一种柔性传感器阵列，能够实时检测汗液中的代谢物和电解质浓度，如葡萄糖、乳酸和钾离子。这种阵列不仅实现了高精度的健康监测，还展现了多模态感知在个性化医疗中的潜力。其设计结合了化学感知与物理感知能力，使电子皮肤能够捕获多种生理信号，从而支持复杂的诊断需求。

此外，Barreiros 等人（2022）[81] 开发的光电型电子皮肤通过光学弹性体传感器将触觉信号编码为光信号，并结合机器学习算法进行数据处理。这一创新显著提高了触觉感知的动态范围和精度，使电子皮肤能够识别多种触觉模式，如接触位置、剪切力和温度变化。这些技术进展充分说明，多模态感知能力不仅是电子皮肤的核心技术基础，也是其适应多样化应用场景的关键。

在实现多模态感知时，传感器的优化设计和数据融合技术是技术上的重要挑战。如何在传感器间实现高效协作，同时确保多模态数据的实时处理和有效利用，是未来研究的重要方向。通过解决这些问题，电子皮肤将能够在更复杂的环境中实现精准感知和高效响应。

6.8.2　材料设计与柔性性能

电子皮肤的材料设计直接决定了其柔性、适应性和耐用性。与传统刚性传感器不同，电子皮肤需要贴合人体或机器人表面，并能在弯曲、拉伸和扭曲等机械变形条件下保持良好的性能。这一需求促使研究者在材料科学方面进行了一系列创新。

柔性导电材料是电子皮肤的关键组成部分。液态金属因其优异的导电性和拉伸性被广泛应用于柔性传感器；导电聚合物和复合纳米材料则通过优化分子结构，实现了机械柔韧性与电学性能的平衡。Wang 等人（2020）[82] 开发的一种超薄柔性电子皮肤，其厚度仅为数微米，能够贴合复杂表面，用于肌电信号的高精度监测。这一设计不仅提高了设备的佩戴舒适性，还优化了信号的灵敏度，使其能够广泛应用于医疗和人机交互领域。

自修复材料的引入进一步提升了电子皮肤的耐用性和环境友好性。Shi 等人（2020）[83] 提出了一种结合刚性、柔性和液态材料的异质设计，能够通过分子间动态交联机制实现机械损伤的自修复。这种材料在切割或破损后能够快速恢复原有结构，大幅延长了设备的使用寿命。此外，这种材料还能通过化学处理实现回收，显著降低了废弃物对环境的影响，为电子皮肤的可持续应用提供了技术保障。

在大面积传感器集成的设计中，材料的均匀性和工艺兼容性是关键挑战。例如，为了在柔性材料上实现高密度传感器阵列，研究者需要开发更高效的涂层技术和印刷工艺，同时优化信号传输路径，以确保大面积电子皮肤的高性能和低功耗。这些技术的局限限制了电子皮肤的大规模制造和部署，是未来该领域亟待解决的问题。

6.8.3　应用场景与未来展望

电子皮肤的潜在应用场景十分广泛，涵盖了医疗健康、机器人触觉和虚拟现实等领域。在医疗健康领域，电子皮肤通过实时监测患者的体温、心率和代谢状态，为个性化医疗和慢性病管理提供了重要支持。其多模态感知能力还能捕捉生理信号的细微变化，为疾病的早期诊断提供可能。

在机器人领域，电子皮肤为机器人赋予了类似人类的触觉感知能力，使其能够更精准地执行复杂任务。例如，在手术机器人中，电子皮肤能够实时感知手术刀与组织的接触力，从而提升手术的安全性和精准性。在工业机器人中，电子皮肤通过感知物体的硬度、温度和振动特性，优化了自动化生产流程并减少了生产损耗。

此外，电子皮肤在虚拟现实（VR）和增强现实（AR）技术中的应用也引发了广泛关注。通过为用户提供真实的触觉反馈，电子皮肤能够显著提升虚拟体验的沉浸感。

使用户能够在虚拟环境中可以感受到物体的温度、质地和柔软度,从而实现更真实的交互效果。

电子皮肤作为人工智能具身智能的重要组成部分,为实现智能体与环境的自然交互提供了关键技术支撑。通过多模态感知机制、柔性材料设计和高效数据处理技术的融合,电子皮肤在医疗健康、机器人学和虚拟现实等领域展现出广泛的应用潜力。尽管如此,其大规模应用仍面临诸多挑战,如大面积传感器集成的复杂性、信号干扰的管理以及低功耗系统设计等问题尚待解决。未来,随着材料科学、微纳技术和人工智能的持续发展,电子皮肤有望在更广泛的应用场景中实现突破,进一步推动智能技术与人类生活的深度融合。

第 7 章　运动系统

7.1　引言

运动是生命的核心特征之一，它不仅是生物体与外界环境交互的主要方式，更是生命系统复杂性与适应性在行为层面的具体反映。从基础的呼吸、行走到高水平的竞技运动，这些动作背后是肌肉、神经系统与中枢控制之间高度协作的结果。对运动系统的深入理解不仅帮助我们认识人体的生理与神经机制，还为人工智能、机器人和康复工程等领域提供了重要的生物学启示。

本章从运动系统的基础结构出发，逐步揭示从低级控制到高级控制的分层机制。在低级控制层面，脊髓通过反射弧和中枢模式生成器独立实现快速反应和节律性运动，为身体提供基础支持。而在高级控制层面，大脑中的运动皮层、前运动皮层、基底神经节与小脑等区域协同工作，为复杂运动提供计划、调整和学习能力。多层次的调控机制使得人体能够在姿势维持与复杂动作规划之间实现协调过渡，展现出丰富而灵活的运动能力。

随着技术的进步，这些生物运动机制的研究正在推动仿生学和人工智能领域的快速发展。以生物启发为设计理念的双足机器人，通过模仿人体步态和节律控制，实现了更自然、更高效的行走功能。而外骨骼作为一种可穿戴技术，不仅为行动受限者提供康复支持，也正在探索增强人体运动能力的更多可能性。此外，基于人工智能的运动解码技术，通过对神经信号的分析和理解，推动脑机接口等神经技术的发展，逐步实现基于意图驱动的直接控制方式，预示着人机融合的新前景。

7.2 基础结构（肌肉与神经系统）

运动系统的基本构成由肌肉与神经系统共同组成，其功能依赖两者之间高度组织化的协调机制。肌肉作为直接的执行者，通过神经系统发出的信号完成各种动作。从人类最基本的呼吸，到复杂的舞蹈动作，这一切都离不开肌肉与神经的共同作用。正如神经生理学奠基人谢林顿所言："人类所能完成的一切行为，均依赖于肌肉的执行。"这一论断强调了肌肉在行为输出中的核心地位，也凸显了其背后复杂神经控制机制的重要性。

人体的肌肉根据结构和功能被分为骨骼肌、平滑肌和心肌三种类型。骨骼肌是人体通过意志控制的肌肉，它们附着在骨骼上，负责维持姿势并完成各种主动运动。例如，当我们站立时，骨骼肌维持着身体的平衡；当我们行走或跑步时，其又转化为动力的来源。骨骼肌的快速收缩能力使其能够适应多种复杂动作，但与此同时，其能量消耗较高，容易疲劳。骨骼肌的力量输出和协调性直接影响着运动表现，这也是为什么运动训练和康复中总是强调骨骼肌的强化和调整。在仿生学研究中，骨骼肌的特性常常被用作灵感，设计出能够模仿人类动作的机械装置。

平滑肌与骨骼肌不同，其不受我们的意志控制，主要分布在内脏器官中。平滑肌负责调节如消化、血液循环等身体的基本生理活动。例如，胃肠道的平滑肌通过蠕动将食物向前推动，为营养的吸收和废物的排泄提供保障；血管壁的平滑肌则通过扩张和收缩调节血流量和血压。平滑肌的独特之处在于其缓慢而持久的收缩能力，可以长时间工作而不易疲劳，确保身体的内环境稳定。在仿生学领域，平滑肌的原理也被借鉴，用于开发柔性机器人和其他具有自动调节功能的设备。

心肌是人体独特的肌肉类型，构成了心脏的主体。心肌既具备骨骼肌的横纹结构，又拥有平滑肌的抗疲劳能力，使得心脏能够长时间跳动而不间断。心肌的收缩具有高度的同步性，这得益于细胞之间的缝隙连接，它们确保了心脏每一次搏动都能有效泵出血液。心肌的自律性尤为重要，即使在脱离中枢神经系统后，心脏依然可以通过其内部的起搏系统维持跳动。这一机制不仅成为人工心脏设计的理论基础，也加深了对心律调控及相关心脏疾病机制的理解。

在肌肉运动的背后，神经系统作为运动的指挥官，通过精密的组织和协调完成从指令发出到动作执行的全过程。上位运动神经元和下位运动神经元是神经系统实现运动控制的核心角色。上位运动神经元位于大脑皮质的运动区及脑干，负责对运动进行规划和发出指令。这些指令通过长距离的神经纤维，如皮质脊髓束，传递到脊髓中的下位运动神经元。而下位运动神经元是直接的执行者，它们将来自上位神经元的指令传递到肌肉，具体控制肌肉纤维的收缩和动作。脊髓中的下位运动神经元还按照功能进行分区，例如内侧神经元负责维持身体的平衡和姿势，而外侧神经元则支配远端肌肉用于精细动作。这种层级分明的神经元体系，确保了从中枢到外周的运动指令能够被准确传递和执行。

然而，运动的完成不仅仅依赖于神经元层级间的连接，还需要依托神经通路这一结构化的传递系统。神经通路将中枢神经系统与肌肉等效应器连接起来，是实现指令传递和反馈的桥梁。运动的完成需要两类神经通路的协同作用：传入通路和传出通路。传入通路将外界环境的感觉信息（如触觉、压力和位置感）传递到中枢神经系统，为运动提供实时的反馈。这些信息有助于中枢调整运动指令，使动作更加精确。传出通路则是从中枢向外部肌肉传递指令的路径，将运动指令从上位和下位运动神经元依次传递到肌肉，最终引发肌肉的收缩。

因此，上位与下位运动神经元的分工合作，构成了神经系统中控制运动的基础，而神经通路则是这一控制得以实现的具体运行机制。通过传入和传出的信息传递，神经通路将中枢的指令与外部的肌肉活动连接起来，构成了一个动态调节的闭环控制系统，使得中枢既可快速下达运动指令，又能依赖感知反馈不断修正动作执行过程，从而实现环境适应性行为。例如，当我们在崎岖的路面行走时，脚底的压力信息通过传入通路传回中枢，中枢神经系统据此调整腿部肌肉的力量分布，从而确保身体的平衡。

7.3　低级控制：反射与脊髓水平通路

运动系统的控制可以分为两个主要层次：低级控制和高级控制。如图 7.1 所示，低级控制以脊髓为核心，负责快速、自动的反应和基础的节律性运动；而高级控制则依赖于大脑，通过精细的计划与协调主导复杂的运动行为。在第一部分中，我们重点探讨了神经系统的基础结构及其如何实现对肌肉的控制。在此基础上，本部分将聚焦于低级控制，揭示脊髓如何通过反射和局部神经网络独立完成高效的运动调节。

脊髓不仅是中枢神经系统与外周效应器之间的信号通路，更是一个具备自律能力的控制中枢。通过反射弧，脊髓能够直接处理外界刺激并触发肌肉的快速反应。例如，当手触碰到灼热的物体时，脊髓会迅速驱动手臂肌肉收缩，使手立即撤回，而这一过程甚至不需要大脑的参与。更进一步，脊髓还具备生成节律性信号的能力，为行走、奔跑等持续性运动提供基础支持。本节将进一步解析反射及脊髓通路的关键机制，阐明其在低级运动调控中的功能定位。

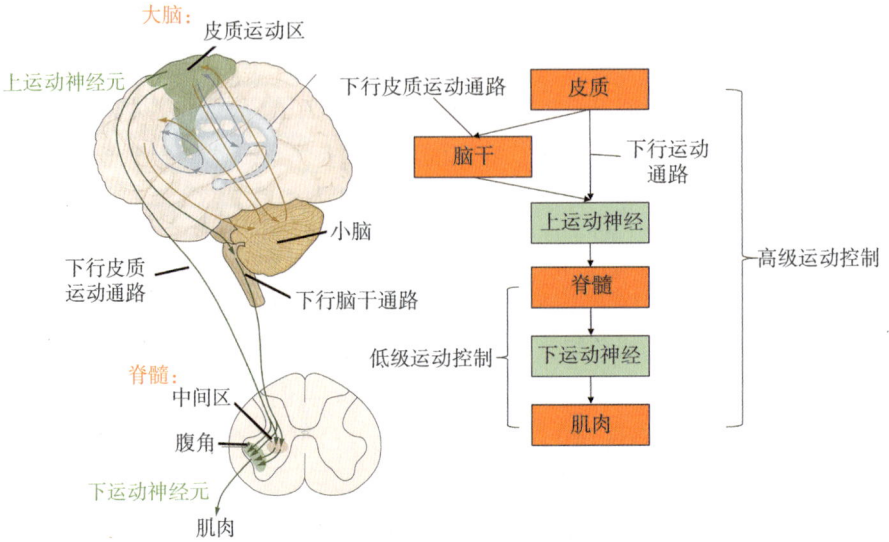

图 7.1 神经系统与运动控制

反射是低级运动控制的基本形式，指机体在无须高级中枢参与下，对外界刺激产生的快速而自动的应答。反射的实现依赖于反射弧，这是神经系统中最简单的功能单位。典型的反射弧包含五个部分：感受器、传入神经、反射中枢、传出神经和效应器。感受器负责感知外界刺激，例如肌梭感知肌肉的拉伸或皮肤感受痛觉；传入神经将这些信息传递至脊髓的反射中枢；中枢经过整合处理后，通过传出神经将信号传递至效应器，驱动肌肉产生反应（图 7.2）。

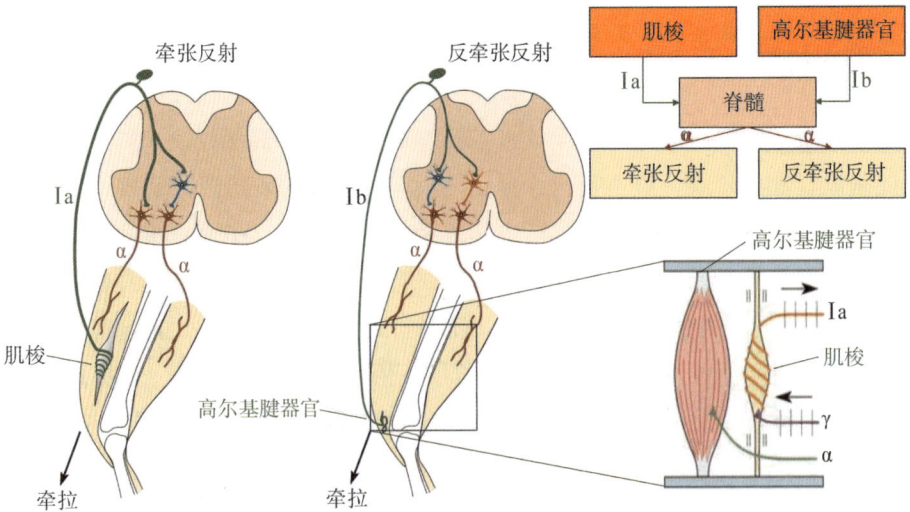

图 7.2 肌肉反射通路

人体的反射形式多样，最常见的是伸展反射和屈肌反射。伸展反射以膝跳反射为代表，当医生用锤轻敲膝盖韧带时，肌梭感受到肌肉的突然拉伸，信号经传入神经传递至脊髓，在单突触反射弧的作用下直接激活股四头肌收缩，使小腿产生快速跳动。这种反射能够帮助机体维持姿势的稳定性。屈肌反射则是一种保护性反射，当手触碰高温物体或尖锐物品时，皮肤感受器会迅速将疼痛信号传递至脊髓，触发屈肌收缩，从而使手迅速撤回以避免进一步的伤害。

更复杂的反射形式还包括交叉伸肌反射（图 7.3）。这种反射表现为当一侧肢体因刺激抬起时，对侧肢体的伸肌会被激活以支撑身体。例如，当一只脚踩到尖锐物体抬起时，另一侧的腿会立即伸直以维持平衡。这种复杂反射需要脊髓中神经元间的高度协调，是脊髓低级控制的高级表现。

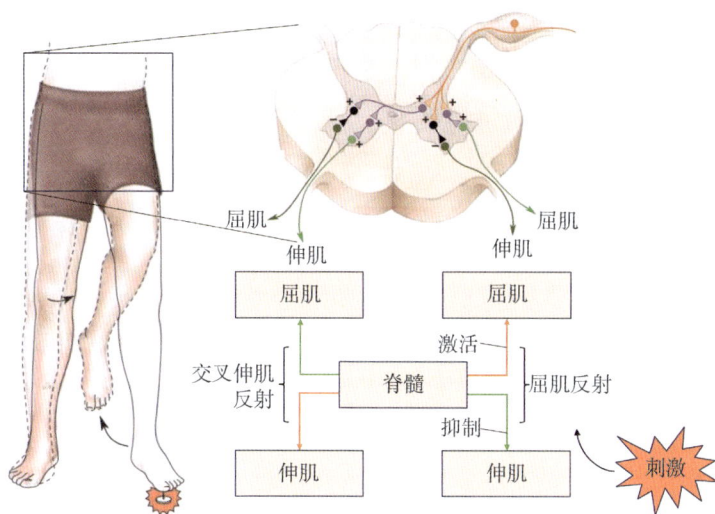

图 7.3 交叉伸肌反射与屈肌反射

7.3.1 脊髓水平通路的结构与功能

除了反射中枢，脊髓还承载着更多复杂的神经网络，用以支持节律性运动和局部协调。这些功能主要通过中枢模式生成器（central pattern generator，CPG）来实现。中枢模式生成器是一组位于脊髓中的神经元网络，它们能够在没有外部感觉输入或大脑直接控制的情况下，生成节律性的运动模式。行走、奔跑等节律性运动都依赖于这一机制。

当我们行走时，中枢模式生成器会交替激活屈肌和伸肌，产生稳定的步态。即使切断了脊髓与大脑的连接，中枢模式生成器依然能够驱动四肢产生基本的步行动作。通过中枢模式生成器，脊髓能够承担部分运动的控制任务，显著降低高级中枢的计算负担，使其可以专注于更复杂的任务或处理突发情况。

此外，中枢模式生成器与反射机制之间密切协作。例如，在行走过程中，当脚下的地面突然出现不平时，屈肌反射会迅速抬起脚以避开障碍物，而中枢模式生成器会根据新的情况调整步态。这种反射与节律性控制的动态结合，体现了脊髓在低级控制中的灵活性与适应性。

对脊髓低级控制的研究不仅揭示了运动系统的基础运作机制，还为医学康复与神经工程提供了重要的应用前景。在脊髓损伤或其他神经系统疾病中，反射活动的异常往往是诊断的重要依据。例如，反射亢进通常与上位运动神经元损伤相关，而反射减弱或消失则可能提示下位运动神经元或神经传导路径的受损。

中枢模式生成器的研究也为步态康复带来了新希望。对于脊髓损伤患者，通过特定的电刺激技术激活脊髓中残存的中枢模式生成器，可以帮助其重新恢复部分行走能力。此外，仿生学和神经修复技术正在借鉴中枢模式生成器的原理，开发用于外骨骼机器人或神经假肢的控制系统，以支持患者的功能恢复。

7.4 高级控制：复杂运动与大脑协调机制

运动系统的控制并非单一的线性过程，而是通过低级控制和高级控制两个层次协同实现。在第二部分中，我们探讨了以脊髓为核心的低级控制，包括反射机制和中枢模式生成器，这些功能确保了机体能够快速应对外界刺激并维持基础运动节律。然而，要实现更复杂的运动任务，例如精准的手部操作或多步骤动作序列，则需要依赖大脑的高级控制系统。

高级控制不仅负责将外界环境和内部目标整合到运动中，还对动作进行精细的计划、调整与记忆。通过大脑皮质、基底神经节和小脑等区域的协作，高级控制使我们能够完成从日常活动到专业技能的多种任务。接下来，我们将详细探讨这些脑区如何协同完成复杂运动的控制，并通过学习与记忆机制实现长期的技能巩固。

7.4.1 大脑控制复杂运动

大脑各区域协作机制

大脑中的多个区域通过紧密的协作，共同完成复杂运动的计划、执行与调整。在这一过程中，不同的脑区承担着独特但又相互关联的功能。

运动皮层位于大脑皮质的中央前回，是整个运动系统的核心输出区域。初级运动皮层（M1）通过皮质脊髓束直接向下位运动神经元发出指令，是驱动骨骼肌动作的核心指挥部。然而，仅靠运动皮层本身无法实现对复杂动作的精确控制，它需要与前运动皮层和补充运动区域协同工作。前运动皮层更多参与基于外部感觉输入的动作计划，例如视觉引导的抓取，而补充运动区域则负责自主性动作的规划和多步骤动作序列的组织。这两者通过对运动皮层的输入和反馈，确保动作能够与外界环境保持协调。

基底神经节和小脑则从不同角度参与运动控制，分别负责动作选择与精细调节。基底神经节通过调控大脑皮质的运动输出，对动作的启动、停止及强度进行筛选和优化，例如在多任务竞争中选择最合适的动作。小脑则以其高度的感知整合能力，对运动轨迹进行实时调整，并在动作学习中提供反馈，确保动作的协调性与精确性。

这些脑区之间通过复杂的神经网络形成协作关系。前运动皮层（premotor cortex）和补充运动区域（supplementary motor area，SMA）对运动皮层提供动作计划和初步组织，基底神经节对这些计划进行调控，而小脑则进一步调整运动的细节，并在完成后的反馈中优化下一次动作的表现。该多层次神经机制支持高精度运动的生成与调控。例如，当我们进行一次扣篮动作时，前运动皮层通过视觉感知定位篮筐位置，补充运动区域规划跳跃和扣篮的序列，基底神经节筛选出最佳的运动策略，小脑则对整个动作的轨迹和力度进行动态调整，从而确保动作的成功和流畅性。

运动皮层

运动皮层是大脑控制复杂运动的核心执行区域，特别是初级运动皮层（M1区域），直接负责将运动指令传递到下位运动神经元。M1区域通过皮质脊髓束与脊髓中的下位运动神经元连接，对骨骼肌的动作进行直接调控。

运动皮层的功能体现了一种"体部图"（somatotopy）的精确分布。手部、面部等需要完成精细动作的身体部位，在运动皮层中占据了较大的皮层面积，而腿部和躯干则占据相对较小的面积。这种"用进废退"的结构特点，反映了皮层对不同部位动作需求的适应。例如，音乐家需要大量手指灵活操作，因此其手部皮层区域的神经元密度会显著高于常人。

运动皮层不仅负责简单动作的执行，还在复杂动作的实时调整中发挥重要作用。例如，当我们通过筷子夹取一颗小豆子时，M1区域会动态调控手部的力度与动作方向，以确保动作的精确性。研究还发现，当个体学习新的运动技能时，运动皮层会通过突触可塑性形成新的神经连接，这一过程是技能熟练化的基础。

前运动皮层与补充运动区域

前运动皮层和补充运动区域（SMA）在运动计划与协调中扮演着至关重要的角色。前运动皮层位于 M1 区域的前方，主要负责感觉引导下的运动控制。例如，当我们通过视觉感知物体的位置与形状时，前运动皮层会整合这些信息并规划适当的抓取动作。此外，前运动皮层在多关节动作的协调中也起到重要作用，例如完成精准的抛物动作时，它需要同时调整肩部、肘部和腕部的角度。

补充运动区域更多参与自主性运动的计划，特别是在复杂动作序列的组织中。例如，弹奏钢琴时，SMA 能够预先规划手指的动作顺序，并确保这些动作以连贯的方式呈现。SMA 的另一关键功能在于动作启动。如果 SMA 受损，患者可能表现出无法自发启动动作的现象，这种症状被称为"运动冻结"（akinesia）。此外，SMA 还与动作的双侧协调密切相关，例如在游泳时左右手的协调动作就离不开 SMA 的调控。

基底神经节与小脑

基底神经节通过与大脑皮质、脑干和小脑的神经环路，调节运动的启动、停止以及动作的强度与节奏。基底神经节对动作选择起到"筛选"作用，确保适当的动作得以执行，同时抑制不相关或竞争性的动作。例如，当我们走路时，基底神经节会抑制与目标无关的肢体动作，使步态更加稳定流畅。

基底神经节的功能障碍会导致运动控制异常。例如，帕金森病由于基底神经节内多巴胺缺乏而引起，表现为动作迟缓、震颤和肌肉僵直；而亨廷顿舞蹈症则由于基底神经节神经元过度活跃，导致不自主的动作增多。

小脑在运动的协调与精细化中扮演核心角色。它通过整合来自大脑皮质、感觉系统和基底神经节的信息，对动作的力度、时间和空间参数进行实时调整。例如，在投掷飞镖时，小脑根据手臂实际的运动轨迹修正偏差，从而使飞镖准确命中目标。

小脑还在运动技能学习中发挥重要作用。例如，当学习骑自行车时，小脑通过反复试验逐渐优化肌肉的运动模式，使动作变得更加稳定和高效。一旦技能形成，小脑的调控能够使个体以较低的认知负担完成运动任务。

7.4.2　大脑的学习与运动技能记忆

高级控制不仅仅是对动作的执行与调整，还包括对运动技能的学习与记忆，这一功能使人类能够通过经验积累掌握复杂的运动模式。运动技能学习通常分为三个阶段：认知阶段、联合阶段和自动化阶段。

在认知阶段，个体需要高度集中注意力，明确动作目标和策略，这一过程依赖前额叶皮层和运动皮层。例如，一个初学骑自行车的人会不断尝试保持平衡，并通过外部反馈调整动作[84]。

进入联合阶段后，基底神经节开始主导运动模式的巩固，通过重复练习使动作逐渐流畅化。此时，个体对动作的细节调整逐渐减少，更多依赖肌肉记忆完成任务。

当技能达到自动化阶段时，小脑的作用变得尤为重要。小脑通过对运动的持续微调，使技能在不需要过多意识参与的情况下自动执行。例如，一个熟练的钢琴家在弹奏乐曲时，能够将更多注意力集中在音乐的表达上，而非每个手指动作。

运动记忆分为短期和长期记忆。短期记忆由大脑皮质和海马体负责，长期记忆则依赖基底神经节和小脑的巩固，使动作模式得以长久保存。例如，即使多年未骑自行车，个体仍然能够快速恢复骑行技能，这是长期运动记忆的体现。

从低级控制到高级控制，运动系统展现出一种高度分层的复杂性。高级控制通过运动皮层的直接指挥、前运动皮层与补充运动区域的计划与协调，以及基底神经节与小脑的调节与学习支持，实现了从简单动作到复杂技能的全方位覆盖。通过学习与记忆机制，高级控制赋予了运动系统灵活性与适应性，使个体能够面对变化的环境持续优化运动表现。该分层控制架构在神经康复和智能系统设计中具有潜在应用价值。

7.5　运动的建模与控制

运动的建模与控制是理解人类运动机制并推动机器人技术发展的核心领域。这一领域的研究既包含对人体运动系统的深入建模，也涉及将其成果应用于机器人系统，从而实现类人运动和智能控制。近年来，研究者通过构建高逼真的肌肉骨骼模型，并结合端到端的训练方法，在模拟人类运动和推进仿生机器人开发方面取得了诸多重要进展。

在传统运动控制建模中，许多研究者将重点放在针对特定人体部位的希尔肌肉骨骼模型（Hill model）上[85]，目前已经建立上肢模型[86]、下肢模型[87]和躯干模型[88]，其中上肢和下肢模型已在相关领域中得到广泛验证和应用。然而，要构建一个真实完整的人体肌肉骨骼模型并实现全身运动的精准模拟，仍然是一项极具挑战性的研究工作。其面临以下三大核心挑战：①构建全身骨骼肌模型需掌握解剖学和生理学的定量知识，以描述超过 600 块骨骼肌及其与 206 块骨骼的协作方式，并准确模拟肌肉特性如弹性、力生成和代谢特性；②人体肌肉骨骼系统具有高维性和冗余性，即每块肌肉可能涉及多个控制变量（如激活水平和收缩动态），而这些变量共同控制全身数百个关节，使得同一运动可以通过多种激活方式实现；③肌肉及其神经控制系统呈现非线性与动态变化性，例如肌肉激活与力生成之间的关系并非线性，且肌肉特性会因训练、衰老或损伤发生改变。因此，计算模型不仅需要应对系统的复杂性，还需引入优化算法以真实地模拟运动[89]。

随着现代深度学习技术的快速发展，基于数据驱动的端到端训练方法，也为运动控制建模提供了全新的视野。端到端训练是一种模拟人类学习机制的方法，它通过整体优化实现从传感器输入到动作输出的连续学习，而无须中间步骤的人工干预[90]。这种方法不仅能让机器人更高效地学习和执行任务，还将肌肉骨骼模型整合进机器人系统中，使其在动态环境下实现类人运动。例如，仿生机器人借助模仿肌肉行为的执行器完成更加自然和流畅的动作[91]。特别是在康复领域，端到端训练方法被广泛用于开发机器人辅助设备，如外骨骼和假肢，通过学习患者的数据，机器人能够根据个体需求调整辅助方式，提升康复效率。

此外，在运动建模与控制领域，仿真工具同样发挥着至关重要的作用，其中 MuJoCo[92] 和 OpenSim[93] 是两种备受认可的工具，分别在机器人控制和生物力学建模中展现出独特优势。MuJoCo 以多关节系统的实时动力学和复杂接触建模为主，具备与深度学习框架（如 TensorFlow 和 PyTorch）高度兼容的能力，在端到端训练中表现尤为突出，被广泛用于机器人策略优化和仿生运动研究。而 OpenSim 则专注于生物力学和人体运动的精确建模，提供了丰富的肌肉骨骼建模功能和多样化的生物力学分析工具，可详细模拟肌肉、骨骼和关节的生理特性，被广泛应用于康复医学、假肢设计以及运动障碍分析等领域。值得一提的是，清华大学眭亚楠团队 [89] 构建了一个全身肌肉骨骼系统的动态模型，并将其集成至支持接触交互的仿真环境中（如 MuJoCo 与 OpenSim）。他们还提出了一种深度强化学习算法，用于控制高维和高度非线性的全身肌肉骨骼模型，产生生理合理的运动（图 7.4）。

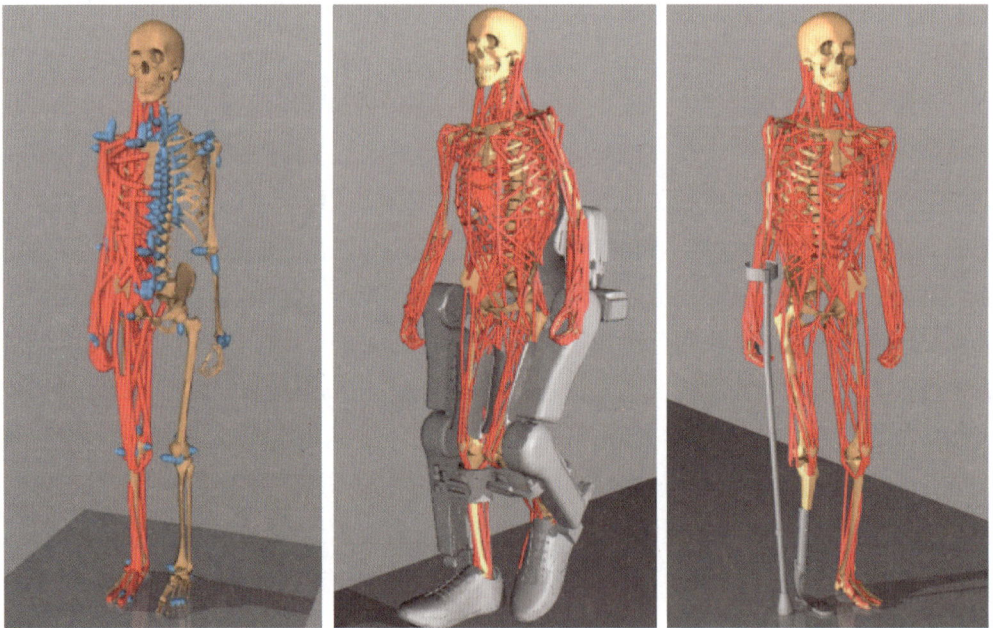

图 7.4　全身骨骼肌模型 [89]

7.6　运动与人工智能

7.6.1　双足机器人

双足机器人作为仿人机器人领域的重要研究方向，受人体运动启发的双足机器人正展示出其独特的潜力和创新。2021 年加州理工学院的 Kyunam 等人开发了一种名为 LEONARDO 的双足机器人，结合了腿部和空中运动能力，实现了如走扁带和滑板等需要精细平衡的动作 [94]。2023 年 Crowley 等人研究了双足机器人 Cassie 在百米冲刺中的跑步步态优化方法，并与人类短跑运动员进行了比较，突破了双足机器人最快 100 米的吉尼斯世界纪录 [95]。2024 年 Google DeepMind 团队在深度强化学习的框架下，用于对人形机器人进行全身控制，从而实现一对一的足球比赛。机器人表现出强大而动态的运动技能，例如快速跌倒恢复、行走、转弯和踢腿，并以平稳有效的方式在它们之间转换。此外还学会了预测球的移动并阻止对手的进球 [96]。

随着技术的进步，双足机器人逐步从实验室走向实用。例如，波士顿动力公司（Boston Dynamics）的双足机器人 Atlas 已能够实现复杂动态动作，如后空翻和障碍穿越；日本东京大学的生物混合机器人将肌肉组织与人工材料结合，展示了未来机器人在医疗康复、环境探索等领域的潜力。与此同时，模块化设计的双足机器人已走向商业化应用，如宇树科技的通用人形机器人 H1/G1、逐际动力推出的 TRON 1 机器人等（图 7.5），多形态设计和较低成本正在推动双足机器人技术的普及化。

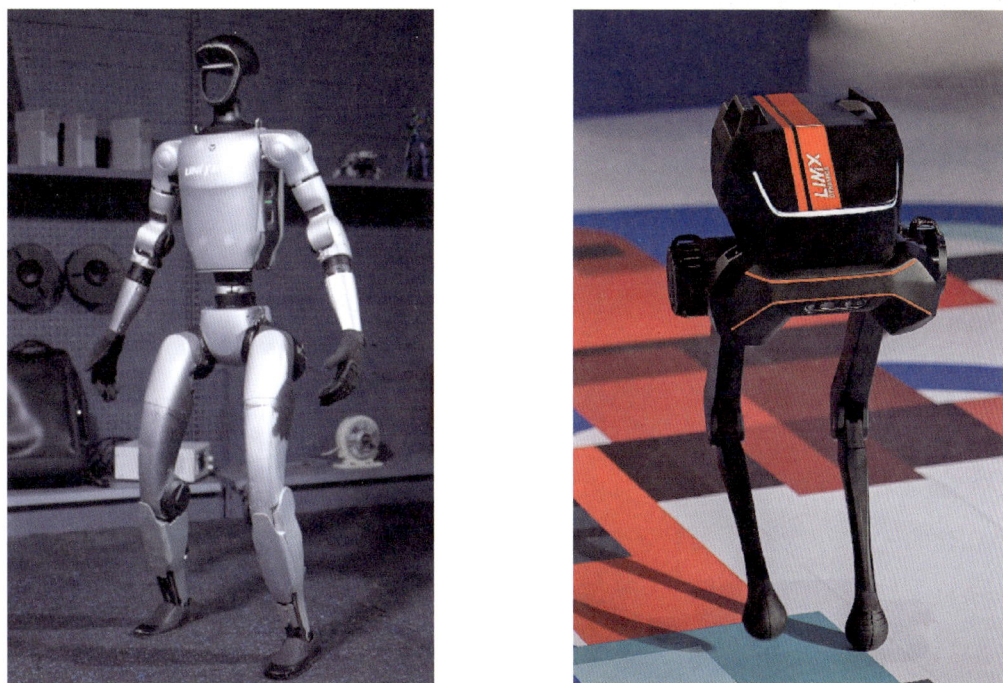

图 7.5　双足机器人（左：宇树科技 G1 机器人；右：逐际动力 TRON 1 机器人）

7.6.2　外骨骼

外骨骼（exoskeleton）是指位于生物体体表或体外的人工装置，具有支撑、保护及增强运动功能的结构。外骨骼作为一种可穿戴的机器设备，通过直接与人体相结合，能够增强人的运动能力或协助运动功能受损的个体恢复行动能力（图 7.6）。2022年，Antonellis 等人开发了一种机器人系绳系统，该系统可以施加具有优化幅度和时间的辅助向前力。在步周期的早期提供帮助可以将健康成年人的新陈代谢率降低近一半[97]。同年，犹他大学的研究团队就展示了一款新型仿生腿（动力假腿），有望大大增加截肢患者的行动能力。这款仿生腿拥有膝盖、脚踝和脚趾关节生物力学，不仅重量轻，还能在穿戴者行走过程中再生能量，延长其内部电池的工作时间[98]。

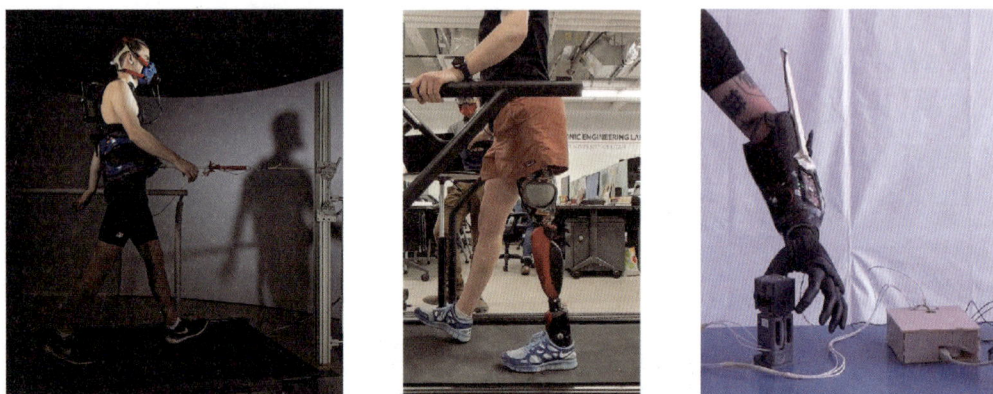

图 7.6　外骨骼和机械义肢[78,97,98]

7.6.3　基于人工智能的运动解码

基于人工智能的运动解码技术在脑机接口和运动康复领域取得了显著进展。与外骨骼不同，该技术旨在通过解码大脑信号，识别个体的运动意图，从而控制外部设备或辅助运动功能的恢复。2024 年，意大利比萨圣安娜高等学校生物机器人研究所的团队[78]，开发出一种安装在截肢者残臂和机械手之间的全新接口，通过感知肌肉变形并利用被动磁性植入物来实现解码运动意图，是世界首个具有磁控功能的假肢。同年，Hugh Herr 团队[99]开发了一种神经义肢接口，将来自大脑的信号与义肢连接，由此构建的仿生腿对人体神经系统产生完全响应，帮助使用者根据自己的想法和自然反射来行走。这项技术为那些想要恢复自然行走体验的截肢者带来了新的希望。

7.6.4　运动健康的新兴产业发展

随着生物力学、传感器技术、数据分析和人工智能的融合发展，个性化运动科技正从实验室加速迈向市场，推动相关新兴产业不断涌现。IDMatch Bike Fitting 是一个典型案例，它通过科学化、自适应的自行车配合系统，为骑行者提供精准的个性化解决方案。基于跑步数据分析的 RunScribe，通过鞋上传感器能够记录步态关键数据，如步幅、冲击力和接地时间。这些数据不仅为跑者提供个性化的跑姿优化建议，还被广泛应用于运动医学和鞋类设计中，Egym 通过融合人体力学与智能算法为用户提供动态调整的个性化训练方案，满足健身、康复和力量训练的多样需求。滑雪领域的 Carv 通过鞋垫传感器和实时反馈技术，为滑雪爱好者提供精准的技术指导和姿态优化建议。

第 8 章　情绪

8.1　引言

　　情绪（emotion）是人类与许多动物在适应环境中展现的重要特性。它不仅构成了生物生存的基础，还影响着行为决策、社会互动以及文化表达。从进化的角度来看，情绪反应帮助生物应对威胁、维持生理稳态以及建立社会关系。现代科学揭示，情绪的产生和调节涉及复杂的神经机制，其本质是生物体对内外环境的快速反应。

　　近年来，神经科学与人工智能的交叉融合，推动了情绪科学研究的深入发展。一方面，神经科学不断揭示情绪的生理与心理机制；另一方面，人工智能在情感计算和情绪识别方面取得显著进展，使得识别、模拟及响应人类情绪成为可能。通过整合脑电图、面部表情分析与自然语言处理等技术，人工智能正逐步迈向更高层次的智能化与人性化。这一人机协同的发展趋势，不仅为社会心理服务提供新手段，也在医疗健康、教育交互与用户体验等应用场景中展现出广阔前景。

　　本章系统探讨情绪科学与人工智能的交叉研究，从情绪的基本定义与理论出发，梳理其神经科学研究进展，并深入分析情感计算的技术实现与应用实践，旨在挖掘情绪在多学科交叉中的核心价值，展望其对未来科技演进与社会发展的影响。

8.2 情绪的定义

情绪一般被认为是生物体对内部或外部刺激产生的多方面协调性反应，包含生理激活、行为反应、主观体验和认知评估的整合过程，其进化意义在于通过快速环境适应优化生存概率，同时通过社会性情绪（如共情）维持群体协作。

情绪的神经科学研究通常关注情绪状态下的神经生理响应和行为反应。从果蝇的厌恶性学习，到哺乳动物的恐惧记忆编码，均揭示了威胁响应通路的进化连续性。通过量化行为指标（如僵直持续时间）与神经活动（如杏仁核活动），研究者得以规避主观体验的观测难题，理解情绪反应的神经环路基础。

情绪的心理学研究则致力于解构情绪的主观体验和认知评估过程，探讨个体如何感知、评估并对情绪事件做出反应，并对情绪的主观体验所包含的主要维度进行探讨。近年来，研究者们开始探索神经机制与主观体验之间的关系，运用如功能性磁共振成像等方法揭示情感体验背后的神经基础。

8.2.1 情绪理论

早期情绪理论

James-Lange 理论和 Cannon-Bard 理论分别提出了关于情绪产生的两种不同观点。James-Lange 理论认为，情绪是由身体的生理变化引发的，即情绪的体验是生理反应的结果。例如，假设你因某个事件而感到愤怒，按照 James-Lange 理论，你的愤怒情绪是由身体的生理变化（如急速的心跳和紧张的肌肉）引起的。当你的急速心跳平静下来，紧绷的肌肉放松时，你很难想象在没有这些生理反应的情况下仍然能够维持愤怒的情绪体验。

Cannon-Bard 理论则认为情绪体验与生理反应是由丘脑并行触发的独立过程，两者不存在因果依存关系。该理论基于两项关键证据：①去除交感神经系统的动物仍能表现出正常的情绪反应；②不同情绪状态可能对应相同的生理激活模式（如恐惧与兴奋均伴随心率上升）。现代神经科学研究部分修正了该理论，发现丘脑并非情绪产生的唯一结构，边缘系统也在情绪触发中发挥了核心作用。

当代研究不再将以上两种理论视为完全对立，而是尝试整合其核心观点。例如，神经科学研究发现，情绪的产生可能涉及多层次的动态过程：大脑的快速响应（支持 Cannon-Bard 理论）与后续的身体反馈调节（支持 James-Lange 理论）共同作用[100]。

基本情绪理论（basic emotion theory）

基本情绪理论认为存在几种常见的离散情绪类别，这些情绪类别是适应进化需要而产生的。每种情绪伴随着特定的行为响应模式，特别是面部表情和声音表达，同时也具有独特的生理反应模式。在多文化比较研究中（包括对现存原始部落的研究），Ekman 发现六种面部情绪表达在全球各个文化中普遍存在：愤怒、厌恶、恐惧、快乐、悲伤和惊讶（图 8.1）。近年来，基本情绪理论又在六种情绪的基础上进行拓展，纳入了愉悦（amusement）、敬畏、满足、渴望、尴尬、痛苦、解脱、同情等情绪。在动物研究中，Panksepp 也归纳出七种基本情绪，包括寻求、愤怒、恐惧、欲望、照顾、恐慌和玩耍，他认为这些情绪对应着皮层下不同结构的活动。

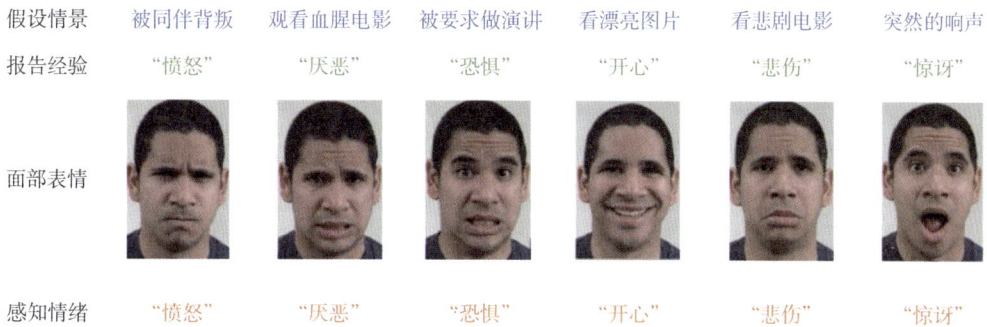

图 8.1　基本情绪理论中愤怒、厌恶、恐惧、快乐、悲伤和惊讶的示例描述

认知评价理论（cognitive appraisal theory）

认知评价理论是情绪领域的另一个重要理论流派，它强调认知过程在情绪产生中的作用。该理论认为，人们会根据自己的目标和偏好，评估当前事件对自己的相关性和重要性，然后推测该事件可能带来的后果，并评估自己应对这些后果的能力。此外，个体还会判断事件是否符合自己的自我价值和社会规范。情绪体验正是在这一系列动态进行的多维度评价和反馈中产生的。在这个评价过程中，认知评价理论提出了多个与情绪相关的维度，如新奇性（novelty）、目标相关性（goal relevance）、内在愉悦性（intrinsic pleasure）、后果概率（outcome probability）等，这些维度分别对应认知过程的不同方面。

情绪建构理论（theory of constructed emotion）

情绪建构理论对基本情绪理论提出了根本性挑战。该理论主张情绪并非与生俱来的固有反应，而是大脑基于身体感觉（如心跳、激素水平等内感受信号）和外部情境，通过预测性编码机制主动构建的动态产物。其核心机制包含三个层级：核心情感（由效价与唤醒度构成的连续生理状态；效价表示情绪的愉悦程度，唤醒度表示情绪的强度）、预测性建模（大脑结合先验经验对感官输入进行意义预测）以及概念实例化（通过文化习得的情绪概念将生理信号转化为具象情绪类别）。例如，同样的心跳加速可能被构建为"焦虑"或"兴奋"，这取决于个体对情境的认知框架。

与传统理论相比，情绪建构理论强调文化塑造与个体差异：不同社会通过语言符号系统形成独特的情绪分类体系。同时，该理论否认存在跨文化普遍的情绪指纹（如特定面部表情与情绪的固定对应），指出情绪识别依赖于情境线索与文化规约的整合。在应用层面，该理论提出通过提高情绪颗粒度（学习精细化情绪词汇）和调节身体预算（改善生理状态）实现情绪管理。该理论代表了一种从本质主义到建构主义的范式转型。

情绪语义空间理论

情绪语义空间理论（semantic space theory）是 Cowen 和 Keltner 基于数据驱动方法提出的情绪描述理论，其核心主张认为情绪并非由少数离散类别或低维结构（如效价、唤醒度）定义，而是表现出高维的复杂类别化结构[101]。该理论基于大规模自然刺激库（如视频、非语言发声），发现人类可区分至少 20 余种情绪体验，且这些情绪类别之间不是泾渭分明的，而是存在混合体验的过渡状态。研究进一步表明，具体情绪类别（包括"敬畏""同情"等 20 余种）比效价和唤醒度更能解释大脑活动的变异性，且特定情绪类别（如"愉悦"和"尴尬"）在不同文化中具有普遍性。［图8.2（a）］展示了 Cowen 与 Kelter 研究[102]关于 600 个英文情绪词的空间地图。图中可以发现除了 6 种基本情绪外，还包含了例如爱、同情、痛苦、羞愧、敬畏等情绪状态。［图 8.2（b）］展示了 Cowen 与 Keltner 研究了由 2000 多个短视频引发的情绪体验，并展示了这些情绪体验的语义空间。这个更加复杂的情绪空间不能简化为只有 6 种基本情绪，而至少需要 27 种不同的情绪来解释。此外，［图 8.2（b）］还显示了常见的混合情绪模式，包括厌恶和恐惧、敬畏和审美欣赏，爱和欲望以及同情和共情痛苦相混合。Jeffrey A. Brooks 等人[103]在 2023 年 *Nature Human Behaviour* 期刊上的研究利用深度学习技术来分析和理解不同文化中声音表达情绪的研究［图 8.2（c）］。在多国、多语言的实验数据中，发现了 24 种具有不同情绪含义的声音表达维度，且这些复杂的情绪在不同文化中保留了 79% 的一致性。

8.3　情绪的神经基础

8.3.1　边缘系统

边缘系统最早由 Paul Broca 定义为大脑半球和脑干之间边界的复杂结构，主要包含扣带回、内侧颞叶皮层、海马体、杏仁核等（图 8.3）。边缘系统通过复杂的连接协同调节情绪和认知功能。Panksepp 提出情感的核心特征由演化保守的皮质下结构（包括脑干、基底核、丘脑、下丘脑和杏仁核）编码，这些结构在哺乳动物中普遍存在。实验证据表明，即使新皮质发育不全的动物（如无脑畸形大鼠）仍能表现出恐惧、愤怒等基本情绪反应，支持情感处理的跨物种保守性假说。随着大脑复杂性的增加，情感处理通过与新皮质的交互实现功能分化，如人类独有的社会性情感（共情、羞耻）依赖于前额叶 - 边缘系统的协同调控。

（a）

（b）

（c）

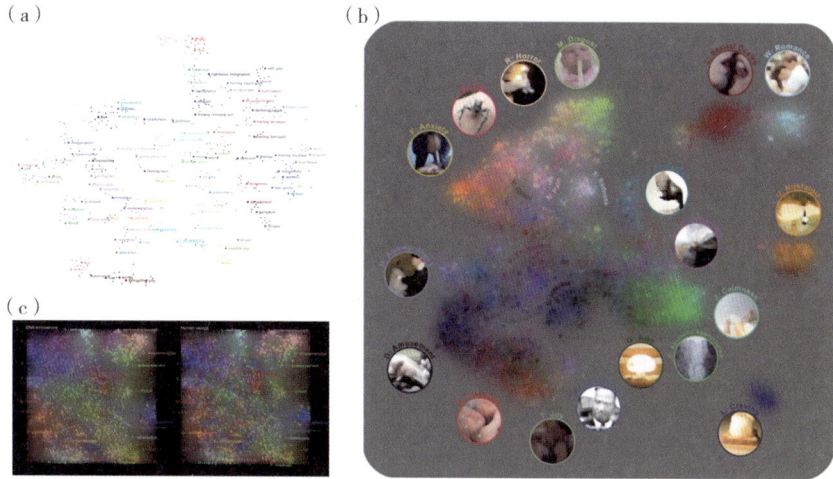

图 8.2　情绪类别可视化

注：（a）Cowen 与 Keltner 在 2019 年研究制作的包含 600 个情绪概念的空间映射图（通过 t-SNE 可视化）。（b）2017 年 Cowen 与 Keltner 研究发现由 2185 个视频诱发的 27 种情绪体验空间映射图。（c）具有不同情绪的 24 个声音发声维度可视化，使用 t-SNE 可视化具有特定含义声音在 24 个声音发声维度上的分布

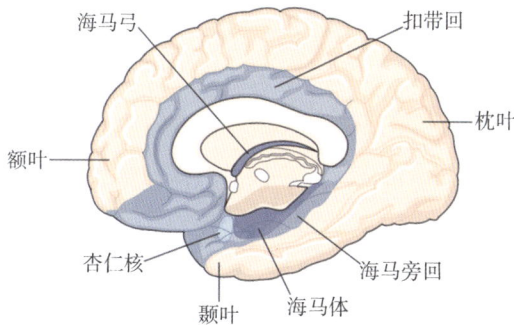

图 8.3　边缘系统（图中脑干已被移除，以便于内侧颞叶可见）

在边缘系统中，杏仁核在情绪加工中的功能受到了广泛关注。杏仁核作为边缘系统的核心节点，解剖学定位于前颞叶背内侧部、海马体和侧脑室下角顶端稍前处（图 8.4），在情绪处理中扮演着至关重要的角色。杏仁核内部结构可划分为基底外侧核群和皮质内侧核群。1996 年 Hans C. Breiter 等人的研究显示，在面对恐惧表情时，杏仁核的脑活动明显高于对中性表情的反应。临床病例进一步揭示杏仁核的关键作用：双侧杏仁核损伤患者表现出恐惧识别缺失（无法辨识面部 / 声音的恐惧信号）及

恐惧体验丧失（对蛇、恐怖片无生理反应）。在刺激杏仁核时，根据刺激的位置不同，可能会产生不同的效应，包括增强警觉或注意力的状态。在猫身上刺激杏仁核的外侧部分可能引发恐惧和暴力侵略的混合反应。

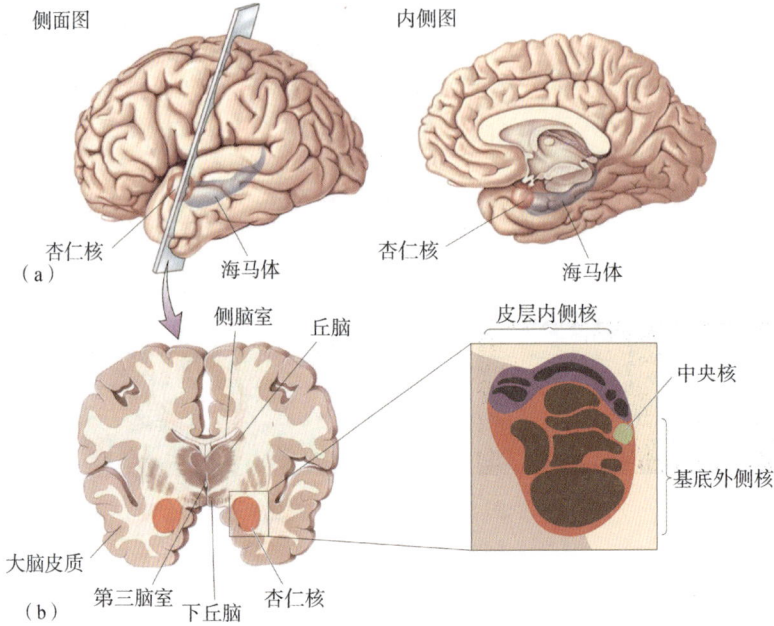

图 8.4　杏仁核的横截面图

注：上侧显示了外侧视图以及内侧视图，下侧显示了杏仁核的横截面。图中基底外侧核群（红色）接受视觉、听觉、味觉和触觉输入，皮层内侧核群（紫色）接收嗅觉输入

8.3.2　恐惧和焦虑的神经环路

2023 年德国马克斯·普朗克神经生物学研究所情绪环路研究小组 Meryl Malezieux 等人 [104] 在 *Annual Review of Neuroscience* 杂志上发表题为 "Neural Circuits for Emotion" 的综述，系统回顾了与情绪相关神经环路的研究进展。以下小节根据该综述简要介绍各情绪相关的神经环路。

恐惧是由真实的威胁引发的，而焦虑是由潜在或预期的威胁引发的。由于恐惧和焦虑情绪在很多动物中均存在，并且较容易检测和量化，因此它们是目前研究最为深入的情绪状态之一。恐惧和焦虑在神经回路上存在部分重叠，但也表现出一定的差异。通常情况下，恐惧刺激具有明确的感官特征，因而主要经由丘脑、初级感觉皮层及关联感觉皮层进行处理。而焦虑的触发因素则往往更为模糊，难以精确定位到特定的感官输入，可能通过外部感觉、内感受（即源自身体内部的感觉信息）以及认知路径被激活。研究表明，杏仁核、终纹床核（bed nucleus of the stria terminalis，BNST）、腹侧海马（ventral hippocampus，vHPC）和内侧前额叶皮层（medial prefrontal cortex，mPFC）的协同活动对于威胁的识别与评估具有重要作用。宏观上看，恐惧与焦虑共享许多神经环路，这些脑区之间存在着丰富的前馈与反馈连接，包括从杏仁核到终纹床核、内侧前额叶皮层和腹侧海马的连接，以及从内侧前额叶皮层和腹侧海马到终纹床核和杏仁核的信号传递。当威胁被识别并超过某一阈值时，便会激活恐惧或焦虑相关的神经网络，涉及脑区包括导水管周围灰质（periaqueductal gray，PAG）、中央杏仁核（central amygdala，CeA）、下丘脑（hypothalamus）、外侧隔核（lateral septum，LS）和背侧迷走神经复合体（dorsal vagal complex）。根据威胁的性质和特征，会引发不同的适应性防御行为。有趣的是，恐惧和焦虑表达的多种方式及其潜在的神经相关物质在在不同的动物种类中也具有相似性。此外，杏仁核长期以来被认为是产生恐惧的必要因素。著名的病例 S.M. 因双侧杏仁核损伤而无法在观察他人恐惧面部表情时产生恐惧反应。然而，患者 S.M. 以及其他类似损伤的患者在暴露于高浓度二氧化碳时会感到恐惧甚至惊恐。这一发现提示，杏仁核可能仅是恐惧情绪加工中的一部分，并非是恐惧产生的必要因素。

8.3.3　愤怒和攻击的神经环路

愤怒可以被描述为由多种令人不快的情境触发的消极功能性情绪状态，例如未能获得预期的奖励或未能实现目标。攻击行为常被视为愤怒的一种表达方式，然而，目前尚不清楚是否所有的攻击行为都由愤怒状态驱动，还是由另一种独立的攻击性情绪状态所驱动。大部分关于愤怒和攻击性状态相关的神经回路知识来自动物模型，尤其聚焦于社会环境中的攻击行为。这类行为的产生涉及多个处理阶段。首先，个体接收并处理多种感觉输入，并对其进行评估。随后，是否表达攻击行为还取决于多种内部状态变量的调节，例如压力水平、生殖状态、昼夜节律以及能量状况。这一过程被认为发生在"核心攻击环路"中，包括内侧杏仁核（medial amygdala）、终纹床核、下丘脑腹内侧（ventromedial hypothalamus）和腹侧乳头体核（ventral premammillary nucleus）。在多个物种的研究中，已经发现了攻击行为与这些核心神经活动的相关性，在小鼠上调控这些脑区可以促进或抑制其攻击行为。

最终，物种将表现出特有的攻击行为。攻击性运动输出主要通过两种路径实现：一是直接投射到中脑的前运动区域，二是间接影响纹状体运动回路及中脑神经调节系统。其中，导水管周围灰质被认为是攻击行为的重要输出通路。尽管攻击行为的调控被认为主要发生在皮质下区域，但这些环路受到前脑高级结构的严格调控。Phillip Bard（1928）的早期实验发现大脑半球被切除的猫表现出自发的攻击或假怒行为。Hess 和 Akert（1955）通过对下丘脑不同部位的直接电刺激也证实了这些行为可以被人工诱发。现代研究进一步表明，内侧前额叶皮层和外侧隔核可通过抑制下丘脑来阻止攻击行为。事实上，前脑受损的个体往往表现出更高水平的攻击性，而刺激 PFC 区域则可能降低攻击冲动。

8.3.4　愉悦的神经环路

动物和人类都会主动寻求令人愉悦的刺激。当实现某些带来愉悦的目标（如获得食物、摆脱困境）时，通常会产生一种积极的情绪状态。这种情绪被认为有助于强化对生存有益的行为，激发个体追求奖励的动机，并增强对自身及他人的关注。积极情绪状态已被证明由两个可分离的过程组成：对愉快刺激的追求与对愉快结果的享受，即所谓的"想要（wanting）"和"喜欢（liking）"。尽管这两个过程在现实中通常同时发生，它们在神经机制上是可分离的，也可以在时间上被实验性地区分。"想要"状态涉及一系列脑区的参与，尤其与多巴胺系统密切相关。多巴胺信号在调控个体对奖励的追求行为中起关键作用，但对于愉悦体验的产生不是必需的。实验表明，尽管多巴胺抑制会显著降低个体对奖励的动机和追求行为，但它并不会影响由味觉等刺激诱发的"喜欢"反应或愉悦体验。

8.3.5　厌恶的神经环路

厌恶是一种强烈的功能性情绪状态，其主要作用在于帮助个体远离潜在的病原体和危险因素。随着人类的进化，厌恶的触发因素也已经从具体的物理刺激扩展到更为抽象的领域，例如社会活动和道德违法行为。这种情绪不仅在人类中存在，还可以在其他哺乳动物（如大鼠和小鼠）中观察到，表现为诸如张口和摇头等特定的面部表情。这些反应多由苦味或过分咸的味觉刺激所引发。尽管厌恶和恐惧都被认为是防御性的情绪状态，但它们在行为表现和神经机制上具有明显的区别。研究显示，在感官获取方面，恐惧和厌恶诱发的人类生理反应恰好相反。例如，在感受到恐惧时，人们的视野会扩大，眼球移动加快，鼻腔的空气流通量和速度会增加，以便更好地感知潜在威胁；而在厌恶状态下的反应则相反，如缩小视野、减缓眼动、降低鼻腔通气速度等，反映了个体对令人不适信息的排斥与回避倾向。这种对比反映了这两种情绪状态下处理外界信息时的根本不同。直到最近，一些关于厌恶的神经机制研究才开始揭露其底层的神经生物学基础。总的来说，研究表明人类大脑中的岛叶皮层和皮质下纹状体回路的活动与厌恶感的体验密切相关。同样，在小鼠中也观察到岛叶皮层神经元的活动与厌恶反应有关。此外，研究者通过光遗传学技术激活小鼠后岛叶，成功引发了小鼠的厌恶面部表情。有趣的是，Berridge 实验室的一项研究发现，腹侧纹状体（ventral pallidum，VP）中一处通常与愉悦相关的区域，即使只受到轻微损伤，也可能导致动物对甜味产生过度的厌恶反应。更早期的研究也显示，广泛切除包括 VP 在内的前脑区域会引起厌恶及其他负面情绪的增强。这些结果提示，当前脑中调节负情绪的回路失去抑制时，可能被过度激活，类似机制也可能解释前脑损伤后攻击行为的增加。

8.3.6 社会情绪的神经环路

情绪在激发社会行为方面具有重要的功能，这些行为涵盖了交配、伴侣间的情感绑定、社会群体的凝聚、婴儿的依恋以及亲社会行为等方面。社会情绪不仅具有跨物种的共性特征，如可扩展性、持久性和情感倾向性，而且其表达高度依赖于当前的需求和特定情境。目前，关于社会情绪的本质尚未形成统一见解。

8.3.7 生存需求状态或稳态情绪的神经环路

生理预警与需求状态，如疼痛、饥饿、口渴或疲劳，被统称为稳态情绪。这些情绪状态无论是作为功能性情绪还是与身体生理直接相关的内在状态，都具有明显的情绪特性，例如可扩展性、情感价值和复杂行为模式的全局协调，其主要目的通常是恢复生理平衡。近期在啮齿类动物中的研究显示，支持恐惧、愤怒或愉悦以及稳态情绪的神经底物通常存在交错甚至重叠。例如，小鼠岛叶皮层中的神经元群体能够编码口渴和饥饿、恐惧和焦虑、疼痛，以及身体疾病的详细信息。有趣的是，一些单一神经元的活动与厌恶或愉悦等多种情绪状态密切相关，这些神经元位于岛叶皮层中，能够响应甜味、苦味等感觉刺激和疼痛，甚至体温变化。此外，人类的影像学研究也表明，自身或他人经历的疼痛或厌恶情绪在岛叶皮层中编码的位置相近，有时甚至部分重叠。在其他脑区也观察到了类似的现象。例如，在中央杏仁核中，一群表达蛋白激酶的遗传标识神经元既能介导厌食信号的影响，又控制条件性恐惧表达，并增强疼痛反应；一个与之拮抗但相互连接的表达 5- 羟色胺受体 2A 的神经元群体则促进进食行为。在下丘脑中也观察到情绪与身体生理之间的密切关系，下丘脑参与调控包括进食、代谢控制、饮水、排泄、体温调节、恐惧和攻击行为、交配以及母性照护等多种基本生存功能。神经元群体同时处理传统情绪、社会情绪和稳态情绪，其在空间和功能上的紧密接近或重叠可能有助于在面对多种生存需求时协调行为反应，从而更有效地应对复杂的环境挑战。

8.3.8 连接内感受和情绪的神经环路

内感受是指对身体生理状态的感知和体验，同时涉及大脑对身体功能的调控。内感受与情绪的联系是多种情绪理论的基础，不仅包括早期的 James-Lange 理论和 Cannon-Bard 理论，也包括近期的理论研究。这些研究普遍认为，情绪感受在很大程度上依赖于内感觉。迷走神经是连接身体与大脑的主要信息传递通路之一。研究表明，迷走神经传递的信号在激发动机和情绪状态中发挥了关键作用。在啮齿类动物中的研究发现，多突触上行迷走神经通路在调节奖赏寻求和糖分偏好中起着调控作用。此外，干扰迷走神经传输能够减轻天生的焦虑，并且与前额皮层及伏隔核核区（NAc core）的去甲肾上腺素水平下降有关。最新的研究显示，在冻结（freezing）状态下，心率的降低通过迷走神经传递到岛叶皮层，有助于调节恐惧的消退，这表明在应对过度恐惧时，内感受对岛叶皮层活动的调节起到关键作用。在人类中，心血管信号加强了恐惧和焦虑的感受，并影响了恐惧的处理和情绪学习。长期以来，研究人员已经注意到内感受与焦虑障碍和抑郁症之间的关联，以及岛叶皮层在处理内感觉信号中的重要作用。迷走神经刺激已被批准用于难治性抑郁症治疗，目前也正在探索其在焦虑障碍治疗中的潜在益处。此外，呼吸的中枢感知，作为另一种内感觉信号，也对恐惧产生了强烈的影响。事实上，嗅球传至背内侧前额皮层的呼吸信号对于维持小鼠的冻结状态至关重要。总之，身体信号在情感体验的多个方面起到影响，包括情感的感受、表达和持续性。情感状态和感受反过来也会适应性地调节身体功能，这种相互作用形成了一个复杂的反馈循环，其具体机制尚待深入了解。

8.3.9　情绪加工网络

从上述证据可以看出，各种功能性情绪状态涉及的脑区在很大程度上是重叠的。一些情绪中枢区域在多种情绪状态下均发挥关键作用，这些区域包括下丘脑、杏仁核、伏隔核等皮质下区域，岛叶、前扣带皮层、内侧前额叶皮层等皮质区域，以及导水管周围灰质等脑干区域。这些区域通过层级化、并行的处理流以及反馈回路相互连接，形成复杂的网络。这种组织方式使得情绪处理能够整合多种感官、认知和躯体信息。此外，情绪相关的神经回路在多个层面上组织，包括连接全脑区域的大规模回路和特定脑区内的微观回路。这种多层次的组织结构可能反映了情绪处理的进化历程，其中原始的情绪过程可能已存在于简单的生物体中，随着大脑复杂性的增加，情绪处理也变得更加复杂并受到更多因素的调节。

8.4　情绪调节

情绪调节是个体适应环境、维持心理健康和实现社会功能的重要能力，近年来已成为认知神经科学与心理学交叉研究的重点领域。情绪调节涉及认知、主观体验、生理反应与运动表达等多层面因素，其背后的神经机制也呈现出复杂的多脑区协同模式。已有研究涉及多种调节策略，如认知重评、情绪表达抑制，以及基于神经调控技术的干预方法。随着成像技术和神经调控手段的发展，研究者开始深入探讨认知调节策略在大脑中的动态实现方式，以及如何通过非侵入性或闭环式神经刺激手段优化情绪调节效果。本节从总体框架出发，依次介绍情绪调节的神经基础、认知策略相关研究、人际情绪调节机制、脑电神经反馈干预方法，以及深部脑刺激等新兴神经调控技术在临床治疗中的应用探索，旨在系统梳理当前情绪调节研究的前沿进展与关键问题。

情绪调节过程涉及几个关键脑区的协同作用，需要综合运用认知、主观体验、生理和运动变化来共同调控情绪。这些大脑区域的互动构成了理解情绪如何在大脑中生成、表达及被调节的综合框架。认知处理在情绪调节中占据核心地位。特别是在感知和解释情绪触发事件的过程中，前额叶皮层，尤其是内侧前额叶皮层，负责评估和重新诠释情绪信息。这种认知重构过程通过改变对情绪刺激的解释，从而调节情绪体验的强度和性质。例如，在将潜在威胁重新解释为较不威胁的情景时，可以有效减轻个体的恐惧感。在主观体验方面，岛叶皮层是处理情绪体验的关键区域。它不仅转化身体的内部感觉信号为情绪体验，还参与情绪的深度体验和情感共鸣，使个体能够感知和理解自己及他人的情绪状态。生理层面的情绪调节包括心率、呼吸和内分泌系统的反应变化，主要由下丘脑和杏仁核等皮层下结构控制。这些结构对情绪刺激的快速反应触发了身体对情绪的自然生理响应，为应对情绪反应做好准备。此外，面部表情和身体姿态的调整，也是情绪表达的重要组成部分。脑干中的导水管周围灰质等区域调节这些运动反应，这些反应反过来影响我们的情绪状态及他人对我们情绪的感知。James Gross 教授等人的情绪调节理论提出了情绪生成过程中的不同阶段，包括情境选择、注意部署、认知改变和反应调节。他将调节策略分为前情调节（如认知重评）和反应调节（如情绪表达抑制），并指出前情调节通常更有效，能够减少负面情绪而不增加心理负担。该理论为理解情绪过程及心理健康干预提供了重要框架，被广泛应用于情绪研究和临床实践。以下重点介绍关于认知重评神经机制和干预方法的相关研究。

2021 年，Steward 等人研究了情绪认知重评过程中额叶与杏仁核之间的动态神经交互作用，揭示了特定脑区如何在情绪调节中发挥作用。通过对 104 名健康年轻人的功能性磁共振成像数据进行动态因果建模分析，研究发现腹内侧前额叶皮层（vmPFC）是调控杏仁核活动的主要枢纽，而杏仁核到前补充运动区（preSMA）的连接可能用于调节情绪相关的运动反应。这些路径共同构成了一个递归反馈回路，实时评估情绪调节策略的有效性并驱动适应性行为调整。研究表明，vmPFC 通过与杏仁核的直接连接调控生理和情绪反应，而杏仁核到 preSMA 的兴奋性连接可能在重评过程中平衡情绪反应与行为抑制。文章强调，这些神经通路的动态调控不仅对于健康个体的情绪管理至关重要，还为情绪调节障碍（如抑郁症和焦虑症）的神经机制研究和干预策略开发提供了重要线索。

2023 年，Liu 等人通过功能性近红外光谱（fNIRS）双脑扫描技术，研究了人际情绪调节（IER）中两种策略——认知重评（CR）和表达抑制（ES）的神经机制及其在不同阶段的作用差异。研究发现，两种策略均可有效降低目标个体的负面情绪，但 CR 在情绪调节的整体效果和神经参与范围上优于 ES。CR 策略在人际脑活动同步中表现出更广泛的前额叶和颞叶之间的连接，特别是在情绪分享阶段，强调了认知控制、社交认知和镜像神经元系统在目标情绪调节中的关键作用。相比之下，ES 的脑同步主要集中在前额叶区域，作用范围更为局限。行为结果表明，CR 在增强目标个体情绪恢复和调节有效性方面显著优于 ES。这项研究首次通过双脑扫描方法揭示了人际情绪调节的神经耦合机制，证实 CR 在促进人际情绪调节中的优势。

2024 年，Li 等人提出并验证了一种基于解码脑状态的 EEG 神经反馈指导的认知重评训练方法，用于提升情绪调节能力。通过实时解码情绪状态并将其反馈给被试，实验发现该方法在调节低正性情绪刺激方面表现出显著的效果，而在高负性情绪调节中未观察到显著改善。研究包括 42 名健康参与者，分为实验组（接受反馈）和对照组（无反馈），实验组利用认知重评策略调节情绪，并通过反馈信号优化策略。结果表明，特定的脑电特征，如高频活动和前额叶、颞叶区域的信号变化，与调节效果显著相关。这种基于神经反馈的认知重评方法被证明是一种低成本、高便携性且非侵入性的潜在干预工具，具有应用于情绪相关心理疾病治疗的前景。

神经调控可以通过施加外部刺激来影响情绪、认知等功能。近年来，神经调控技术在情绪调节领域开始得到应用，尤其在情绪障碍（如抑郁症、焦虑症等）的治疗中展示了巨大的潜力。针对胼胝体下扣带回（subcallosal cingulate）的深部脑刺激可以改善难治性抑郁（treatment-resistant major depressive disorder，trMDD）的症状[105]。2021 年，Scangos 等人研究了个性化深部脑刺激治疗难治性抑郁症的潜力，探索了基于患者特定症状状态的精准神经调控治疗方法。研究对象是一名 36 岁女性患者，患有严重的、治疗抵抗性抑郁症，曾尝试多种治疗方法（包括抗抑郁药物、电痉挛疗法、经颅磁刺激等）但均无效。在 10 天的住院试验期间，研究团队在患者脑部多个相关区域（如额叶、杏仁核、海马、腹侧胶质体 / 腹侧纹状体等）植入电极，系统评估不同刺激参数对患者情绪和核心症状（如快感缺失、焦虑和能量水平）的作用。研究发现，脑刺激效果呈现快速响应（数秒内显现）、稳定可重复、并与患者当下的情绪状态和刺激位置密切相关。例如，高频刺激腹侧胶质体 / 腹侧纹状体（VC/VS）显著提升患者快感，低频刺激额眶皮层（OFC）在患者焦虑较低的情况下具有镇静效果，但在情绪状态较差时会导致过度嗜睡。该研究将个性化脑回路刺激与临床症状映射结合，验证了"闭环"刺激策略的潜在可行性，即通过实时监测患者神经网络状态，动态调整刺激参数以增强疗效。与传统持续刺激的 DBS 方法相比，这种方法能够更精确地作用于患者的具体情绪和症状状态，同时减少非必要的刺激。最近，Christopher Rozell 团队进一步发现了 DBS 治疗后，能够有效跟踪抑郁症状改善的电生理标志物[106]。这些发现不仅为治疗重度抑郁症提供了新思路，也为未来在更大规模患者群体中推广类似方法指明了方向。

8.5　情绪识别与情感智能

在人工智能领域，情感智能研究致力于开发具备感知、识别和响应人类情绪的计算系统，是构建更自然人机交互系统的核心。情绪识别作为情感智能的重要组成部分，旨在通过分析个体在不同情绪状态下的行为或生理反应，自动识别其情绪类别或情感强度。近年来，随着人工智能、机器学习以及多模态感知技术的快速发展，情绪识别在人机交互、心理健康监测、教育辅助、社会机器人等领域展现出广泛的应用潜力。情绪识别方法可基于多种模态的信息源，包括面部表情、语音语调、文本内容，以及脑电图（EEG）、功能性磁共振成像（fMRI）等生理信号。其中，EEG 和 fMRI 在揭示大脑活动与情绪状态关系方面尤为突出，而基于文本和视频的情感分析方法也随着大语言模型的兴起取得了重要进展。本节系统回顾情绪识别与情感智能交叉领域的研究进展，涵盖基于 EEG 与 fMRI 的神经情绪识别方法、跨个体建模挑战及解决方案，以及文本和多模态情感分析中的深度学习方法，特别是大语言模型在情感计算中的最新应用。

EEG 信号由于其时间分辨率高且操作简便，适合实时采集，能有效捕捉人的精神状态和情绪变化，非常适合应用机器学习和深度学习算法进行情绪识别。在早期利用 EEG 信号进行情绪识别的研究中，支持向量机（SVM）因其简单高效的实现而广泛应用，例如，Jalilifard 使用 SVM 实现对观看恐怖电影和轻松电影两种状态 92% 的分类准确率。为提升情绪解码的性能，研究者将深度学习方法应用于情绪分类，其中递归神经网络（RNN）、卷积神经网络、图神经网络均有较多应用。为建模脑电通道间的关系，有研究者提出将脑电的各通道特征转化成一个空间序列，用 RNN 来处理。2018 年，东南大学郑文明团队提出使用双层 RNN 处理 EEG 数据的空间和时间序列信息。2022 年，Li 等人进一步利用双向长短时记忆网络（BiLSTM）提取从局部到全局的空间序列信息和时间序列信息，同时对不同脑区施加注意力权重，以优化情绪识别的精度。利用二维卷积神经网络，中国科学技术大学陈勋团队从脑电数据中提取关键的空域特征，并利用不对称性差分层来分析大脑半球间的不对称性。利用图神经网络，郑文明团队将脑电的每一个通道看作图上的一个节点，对每个通道提取的特征进行图卷积操作，整合不同通道的信息，同时学习脑电各通道间的关系。该方法使个体内情绪三分类的性能提升到了超过 90%。在后续工作中，研究者进一步提出加入稀疏约束的图网络模型，分析了和情绪相关的脑电通道间连接。此外，脑电信号的个体差异是影响情绪识别方法泛化性的一个重要因素，研究者为开发具有跨个体泛化能力的情绪识别模型提出了域自适应、对比学习等方法。域自适应方法致力于缩小测试集个体（目标域）和训练集个体（源域）之间数据分布的差异。上海交通大学吕宝粮团队比较了迁移成分分析（transfer component analysis，TCA）、核主成分分析（kernel principal component analysis，KPCA）、直推式参数迁移（transductive parameter transfer，TPT）等方法在跨个体情绪识别中的效果，发现 TPT 方法可以将正确率相对于基线提高 19.6%。近年来，将域对抗神经网络与全连接网络、LSTM 或 GNN 结合的方法在取得了较好的结果。清华大学宋森和张丹团队[107]开发了一种用于跨个体对齐的对比学习方法（contrastive learning for inter-subject alignment，CLISA），利用对比学习最大化不同个体在接受相同情绪刺激时的脑电样本对相似性，有效提升了模型对新被试和新情绪刺激的泛化能力。该方法被进一步验证能够用于言语、视频等不同模态刺激下的跨个体对齐[108]。

fMRI 相比于脑电具有更高的空间分辨率，被用于探讨不同情绪类别神经基础的差异，并用于情绪分类研究。例如，Kamal Nigam 基于 38 名受试者在观看恐惧和中性面孔图片时的 fMRI，使用脑功能连接和 SVM 作为情绪特征和分类器，分类准确率超过 90%。关于离散情绪类别表征的脑影像研究发现，每种情绪类别的处理都涉及全脑分布式的多个脑区，每种情绪的处理不是局限在一个特定脑区的。Saarimaki 等人发现，fMRI 的全脑多体素模式分析（multivoxel pattern analysis，MVPA）可以实现跨情境（影片诱发和想象诱发）和跨个体的六种基本情绪分类，靠近额叶和顶叶中线的脑区对所有情绪类别都有较大贡献，但不同情绪的处理对应脑区内不同的局部激活模式。Wager 等人对 148 个 fMRI 和 PET 研究结果开展的元分析发现，杏仁核、腹侧纹状体、眶额皮层、前扣带皮层、脑干和脑岛在五种离散情绪状态（愤怒、厌恶、恐惧、快乐、悲伤）下都会被激活，但每个区域内部在不同情绪下有不同的激活模式。腹外侧前额叶、后扣带皮层等脑区也差异性地参与了不同情绪的处理。此外，每种离散情绪的处理不仅涉及多个脑区，也涉及多个脑网络的活动，且一个脑网络的不同部分侧重于不同情绪的处理。Saarimaki 等人进一步纳入 14 种离散情绪类别，发现了前扣带回、后扣带回、楔叶等大脑中线区域、皮层下区域和小脑、前运动皮层等运动区域在多种情绪中发挥作用，且 fMRI 信号可以实现对 14 种情绪高于随机水平的分类效果。以上研究说明不同离散情绪类别由分布式的多脑区处理（尤其是大脑中线附近的区域），且不同离散情绪类别对应的神经活动在脑区层面是可分的。

非生理信号的情绪识别涉及表情、姿态、声音、文本表达等多种模态的数据。本书将着重介绍基于文本和视频的情感分析方法。在视频情感分析中，Zhang 等人提出了一种名为 MART（masked affective representation learning via masked temporal distribution distillation）的新方法，旨在解决视频情感分析中数据稀缺以及情感特征时间关联性提取不足的问题。MART 通过引入自监督学习，结合情感词典提取与屏蔽情感建模，学习出更加鲁棒的情感表示。该方法利用多模态数据中的情感词汇，选择性屏蔽具有强情感特征的片段，并通过恢复被屏蔽部分的时间情感分布，捕捉视频中情感特征的时间互补性和多模态本质差异。实验结果表明，MART 在多个基准数据集上显著优于现有方法，在视频情感分类和多模态情感分析等任务中表现出色。

随着大语言模型的兴起，研究者们逐渐将其应用于文本情感分析领域。2024 年，Liu 等人开发了一种新的大语言模型系列——EmoLLMs，专为综合情感分析而设计，通过多任务指令微调技术进行优化，覆盖情感强度回归、情绪分类等多个任务。研究团队创建了情感分析指令数据集（AAID，包含 234K 样本）和情感评价基准（AEB，包括 14 个任务），以支持和评估模型性能。在实验中，EmoLLMs 在回归和分类任务中表现优异，显著超过现有的开源情感分析工具（如 VADER、TextBlob）和部分封闭式大语言模型（如 ChatGPT 和 GPT-4），展示出与顶级语言模型相媲美的泛化能力。

相比经典文本分析模型，大语言模型在各种文本上的泛化能力明显提升，能够捕捉和识别文本中复杂的情绪信息，使得开发能够理解人类情绪且具有情感共鸣的智能体成为可能。有研究将大语言模型作为类似于人类的研究对象，用心理学的方法研究大模型的情感和行为表现。清华大学刘嘉教授团队的研究发现大语言模型具有较高的情感智能（emotional intelligence，EI）水平，GPT-4 模型在情商测试中取得了 117 分，超过了 89% 的人类。未来，大语言模型与具身智能（embodied intelligence）的结合将进一步拓展人工智能的边界。通过与传感器、机器人等物理设备的融合，这类智能体可以在真实世界中动态感知和回应人类的情感需求。

第 9 章 语言

9.1 引言

语言作为人类认知的重要组成部分，一直以来都是认知科学、神经科学和人工智能领域的研究核心。了解大脑如何处理语言信息，以及人工智能如何模拟这一过程，已经成为当前科学与技术领域的前沿课题。大脑在语言处理中的复杂机制不仅揭示了其高度的组织性和灵活性，也为人工智能技术的发展提供了宝贵的启示。在自然语言处理领域，大语言模型已经能够准确解析和生成自然语言，成为现代社会不可或缺的工具。

近年来，神经科学与人工智能的交叉研究揭示了大脑与人工智能模型在语言处理方面的诸多相似性与差异性。这些发现不仅加深了我们对大脑语言处理机制的理解，也为优化人工智能模型，尤其是在语言理解与生成上的表现，提供了新的思路。探索人工智能与大脑在自然语言处理中的交集，不仅有助于深入理解人类智能的本质，也为未来智能系统的创新与发展指明了方向。

本章系统探讨语言的本质及其在人脑中的处理机制，分析大脑语言区域及相关语言障碍，深入理解神经语言处理模型与人工智能语言模型，并探讨人工智能如何模拟大脑的语言处理方式，以及两者之间的互动关系与潜在融合路径。

9.2　什么是语言

语言是一种用于表达和交流信息的复杂系统，通过符号、声音和结构化的组合，使人类能够传达思想、情感和观点。语言不仅是人类沟通的核心工具，更是理解人类认知和大脑功能的关键。

语言的表现形式多样，包括口语、书写、手势，每种形式都承载着独特的信息与意义。探究这些不同形式的语言如何在大脑中被处理和理解，有助于深化对语言复杂性的理解。口语是人类天生具备的一种语言表达形式。婴儿在早期发展中，即使没有经过正式教育，也能具备理解和运用语言的能力。这一现象体现了人脑对语言的内置适应性机制。与之相比，阅读和写作是后天习得的技能，需要长期训练才能掌握，这反映了大脑处理口语和书面语言时的不同神经机制。书写是一种超越时空的表达方式，它允许信息跨越地理和时间的限制被保存和传播。书面语言的发展，尤其是文字的发明，对人类文明的进步起到了至关重要的作用。从神经科学的角度来看，书面语言处理涉及大脑中特定的视觉和语义区域，与口语处理存在显著的区别。手势作为非语言交流的一部分，既可以补充，也可以独立承担交流的功能。例如，在口语无法传递信息的情况下（如聋哑人交流），手势语言成为沟通的重要形式。手势语言与口语一样，具有复杂的语法和结构性，对其研究将进一步深化对语言本质的理解。

语言是否是人类独有的能力？这个问题长期以来引发了科学家和哲学家的争论。从动物界的各种交流行为来看，许多物种都表现出一定的沟通能力。例如：鸟类用歌声吸引配偶；蜜蜂通过"摇摆舞"传递食物来源的位置信息；黑猩猩使用多样的手势系统，表示出"跟我走""给我理毛"等特定意义的信号。尽管这些行为显示出一定的复杂性，但大多数动物的交流系统缺乏灵活性和语法结构，难以达到人类语言的水平。例如，动物交流通常是一一映射的呈现方式（如一种声音对应一种特定意义），而人类语言则具有递归性和生产力，可以通过有限的语法规则创造无限的新表达。这种能力是人类语言系统的独特特征。

语言的产生（发声过程）是大脑对肌肉精密控制的结果，涉及多达 100 多个肌肉群的协调运动。从开元音到辅音、爆破音，每一个音节的发出都依赖声道、舌头、嘴唇、喉部等器官的配合（图 9.1）。发声过程始于肺部气流驱动声带振动产生基础音调，随后通过咽喉、口腔和鼻腔等共鸣腔的形态变化对基础声音进行调制，最终形成具有特定音色的具体语音。

现代神经科学表明，语言的产生和学习还依赖于大脑关键期的发育。例如，儿童如果在关键期未接受特定声音的训练，成年后可能无法发出某些特定的语音。这种现象强调了语言学习与神经可塑性之间的关系。此外，深度学习领域的前向模型（forward model）正在尝试模拟语音的生成过程。这些模型通过模拟肌肉运动和声道的物理机制，为构建更真实的语音合成系统提供了理论支持。例如，告诉模型"发某特定音时舌头应该放置的位置"，可以帮助设计更加精确的语音生成技术[109]。

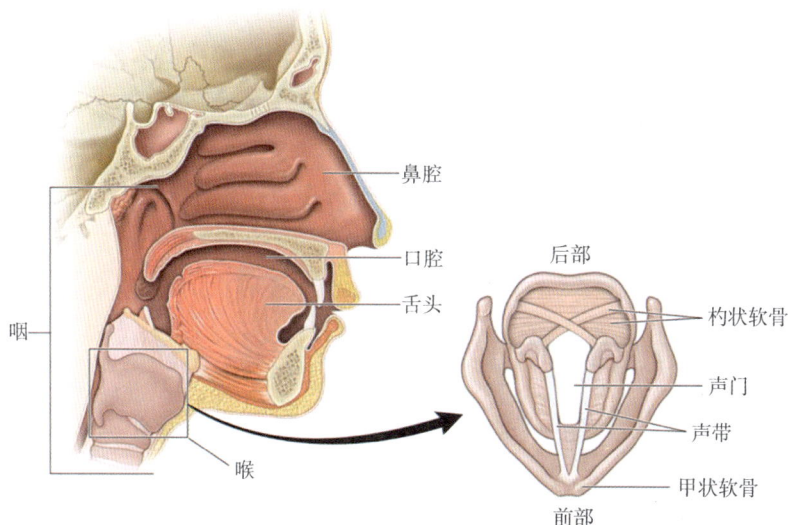

图 9.1　从肺部呼出的空气使位于喉部的声带振动。
振动产生的声音被包括咽部、嘴巴和鼻子在内的后续结构所改变

语言不仅是大脑控制肌肉的产物，它也深刻地反映了我们的思想和文化背景。研究表明，语言能力强的人通常具有更复杂的世界观和更丰富的认知表达能力。语言的多样性在不同文化和地区中表现得尤为明显，例如，北欧语言中对白色和雪的描述比其他语言更加丰富，这反映了文化和环境对语言词汇的深远影响。语言不仅影响我们描述事物的方式，还塑造了我们对世界的感知。例如，研究发现不同语言使用者对颜色、时间和空间位置的表征可能因语言差异而有所不同。

语言是人类物种的重要特征，但围绕它的功能和作用，特别是它与思维的关系，长期以来一直存在争议。尽管语言对文化的传播和知识的积累起着至关重要的作用，但最新研究表明，语言并非思维的基质或前提条件，而是一个强大的交流工具。这一观点挑战了传统观念，即语言是人类复杂认知能力的核心驱动力[110]。

失语症研究为语言和思维之间的双重分离提供了有力证据。尽管某些个体因脑卒中或其他脑损伤失去了语言能力，其仍然能够在多种认知任务中表现出复杂的思维能力。例如，这些患者可以解决数学问题、执行计划任务、进行因果推理和逻辑分析，甚至能够理解他人的意图和行为。研究表明，这些思维形式并不需要语言表征或句法结构的参与。相反地，语言能力的完整性也并不意味着思维能力的完整。例如，在某些遗传性疾病（如威廉姆斯综合征或唐氏综合征）中，患者表现出相对完好的语言能力，但在推理和问题解决方面却显得不足。同样，在精神分裂症等神经精神障碍中，患者的推理能力可能受到严重影响，但语言系统却大体完好。这种现象表明，掌握完整的语言能力并不意味着拥有复杂的推理和认知能力。

进一步的神经影像研究揭示了语言网络和其他支持复杂思维的大脑网络之间的分离。例如，在数学推理、逻辑分析、社会推理（如心理理论任务）以及其他形式的跨领域认知活动中，大脑激活的区域与语言网络并不重叠。这些活动主要依赖于其他大脑网络，如"多重需求网络"（multiple demand network）和"默认模式网络"（default mode network）。这些研究结果表明，尽管语言在表达思想中起着重要作用，但它并非思维的本质。

9.3 大脑中的语言系统

人类大脑的语言系统是一个高度复杂且精密协作的神经网络，涉及多个脑区之间的动态交互。传统上，布洛卡区（Broca's area）和韦尼克区（Wernicke's area）被认为是语言加工的核心区域（图 9.2）。布洛卡区位于左额下回，主要参与语言生成、语法加工及句法结构的组织；韦尼克区则位于左颞上回，与语言理解、语义解码及语音处理密切相关。这一经典理论在临床研究中得到了充分验证，例如，布洛卡区受损的患者通常表现出语言生成困难，伴随语法结构的缺陷，而韦尼克区受损则可能导致患者产生语义混乱的言语输出。然而，随着神经科学技术的进步，研究者发现语言加工并非局限于这些传统的核心区域，而是依赖于更广泛的分布式神经网络，包括额叶、颞叶、顶叶以及皮层下结构的协同作用[111]。

语言功能在大脑两半球的分布表现出显著的不对称性。对于大多数右利手者而言，语言加工主要集中在左半球，而在左利手者则表现为右半球优势或双侧分布。这一半球偏侧化现象最早通过 Wada 测试得到验证，该测试采用短效巴比妥类药物麻醉单侧大脑，以观察受试者的语言能力变化，从而确定语言功能的优势半球。此外，fMRI 等现代神经影像技术进一步揭示了这一现象。研究发现，约 95% 的右利手者主要依赖左半球进行语言加工，而左利手者中这一比例降低至 60% ~ 70%，其余个体的语言功能可能呈现右侧或双侧半球的分布模式。这种个体差异表明，语言的神经基础具有一定的可塑性，并可能受到遗传、发育及环境因素的共同影响。

借助 EEG、MEG 和 fMRI 技术，研究者得以揭示语言加工在时间和空间上的精细动态特征。以汉语为例，研究表明，句法加工和语义加工在神经层面上表现出显著的独立性[112]。具体而言，句法加工主要依赖左额下回的后部区域，并在较早的时间窗口内完成，而语义加工更多地涉及左额下回的前部区域，处理时程相对更晚。这一发现不仅支持了句法与语义加工在神经机制上的分离假设，同时也揭示了大脑对不同语言任务的任务特异性处理能力。

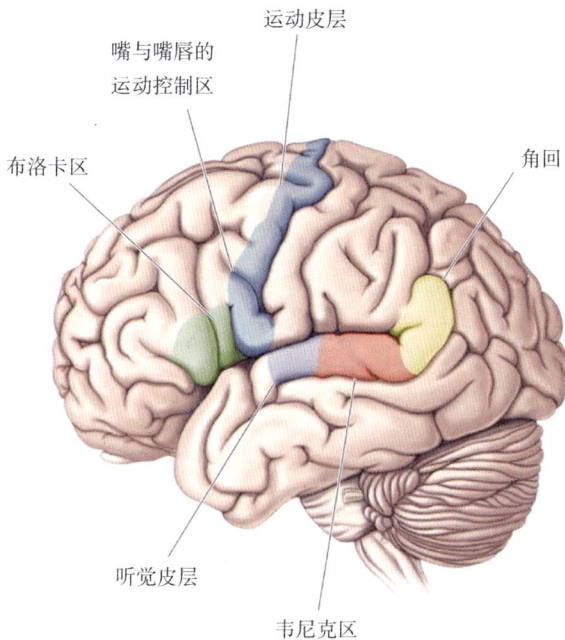

图 9.2 大脑中的语言区

语言的理解和生成依赖于多个脑区的协同作用，以确保从语言输入到意义构建的全过程得以顺利进行。图 9.3 展示了大脑语言网络的核心结构，并强调了不同功能模块之间的交互关系。总体而言，语言处理不仅依赖于核心语言系统，还涉及感知系统、运动规划系统及高级认知推理系统的协同作用。

语言的感知过程首先涉及对语言输入的初级特征解码。听觉皮层，尤其是颞上回的听觉处理区域，在这一过程中发挥关键作用。该区域负责提取语言信号中的声音特征，如音素、语音模式及语调，并将其转换为更高级的语言单位，以供后续的语义加工。该过程通常是自下而上的信息流，即从低级的听觉输入逐步传递至高级的语言网络进行解析。然而，语言感知并不仅仅依赖听觉输入，同时受到高级认知过程的调控，例如语境信息、先验知识及注意力分配等。

核心语言网络主要分布于颞叶和额叶区域，包括颞上回、颞中回以及布洛卡区等关键脑区。其主要功能是处理语言知识，包括词汇存储、句法分析、语义整合及语言生成。颞叶在词汇和语义处理方面具有核心作用，既存储语言信息，又负责不同词语之间的语义关系解析。布洛卡区则主要负责语言生成和句法处理，确保语法规则的正确应用，并协调构音系统，以实现流畅的言语表达。此外，顶叶和额叶的其他相关区域也与核心语言网络紧密交互，共同完成语言理解和生成过程中复杂的信息整合。

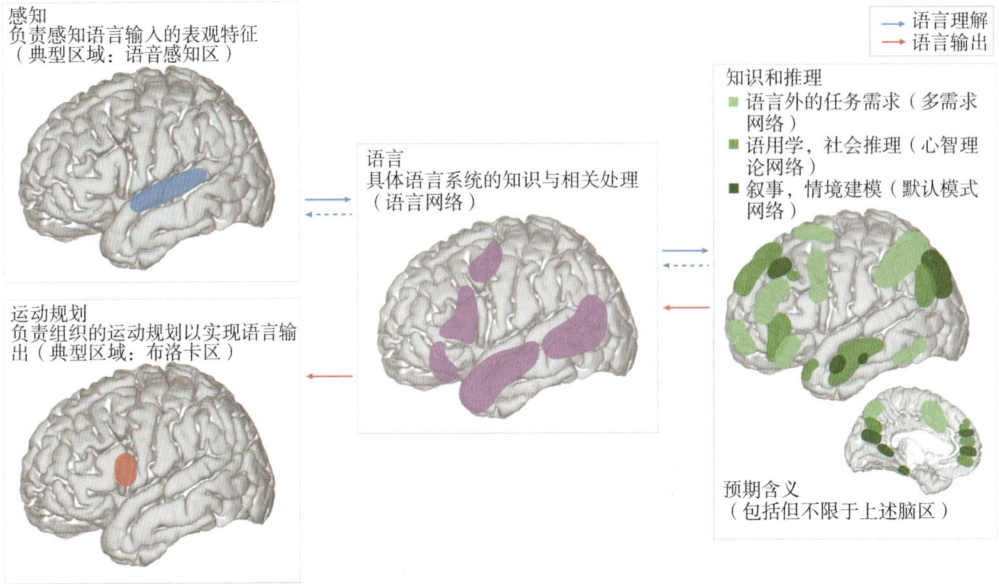

图 9.3　语言理解与生成的脑区支持系统，改编自 [110]

语言生成依赖于运动系统的精细控制，其中布洛卡区在语言输出的运动规划过程中起核心作用。布洛卡区不仅涉及语法和句法组织，还负责言语运动的编排。通过与初级运动皮层、辅助运动区及小脑的协作，该区域调控口腔、舌部及喉部等构音器官的运动，以确保言语表达的清晰性和流畅性。此外，书写和手势等非言语表达形式同样受到布洛卡区的调控，表明语言生成的神经机制不仅限于言语系统，还与更广泛的运动控制系统相互关联。

在更高级的语言理解过程中，认知推理系统发挥着至关重要的作用。该系统由多个高级认知网络组成，包括多重需求网络、心智理论网络（theory of mind network）及默认模式网络。其中，多重需求网络在执行复杂语言任务时提供认知控制支持，例如注意力分配、任务管理及逻辑推理；心智理论网络在语用学处理及社会认知推理中发挥作用，帮助个体理解言外之意、隐喻及社交语境中的语言；默认模式网络则主要参与叙事理解和情境建模，使个体能够在语言理解过程中构建语境，并将语言信息与长期记忆整合，以生成符合情境的理解。

除了宏观层面的脑区分布，研究者还在微观层面揭示了单神经元在语言加工中的作用。研究表明，某些神经元的放电活动与音素及音节的产生密切相关[113]。这些神经元不仅能够编码正在生成的语音单元，还能够预测即将出现的音素及音节信息。在语言生成过程中，神经元的活动主要集中在预测即将发出的语音，而在语言感知过程中，这些神经元则负责解码传入的语音信号。这一预测性编码机制为流畅的语言生产提供了神经基础。此外，部分神经元甚至能够编码即将出现单词的音节及词素信息，这一发现进一步揭示了神经元在语言加工中的高度特化与动态适应性。

9.4　语言相关疾病

语言相关疾病揭示了语言功能的神经基础，尤其是大脑特定区域在语言处理中的关键作用。失语症是一种由大脑损伤引起的语言能力部分或完全丧失的疾病，其典型特征包括语言表达和理解的障碍。然而，失语症通常不会影响患者的认知能力或运用言语肌肉的能力（图 9.4）。这意味着患者仍然可以正常思考，并能够进行非语言的交流，比如书写或通过手势表达意图。失语症通常由脑卒中、脑外伤、脑部感染或肿瘤等因素引起。它的类型多种多样，每种类型与特定脑区的损伤相关联。失语症作为语言障碍的典型案例，能够为研究语言的神经机制提供宝贵的线索。研究这些类型的失语症不仅有助于诊断和治疗患者，也为理解大脑如何处理语言提供了重要的窗口。例如，通过研究失语症患者，研究者可以更加明确哪些脑区负责句法加工、语义解码以及语言生成等特定功能。

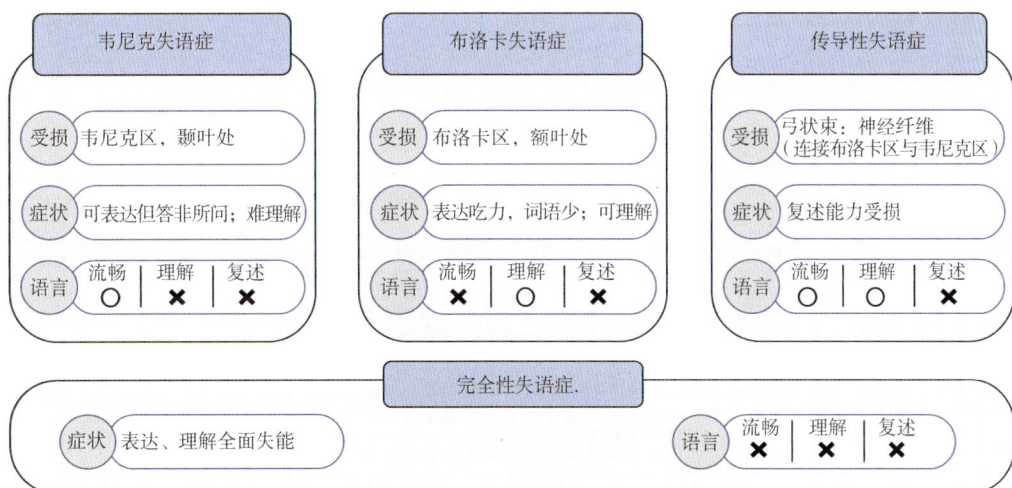

图 9.4　失语症介绍

9.4.1　布洛卡失语症

布洛卡失语症（Broca aphasia），也被称为非流利性失语症，通常是由于左额下回的布洛卡区受损引起的。这一区域位于前额叶的运动联合皮层附近，与言语生成中的肌肉运动控制密切相关。布洛卡区损伤会导致患者的语言表达出现问题，但他们的语言理解能力通常保持相对完好。布洛卡失语症患者的主要症状是难以流畅表达语言。他们虽然能够理解他人的话，并清楚自己想要表达的内容，但在言语输出上存在障碍。患者主要表现为语言表达严重受限，语速缓慢且费力，语句简短，常缺失功能词（如"的""和"），形成"电报式语言"。例如，患者可能会用"去商店，买面包"来表达"我要去商店买一些面包"。此外，他们在重复他人话语和复杂句法的表达上也可能遇到困难。布洛卡失语症的重要性在于它突显了大脑语言生成机制的复杂性，尽管患者的言语能力受损，但他们的认知和理解功能依然保留。

9.4.2　韦尼克失语症

韦尼克失语症（Wernicke aphasia），也称为流利性失语症，是因左侧颞上回的韦尼克区受损引起的。这一区域负责语言理解和语义加工，其功能与布洛卡区互补。韦尼克区的损伤通常导致患者在语言理解方面的严重困难，同时语言表达尽管流利，却缺乏意义。韦尼克失语症患者的语言输出通常显得毫无逻辑。他们可能会使用大量的冗长句子、虚构词汇或语法错误，甚至会发明新词。例如，患者可能会说"我用笛子吹了一个糖果"，这在语义上完全不合逻辑。此外，他们通常无法意识到自己的语言问题，并可能认为他人说的话同样不连贯。这种缺乏自知的特性使得韦尼克失语症的诊断具有一定挑战性。尽管韦尼克失语症患者能够流利地说话，但他们的语言实际已失去了交流的功能。

9.4.3　传导性失语症

传导性失语症（conductive aphasia）源于连接布洛卡区与韦尼克区的弓状束损伤，其核心特征是自发语言流畅但复述能力显著受损。患者说话时语速正常，却频繁出现语音错语（如将"苹果"误说为"菠果"）或语义替代，并伴随自我纠正（如"我要拿那个……不对……红色的圆东西"）。尽管语言理解能力基本保留，患者对自身错误有明确意识，常因无法准确复述他人话语而焦虑。例如，当被要求重复"蓝色的风筝在天空飞"时，可能输出为"风筝……蓝色……天上跑"。这种障碍揭示了弓状束在语言复述环路中的关键作用——它负责将听觉信息传递至运动语言区，其断裂导致语言输出与理解的脱节。

9.4.4　完全性失语症

完全性失语症（global aphasia）是失语症中最严重的类型，由左脑优势半球大范围损伤（如布洛卡区、韦尼克区及周围皮层同时受累）导致。患者几乎丧失所有语言功能：表达极不流利，仅能发出单字或无意义音节（如试图说"水"时发出"嘎"）；语言理解严重受损，无法执行简单指令；读写能力亦完全丧失。例如，患者可能对"指一下门"毫无反应，或试图书写时仅画出杂乱线条。值得注意的是，部分患者仍能通过手势、表情或语调进行非语言交流。此类失语症常见于大脑中动脉梗死，预后较差，但早期强化康复可能部分恢复基础交流能力。

9.5 语言处理模型

语言处理是大脑的核心功能，其复杂性体现在多个脑区和神经通路的相互协作中。理解语言如何在大脑中加工，不仅有助于揭示人类独特的语言能力，还能为语言相关疾病的诊断与治疗提供理论依据。在语言处理的研究中，Wernicke–Geschwind 模型和并行语言路径模型（parallel language pathways model）是两个具有重要意义的框架。前者奠定了语言神经科学的基础，而后者通过整合现代研究成果，拓展了对语言加工机制的认知。以下内容将详细介绍这两种模型，及其在语言处理中的作用与意义。

9.5.1 Wernicke–Geschwind 模型

Wernicke–Geschwind 模型是由 19 世纪神经学家卡尔·韦尼克（Carl Wernicke）和 20 世纪的诺曼·盖什温德（Norman Geschwind）提出的一个经典语言处理模型。该模型试图描述大脑中语言生成与理解的基本神经通路，是最早的系统性语言神经科学理论之一。它将语言处理定义为一个从感知到表达的线性流程，涉及几个关键的脑区和神经连接（图 9.5）。核心结构包括韦尼克区、布洛卡区、弓状束和角回几个部分。其中，韦尼克区位于左侧颞叶，是语言理解的关键区域。韦尼克区解析听觉信号中的语义信息，使我们能够理解语言内容。如果该区域受损，会导致语言理解障碍，即韦尼克失语症。布洛卡区位于左前额叶，是语言生成的核心区域。它负责规划和控制言语生成所需的肌肉活动，包括口唇、舌头和喉部的运动。当布洛卡区受损时，会导致语言生成障碍，即布洛卡失语症。弓状束是一条连接韦尼克区和布洛卡区的神经纤维束，是语言理解与生成之间的信息通路。它在语言信息的传递中起到桥梁作用。角回位于顶叶和枕叶之间的区域，与文字的阅读和书写有关。角回将视觉输入（例如文字）转化为大脑可以理解的语言信息，参与阅读和书写活动。

在 Wernicke–Geschwind 模型中，语言加工被视为一个顺序过程。例如，当我们听到语言时，声音信号首先被听觉皮层接收，并传递至韦尼克区进行语义解码。解码后的信息通过弓状束传递到布洛卡区，布洛卡区随后规划语言表达所需的运动指令。

最后，布洛卡区通过控制相关肌肉，生成言语表达。该模型的简单性和线性特点，使其成为理解语言处理的早期框架，为神经科学研究提供了重要参考。

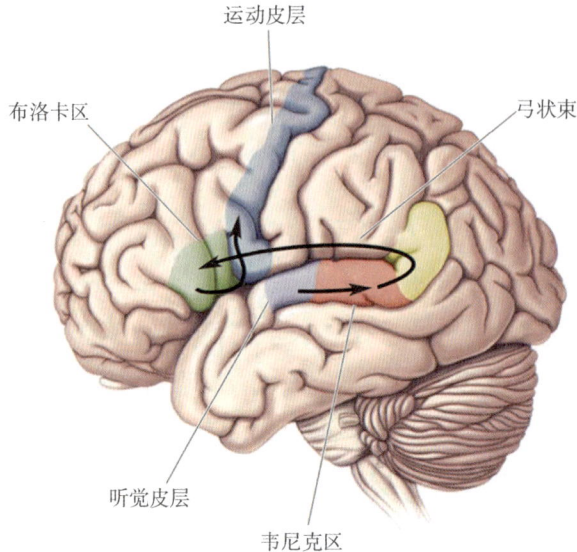

图 9.5　Wernicke–Geschwind 模型路径

9.5.2　并行语言路径模型

与 Wernicke–Geschwind 模型相比，并行语言路径模型进一步揭示了大脑中语言加工的复杂性。它强调语言处理涉及多个并行的神经路径，而非单一的线性流动。这一模型基于现代神经影像学研究和神经科学实验，明确了语言加工中两条背侧通路和一条腹侧通路的存在及其功能分工（图 9.6）。

背侧通路（dorsal pathway）主要功能是将听觉信息映射到发音动作，涉及语言生成和句法处理。该通路包括两条路径：一条连接韦尼克区和前运动皮层，主要参与言语产生和语言重复（图 9.6 蓝色路径）；另一条连接上颞回和布洛卡区，主要负责复杂句法结构的分析和处理（图 9.6 绿色路径）。

腹侧通路（ventral pathway）主要功能是将听觉信号映射为语义表征，支持语言理解和语义加工（图 9.6 红色路径）。该通路连接颞叶与额叶，支持语音到语义的快速转换。

这个并行模型反映了大脑在语言处理时的灵活性和复杂性，表明了理解和产生语言是一个涉及多个大脑网络的动态过程，而不是简单的从点 A 到点 B 的线性路径。并行语言路径模型也说明，不同的大脑区域可能同时或在不同时间点为同一语言功能作出贡献，这可能是为什么某些大脑损伤患者能找到新的途径来补偿损失的功能的原因。这种模型有助于解释为什么某些失语症患者在治疗和康复过程中能够恢复某些语言能力，因为大脑可以利用非受损的路径重新组织语言处理的功能。

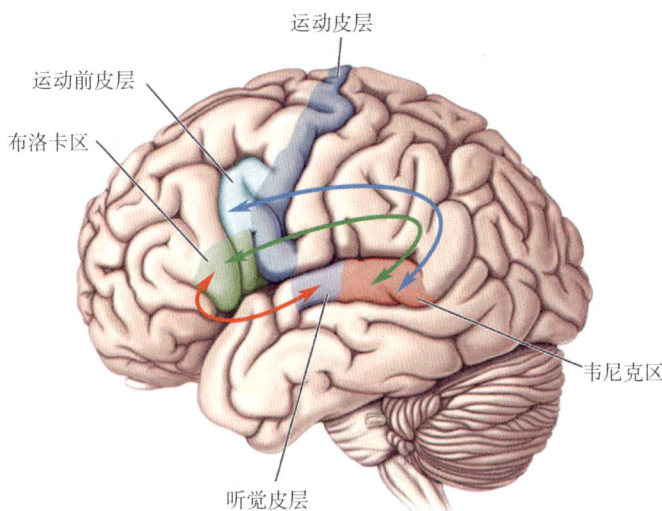

图 9.6　并行语言路径

9.6　自然语言处理中的语言模型

自然语言处理（natural language processing，NLP）是计算机科学、人工智能和语言学交叉的一个研究领域，其目标是让计算机能够理解、生成和处理人类语言。随着技术的进步，NLP 的应用变得日益广泛，从简单的文本分类到复杂的机器翻译、语音识别和情感分析，NLP 技术已经成为现代社会不可或缺的一部分。实现这些功能的关键在于开发能够识别语言模式、理解语义并生成流畅文本的语言模型。

自然语言处理模型的发展经历了从统计方法到深度学习再到大规模通用智能的跃迁（图 9.7）：早期基于概率统计的 N-gram 和隐马尔可夫模型通过局部词频预测语言序列，但受限于数据稀疏和语义理解；2013 年后神经网络语言模型（如 Word2Vec）引入词向量，以稠密表示捕捉语义关联；2018 年起预训练模型（如 BERT）基于 Transformer 架构，利用自注意力机制建模全局上下文，通过"预训练 + 微调"范式显著降低任务数据需求；2020 年后千亿级甚至万亿级参数的大语言模型（如 GPT-3、GPT-4）依托海量数据和算力突破规模瓶颈，涌现出上下文学习等高级认知能力，推动 NLP 从任务专用迈向通用人工智能（AGI）的探索。

统计语言模型

N-gram模型、隐马尔可夫模型
基于概率统计和马尔可夫假设，通过词频和局部上下文预测语言序列。计算效率高，但缺乏语义理解能力
1990s

预训练语言模型

BERT、ELMo
预训练+微调范式：在大规模无标注语上预训练通用语言表示，再针对下游任务微调
2018

2013

神经网络语言模型

Word2Vec模型
引入神经网络，将词表示为词嵌入，解决稀疏性问题。但需从头训练，且依赖标注数据

2020

大语言模型

Chat GPT、GPT-3/4
参数量达千亿级别，依赖海量数据和算力，搭建多任务统一架构，实现各类NLP任务

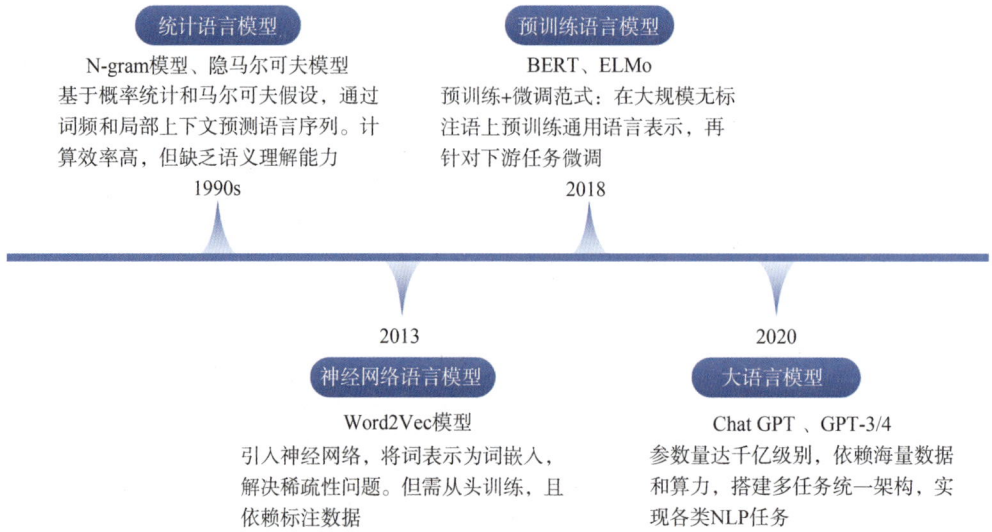

图 9.7　自然语言处理模型发展历程

9.6.1　统计语言模型

统计语言模型的出现标志着 NLP 从基于规则的设计向数据驱动的方法转变。这些模型利用大规模的文本数据，通过计算词汇和短语之间的概率关系来预测语言模式。最常见的统计模型包括 N-gram 模型和隐马尔可夫模型。N-gram 模型是一种简单而有效的统计方法，它通过考虑一个词的出现是由其前 n–1 个词决定的。例如，在三元模型（trigram）中，下一个词的出现概率取决于前两个词。N-gram 模型可以很好地处理短语和上下文信息，是许多早期语言处理系统的基础。隐马尔可夫模型则进一步扩展了统计模型的应用范围，它通过结合状态转移和观测概率，为语音识别和词性标注等任务提供了有力的支持。

统计语言模型的核心优势在于能够处理语言的不确定性和多样性。随着语料库的规模不断扩大，这些模型的性能也在持续提高。然而，统计模型难以捕捉语言的长距离依赖，无法理解复杂语义关系，也缺乏对语言深层结构的建模能力。

9.6.2　神经网络语言模型

神经网络语言模型，尤其是 Word2Vec 模型，标志着自然语言处理的一个重要里程碑。这一模型由 Mikolov 等人在 2013 年提出，它利用大规模文本数据来学习词向量，即将单词映射到向量空间中[114]。这些向量能够捕捉丰富的语义信息，因为它们是在学习过程中自动调整的，以至于共现在相似上下文中的单词拥有相似的向量表示。简单来说，Word2Vec 模型能够识别语言中的模式，并将这些模式转化为数学上可以量

化的结构。

Word2Vec 模型有两种主要架构：连续词袋模型（continuous bag of words，CBOW）和跳字模型（skip-gram）。CBOW 模型基于其上下文来预测目标单词，而跳字模型则正好相反，它用一个单词预测其上下文。这两种模型都通过调整单词的向量来最大化它们预测上下文的概率。

Word2Vec 模型在 NLP 领域有着广泛的应用，从简单的相似词查询到复杂的机器翻译系统，都可以看到它的身影。这些词向量提供了一种强大的方法来表征文本数据，使得机器能够以更加人性化和智能化的方式处理语言。

9.6.3　预训练语言模型

预训练语言模型的崛起标志着 NLP 从任务专用模型迈向通用语义理解的新纪元。这一阶段的核心理念是通过"预训练 + 微调"范式，利用海量无标注文本学习通用的语言表示，再针对特定任务进行参数微调，从而突破传统模型对标注数据的依赖。

技术突破始于动态上下文表征。2018 年，ELMo 首次引入双向 LSTM 结构[115]，通过分层表示解决一词多义问题（例如"bank"在"river bank"与"bank account"中的不同含义）。然而，ELMo 的局限性在于无法端到端微调，且依赖循环网络导致计算效率低下。同年，BERT 的诞生彻底改变了这一局面：基于 Transformer 编码器，BERT 通过掩码语言模型（MLM）和下一句预测（NSP）任务，实现了对词语和句子级语义的双向捕捉。例如，MLM 随机遮蔽输入中的词汇并要求模型预测原词，迫使模型深入理解上下文关系；NSP 则通过判断两个句子是否连续，增强模型对篇章逻辑的建模能力。BERT 在 GLUE 基准测试中超越人类基线，验证了预训练模型在文本分类、问答等任务中的强大泛化能力。

与此同时，GPT 系列开辟了生成式预训练的另一条路径。GPT-1 采用单向 Transformer 解码器，通过自回归语言模型（预测下一个词）预训练，在文本生成任务中展现潜力[116]。与 BERT 的双向编码不同，GPT 的单向结构虽限制了上下文理解，却为后续大规模生成模型奠定了基础。这一时期，模型参数规模首次突破"亿级"，训练需依赖 TPU 集群等高性能计算资源，标志着 NLP 进入"大模型"竞争时代。

然而，这一阶段仍面临巨大挑战。模型规模扩张带来的计算成本激增（如训练 BERT-Large 需 16 个 TPU Pod 运行 4 天），限制了其在工业场景的普及。此外，预训练与微调阶段的任务不一致性（如 BERT 的掩码符号在微调时从未出现）导致部分性能损失，促使后续研究探索更高效的训练目标。尽管如此，预训练语言模型仍为 NLP 领域带来了革命性突破，为后续千亿参数大模型的涌现奠定了技术与方法论基础。

9.6.4　大语言模型

大语言模型（large language model，LLM）的崛起标志着自然语言处理迈入通用人工智能的探索阶段。这一阶段的核心特征是模型规模、训练数据与计算资源的指数级增长，推动语言模型从任务专用工具演变为具备逻辑推理、多任务泛化与创造性生成能力的通用智能体。

2020 年，OpenAI 发布的 GPT-3（1750 亿参数）证明了通过海量无监督文本预训练（如 Common Crawl、书籍和网页数据），模型仅需少量示例即可完成代码生成、翻译、问答等任务，甚至展现出零样本（zero-shot）泛化能力[117]。例如，输入"用 Python 写一个排序算法"的提示，GPT-3 能直接生成可运行的代码，无须针对编程任务进行微调。这一现象被归因于模型对语言规律与跨领域知识的隐式学习，其本质是通过参数编码压缩人类知识库。

以 ChatGPT 为代表的对话模型[118]，通过人类反馈强化学习（reinforcement learning from human feedback，RLHF）将人类偏好融入训练过程：标注员对模型输出的质量排序，结合强化学习算法优化生成结果，极大提升了回答的逻辑性、安全性与用户意图对齐能力。例如，ChatGPT 在拒绝有害请求、修正事实错误等场景中表现优于传统模型。而 GPT-4 进一步支持多模态输入（如文本与图像），突破单一语言模态的局限[119]。例如，输入一张食物图片和"描述其营养成分"的指令，GPT-4 可结合视觉与语言信息生成分析报告。

此外，这些大语言模型也加速了开源生态与垂直领域应用落地。Meta 的 LLaMA 以 130 亿参数实现接近 GPT-3.5 的性能，推动学术界与中小企业低成本部署大模型；斯坦福的 Alpaca、UC 伯克利的 Vicuna 通过轻量级微调（成本低于 600 美元）在特定任务中达到商用水平。产业界则聚焦领域适配：谷歌的 Med-PaLM（专精医疗问答），Codex 驱动 GitHub Copilot 实现代码自动补全，提升开发者效率 40% 以上。中国的 DeepSeek 凭借突破性的低成本高效能模型架构，一经发布便在全球 AI 领域引发轰动。

自然语言处理模型不仅逐步接近于模拟人类语言理解和思考的方式，还为我们提供了理解智能本质的新工具。一些开创性研究也已经表明大语言模型在经典的认知任务中表现出了类似人类的性能。例如，心智理论（theory of mind，ToM）已被用来评估大语言模型，显示出 GPT-4 展示了与人类推理模式相似的 ToM 能力；在研究具身认知中，GPT-4 也表现出更接近人类的感知边界。情绪理解测试（situational evaluation of complex emotional understanding，SECEU）则对大模型的情绪理解能力进行全面评估，显示大多数语言模型的情绪理解能力达到了人类参与者的平均水平，其中 GPT-4 超过了 89% 的人类。

9.7　人工智能与大脑中的自然语言处理

人工智能与大脑自然语言处理的交叉研究，正日益成为认知科学和人工智能领域的前沿课题。近年来的研究揭示了人类大脑在处理语言信息时与 AI 模型之间的复杂对应关系。这些发现不仅为理解语言的神经机制提供了新的视角，也为设计更符合人类认知模式的 AI 系统奠定了基础。

将大脑活动直接解码为语言，是脑机接口中极具挑战性的重要研究方向。2019年加州大学的研究者开发了一种创新的神经解码器[109]，它能够利用人类大脑皮质活动中编码的运动学和声音表征，合成可听语音。这项研究通过记录大脑皮质的神经活动，将这些神经信号转化为语音的参数表示，进而生成自然的语音输出。这种方法尤其适用于帮助患有语言障碍的患者，提供了一种将大脑语言意图直接转化为声音的可能性。来自纽约大学的研究团队结合了轻量级卷积神经网络和一个创新的可微分语音合成器，成功将神经信号解码为可听语音[120]。该合成器能够将语音分解为音高、响度和共振峰频率等具体参数，从而以高保真的方式重建语音。研究人员通过分析 48名神经外科患者的皮层脑电图（ECoG）数据，使用多种深度学习架构（如卷积神经网络、循环神经网络和 Transformer）来实现 ECoG 信号的解码。这一成果不仅提升了语音合成的自然性，也为脑机接口的进一步发展提供了基础。

在大脑与语言的关系研究中，非侵入式脑成像技术正在成为探索脑机接口的重要工具。美国德州大学的研究团队展示了一种基于功能磁共振成像的非侵入性脑记录解码器。该解码器能够从受试者大脑活动中重建连续自然语言，包括感知语言、想象语言，甚至无声视频的语义内容[121]。这一技术不仅突破了以往非侵入式语言解码只能处理有限单词或短语的局限性，还为更复杂语言处理的实现提供了可能。

在当前的大脑自然语言处理研究中，人们发现了 AI 模型与大脑活动之间存在着复杂的对应关系。研究表明，BERT 模型中不同层次的表征，与大脑中处理语言的神经活动有着明显的对应关系。BERT 的浅层表征能够更好地预测大脑对单词的词汇处理，而深层表征则与复杂语义的整合以及上下文信息处理密切相关。这种分层的语义映射，与大脑从感觉到高级认知的层级处理方式相吻合。Zhang 等人则通过结合自然语言刺激（被试聆听故事时的 fMRI 记录）与 Word2Vec 语义建模[122]，揭示大脑语义系统依赖分布式网络（左半球编码具体概念，右半球处理抽象概念）协同默认模式网络与额顶注意网络的动态激活 - 抑制模式来表征复杂语义关系，而非传统认为的孤立脑区独立编码（图 9.8）。而普林斯顿大学的研究团队则利用 fMRI 记录参与者聆听自然故事时的大脑活动，发现 Transformer 模型中注意力头的"转化"计算（即通过上下文整合词义的动态更新）能显著预测大脑语言网络的活动，且效果优于传统静态词嵌入（如 GloVe）和句法特征 [123]。通过分层分析，转化在早期模型层表现出更强的脑区特异性，而词嵌入则随层数增加积累更多上下文信息。进一步分解发现，不同注意力头在模型中的层次和上下文依赖距离（如短程修饰关系与长程叙事关联）与人脑皮层语言区的功能梯度相匹配，例如后颞叶对应短距离句法整合，前额叶则关联长程语境。研究揭示了语言模型内部的计算机制（如注意力头的功能分化）与人脑语言处理共享的层次化、上下文敏感的特性，为理解自然语言理解的神经机制提供了新视角。

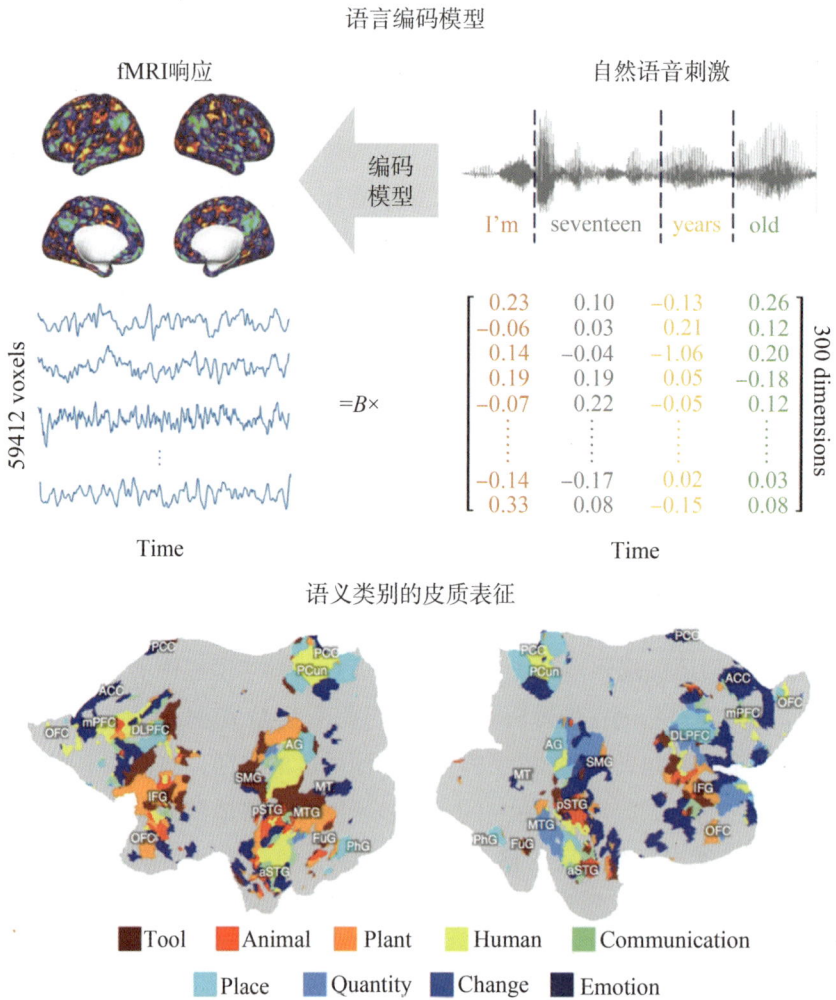

图 9.8 大脑语义系统的映射。上图为语言编码模型，下图为大脑中的语义映射，改编自 [122]

　　除了语言本身，大脑处理语言时还涉及视觉、听觉等多个感官区域之间的协作。例如，Popham 等人发现，大脑在处理语言信息时，多个感官区域和语义网络共同作用，形成复杂的多模态整合。这一过程使得语言信息可以结合视觉图像、声音、触觉等多种感官输入进行语义加工 [124]。这种发现挑战了传统认为语言处理是单一皮层区域功能的观点，并表明大脑的语言处理是一个动态、整合性极高的过程。

　　上述研究不仅揭示了大脑在语言处理中的多层次、多通路机制，也展示了 AI 模型在理解和预测这些机制中的潜力。例如，AI 模型可以帮助研究人员模拟大脑在语言处理中的分层表征方式，而大脑研究的成果也为改进 AI 模型提供了新的灵感。然而，目前的 AI 模型在处理词汇的深层次关系和语义细微差别上仍不及人类。随着非侵入式脑成像和深度学习技术的发展，未来有望构建更贴近人脑语言处理机制的 AI 系统。通过深入研究 AI 模型与人类大脑的异同，我们将能够设计出更符合人类思维模式的智能系统，进一步加深对人类智能本质的理解。

第 10 章　睡眠与梦

10.1　引言

　　睡眠与梦境作为意识与无意识的边界，展现了生命最复杂的神经过程之一。睡眠是大脑的"重启"机制，而梦境则是潜意识的投影窗口，它们共同构成了人类认知与情感调节的核心部分。神经科学的进展揭示了睡眠与梦的神经机制，而人工智能的崛起为这一研究领域带来了新工具与视角。许多 AI 模型灵感源自大脑结构与功能，而睡眠与梦作为大脑独特的学习与记忆机制，也为 AI 的持续学习与记忆保护提供了重要启示。

　　本章从神经科学与人工智能的交汇视角，深入探讨睡眠与梦的功能、机制及其技术应用。①梳理睡眠与梦的基础理论，分析其如何通过神经活动调节记忆、情绪和身体功能。②探讨睡眠与梦境障碍对生理与心理平衡的影响。③介绍基于人工智能的睡眠分期与梦境解码技术，这些技术已成为推动睡眠与梦研究的重要工具，并为心理健康干预提供了新方案。④探讨生物大脑的睡眠机制如何为人工智能技术提供启示，特别是在记忆巩固、灾难性遗忘预防机制以及信息处理效率方面，帮助人工智能实现更高效、稳定和持久的学习，朝着更接近人类智慧的方向发展。

10.2 睡眠与梦的基础理论

10.2.1 人为什么需要睡眠

人类一生中约有 1/3 的时间用于睡眠。尽管睡眠占用了相当多的时间，但它在较为高等的脊椎动物甚至整个动物界中都普遍存在（图 10.1）（值得注意的是，快速眼动睡眠仅在哺乳动物和部分鸟类中出现）。这一现象表明，睡眠可能是一种不可或缺的进化需求，其功能超越了简单的休息。一个人类在床上休息 8 小时，但却不能真正入睡，其身体体能或许会部分修复，但精神状态却会进一步恶化，这表明睡眠对身体和大脑具有独特的生物学意义。

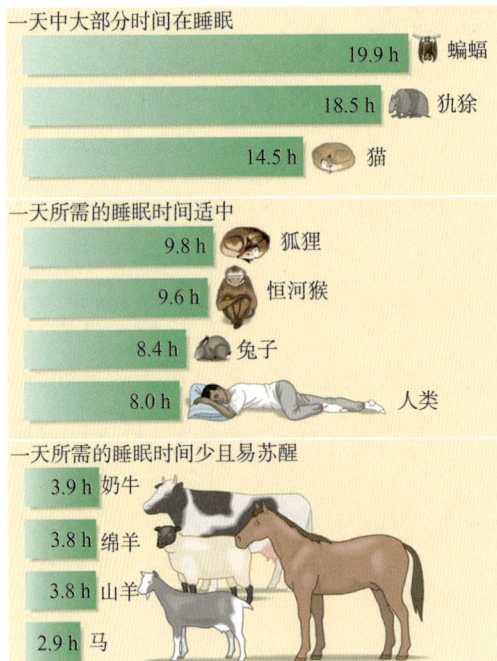

图 10.1　不同物种所需的睡眠时间

当前研究对睡眠功能的认识主要集中在以下几个方面，包括身体修复与免疫功能，学习与记忆的巩固，以及节约能量。

首先，睡眠期间大脑和身体经历全面的"修复过程"。脑脊液的流动在睡眠中显著增加，能够更高效地清除代谢废物，如 β- 淀粉样蛋白，这种物质的过量积累被认为是阿尔茨海默病的关键病理特征[125]。这一过程主要发生在深度非快速眼动睡眠阶段。此外，睡眠还促进神经系统的修复与细胞再生，并增强免疫系统功能。例如，研究发现睡眠不足与感染风险增加直接相关[126]。

其次，睡眠对学习和记忆巩固发挥了不可替代的作用。研究表明，睡眠期间的海马体会"重播"学习中的神经活动模式，将新知识从短期记忆转化为长期记忆。这种记忆整合过程与睡眠中的"纺锤波"密切相关，而纺锤波的数量和频率不仅与记忆力相关，还与空间推理能力等认知功能呈正相关[127-128]。值得一提的是，睡眠不足会削弱大脑筛选无关信息、优化神经网络的能力，从而导致学习效率下降[129]。

最后，从节能的角度来看，睡眠通过降低代谢率和体温帮助机体保存能量。这一机制在许多动物中得到验证，例如冬眠动物通过长时间的低活动状态降低能量消耗，为生存提供保障。

10.2.2 非快速眼动睡眠与快速眼动睡眠

非快速眼动睡眠（non-rapid-eye-movement sleep，NREM）和快速眼动睡眠（rapid-eye-movement sleep，REM）是睡眠过程中的两个主要阶段，两者在生理特征、脑电活动及其功能上具有显著差异（图 10.2，图 10.3）。睡眠的这两个阶段交替出现，形成周期性变化的睡眠结构，支持身体和大脑的全面恢复与优化。NREM 睡眠以身体和大脑的恢复为主要功能，其特征是大脑活动较低，身体保持相对静止；而 REM 睡眠则是梦境生成的主要阶段，大脑活动高度活跃，身体大部分肌肉处于松弛状态。NREM 睡眠可以进一步细分为三个阶段：N1、N2 和 N3。N1 阶段是从清醒到睡眠的过渡期，脑电图表现为低幅度、混合频率的活动，其中 θ 波逐渐取代清醒状态下的 α 波。这一阶段个体可能会出现肌肉抽动或"跌落感"。N2 阶段是轻度睡眠阶段，占整个睡眠周期的 50% 以上，其特征是睡眠纺锤波和 K 复合波的出现。N3 阶段，也称为深度睡眠或慢波睡眠，是恢复最深层次的阶段，EEG 以低频、高幅度的 δ 波为主。这一阶段被认为对免疫系统增强、细胞再生和代谢废物清除尤为重要。

不同睡眠阶段脑电特征				
阶段	EEG频率	EEG振幅	主导频段	相关特征
NREM N1	6~8 Hz混合频率	低	θ	·低唤醒阈值 ·缓慢眼球 ·肌肉张力下降 ·思维失去逻辑连贯性
NREM N2	θ波：4~7 Hz α波：8~13 Hz 睡眠纺锤波：12~14 Hz K复合波：0.5~2 Hz	中	θ	·睡眠纺锤波 ·K复合波 ·心率降低 ·体温降低
NREM N3	δ波：0.5~4 Hz	高	δ	·偶尔出现睡眠纺锤波 ·高唤醒阈值 ·心理降低 ·体温降低
REM	高于8 Hz混合频率	低	α/β	·快速眼动 ·肌肉萎缩

图 10.2 不同睡眠阶段脑电特征

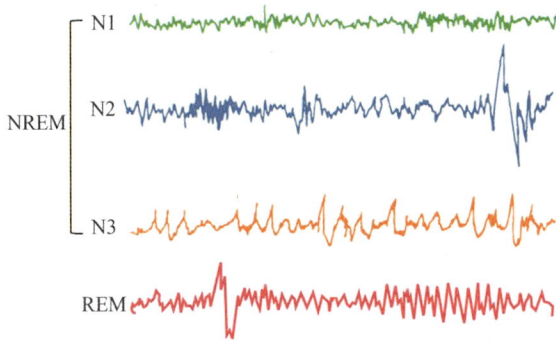

图 10.3　不同睡眠阶段脑电波形

　　NREM 睡眠不仅在生理恢复中至关重要，还在记忆巩固中发挥了核心作用。根据突触稳态假说（synaptic homeostasis hypothesis），清醒期间的学习会导致突触强度增加，而 NREM 睡眠通过慢波振荡（slow-wave oscillations）下调突触强度，使突触网络回归稳态，从而避免突触饱和并为新记忆的形成腾出空间[130]。此外，睡眠纺锤波和海马尖波涟漪（sharp-wave ripples，SWR）的相互作用，能够将学习中形成的短期记忆从海马转移到大脑皮质，形成稳定的长期记忆[131]。通过这一过程，大脑在 NREM 睡眠期间有效整合和优化了清醒时获取的信息。

　　相比之下，REM 睡眠表现出与 NREM 不同的特点。REM 阶段的脑电图表现为低幅度、高频率的活动，类似于清醒状态。其最显著的生理特征是快速眼动和身体肌肉的高度松弛。在 REM 睡眠中，个体常常经历生动的梦境，这一阶段不仅促进情绪调节，还在记忆的抽象化与情感记忆的巩固中起重要作用。研究表明，REM 睡眠期间，大脑回路的高水平重新激活（replay）有助于知识的整合与重组，使学习内容转化为更高级的抽象概念[132]。同时，REM 睡眠对处理与记忆相关的情感信息至关重要，有助于稳定情绪反应并减轻压力。

　　NREM 和 REM 的交替关系至今仍是睡眠研究的重要话题。两者的周期性交替不仅有助于大脑的全面修复，也支持个体在生理和心理层面的适应与优化。多项研究揭示了 NREM 和 REM 阶段之间的交替互动及其在大脑功能上的不同作用。例如，研究表明，NREM 阶段对身体的恢复和免疫系统的增强起着关键作用，而 REM 阶段则与大脑的认知功能、记忆整合及情绪调节紧密相关[133]。此外，最新的神经化学研究发现，NREM 到 REM 睡眠的过渡受到多种神经递质的调控，其中多巴胺在这一转变中的作用尤为重要[134]。

　　REM 和 NREM 的交替周期不仅有助于大脑在生理和认知功能上的优化，还在情绪调节和记忆巩固中扮演重要角色。睡眠纺锤波和 δ 波等脑电信号的周期性变化，帮助大脑有效地整合和储存信息，而 REM 阶段则通过其高度的神经活动促进情感的处

理和学习内容的强化。此外，NREM 和 REM 睡眠的交替也反映了大脑的神经连接和
血流动力学的复杂互动，这些过程在睡眠期间对神经系统的健康和功能有着深远的
影响[135]。

10.2.3　睡眠的昼夜节律

生物节律在协调行为和调节生理状态中发挥着关键作用，而睡眠的昼夜节律
（circadian rhythm）是其中的重要组成部分。昼夜节律是一个与地球自转相呼应的生
物节律，其周期约为 24 小时，控制着睡眠 - 觉醒周期以及其他许多生理功能。此外，
睡眠还受到周期短于 24 小时的超昼夜节律（ultradian rhythm）影响，这种节律主要
负责调控睡眠过程中不同阶段的转换，包括快速眼动睡眠和非快速眼动睡眠之间的
交替。

昼夜节律的形成主要依赖外部环境的调控因素，这些因素被统称为"时间给予
者"（zeit-geber）。光照是最重要的时间给予者，通过视网膜将信号传递给大脑的生
物钟调控中心——视交叉上核（suprachiasmatic nucleus，SCN）。SCN 位于下丘脑前
部，紧邻视神经交叉，其作用类似于一个"主生物钟"，负责协调机体内的所有节律
（图 10.4）。当光线充足时，视网膜中的感光神经元会将信号传递至 SCN，抑制松
果体分泌褪黑素，保持清醒状态；当光线减少时，SCN 则会通过释放对松果体的抑

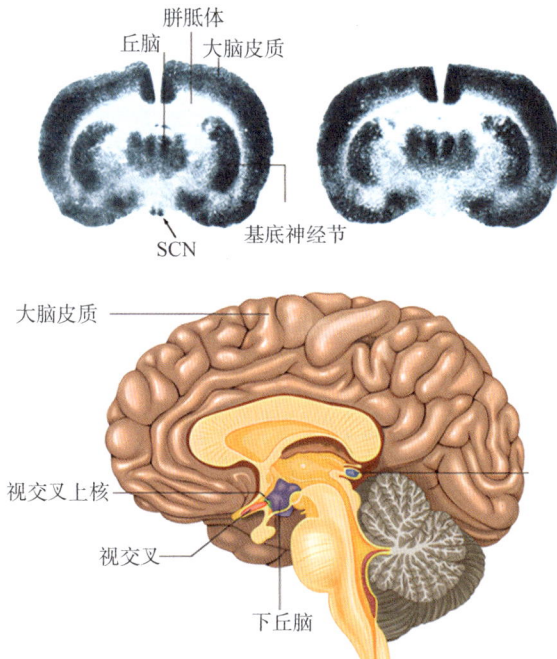

图 10.4　视交叉上核

制作用，促进褪黑素的分泌，使人感到困倦并为睡眠做好准备。通常，这一过程发生在睡前 2 ~ 3 小时，帮助人体顺利进入睡眠状态。

SCN 内的昼夜节律调控主要依赖一组核心生物钟基因（如 CLOCK 和 BMAL1），这些基因通过转录 - 翻译的负反馈回路维持 24 小时的节律。此外，研究发现几乎身体的每个细胞都具有独立的昼夜节律"时钟"，但这些外周组织的节律通常由 SCN 统一协调。在正常条件下，SCN 通过神经信号和激素分泌对外周组织进行同步调节，而当这些组织脱离 SCN 的控制时，它们会表现出自身不同步的节律，这种失调可能导致健康问题。

在睡眠过程中，超昼夜节律以非快速眼动睡眠和快速眼动睡眠之间的交替为表现形式，其周期大约为 90 分钟。这种周期性的转换由脑干的核心区域，特别是脑桥中的蓝斑核（locuscoeruleus）和中缝核（raphe nuclei）调控。研究发现，蓝斑核和中缝核的神经元放电率在快速眼动睡眠开始前会迅速下降，从而触发 REM 阶段的出现。REM 阶段通常伴随着强烈的脑部活动，而 NREM 阶段则以身体修复和代谢清除为主要功能。

10.2.4 梦境是如何产生的

梦境是人类意识活动中最神秘的现象之一。从科学角度来看，梦的产生是大脑在睡眠过程中通过多种机制共同作用的结果。这一过程涉及大脑的神经活动、记忆的整合、情绪的调节以及意识的复杂运作。

梦境的产生与睡眠中的不同阶段密切相关，特别是在快速眼动睡眠阶段，大脑的活动水平接近甚至超过清醒状态。REM 阶段的一个显著特征是大脑皮质的活跃性，尤其是与视觉、情绪和记忆相关的区域，如枕叶的视觉皮层和边缘系统的杏仁核。这种强烈的神经活动解释了梦境中生动的画面和强烈的情绪色彩。但梦境并非仅限于REM 阶段，研究表明，在非快速眼动睡眠的晚期，同样会产生梦境，但其内容通常不如 REM 阶段的梦境那样复杂和连贯。这表明梦境的形成与大脑整体神经活动的动态变化密不可分。

梦境被认为是大脑整合和处理信息的副产品，其重要功能之一是帮助个体整合和处理白天的记忆。研究发现，梦境中的许多情节来源于近期经历，但这些记忆并非简单的重现，而是经过重新编排和联想，形成具有新意的叙事。这种记忆整合过程对学习和认知非常重要。同时，研究表明，梦境中的感官和情绪体验有助于削弱负面记忆的情绪影响，从而帮助个体在情感上更好地适应。

此外，梦境的内容具有高度的个体化特征和情感驱动性，这可能与潜意识的活动有关。梦境常被描述为"清醒状态的镜像"，因为它在许多方面模仿了清醒时的感官体验。大多数梦境具有高度的视觉特征，表现为色彩鲜艳、动态变化的场景。此外，梦境还可能包含听觉、触觉，甚至偶尔出现嗅觉和味觉的感知。然而，梦境的独特之处在于其情绪浓度和超现实性。由于大脑中的杏仁核在 REM 睡眠中高度活跃，梦境往往充满强烈的情感体验，例如恐惧、喜悦或焦虑。

梦境的产生不仅是大脑无意识活动的副产品，还可能对个体的适应和生存具有重要意义。从进化角度来看，梦境可能是大脑模拟潜在威胁和情境的一种方式，有助于增强个体的危机应对能力。此外，梦境在情绪调节和记忆优化中的作用也使其成为维持心理健康的重要机制。

10.3　睡眠障碍与疾病

10.3.1　常见睡眠障碍

睡眠是维持身体健康和心理平衡的重要生理过程，其质量和规律性对个体的生活质量有着深远的影响。然而，现代社会中，睡眠障碍的普遍存在已成为全球公共健康领域的重要问题。睡眠障碍可被分为六大主要类别：失眠障碍、睡眠相关呼吸障碍、中枢性嗜睡障碍、昼夜节律睡眠 - 觉醒障碍、睡眠相关运动障碍以及异样睡眠障碍。这些障碍涵盖了从睡眠结构异常到行为紊乱的多种问题，对患者的身心健康有着深远的影响。

失眠障碍是最常见的睡眠障碍，表现为难以入睡、维持睡眠困难或早醒，并伴随恢复性差的睡眠。患者常常在白天感到疲倦、注意力不集中或情绪低落。失眠可能由多种因素引发，包括压力、焦虑、抑郁、环境变化或某些药物的副作用。长期失眠会对认知功能、情绪稳定和生活质量造成显著影响，甚至增加患上抑郁症和焦虑症的风险。对于失眠患者，认知行为疗法（CBT-I）已被证明是最有效的非药物治疗方法，而药物治疗通常用于短期干预或辅助治疗。

睡眠相关呼吸障碍表现为睡眠中反复出现呼吸暂停或通气不足，其中最常见的是阻塞性睡眠呼吸暂停（OSA）。OSA 的主要特征是上气道阻塞导致的呼吸暂停和低氧血症，这种障碍常伴有打鼾、夜间觉醒和白天过度嗜睡。风险因素包括肥胖、年龄增长、遗传因素以及肌肉张力的降低。未经治疗的 OSA 会增加高血压、心脏病、脑卒中及代谢综合征的风险，并可能导致记忆力减退和认知功能障碍。持续气道正压通气被认为是 OSA 的金标准治疗方法，通过维持气道开放，显著改善患者的睡眠质量和白天清醒度。

中枢性嗜睡障碍以白天不可控制的睡眠冲动为特征，其中最具代表性的是发作性睡病（narcolepsy）。其典型症状包括猝倒、睡眠麻痹和睡眠幻觉。这种障碍通常在青春期或年轻成人时期开始发病，病因与免疫系统异常和遗传因素有关。患者的脑内某些神经元（特别是分泌下丘脑催产素的神经元）功能显著下降。与正常睡眠不同，发作性睡病患者在入睡时直接进入快速眼动睡眠，表现出肌肉张力的突然下降。治疗通常包括使用兴奋剂（如：利他林）来提升白天的清醒度，同时结合抗抑郁药物以缓解猝倒症状。

昼夜节律睡眠 - 觉醒障碍则是由于生物钟与外部环境不一致导致的睡眠问题。这类障碍的常见形式包括延迟睡眠相位障碍（晚睡晚起难以调整）、进展型睡眠相位障碍（早睡早起）和非 24 小时睡眠 - 觉醒障碍（常见于盲人群体）。患者可能会因无法与社会时间同步而产生日间过度嗜睡或夜间失眠等问题。这类障碍的治疗方法包括时间给予疗法（如早晨暴露于明亮光照）、褪黑素补充剂以及行为干预。

睡眠相关运动障碍包括不宁腿综合征和周期性肢体运动障碍。不宁腿综合征的患者在睡眠中感到下肢不适，迫使其不断移动以缓解症状，而这种运动会显著影响入睡和睡眠质量。周期性肢体运动障碍表现为睡眠中肢体（尤其是下肢）反复的、不自主的运动，导致睡眠片段化和日间疲劳。对于这些障碍的治疗，通常会使用多巴胺激动剂、抗惊厥药物或铁剂（对于铁缺乏的患者）。

异样睡眠障碍涉及与睡眠相关的异常行为和体验，包括梦游、夜惊、梦吃和快速眼动睡眠行为障碍（RBD）。梦游和夜惊通常发生在儿童的非快速眼动睡眠阶段，而 RBD 则多见于成年人，患者会在梦中表现出剧烈的身体活动，甚至可能对自己或他人造成伤害。RBD 与帕金森病等神经退行性疾病有密切关联，其早期诊断对神经系统疾病的防治具有重要意义。

除此之外，睡眠障碍被发现与多种神经存在复杂的双向关系。这些研究为揭示神经退行性疾病的早期机制提供了新视角。华盛顿大学一项研究发现，睡眠不足可显著增加大脑中 tau 蛋白和淀粉样蛋白的积累，并通过干扰糖淋巴系统的清除功能，导致代谢废物在脑内异常堆积 [136]，这说明睡眠剥夺对阿尔茨海默病的病理发展具有重要影响。癫痫患者的睡眠结构常受到发作间期癫痫样放电（IEDs）的干扰。这种异常放电与睡眠纺锤波的同步发生，显著削弱了记忆巩固的效率 [137]。通过改善睡眠质量，可减少 IEDs 的频率并缓解认知障碍。青少年期的睡眠被认为对神经发育和社会行为塑造具有决定性作用。研究表明，自闭症小鼠在青少年期的睡眠中断会削弱海马与前额叶皮层的连接，从而导致成年后社会行为障碍 [138]。通过药理学或行为学手段改善小鼠在青少年期的睡眠，小鼠成年后的社交能力显著恢复，这提示睡眠干预在自闭症治疗中的潜在价值。

10.3.2　梦境障碍

梦境不仅是一种独特的意识体验，还与多种心理障碍密切相关，尤其是在创伤后应激障碍（PTSD）、焦虑症和抑郁症患者中，这种联系表现得尤为突出。研究表明，梦境中的内容、频率及其相关的生理和心理反应可能在这些心理障碍的发生、发展和维持中起着重要作用。通过研究梦境的特点和其与心理障碍的关联，我们可以深入了解梦境在心理健康中的潜在机制。

噩梦是梦境障碍的一个典型表现，尤其在创伤后应激障碍患者中尤为常见。噩梦的内容通常重现创伤性事件的细节，使患者在睡眠中体验到极度的恐惧和无助。研究表明，PTSD 患者更容易发生 RBD 和其他与创伤相关的睡眠障碍 [139]。噩梦的频率和强度与创伤记忆的重新激活有关，反映了患者在清醒状态下未能成功处理和整合创伤记忆。PTSD 患者的噩梦不仅与情绪调节困难相关，还可能反映大脑中睡眠和梦境调控网络的功能失调。

焦虑症患者的梦境通常表现为负面情绪和情境，这些梦境与白天的情绪状态有较高的一致性。焦虑状态下，大脑的边缘系统（特别是杏仁核）的过度活跃可能会在 REM 睡眠阶段放大负面梦境的情绪强度。这种现象进一步加剧了患者的睡眠质量下降，形成恶性循环。对于抑郁症患者，梦境研究揭示了两个有趣的现象：①抑郁症患者的 REM 睡眠潜伏期（从入睡到首次进入 REM 睡眠的时间）通常缩短；②这些患者的梦境常充满悲伤、绝望等负面情绪，这可能反映了情绪调节系统的功能异常。

研究还发现，梦境障碍与边缘型人格障碍有显著关联。研究指出，边缘型人格障碍患者的噩梦频率和梦焦虑程度显著高于健康个体。该研究还发现，这些患者的梦境可能与童年创伤和解离体验有关。梦境内容的丰富性和情绪强度在一定程度上反映患者白天情绪调节和心理防御机制的状态 [140]。

从神经科学的角度来看，梦境与心理障碍的关联可以通过 REM 睡眠的生理机制加以解释。REM 睡眠是梦境的主要发生阶段，这一阶段中大脑的活动模式与清醒状态非常相似，但功能却明显不同。例如，眼球的快速运动被认为反映了梦境中视觉场景的扫描过程 [141]。此外，梦境障碍中的梦境内容可能由创伤性记忆、焦虑或负面情绪引发，这些因素通过激活边缘系统（尤其是杏仁核）和额叶 - 海马网络共同作用。PTSD 患者在 REM 睡眠中可能存在创伤记忆的过度激活，而这可能与 REM 睡眠阶段的脑电活动异常密切相关 [142]。

近年来的研究还揭示了社会和环境因素对梦境障碍的影响。在 COVID-19 大流行期间进行的国际睡眠研究中发现，梦境行为的改变（如梦中行动化）在疫情期间显著增加。这种变化可能与全球范围内的心理压力、社会孤立和睡眠模式的改变相关。这些结果表明，梦境不仅受到个体神经和心理状态的影响，也可能反映社会和环境的广泛变化[143]。

针对梦境障碍的治疗通常结合心理治疗和药物干预。对于PTSD患者的噩梦治疗，暴露疗法和影像排练疗法已显示出显著的效果。焦虑症和抑郁症患者的梦境障碍则可以通过认知行为治疗和药物（如抗抑郁药）进行干预。此外，针对REM睡眠行为障碍，使用氯硝西泮和褪黑素已被证明可以缓解梦境相关的行为症状。

梦境作为心理状态的窗口，为研究心理障碍提供了一个独特的视角。从PTSD的创伤性噩梦到边缘型人格障碍的梦焦虑，再到抑郁症患者的负面梦境，梦境在心理障碍的诊断、机制研究和治疗中扮演了重要角色。未来的研究应更加关注梦境、神经活动和情绪调节之间的复杂关系，并开发基于梦境干预的创新疗法，以改善患者的生活质量。

10.4　基于人工智能的睡眠与梦境研究

10.4.1　睡眠提升大脑功能

睡眠不仅仅是我们日常生活中不可或缺的一部分，还是大脑恢复和优化功能的关键过程。尽管我们早已知道睡眠对认知和行为表现有积极影响，但其背后的神经机制却一直是个谜。近年来，科学家们提出了多种理论来解释睡眠如何通过调节大脑活动来恢复大脑功能，例如代谢废物清除[144-145]、突触可塑性[146]、神经元修复[147]和神经网络优化[148]等理论。虽然这些理论在不同层面上提供了有价值的见解，但至今仍没有一个完备的理论能够全面解释睡眠对大脑功能的所有影响。尽管如此，近年来的一些研究在揭示睡眠的神经机制方面取得了重要进展，揭示了关于NREM睡眠恢复精力的机制。

2024年发表在 Science 期刊上的一项研究为我们提供了新的线索。Kharas及其团队通过研究NREM睡眠，揭示了小睡如何通过调节大脑皮质的同步化活动来改善认知和行为表现。他们发现，NREM睡眠期间，大脑皮质的神经元活动会变得更加同步化，而睡眠后，这种同步化会减弱，神经活动变得更加去同步化。这种去同步化不仅提高了信息编码的准确性，还显著改善了猴子在视觉辨别任务中的表现[149]。

为了深入探究短期睡眠的神经机制，研究团队选择了恒河猴作为实验对象。他们的实验设计简洁而巧妙：在睡眠前后，猴子需要完成一项图像旋转辨别任务，即判断呈现的图像是否发生了旋转。为了全面捕捉睡眠对大脑活动的影响，研究团队采用了两种数据采集方式：无创和有创记录。无创记录通过多导睡眠图监测脑电、眼电和肌电信号，而有创记录则利用2D电极阵列和犹他阵列，精确采集背外侧前额叶皮层、视觉皮层 V4 和 V1 区域的局部场电位以及单个神经元的动作电位。此外，研究团队还结合多导睡眠图和深度神经网络软件（DeepLabCut）分析面部视频，对猴子的睡眠状态进行了精确识别和分类。

研究结果表明，短暂的 NREM 睡眠能够显著提高认知和行为表现，尤其是在视觉方向辨别任务中，猴子在难度较高（小角度旋转）的试次表现更佳。这一行为改善与 δ 频段（0.5 ~ 4 Hz）局部场电位功率的增加相关，表明低频神经振荡在睡眠的认知恢复功能中起重要作用。尽管 NREM 睡眠期间神经元群体活动较为同步，但睡眠后皮层神经活动整体趋向去同步化，具体表现为神经元放电率升高、同步指数下降和噪声相关性减少，这些变化直接与行为表现的提高相关。

此外，研究还发现，通过在猴子清醒状态下对视觉皮层 V4 施加 4 Hz 低频电刺激，可以模拟 NREM 睡眠对认知的正向作用，而高频电刺激（15 ~ 40 Hz）或随机频率电刺激则未能产生类似的改善。这一现象说明低频神经振荡可能是睡眠优化神经信息处理的核心机制。最后，计算建模的结果进一步揭示了 NREM 睡眠后神经活动变化的潜在机制，即局部兴奋性和抑制性突触的非对称去势（asymmetric depression），这一突触可塑性机制可能是睡眠增强认知功能的关键神经生理基础。

10.4.2　睡眠分期

睡眠分期是理解和评估睡眠质量的基础方法，通过将整个睡眠过程划分为不同的阶段（如清醒、浅睡、深睡和快速眼动睡眠），它为诊断睡眠障碍、制订治疗方案和实施健康管理提供了重要依据。传统上，睡眠分期依赖于多导睡眠图的信号采集与人工标注，由专家分析脑电图、眼电图和肌电图等多种生理信号。然而，这一流程费时费力，不仅对分析人员的专业技能要求高，还可能受到主观偏差的影响。

近年来，人工智能的快速发展为自动化睡眠分期提供了新的可能性，并推动了睡眠医学的技术变革。传统的自动化方法主要依赖于基于机器学习的模型，这些模型通常通过信号处理提取特征，如脑电信号的频率成分、幅值或时间域特征，再基于提取特征进行分类。然而，这种方式对手动特征设计依赖较高，难以捕捉睡眠信号中复杂的非线性模式。相比之下，深度学习技术通过端到端的学习方法能够直接从原始数据中提取特征，大幅减少对人工干预的依赖，显著提高睡眠分期的精度和效率。

例如，DeepSleepNet 结合卷积神经网络和双向长短期记忆网络，通过自动提取时间序列与空间特征，基于单通道脑电信号的分类准确率超过了 80%[150]。另一款模型 U-Sleep 采用高鲁棒性的深度学习框架对多通道脑电进行处理（图 10.5），支持跨数据集的自动睡眠分期，其结果与专业人员的标注结果高度一致[151]。针对资源有限的场景，Lightweight Sleep Staging Model 基于单通道 EEG 的边缘 AI 方法，成功应用于儿童睡眠数据分析，展现了强大的适应能力[152]。

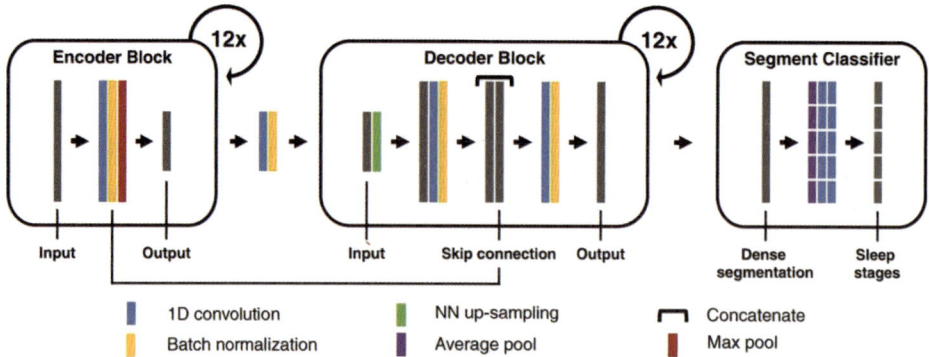

图 10.5　U-Sleep 模型架构

注：U-Sleep 是一种特殊的全卷积神经网络架构，专为生理时间序列分割任务（例如睡眠分期）而设计。它包括一个编码器（左），该编码器将输入信号编码为密集的特征表示；一个解码器（中），该解码器将学习到的特征投射到输入空间以生成密集的睡眠阶段表示；一个专门设计的分段分类器（右），该分类器以选定的时间分辨率生成睡眠阶段

多模态数据的结合进一步提升了睡眠分期的鲁棒性与诊断能力。例如，MMASleepNet 利用多模态注意力机制，将脑电图、心电图和血氧饱和度等多种信号进行融合，并从异构数据中提取互补信息，从而实现了高精度的睡眠分期[153]。此外，SleepGPT 通过语言模型分析睡眠阶段序列，在睡眠阶段预测与睡眠障碍识别中表现出色，为个性化睡眠医学应用提供了强有力的工具[154]。

消费级设备方面，智能手表和其他可穿戴设备逐步成为睡眠监测的主流选择。这些设备通过结合 AI 模型与低质量信号进行分析，实现了无创、低成本的睡眠分期。例如，SLAMSS 模型通过轻量化架构对消费级设备的数据进行优化，能够在移动设备上实现实时分期，为更广泛的用户群体提供了便捷的睡眠监测解决方案[155]。

尽管 AI 已显著提升了睡眠分期的效率与精度，但其应用仍面临诸多挑战。①不同来源的数据信号质量存在较大差异，例如消费级设备的信号通常比专业设备噪声更高，这要求模型具有强大的适应能力。②如何在数据隐私保护的前提下高效利用大规模睡眠数据也是一项亟待解决的技术与伦理问题。随着边缘计算技术的发展，AI 模型的计算效率进一步提高，其能够在资源受限设备上运行，为更多用户提供高效的睡眠监测服务。

10.4.3　梦境解码

长期以来，梦境解码是心理学和神经科学中的难题，不仅因其涉及复杂主观体验，还因为梦境内容与大脑信号之间存在着非线性的对应关系。然而，近年来的研究开始揭示，梦境并非完全随机生成，其中蕴含着一定的可解释意义。2022 年，美国加州大学的一项研究发现，快速眼动睡眠中的眼球运动与梦境内容存在紧密联系。研究团队通过记录编码小鼠头部方向的神经元活动，并实时解码小鼠头向，发现小鼠在 REM 阶段的眼球运动方向与梦境中解码出的头部方向一致。这一发现表明，梦境中的眼球运动并非随机，而是与对不同方向图像的探索相关，为梦境解码提供了重要的理论支持。

梦境解码的核心目标是通过分析大脑活动信号，提取与梦境内容相关的信息。这些信号主要包括 EEG 和 fMRI。EEG 具有高时间分辨率，可以捕捉到梦境发生时大脑的电活动动态变化；fMRI 则提供了高空间分辨率的脑部活动图像，通过记录血氧水平的变化揭示脑区的激活模式。尽管 EEG 和 fMRI 等技术提供了大量脑活动数据，但梦境本质上是主观的，不同个体的梦境内容和情感体验千差万别，传统的研究大多依赖个体的梦境报告，这些数据往往不够精确且难以捕捉梦境的动态特征。因此，要实现梦境的客观解码，需要借助 AI 技术克服这些复杂性。

深度学习作为 AI 的核心技术之一，为梦境解码提供了强有力的工具。它可以处理大规模、多维度的脑信号数据，自动提取特征并识别与梦境内容相关的模式。例如，Horikawa 等人的研究开创性地利用 fMRI 数据结合深度学习算法解码了视觉梦境的内容（图 10.6）。在他们的实验中，参与者在清醒状态下观看各种图像，同时记录 fMRI 数据以捕捉与每张图像相关的脑部活动模式。随后，研究者利用这些数据训练深度学习模型，使其能够识别大脑活动与图像类别之间的关系。当参与者在睡眠中做梦时，研究者通过再次记录的 fMRI 数据输入模型，预测出参与者梦境中的视觉内容。实验结果显示，模型能够以一定程度预测梦境中的物体类别，例如动物或建筑物。这一研究首次证明了 AI 在梦境内容解码中的可行性。

相较于 fMRI，EEG 由于其更高的时间分辨率，能够捕捉梦境内容的动态变化。例如，研究人员通过分析 EEG 的频谱变化，发现某些特定频段的功率与梦境中的情感特征密切相关。结合 AI 技术，这些信号特征可以被用来预测梦境中情感的强度或类型（如愉快、恐惧等）。此外，多模态数据的融合进一步提高了梦境解码的准确性和细节表现。例如，研究者尝试将 EEG 与眼动图（EOG）结合，捕捉梦境中的运动场景。这些多模态方法为梦境解码提供了更全面的视角，使研究者能够更精准地重建梦境内容。

基于 AI 的梦境解码不仅在理论研究中具有重要意义，也展现了广泛的应用前景。在心理健康领域，梦境解码技术可以帮助诊断和治疗与梦境相关的心理障碍，如 PTSD。噩梦是 PTSD 患者的典型症状，通过 AI 解码梦境内容，医生可以更深入地了解患者的心理状态，并制订个性化的干预措施。梦境解码对于神经科学研究具有不可忽视的价值。通过分析梦境内容和大脑活动的关系，研究者可以揭示大脑在睡眠过程中如何整合和处理信息，从而为意识和记忆机制的研究提供新见解。随着脑机接口技术的发展，梦境解码可能成为未来人机交互的重要方向。通过解码和操控梦境内容，人类或许能够在虚拟现实中体验梦境，甚至实现学习、创作等新的应用场景。

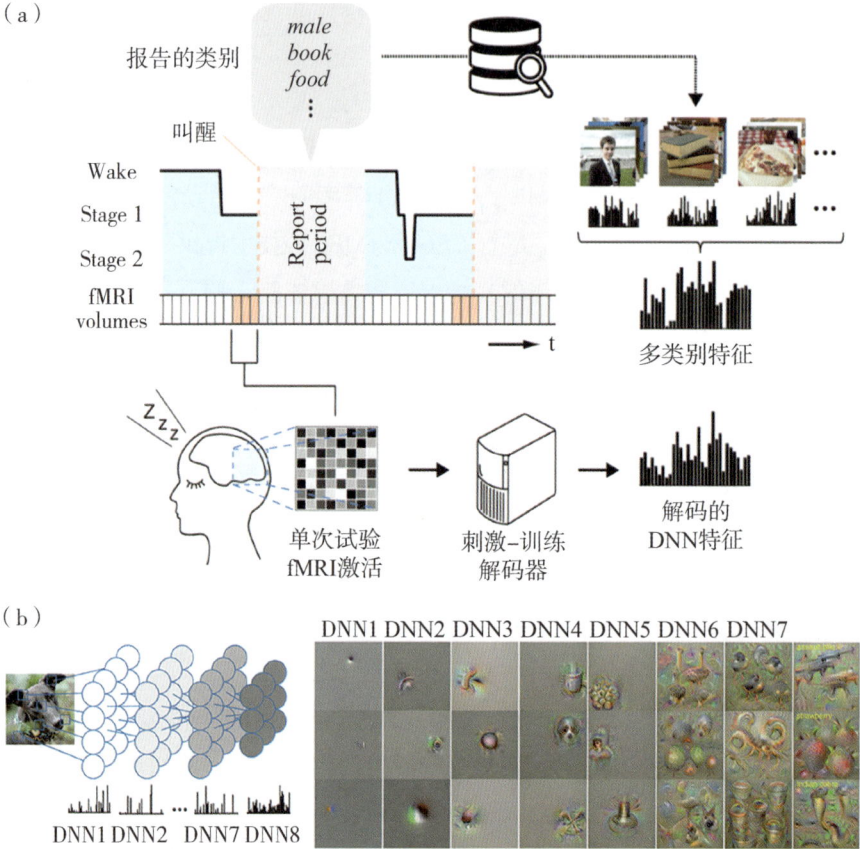

图 10.6　Horikawa 等人基于 DNN 解码做梦时的 fMRI，改编自 [156]

尽管 AI 已展现出梦境解码的潜力，但该领域仍面临映射机制不明、数据获取成本高和个体差异性强等多重挑战。①梦境内容与脑信号的复杂映射关系尚未完全厘清，解码的精度和可靠性需要进一步提高。②数据获取过程烦琐且成本高昂，例如 fMRI 的广泛使用受限于其高昂的费用和复杂的操作。③个体梦境的高度差异性也为建立通用的梦境解码模型带来了困难。未来的研究需要进一步优化 AI 算法，提高其对复杂脑信号的解读能力，同时开发更便携、更经济的数据采集方法，例如结合消费级 EEG 设备的解码技术。

总的来说，基于 AI 的梦境解码技术正以前所未有的方式揭示人类意识的奥秘。通过结合深度学习、神经科学和多模态数据技术，研究者正在逐步实现从大脑活动到梦境内容的精确解码。这不仅为理解梦境背后的神经机制提供了重要工具，也为心理健康干预和人机交互技术开辟了新领域。随着 AI 和脑科学的不断发展，梦境解码技术或许能够将梦境从不可捉摸的主观体验，转变为可观察、可操控的科学现象，为人类的自我认知和技术进步带来深远影响。

10.5　睡眠与梦对人工智能的启发

人脑在睡眠中通过巩固记忆并防止灾难性遗忘的机制，为人工智能模型的持续学习和稳定性提供了重要启示。睡眠不仅是一种生理需求，还在大脑的学习和记忆过程中扮演了关键角色。具体来说，人脑通过睡眠期间的记忆回放和突触缩放机制，不仅巩固了新的学习内容，还维持了之前的记忆，从而在终身学习的过程中有效避免了灾难性遗忘。这种能力是人工神经网络当前无法完全实现的核心优势。

在神经科学研究中，深度非快速眼动睡眠阶段被发现对记忆巩固至关重要。在这一阶段，海马体和新皮质之间的连接被激活，形成记忆的回放过程。这一过程在没有外部输入干扰的状态下，有选择性地强化重要神经通路，同时弱化无关连接，提高了记忆系统的效率和稳定性。这种选择性强化与缩放机制不仅优化了记忆存储的效率，还提高了大脑的学习能力。例如，最近学习的记忆在睡眠期间自发回放，使网络能够形成正交化的记忆表征，同时抑制重叠的记忆表征，避免灾难性遗忘。这种机制不仅提高了记忆的稳定性，还允许新的知识与旧记忆共存，从而实现稳定性和可塑性的动态平衡。

这一过程为人工神经网络的设计提供了重要的启发，特别是在持续学习（continual learning）领域中的应用。传统神经网络在学习新任务时往往会面临"灾难性遗忘"的问题，即新任务的学习会干扰已有任务的记忆。为了缓解这一问题，研究者提出了基于记忆回放的持续学习方法。在这种方法中，模型会回放已学习任务的内部表征，而非重新输入原始数据，从而达到类似人脑睡眠的效果。

例如，Brain-inspired Replay（BIReplay）是一种受到人脑海马体回放机制启发的方法。BIReplay 模拟人脑在睡眠阶段的记忆回放，通过生成模型复现之前学习的任务表征，并将其输入主网络进行训练。实验表明，该机制能够在多个任务的持续学习中显著降低灾难性遗忘问题[157]。Sleep Replay Consolidation（SRC）算法进一步借鉴了生物睡眠中的自发活动和突触可塑性机制。在 SRC 中，网络在常规训练阶段完成任务学习后，会进入模拟睡眠的"离线阶段"。这一阶段通过无监督的 Hebbian 可塑性规则和随机噪声输入，实现了记忆的自发回放与权重的重新分配。例如，在 MINST 数据集上的实验显示，在每次学习新分类任务后，SRC 算法能够显著恢复网络对旧任务的记忆，并避免灾难性遗忘。SRC 的核心在于，它通过自发神经元活动回放旧记忆并动态修剪突触权重，优化了网络的稀疏性表征，使任务之间的记忆互不干扰[158]。

脉冲神经网络的出现，实现了对人脑生物特性更加精确的模拟。这种神经网络通过模拟生物神经元的脉冲放电行为，使学习过程更加接近人脑。例如，一项研究表明，在脉冲神经网络中引入类似睡眠的阶段可以有效防止灾难性遗忘。在这些阶段，网络会在不受外界输入干扰的情况下，重新激活早期学习的神经元集合，从而通过突触权重的调整强化之前的记忆。这种机制不仅减少了新任务对旧任务的干扰，还显著提高了网络的学习效率[159]。更有趣的是，这种模拟睡眠的策略无须存储完整的旧任务数据，而是通过内部权重的动态调整实现记忆的巩固。这与人脑在睡眠期间的记忆回放过程极为相似，也展现了生物启发的 AI 模型在资源节约方面的优势。

人脑睡眠机制的研究不仅推动了 AI 技术的发展，也反过来为神经科学提供了新的研究工具。通过在人工神经网络中模拟大脑的记忆巩固和遗忘机制，研究者能够验证对生物大脑的假设，从而揭示更多关于人类记忆和学习的奥秘。总而言之，人脑睡眠机制对 AI 模型的启示是多层次的，从记忆回放到权重保护，再到模拟睡眠的脉冲神经网络，这些机制为 AI 解决灾难性遗忘问题、实现高效学习提供了创新的解决方案。随着 AI 技术和神经科学的进一步融合，未来的人工智能系统或许不仅能像人类一样高效学习，还能通过"睡眠"优化自身，真正实现终身学习的目标。

第二部分

第 11 章　多模态神经信号处理

11.1　引言

神经信号采集技术已成为揭示大脑功能机制的关键工具。通过多种互补的成像与记录手段，研究者得以从结构和功能两个层面系统地获取大脑活动信息。

然而，由于不同采集技术在空间分辨率、时间分辨率与侵入性方面各有优劣，迫切需要发展高效且精准的神经信号处理方法，以全面挖掘神经活动的动态特征，提升数据的可解释性和临床转化价值。

近年来，多模态融合已成为当前神经科学研究的重要趋势。整合 fMRI、EEG 和 iEEG 等不同成像技术的信息，可以构建更全面的大脑活动图谱，弥补单一模态技术的局限性。同时，深度学习等人工智能技术的应用，为神经信号处理与分析提供了强大的建模能力，在自动化信号处理、解码、异常检测和神经网络动态建模方面展现出巨大潜力。

本章系统介绍神经信号采集技术的基本原理，探讨不同模态信号的处理方法，重点分析 fMRI、EEG 和 iEEG 的数据处理流程，进而探讨多模态融合及人工智能技术在神经信号分析中的发展前景。通过本章的学习，读者将掌握神经信号处理的基本原理与关键技术，理解不同方法的适用场景，并能够根据具体研究需求制订合理的实验方案和分析流程。

11.2 神经信号采集技术

神经信号采集技术被广泛应用于神经科学研究与临床诊断，通过多模态数据（结构、功能、电生理）构建脑网络模型，揭示认知或疾病的神经机制，并挖掘生物标志物。

根据成像目标和采集内容的不同，这些技术可分为结构测量与功能测量两类。①结构测量：主要用于刻画脑组织的解剖形态和连接结构。主要包括高分辨率 T1 加权结构磁共振成像（structural MRI，sMRI），可用于评估灰质体积、皮层厚度等指标；以及弥散张量成像（diffusion tensor imaging，DTI），能够反映白质纤维束的微观走向与完整性。②功能测量：用于记录神经活动及其时间演化过程。主要包括 fMRI、PET、EEG、脑磁图（magnetoencephalography，MEG）以及侵入式脑电技术（intracranial EEG，iEEG），如皮层脑电图（ECoG）和立体脑电图（SEEG）等。

不同技术各有优势与局限，需根据研究目标选择或联合使用。表 11.1 是常见神经的信号采集技术的比较。

表 11.1 神经成像技术的优势和局限性[160]

方法	信号来源	时间分辨率	空间分辨率	优点	局限性	侵入性
MRI	大脑结构	—	mm 级别	高空间分辨率	时间分辨率低，成本高，扫描时间长	否
DTI	纤维束迹结构	—	mm 级别	高空间分辨率	灰质信息有限	否
EEG	大脑电活动	ms	5 mm	高时间分辨率，无辐射，成本低，便携	空间分辨率低	否
MEG	大脑磁活动	ms	> 5 mm	高时间分辨率，中等空间分辨率	空间分辨率低，不便携，可用性有限，成本高	否
iEEG	大脑电活动	ms	mm 级别	较高时空分辨率	观测脑区有限	是
PET	神经递质动态	s 至 min	4 ~ 10 mm	运动伪影较少，灵敏度高	空间和时间分辨率低，可用性有限，辐射，成本高，不便携	否
SPECT	神经递质动态	min	8 ~ 15 mm	灵敏度高，成本低于 PET，可用性高于 PET	空间和时间分辨率低，灵敏度低于 PET	否
fMRI	血氧活动	s	< 3 mm	高空间分辨率，无辐射，广泛可用	不便携，时间分辨率低，对运动伪影敏感	否
NIRS	血氧活动	s	> 5 mm	中等时间分辨率，成本低，便携	空间分辨率低	否

各类神经成像技术在其特定的应用场景中发挥着不可替代的作用，为解析大脑的

结构组织、功能分布及其相互作用提供了重要支撑。其中，结构磁共振影像可用于评估每个体素上灰质和白质的局部浓度或体积的变化，从而反映相应的解剖结构变化；DTI 图像中提取出的部分各向异性（fractional anisotropy，FA）系数、平均弥散率（mean diffusivity，MD）等参数则可反映白质纤维束的走向和连接等解剖信息；fMRI 可通过血氧水平依赖信号测量脑部神经元活动，具体可分为用于评估被试未执行明确任务时大脑发生的区域性相互作用的静息态功能磁共振（resting-state fMRI，rs-fMRI），以及用于测量被试接受特定刺激或执行与某个分析任务相关的任务时的神经元激活情况的任务态功能磁共振（task-fMRI）；而 PET 则反映人体组织的代谢情况。

这些成像和处理分析技术都在迅速发展，不断有新的处理工具和分析方法出现。在实际使用场景中，常根据具体的研究目标和实验设计选择最合适的技术和数据处理策略。本章旨在为读者提供必要的技术细节和实用知识，从而使其能够在自己的研究中更有效地应用这些技术。下一部分将简要介绍常见成像技术的处理方法，包括 fMRI、EEG 及 iEEG。

11.3　fMRI 信号处理

MRI 是一种非侵入性成像技术，能够以高空间分辨率获取大脑解剖结构的详细图像，被广泛用于评估脑组织的形态特征和病理状态。基于 MRI 原理发展的 fMRI，可通过检测神经活动引起的血氧水平依赖（BOLD）信号变化，间接推断特定脑区的功能状态与激活模式。因此，fMRI 不仅在基础神经科学研究中被用于揭示脑结构与功能之间的关系，也在神经退行性疾病研究和脑发育评估中发挥重要作用。

11.3.1　处理工具

fMRI 数据的处理依赖于多种成熟的软件工具，这些工具不仅具备完善的预处理功能（如运动校正、空间配准、标准化等），还集成了统计建模、功能连接分析和可视化模块，能够支持从个体级到群体级的多层次神经影像分析。选择合适的工具并规范操作流程，对于确保研究结果的准确性和可重复性至关重要。

FMRIB 软件库（FMRIB software library，FSL）：一套专门用于 sMRI 与 fMRI 数据分析的综合性工具包，涵盖脑组织提取、运动校正、标准化、统计建模（如 GLM）等常规模块，适用于从单个受试者到群体水平的多种研究设计。

统计参数映射（statistical parametric mapping，SPM）：基于 MATLAB 平台开发，被广泛用于 fMRI 数据的空间预处理、时间序列建模与统计推断，尤其在任务态 fMRI 研究中具有较强的灵活性与可扩展性。

功能神经影像分析（analysis of functional neuroimages，AFNI）：AFNI 是专门设计用于 sMRI 和 fMRI 数据分析的软件平台。它提供一整套工具，覆盖数据预处理、多变量分析和相关性研究。AFNI 特别突出的是其高级三维数据可视化功能，以及对多种文件格式的支持，极大地方便了数据的集成和共享。专门设计用于 sMRI 和 fMRI 数据分析的软件平台，提供了一整套工具，覆盖数据预处理、多变量分析和相关性研究；强调交互式三维可视化与多变量分析，适用于复杂实验范式下的功能相关性建模与动态信号探索。

脑成像数据结构（brain imaging data structure，BIDS）工具：随着开放科学与数据共享的兴起，BIDS 成为组织与共享神经影像数据的事实标准。借助 BIDS Validator、BIDS Apps 等工具，研究者可实现数据格式规范化与分析流程自动化，提升研究的复现性与透明性。

11.3.2　数据预处理

fMRI 数据预处理是确保图像质量与后续分析有效性的关键步骤。预处理流程的标准化和自动化不仅有助于消除成像过程中产生的运动伪影、时间偏移等技术误差，还能显著提高统计建模的稳健性与信号的可解释性。借助成熟的软件工具，研究者能够系统地完成各项预处理操作，确保数据的空间一致性、时间一致性与生理噪声控制。下面将详细介绍 fMRI 数据预处理的主要步骤（图 11.1）。

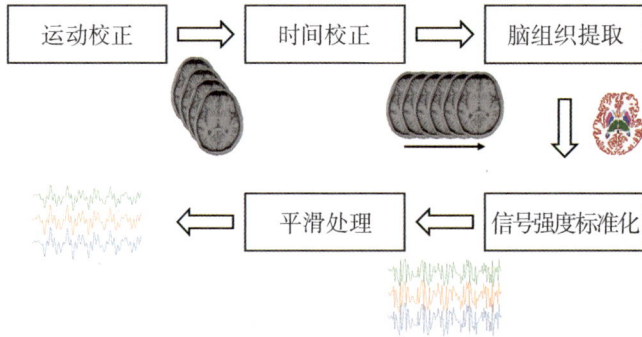

图 11.1　fMRI 处理流程

运动校正（motion correction）：用于纠正受试者在扫描过程中的轻微运动，通过刚体配准方法对各时间点的图像进行空间对齐，减少运动伪影对时序分析的干扰。

时间校正（time correction）：考虑到每个扫描体积的各切片并非同时采集，通过时间插值方法将所有切片对齐至统一时间点，有助于提高时间序列分析的准确性。

空间标准化（spatial normalization）：将个体大脑图像配准至标准脑模板（如 MNI 空间），使不同被试之间的脑图数据具备可比性，是群体水平分析的前提。

脑组织提取（brain tissue extraction）：从 T1 或 fMRI 图像中去除颅骨、皮肤等非脑组织部分，保留脑实质区域，有助于减少非相关信号干扰，提高配准与建模的精度。

信号强度标准化（intensity normalization）：对不同图像体积或扫描会话之间的信号幅值进行标准化处理，减少系统性偏差，提升跨受试一致性。

空间平滑处理（spatial smoothing）：应用高斯核对图像进行模糊处理，以增强信噪比并提高统计分析的灵敏度，但需注意平滑核大小的选择对空间分辨率的影响。

11.3.3　fMRI 特征提取

特征提取是 fMRI 数据分析中的关键步骤之一，旨在从预处理后的图像中识别并量化与神经活动相关的生物学特征。这些特征不仅决定了后续统计建模与神经解码的有效性，也直接影响对脑结构与功能机制的理解深度。以下是常用的几种特征提取方法及其应用。

体素基础的形态学分析（voxel-based morphometry，VBM）：通过对个体灰质或白质密度图进行统计比较，识别脑区体积的微小差异，被广泛应用于研究神经发育、老化、精神疾病等结构变化。

功能连接分析（functional connectivity，FC）：基于时间序列相关性评估不同脑区间的协同激活模式，适用于构建静息态或任务态下的大脑功能网络，是理解脑区协作与模块组织的重要工具。

区域基础分析（region-based analysis）：在预定义的脑区范围内提取平均信号强度、体积或激活程度，适合验证特定假设或关注功能解剖区域的定量特征。

纤维束追踪（tractography）：主要应用于 DTI 数据中，通过分析水分子的扩散方向，重建白质纤维束的空间走向与连接路径，用于揭示大脑结构网络的拓扑关系。

形态学网络分析：基于图论方法，从灰质形态特征（如厚度、面积、体积等）构建脑结构网络，分析其拓扑指标（如度数、集聚系数、模块性），用于研究结构 - 功能耦合机制与病理改变。

随着图神经网络、表示学习等新方法的发展，研究者开始探索基于个体化连接图谱的高维特征建模方式。例如将功能连接矩阵输入机器学习模型进行分类、回归或聚类分析，在认知预测、疾病识别和干预效果评估中展现出广泛潜力。

11.4　EEG 信号处理

EEG 是一种非侵入性电生理信号采集技术，可通过放置于头皮表面的电极记录大脑皮质产生的电位变化。EEG 具有毫秒级的高时间分辨率，且设备成本相对较低、操作便捷，因此在神经科学与临床实践中应用广泛。其优势使其特别适用于监测快速变化的神经动态过程，如睡眠周期、意识转换以及癫痫发作等病理活动。

11.4.1 处理工具

EEG 数据的处理涉及多层次的信号处理和分析技术，这些技术的有效应用依赖于专业的软件工具。这些工具不仅提供数据预处理、特征提取和分析功能，还包括高级的脑电活动解释的可视化和统计工具，科研人员可根据自身的研究需求和技术熟悉程度选择最适合的工具进行 EEG 数据的详细处理和分析。选择合适的工具不仅可以提高研究效率，还能确保分析结果的科学性和准确性。目前已有多个功能完善、各具特点的软件包被广泛应用于 EEG 数据分析。

EEGLAB：基于 MATLAB 的工具箱，支持多种数据格式，它提供了一系列复杂的数据处理和分析功能，包括事件相关电位（event-related potentials，ERP）分析、频谱分析、独立成分分析（independent component analysis，ICA）。其图形用户界面（GUI）设计使得即使是非编程用户也能方便地进行复杂的数据分析。

FieldTrip：一个专为神经电生理数据设计的 MATLAB 工具包，特别适用于 EEG、磁共振脑电图（MEG）的分析。此工具包重视实时信号分析与复杂的统计方法，支持在时间、频率和源级别进行深入的数据分析，适合处理复杂的实验设计。

BrainVision Analyzer：一款商业化软件，广泛应用于 EEG 数据的预处理和分析。提供滤波、伪迹去除、ERP 分析、频率分析等全套工具，适合标准化的临床与实验室分析需求。

MNE-Python：Python 语言实现的强大工具库，覆盖原始信号预处理、源定位、时频分析、脑网络建模等，灵活性与可扩展性强，越来越受到科研群体青睐。

11.4.2 数据预处理

EEG 数据预处理是整个分析流程的基础，其主要目标是提升信号质量、去除伪影干扰并标准化数据结构，从而保障后续特征提取与建模的可靠性。预处理流程通常包括滤波、伪迹去除、参考设置、重采样、分段与基线校正等步骤，每一环节都针对特定类型的信号污染或技术偏差进行纠正（图 11.2）。

滤波：用于去除 EEG 信号中的低频漂移和高频噪声等非神经源成分。常采用带通滤波（例如 1 ~ 50 Hz），以保留主要脑电频段（δ、θ、α、β、γ 波），并排除电源干扰（如 50/60 Hz）或硬件伪影。滤波器参数需根据实验设计和目标频段灵活调整。

伪迹去除：EEG 信号易受到非脑源干扰，如眼动（EOG）、肌电（EMG）和电源线干扰等。常用方法包括独立成分分析、盲源分离（BSS）或信号空间投影（SSP）

等，可自动识别并剥离干扰成分。此外，亦可结合 ICLabel 等自动分类工具对成分进行生理标注与审查，或手动剔除含有大幅伪迹的试次。

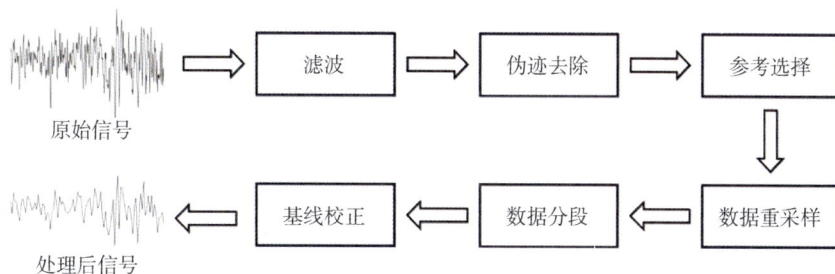

图 11.2　EEG 处理流程

参考选择：EEG 信号为相对电位，其参考通道的选择直接影响信号形态与空间拓扑。常用参考方式包括平均参考、耳垂参考、鼻尖参考或枕叶参考等。分析目的不同，参考设置亦应调整，部分算法支持重参考操作以优化信号分布。

数据重采样：用于调整采样频率以平衡计算效率与信号保真度。高采样率（如 1000 Hz）可在预处理后降至 250 ~ 500 Hz，以减少数据维度与计算负担，前提是目标频段未受损。降采样前应先完成抗混叠滤波。

数据分段：将连续 EEG 数据依据事件标记（如刺激呈现或行为反应）切分为若干时间窗，用于事件相关电位与时频分析。典型时间窗如 [–0.2 s，+0.8 s] 相对于刺激发生时刻设置。准确的事件编码与时间对齐对分析精度至关重要。

基线校正：用于消除试次间初始电位偏移，通过减去基线时间窗（如 –200 ~ 0 ms）内的平均电位，使各段信号归一至统一起始点。此操作有助于提高 ERP 比较的稳定性与可比性，适用于时域分析与部分时频指标提取。

11.4.3　EEG 特征提取

特征提取是 EEG 分析流程中至关重要的一环，旨在从预处理后的信号中识别具有神经生理意义的模式或参数。这些特征用于表征神经活动的频率结构、时间锁定响应、空间分布或脑区间交互关系，是进一步统计分析、分类预测和脑功能建模的基础。以下是 EEG 数据中常用的几种特征提取方法，每种方法都针对特定的分析目标，能够揭示大脑功能的不同方面。

功率谱密度（power spectral density, PSD）：用于评估 EEG 信号在不同频段的能量分布，是频域分析的基本手段。通过快速傅里叶变换（FFT）或 Welch 方法计算功率谱，可量化 α（8 ~ 12 Hz）、β（13 ~ 30 Hz）、θ（4 ~ 7 Hz）、δ（0.5 ~ 4 Hz）、γ（> 30 Hz）等频段的强度。这些频率成分反映特定的神经或认知状态，如

α 波与闭眼放松、β 波与运动准备相关。

ERP：通过对重复事件锁定的 EEG 段落进行平均，提取时间域中与刺激或任务相关的相位锁定响应（如 P1、N2、P300 等成分）。ERP 反映信息加工的时序过程，被广泛应用于感知、注意、决策和情绪研究。分析指标包括波峰 / 波谷的潜伏期、振幅及其空间分布。

相位锁定值（phase locking value, PLV）：用于度量两个脑区信号之间在特定频段下的相位同步程度，反映功能连接中的同步性特征。高 PLV 值通常表明脑区间存在稳定的相互协调，常用于研究感知整合、任务调控及神经网络的协调机制。

时间 - 频率分析：适用于揭示神经信号在时间与频率双维度的动态变化。常用方法包括短时傅里叶变换（STFT）、多锥窗谱估计（Multitaper）、连续小波变换（CWT）等，可生成时频图（TFR）以分析诱发振荡与任务相关功率变化。典型应用包括事件相关同步 / 去同步（ERS/ERD）分析，用于研究任务过程中神经节律的调节。

ICA：用于将 EEG 信号分解为若干统计独立的空间源成分，常用于伪迹去除和功能成分识别。ICA 能揭示眼动、肌电等非脑源成分，同时也能提取与特定脑区功能活动相关的独立模块，是信号清洗与功能解构的双重工具。结合自动标签器（如 ICLabel）可进一步提升成分识别效率。

综合使用上述特征提取方法，研究人员可从 EEG 信号中挖掘丰富的神经信息，支撑对脑功能状态、认知过程及病理特征的深入分析。工具方面，EEGLAB、FieldTrip、MNE-Python 等均提供完整的实现方案，并支持自定义分析流程，进一步增强研究的灵活性与可重复性。

11.4.4　EEG 源定位

EEG 源定位（EEG source imaging）旨在基于头皮电极记录的电信号，重建大脑皮质内神经元的空间分布与活动模式。该技术有助于揭示不同脑区在特定认知或病理状态下的激活特征，是从电信号推断脑功能的关键桥梁。然而，由于头皮电极数目远小于潜在脑源数量，且电场在传播过程中受颅骨和组织导电性影响严重，EEG 源定位属于一个高度不适定（ill-posed）的逆问题。其基本求解流程包括电极与个体 MRI 的配准、正问题建模（forward model）和逆问题求解（inverse model）（图 11.3）。

以下列举了一些常用的 EEG 源定位方法。

最小范数估计（minimum norm estimation，MNE）：MNE 是一种常用的线性源定位方法，它通过最小化源的总能量（即范数）来估计源的位置和强度。该方法对数据噪声具有一定的鲁棒性，并能在复杂的脑电活动中提供合理的源估计。这一类方法可以进一步通过增加正则化项，对源的求解进行优化，包括低分辨率电磁层析成像

（low resolution electrical tomography，LORETA），标准化低分辨率电磁扫描成像技术（sLORETA）等[162-163]。

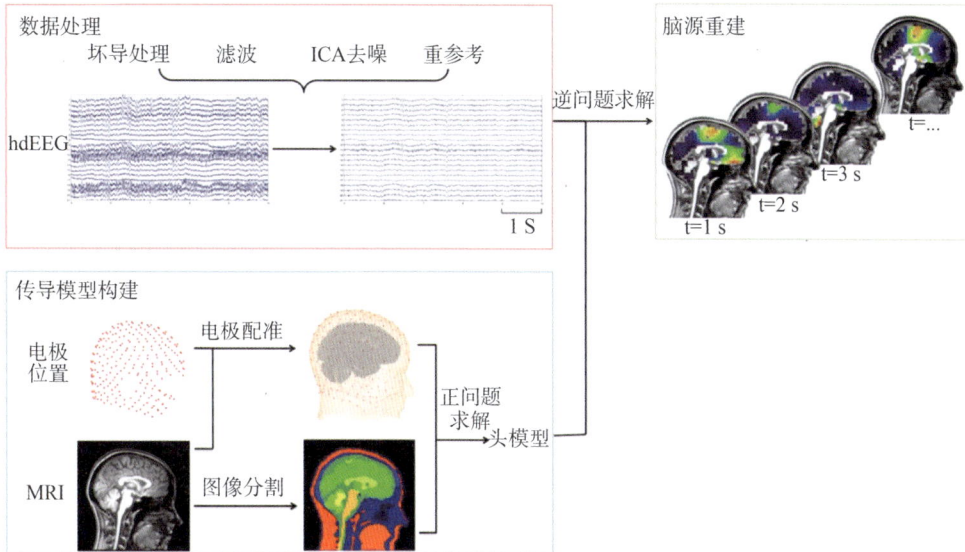

图 11.3　EEG 源定位基本流程，改编自 [161]

贝叶斯模型（Bayesian model）：这类方法基于贝叶斯统计原理，通过结合多种可能的源分布模型来获得更精确的源定位结果。该方法能够处理复杂的脑电活动模式，适用于多源干扰较大的情况。具体的方法包括：稀疏贝叶斯学习（sparse Bayesian learning，SBL）与分层贝叶斯模型等[164-165]。

脑结构功能先验：除了基于数学假设给定的脑源先验外，还可以基于来自脑结构和功能数据的先验信息。这类方法利用已有的脑影像数据（如 MRI、DTI）来提供更加合理的先验约束，从而提升源定位的准确性[166-167]。

深度学习方法：随着深度学习技术的发展，神经网络在求解逆问题上取得了显著进展。一些研究利用模拟数据训练深度神经网络，并应用这些网络来求解 EEG 源定位的逆问题。此类方法展示了通过数据驱动的方法来增强源定位精度的潜力[168-169]。

EEG 源定位技术为从头皮信号中反推出皮层内神经活动提供了可能，在认知神经科学、癫痫灶定位和脑机接口研究中均具有重要应用价值。未来的发展趋势包括融合多模态信息提高定位精度，引入非线性学习框架提升建模能力，以及将源重建与行为预测、病理判别等任务紧密结合，推动源定位从单纯的重建工具向智能解码系统演化。

11.5　iEEG 信号处理

iEEG，包括皮层脑电图（electrocorticography，ECoG）和立体脑电图（stereo-EEG，sEEG），通过在大脑皮质表面或脑内深部植入电极直接记录神经电活动。相较于非侵入性 EEG，iEEG 具有更高的空间分辨率、更强的信噪比以及更稳定的信号获取能力，被广泛应用于癫痫灶精准定位、深部结构功能研究和高性能脑机接口开发等研究与临床场景中。

11.5.1　处理工具

在 iEEG 信号的处理中，选择合适的软件和工具包是数据分析成功的关键。这些工具不仅支持数据的基本处理，还提供高级分析和可视化功能，以适应复杂的神经科学研究需求；通过正确的工具和方法，研究人员可以从 iEEG 数据中提取更丰富、更准确的神经生理信息，为深入理解大脑的功能提供支持。以下是在 iEEG 数据处理中被广泛应用的主要软件和工具包。

Mricron：用于将医学影像数据从 Dicom 格式转换为 NIfTI 格式的软件，提供了后续分析的基础数据格式。此转换对于确保数据在多种分析软件中的兼容性至关重要。

Freesurfer：广泛应用于脑成像数据处理的工具，特别适用于皮质表面提取和脑结构的详细分割。它支持从结构 MRI 数据中提取高精度的解剖信息，对于研究脑区和脑网络的结构基础非常有用。

EdfBrowser：用于浏览和编辑 EDF 文件的工具，它允许研究者在处理 EEG 或 iEEG 数据时进行初步查看和简单编辑，有助于快速诊断数据质量问题。

MNE-Python：开源的 Python 库，专为 EEG、MEG 和 iEEG 数据的分析设计。它提供了从数据预处理到高级信号分析和可视化的全套功能，非常适合处理和分析复杂的神经电生理数据。

Brainstorm：基于 MATLAB 的开源应用，提供了一个用户友好的图形界面，用于处理 EEG、MEG 和 iEEG 数据。其强调易用性和高级数据分析功能，使其成为执行复杂数据分析的理想工具。

SPM（statistical parametric mapping）：一款主要用于功能成像数据分析的软件，特别支持 MRI-CT 图像配准等高级功能。它是融合结构与功能数据，进行统计分析的重要工具。

Pysurfer：用于可视化 Freesurfer 生成的神经影像数据的 Python 包。其强大的可视化功能使其成为展示和分析结构数据的有力工具。

　　Nipype：提供多种成像软件接口的开源 Python 项目，可以用来构建复杂的成像数据分析流程，特别适合于需要跨软件平台工作的研究。

　　iELVis：专为 ECoG 数据设计的 MATLAB 工具箱，提供电极定位可视化、皮质表面映射和功能数据分析等功能。它特别适合于需要进行精确电极映射的研究需求。

11.5.2　iEEG 数据预处理

　　iEEG 数据预处理是确保分析有效性的关键步骤，目的是提升数据质量并最小化伪影和噪声的干扰。iEEG 数据需要综合处理 MRI、CT 和电生理信号，完成电极定位，并确保数据的准确配准。以下是 iEEG 数据预处理的主要步骤（图 11.4）。

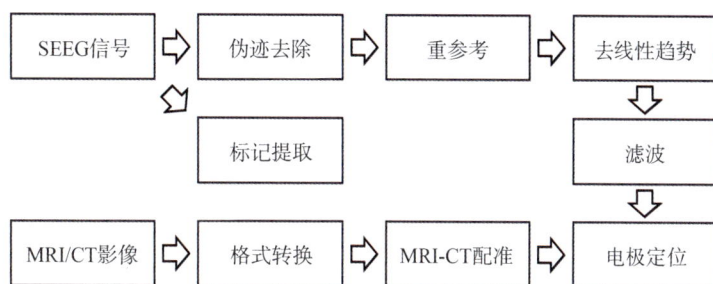

图 11.4　iEEG 处理流程

　　1. 伪迹去除：应用 ICA、阈值剔除或手工审查方法去除非神经源干扰（如电源噪声、运动伪影等）。

　　2. 滤波：常设置在 0.1 ~ 200 Hz，并结合带阻滤波（如去除 50 Hz 或 60 Hz 的电源干扰）以保留关键频段。

　　3. 参考设置：根据实验目的选择双极参考、白质参考或全脑平均参考。参考设置会显著影响局部信号解读与空间分布图谱。

　　4. 去线性趋势：移除 iEEG 数据中的线性趋势，稳定信号基线，减少数据分析中的偏差，常在数据分段和时间频率分析前进行。

　　5. 标记提取：使用 MNE 工具从 iEEG 数据中提取事件标记，精确定位分析中的关键时点，为事件相关分析和其他时间敏感的分析提供必要数据。

　　6. Dicom 到 NIfTI 的转换：使用 Mricron 软件将 Dicom 数据转换为 NIfTI 格式，统一数据格式，为后续分析提供标准化的输入。

　　7. MRI 与 CT 的配准：通过将术后 CT 配准至术前 MRI，实现电极的三维重建，再通过 FreeSurfer 等工具将其映射至皮层模型或标准空间（如 MNI）。

　　8. 导入 iEEG 数据和电极定位：在软件中导入 iEEG 数据并进行电极定位，确保分析的准确性和可靠性，为复杂数据分析提供基础。

11.5.3　iEEG 特征提取

在完成必要的数据预处理后，特征提取成为 iEEG 数据分析的核心步骤。此步骤涉及从净化和标准化的数据中识别可用于深入分析的生物电学和统计特征。以下介绍在 iEEG 数据中常用的几种特征提取方法及其科学和临床意义。

高频振荡（high frequency oscillations，HFOs）：在 80 ~ 500 Hz 范围内的快速波动，尤其在癫痫灶附近频繁出现，被视为病灶标志物。常通过自动检测算法或专家标注识别。

事件相关电位：分析任务触发下的电位变化，如视觉诱发电位、语言相关成分等，适用于认知任务分析。通过分析 ERP 组件，如 P300 或 N400，研究者可以详细了解信息处理和决策过程中的神经机制。

相位 - 振幅耦合（phase-amplitude coupling，PAC）：度量低频相位调制高频振幅的耦合现象，揭示跨频段的信息整合过程，在记忆、意识等研究中应用广泛。

频谱分析：评估特定时间窗内的功率分布，尤其用于分析发作前后的节律变化或任务诱发振荡。

功能连接分析：基于相干性、PLV、Granger 因果关系等方法揭示脑区间的信息交互，在网络层面研究癫痫传播或认知控制机制。

iEEG 信号因其高保真度与皮层 / 深部结构的直接记录能力，已成为揭示神经系统高频动态和精准定位病理脑区的重要工具。结合精确的电极重建与多维特征提取方法，iEEG 在癫痫外科评估、认知脑图谱绘制和高性能脑机接口设计等方面具有重要价值。

11.6　多模态融合分析

多模态神经成像融合旨在整合来自不同测量方式（如结构 MRI、fMRI、EEG、iEEG 等）的互补信息，构建更为全面的大脑结构 - 功能图谱。相比单一模态的局限性，多模态融合能够在时间、空间、频谱与功能层面提供更高分辨率和更强可解释性的脑活动表征，对揭示神经活动机制、提升临床诊断与认知建模的能力具有重要意义。在对其进行分析时，主要的融合方法如下。

模型融合：在统一建模框架中引入多模态输入（如将结构 MRI 作为先验约束，同时建模 EEG 和 fMRI 信号），实现跨模态协同建模。适用于深度学习、生成模型或联合反演任务。

特征层融合：将来自不同模态的数据分别提取出特征后进行拼接或映射（如

EEG 的频谱特征 +fMRI 的 ROI 信号强度），适用于下游分类、回归或聚类任务。

决策层融合：分别对不同模态建立独立模型后再进行预测结果的集成（如投票、加权平均），适用于任务驱动的脑 - 行为预测或临床辅助决策。

整合来自不同神经成像和记录技术的数据是现代神经科学研究中的一个关键挑战。结合 MRI、EEG 和 iEEG 数据可以提供一个关于大脑结构和功能的更全面视角，这对于加深对大脑活动机制的理解至关重要。这里列举几个多模态融合分析的例子。

11.6.1　EEG–fMRI 融合分析

EEG-fMRI 融合分析是一种将高时间分辨率的 EEG 数据与高空间分辨率的 fMRI 数据相结合的技术。EEG 提供了对大脑电活动的实时监测，而 fMRI 则能够捕捉大脑结构和功能的详细图像。这种结合可以用于研究不同的神经过程，如感知、认知和情感的瞬时变化。

同步记录与预处理

同步记录：EEG 和 fMRI 数据的同步记录是融合分析的第一步。EEG 设备需要兼容 fMRI 环境，通常通过使用 MR-compatible 电极和放大器来实现。同步记录能够确保两种数据在时间上的对齐，从而便于后续的分析。

预处理：在数据融合之前，EEG 和 fMRI 数据都需要进行预处理。对于 EEG 数据，预处理步骤包括去噪、滤波、去伪影（如 MR 伪影和心脏伪影）等。对于 fMRI 数据，预处理步骤包括图像校正、运动校正、空间归一化和平滑处理等。

数据融合方法

联合独立成分分析（joint independent component analysis，jICA）：jICA 是一种常用于 EEG-fMRI 数据融合的方法。它通过同时分解 EEG 和 fMRI 数据，将两者的独立成分联合分析，从而识别出与特定任务或刺激相关的神经活动模式。例如，Calhoun 等人[170] 利用 jICA 方法，发现了与视觉刺激相关的脑区活动模式。

回归分析：回归分析方法通过将 EEG 信号作为回归模型的自变量，fMRI 信号作为因变量，从而研究 EEG 信号对 fMRI 信号的影响。例如，Debener 等人[171] 通过回归分析，将事件相关电位与血氧水平依赖信号结合，揭示了视觉和听觉任务中的脑区活动。

时频分析：时频分析方法通过对 EEG 数据进行时频变换（如小波变换或短时傅里叶变换），提取 EEG 的时频特征，然后将这些特征与 fMRI 数据结合。例如，Babiloni 等人[172] 利用时频分析方法，研究了运动任务中 EEG 频率成分与 fMRI 信号的关系。

功能连接分析：功能连接分析方法通过计算 EEG 和 fMRI 信号之间的相关性，

研究不同脑区之间的功能连接。例如，一项研究[173]通过功能连接分析，揭示了脑功能网络在不同任务状态下的动态变化。

这类融合分析应用于不同场景，包括在癫痫研究中，EEG-fMRI 融合分析可以帮助定位癫痫发作的起源区域。通过同步记录癫痫患者的 EEG 和 fMRI 数据，研究人员可以识别出与癫痫发作相关的脑区活动模式，从而提供更加精准的诊断信息；在认知神经科学研究中，EEG-fMRI 融合分析被用于研究感知、记忆、注意等认知过程。通过结合 EEG 和 fMRI 数据，发现了与视觉注意任务相关的脑区活动，并揭示了注意力分配的神经机制；此外在情绪研究中，EEG-fMRI 融合分析可以帮助揭示情绪反应的神经机制。通过结合 EEG 和 fMRI 数据，研究人员可以识别出与不同情绪状态相关的脑区活动，并研究这些脑区之间的功能连接。

11.6.2　EEG–SEEG 融合分析

EEG-SEEG 融合分析将非侵入性的 EEG 数据与侵入性的 SEEG 数据相结合。SEEG 通过植入电极直接记录大脑深部结构的电活动，提供了更详细的局部神经活动信息。结合 EEG 和 SEEG 数据，可以实现对大脑活动的多层次、多尺度分析。以下列举一些 EEG-SEEG 融合分析方法及其应用实例。

同步记录与预处理

非同步记录：受临床场景限制，通常先完成 EEG 记录，辅助分析提供致痫网络信息，辅助 SEEG 进行定位，之后进行 SEEG 记录。分析时常基于条件试次进行平均，作为统一状态下的记录。

同步记录：EEG 和 SEEG 数据的同步记录是融合分析的一种方法。SEEG 通过植入电极直接记录大脑深部结构的电活动，而 EEG 则通过头皮电极记录大脑表面活动。同步记录能够确保两种数据在时间上的对齐，便于后续的分析。

预处理：在数据融合之前，EEG 和 SEEG 数据都需要进行预处理。对于 EEG 数据，预处理步骤包括去噪、滤波、去伪影等。对于 SEEG 数据，预处理步骤包括电极位置校正、伪影去除等。

数据融合方法

时频分析：时频分析方法通过对 EEG 和 SEEG 数据进行时频分析，包括时频变换（如短时傅里叶变换）或提取独立成分，得到时频特征。通过比较两种模态数据的共有信息，帮助分析脑区状态[174]。

脑网络分析：脑网络分析通过计算 EEG 和 SEEG 信号在不同网络度量上的差异，研究不同脑区之间的同步活动。例如，通过脑网络分析，揭示了 EEG 可以捕捉深层脑区的信息[175]。

源定位分析：源定位分析通过将 EEG 数据的源定位结果与 SEEG 电极位置进行比较，验证和校正 EEG 源定位的准确性。有学者将 SEEG 数据作为金标准，比较了不同方法不同参数下的源定位结果[176-177]。

互信息分析：互信息分析通过计算 EEG 和 SEEG 信号之间的互信息量，研究两者之间的信息传递和依赖关系。例如，利用互信息分析，揭示了在特定任务中皮层和深部结构之间的信息流动模式[178]。

受限于颅内脑电的应用场景，同步 SEEG-EEG 记录常用于癫痫患者，用于分析个体的致痫网络和认知活动的分析：通过融合分析提高脑源数据的空间分辨率，从而识别出与癫痫发作相关的皮层和深部脑区活动模式，辅助临床诊疗[174]；通过结合 EEG 和 SEEG 数据，研究发现了与记忆任务相关的皮层和海马活动，并揭示了记忆编码和检索的神经机制[179]；利用 SEEG 记录的深层脑区信息，解码不同情绪状态下杏仁核与皮层的活动与功能连接[180-181]。

11.7　深度学习在神经信号处理中的应用

除了用于源定位求解，深度学习技术在神经信号处理中的应用还包括信号的去噪、重建和特征解码等多个方面。以下内容重点介绍人工智能，特别是深度学习方法，在 EEG 信号伪影去除和 fMRI 图像重建中的代表性研究与典型应用。

11.7.1　AI 用于 EEG 信号处理

EEG 信号以其高时间分辨率广泛应用于神经科学研究和临床实践，但同时也极易受到非脑源干扰（如电源噪声、眼动、肌电活动）的影响。为提升信号质量与分析准确性，研究者发展出一系列基于深度学习的自动化去噪方法。

例如，全连接神经网络（FCNN）能通过非线性映射学习从原始信号到清洁信号的转换函数，识别并抑制特定伪影。一维残差卷积网络（1D-ResCNN）则利用卷积层捕捉局部特征，并通过残差连接加深网络结构，增强对 EEG 长程依赖特征的建模能力。

相关研究如 Yang 等（2018，*Biomedical Signal Processing*）与 Sun 等（2020，*Neurocomputing*）均验证了深度学习模型在眼动与肌电伪迹去除方面的优越性能，显著提升了 EEG 信号的质量与可解释性，为下游脑功能分析与疾病识别提供了坚实基础。

为推动算法评估标准化，研究者构建了 EEGdenoiseNet 数据集，涵盖 4514 段干净 EEG、3400 段眼动伪迹（EOG）、5598 段肌电伪迹（EMG），并支持 FCNN、CNN、RNN 等多种深度结构训练与测试。该数据集来源于多项研究，数据经过统一预处理与频域规范化，被广泛应用于基准测试与去噪算法验证，为推动 EEG 信号去噪研究提供了重要资源。

图 11.5 概述了该数据集中信号类型、受试者数量及来源研究，包括 Cho 等（2017年）和 Suguru 等（2016 年）提供的数据，后者贡献了眼动和肌电相关样本。

SUMMARY OF THE DATA COLLECTIONS USED IN OUR DATASET

Dataset	signal type	# of Subjects	mean age ± SD	dataset website
Cho et al. (2017)	EEG	52	26 ± 3.86	http://gigadb.org/dataset/100295
Suguru et al. (2016)	EOG	20	22.75 ± 1.45	http://u4ag2kanosr1.blogspot.jp/
Naeem et al. (2006)	EOG	8	23.8 ± 2.5	http://www.bbci.de/competition/iv/
Schlögl et al. (2007)	EOG	10	age between 17 and 31	http://www.bbci.de/competition/iv/
Ville et al. (2015)	EMG	15	40.7 ± 9.6	http://urn.fi/URN:NBN:fi:tty-201611044685

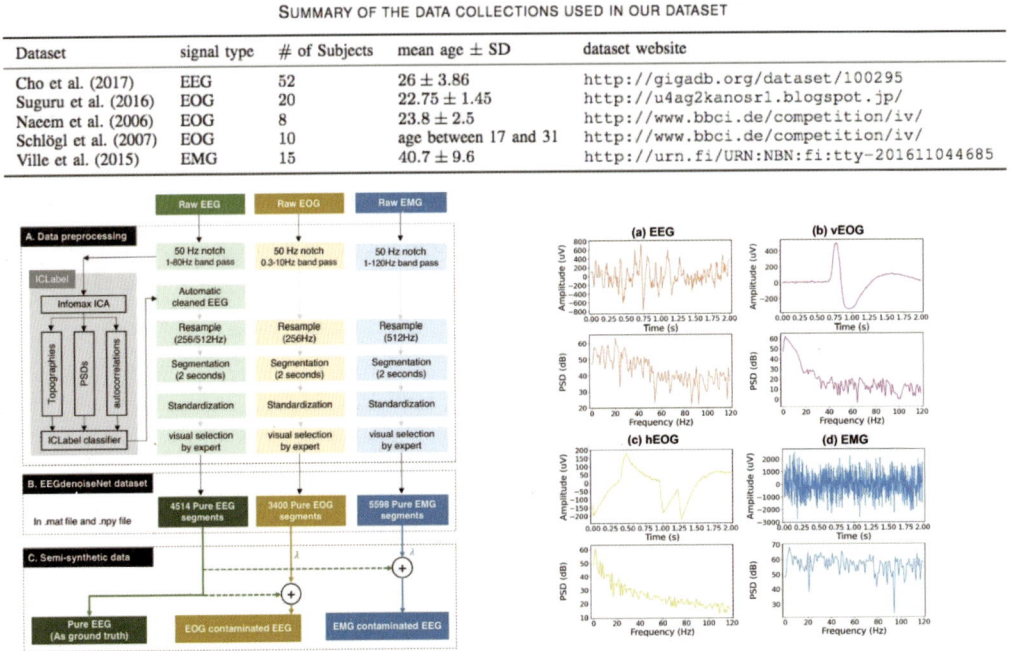

图 11.5　EEGdenoiseNet 数据集：原始数据来源与特征汇总

脑电去噪的可解释深度学习

除了追求去噪精度，近年来研究也开始关注可解释性增强的深度学习模型，以实现对神经与非神经成分的结构性分离。例如，区别于 ICA 的线性独立假设，自编码器可通过非线性降维与重构将 EEG 信号解构为"噪声成分"与"神经成分"。

EEGdenoiseNet 是一个专注于 EEG 信号去噪的神经网络工具，它通过深度学习技术来提高 EEG 信号的质量，从而为神经科学研究提供更清晰的数据。图片可能展示了 EEG 信号去噪前后的对比，或是去噪网络的性能评估结果，例如信噪比的提升、去噪效果的统计数据或是去噪网络架构的示意图。这些结果对于理解 EEG 信号处理技术的进步和应用具有重要意义。余俊杰等人提出的 DeepSeparator 模型对 EEG 信号的处理也展现了深度学习模型的强大实力。他们通过对编码后的隐空间分解为噪声成分以及干净信号成分，对干净信号成分进行重构，从而得到干净神经信号。

11.7.2　AI 用于 fMRI 信号处理

随着深度学习在图像处理和时间序列建模方面的迅速发展，人工智能技术正日益成为 fMRI 数据分析的重要工具。fMRI 依赖 BOLD 来反映神经活动，但易受到诸如运动伪影、生理节律波动（如心跳、呼吸）及设备稳定性等因素干扰。传统的校正方法依赖明确建模与规则设定，难以应对复杂的非线性噪声模式。而 AI 模型凭借其强大的表征能力，能够从大规模数据中学习高阶特征，自动识别并抑制这些干扰成分，从而提升数据质量与分析稳定性。

在神经科学研究中，AI 推动了 fMRI 从"成像"走向"理解"的转变。例如，通过神经网络自动建模 fMRI 数据与行为表现之间的映射关系，可用于认知状态解码、脑功能区分割甚至个体化预测。在临床场景中，AI 辅助的 fMRI 分析有望提高病灶识别准确性，辅助精神疾病和神经退行性疾病的早期诊断。随着 AI 技术的不断演化，fMRI 的重建精度与处理自动化程度有望进一步提升，实现更高质量、更高效率的脑影像数据分析。

图 11.6 展示了深度学习网络对 BOLD 信号建模与重建的过程示意，为理解 fMRI 信号的生成机制和模式解码提供了直观例证。

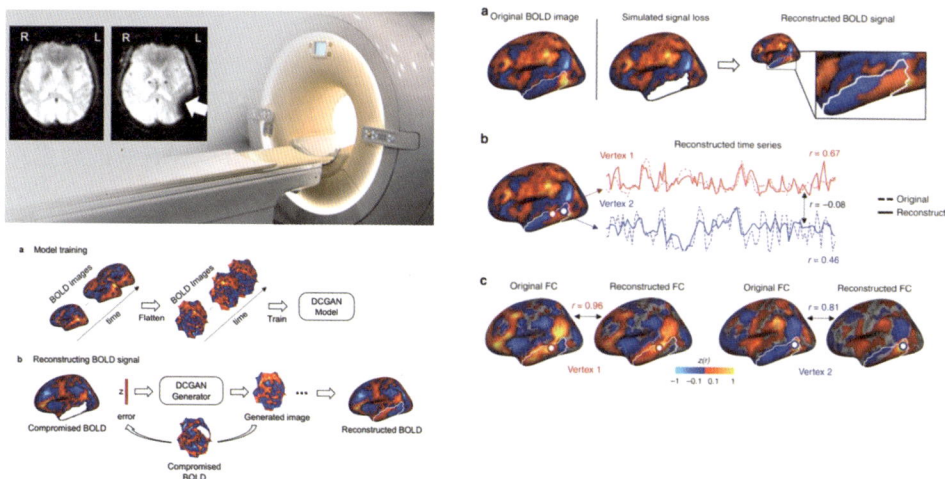

图 11.6　BOLD 信号的 fMRI 成像：大脑活动的视觉映射

此外，以下列举了当前深度学习在 fMRI 数据处理中的典型应用方向。

运动伪影校正：深度学习模型可通过对 fMRI 与结构 MRI 图像的联合学习或合成数据训练，自动识别和校正由于受试者头动造成的时空错位，从而降低伪影干扰，提高图像配准与功能定位的精度[182]。

生理噪声建模与去除：DeepInterpolation 模型通过以原始生理噪声为输入，构建时空非线性插值网络，实现对 fMRI 时序信号的高效去噪。该方法避免了传统去噪模型依赖线性假设的局限 [183]。

图像重建与超分辨率：STSS-SRfMRI 利用基于 SRGAN 的生成网络，从原始低分辨率 fMRI 图像中合成高分辨率输出，提升空间解析力，有助于识别更精细的大脑结构与功能区域。其训练过程结合 T2 加权图像等结构信息，进一步增强解剖一致性 [184]。

总体而言，AI 尤其是深度学习，为 fMRI 数据处理注入了新动能，从噪声抑制、图像增强到特征解码等环节均显著提升了建模质量与分析效率，未来在多模态脑影像融合、疾病预测建模和实时 fMRI 反馈等领域亦将发挥更大潜力。

11.8 结语

多模态神经信号处理作为连接脑结构、功能与认知行为的桥梁，正逐步发展为神经科学与临床神经技术的重要交汇点。尽管目前仍面临数据异质性、计算复杂度与模型可解释性等挑战，但未来的技术演进将持续拓展其研究与应用边界。

11.8.1 技术挑战

多模态神经信号处理的技术挑战主要源自以下几个方面。

数据融合的复杂性：不同模态的数据在时间和空间分辨率、信号类型和质量等方面具有本质的差异，这使得数据融合异常复杂。协调这些差异以实现有效的数据整合是当前的一大技术难题。

大数据处理：随着神经科学实验数据量的显著增加，如何高效地存储、处理和分析这些庞大数据集成为一项重大挑战，这需要高性能计算资源和高效的数据处理算法。

算法和模型的开发：现有的分析工具和算法难以完全发挥多模态数据的潜力，因此，开发能够整合并有效分析这些数据的新算法和模型成为研究的焦点。

解释能力和透明度：随着机器学习和人工智能技术在数据分析中的广泛应用，确保这些模型的解释能力和透明度变得尤为重要，这关系到研究者和临床医生能否信任并理解分析结果。

11.8.2 发展前景

尽管存在挑战，多模态神经信号处理的发展前景仍然充满希望。

先进计算技术的应用：随着计算能力的显著提升和新算法的不断发展，未来将能更高效地处理和分析大规模多模态神经数据。

人工智能与机器学习：人工智能与机器学习技术的进一步集成将使数据分析过程更加精准和自动化，从而提高疾病诊断的准确性和治疗的及时性。

跨学科合作：跨学科合作的加深将进一步推动该领域的发展。结合计算科学、神经科学和生物医学工程等领域的专家知识，有助于解决复杂的神经科学问题。

个性化医疗：通过整合和分析个体的多模态神经数据，未来的神经科学研究将更加注重个性化医疗，为每个患者设计定制化的治疗方案。

未来，随着技术的不断进步和新方法的开发，我们预计多模态神经信号处理将在神经科学领域扮演更加重要的角色。特别是在个性化医疗和精确诊断领域，这些技术的应用预计将为患者提供更精确的治疗方案。此外，新的计算模型和算法的发展，尤其是人工智能领域的进步，将为处理和解释复杂的多模态数据提供更强大的支持。

第 12 章　神经数据的预训练模型

12.1　预训练模型背景

　　预训练模型已成为人工智能领域的重要突破，被广泛应用于自然语言处理、计算机视觉和多模态任务等多个领域。这些模型通过在大规模数据集上进行无监督或自监督学习，能够捕捉到丰富的特征和知识表示（图 12.1）。预训练模型的主要优势在于其强大的迁移学习能力，可以在各种下游任务上快速适应和微调，大大减少了对标注数据的需求，提高了模型性能和泛化能力。例如，在自然语言处理中，BERT、

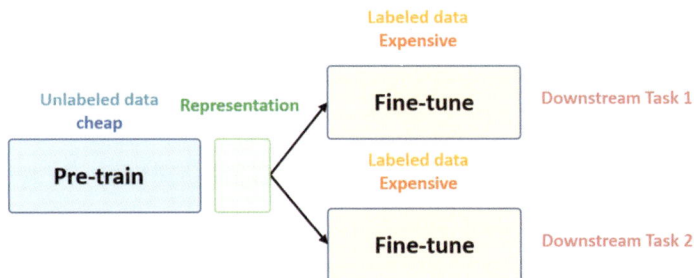

图 12.1　通过自监督学习在规模较大的模型中进行预训练，模型能够从海量无标签数据中自动学习到丰富的特征表示；随后，使用少量有标签数据对模型进行微调，使其能够快速适应并优化于不同的下游任务。这种结合自监督预训练和少量标签微调的方法，不仅显著降低了模型对大规模标注数据的依赖，还提升了模型在多种任务上的泛化能力和性能表现

GPT 等模型可以处理文本分类、问答、情感分析等任务；在计算机视觉领域，CLIP 等模型展现了出色的图像分类和检索能力；而在多模态任务中，如 DALL-E 和 Stable Diffusion 等模型则能够实现文本到图像的生成。这些预训练模型不仅推动了学术研究的进展，也为各行各业的实际应用提供了强大的技术支持，展现了人工智能技术的巨大潜力。以下着重介绍处理分析神经数据的预训练模型、结构与训练方法等，并简要地介绍其下游应用。

12.2　神经数据的特性与预训练模型的应用价值

神经数据，无论是来自 EEG、fMRI 还是 MEG 等技术，都具有一些独特的特性，这些特性既为神经科学研究提供了宝贵的信息，也为数据分析和模型训练带来了挑战。神经数据的三个关键特性是强时序性、高维度和隐私性。

神经数据的一个最显著特征是其强烈的时序性。大脑活动本质上是动态的，神经元的放电模式和网络的激活状态随时间快速变化。这种时序特性在不同的神经影像技术中表现各异：EEG 和 MEG 数据具有极高的时间分辨率，可以捕捉毫秒级的神经活动变化，能够精确反映快速的认知过程和神经振荡。这种强时序性要求数据分析方法和机器学习模型能够有效处理时间序列数据，捕捉复杂的时间依赖关系。为了应对这一挑战，研究人员常常采用递归神经网络、长短期记忆网络和时间卷积网络等先进的方法。

此外，神经数据通常具有极高的维度。例如，fMRI 数据包含数十万个体素，而 EEG 和 MEG 可能有数十到数百个通道。同时，单次记录可能包含数千到数百万个时间点。特别是对于 EEG 和 MEG 数据，不同频段的神经振荡携带了丰富的信息，提供了对大脑活动的多层次理解。实验设计通常包括多次重复和不同的实验条件，这进一步增加了数据的复杂性。高维特性导致了分析和建模过程中面临诸多挑战，例如维度灾难、过拟合风险增加，以及计算复杂度的急剧上升。为了克服这些困难，研究者需要使用更加深度的网络与模型，深入挖掘神经数据背后的规律与潜在表征。

最后，神经数据的隐私性同样值得关注。由于这些数据可能包含个人的思维模式、情感状态甚至潜在的健康信息，因此在获取高质量的神经数据时，常常需要与医疗机构等合作，或依赖实验室自行设计实验进行采集。这其中涉及的隐私问题与伦理问题，进一步强调了在进行神经数据研究时，必须对数据的处理与使用保持高度的谨慎与负责态度。隐私保护不仅是法律与道德的要求，更是科学研究与社会信任之间的重要桥梁。

在分析神经数据时，研究人员面临多个挑战。①噪声和伪影是神经数据分析中的常见问题，尤其是 EEG 和 fMRI 数据。各种生理噪声（如肌电干扰、呼吸和心跳等）和外部干扰可能对数据质量产生显著影响，从而降低分析结果的可靠性。②由于神经数据的高维性，传统的分析方法可能难以有效捕捉数据中的重要特征，导致信息的丢失或不准确。③神经数据的标注困难也是一大挑战。由于获取大规模标注数据的成本高昂且耗时，研究者通常需要依赖小规模的标注样本进行训练和验证，这增加了模型的过拟合风险。④由于神经数据涉及个人隐私和伦理问题，数据的获取和使用需要遵循严格的法律和道德规范，这限制了数据的可用性和研究的广泛性。

在这些挑战面前，预训练模型可以为神经数据的分析提供有效的解决方案。通过在大规模无标注数据集上进行预训练，模型可以学习到通用的特征表示，从而减少对大量标注数据的依赖。例如，在处理 EEG 数据时，预训练模型可以利用未标注的 EEG 信号进行特征学习，捕捉神经活动的动态模式和复杂关系。这一过程可以有效缓解标注数据不足的问题，提升模型在特定任务上的性能。

同时，预训练模型能够通过对比学习等方法，增强对噪声的鲁棒性。在神经数据中，模型可以通过自监督任务学习到信号中潜在的结构和模式，帮助其在处理含噪声数据时仍能保持较高的识别精度。此外，深度学习模型的表达能力使其能够处理高维数据，通过特征提取和降维等技术，从复杂的神经数据中提取关键信息。

总之，预训练模型不仅能够提高神经数据分析的效率和准确性，还能为应对多样的挑战提供灵活的解决方案。随着预训练技术的不断进步，结合神经数据的研究将更加深入，推动神经科学领域的发展。

12.3 预训练相关概念

12.3.1 预训练数据

正如大语言模型对数据规模有着极高的要求，分析神经数据的预训练模型同样需要大量的训练数据。这些数据可能包含数百万甚至数十亿个数据点，大规模的数据有助于模型学习到广泛的神经信号模式。数据主要包括 EEG、fMRI、MEG 等多种神经信号，这些不同类型的数据能够提供大脑活动的不同视角。获取这些数据的途径主要包括大型公开数据集（如人类连接组计划）、与医疗机构的合作，以及研究团队自行设计实验进行数据采集。

EEG

EEG 是一种记录大脑神经元电活动的非侵入性技术，通过头皮表面的电极捕获大脑的电信号。在预训练模型中，EEG 数据特别有价值，因其具备高时间分辨率，能够捕捉毫秒级的神经活动变化，且相对容易获取大量数据。此外，EEG 数据的集成度和编写性都较高，对于时间敏感的脑机接口来说，这些特性使其成为理想的数据来源。EEG 数据非常适合用于训练能够识别复杂时间模式的深度学习模型，如用于预测认知状态、情绪或神经疾病诊断的模型。然而，EEG 数据的空间分辨率较低，并且容易受到噪声的影响，这就要求预训练模型具备强大的特征提取和去噪能力。

fMRI

fMRI 是一种先进的非侵入性神经影像技术，通过测量与大脑活动相关的 BOLD 信号，间接反映神经元活动。在预训练模型中，fMRI 数据具有独特而重要的价值，主要体现在其较高的空间分辨率和全脑覆盖能力。fMRI 能够以毫米级的精度定位大脑活动区域，提供详细的三维大脑活动图谱，使其特别适合用于训练能够识别复杂空间模式的深度学习模型，例如用于研究大脑功能连接、认知过程映射或神经疾病诊断的模型。

然而，fMRI 也面临一些挑战。①其时间分辨率相对较低，通常在秒级，限制了捕捉快速神经事件的能力。因此，预训练模型需要具备处理和解释缓慢变化信号的能力，并开发创新的算法以提高时间推断的准确性。② fMRI 的获取成本较高，设备昂贵且操作复杂，这导致样本量通常有限，给模型的泛化能力带来挑战。③ fMRI 信号容易受到头部运动、呼吸和心跳等生理噪声的影响，因此需要预训练模型具备强大的信号处理和去噪能力。

MEG

MEG 是一种高度精密的非侵入性神经影像技术，通过测量神经元活动产生的微弱磁场，直接记录大脑活动。在预训练模型的应用中，MEG 数据具有独特的优势，因为它同时具备高时间分辨率和良好的空间分辨率。MEG 能够以毫秒级的精度捕捉神经元活动，同时提供比 EEG 更精确的空间定位能力，尤其对大脑皮质浅层活动的检测能力较强。

这些特性使得 MEG 数据特别适合用于训练能够同时识别复杂时空模式的深度学习模型，例如用于研究神经振荡、感知过程、语言处理或认知功能的模型。MEG 能够揭示大脑不同区域之间的功能连接和信息流动，为理解神经网络的动态提供了宝贵的信息。

然而，MEG 技术也面临相当的挑战与局限性。① MEG 设备极其昂贵，需要特殊的屏蔽环境，这限制了其广泛应用和大规模数据采集。②尽管 MEG 的空间分辨率优于 EEG，但在深层脑结构的活动定位上仍不如 fMRI 精确。③ MEG 信号对头部运动极为敏感，这要求预训练模型具备强大的运动伪迹校正能力。在具体应用方面，MEG 在开发便携性脑机接口和实时解码的成熟度仍然不足。

12.3.2　预训练模型架构

Transformer 是目前预训练常用的模型结构（图 12.2），自 2017 年首次被提出以来，凭借其高度灵活的设计和卓越的性能，已经在多个领域引发了一场技术革命[185]。其独特之处在于完全摒弃了传统的循环神经网络和卷积神经网络，转而依赖注意力机制来处理序列数据。通过这一设计，Transformer 克服了许多序列建模中的关键瓶颈，为深度学习领域开辟了新的方向。

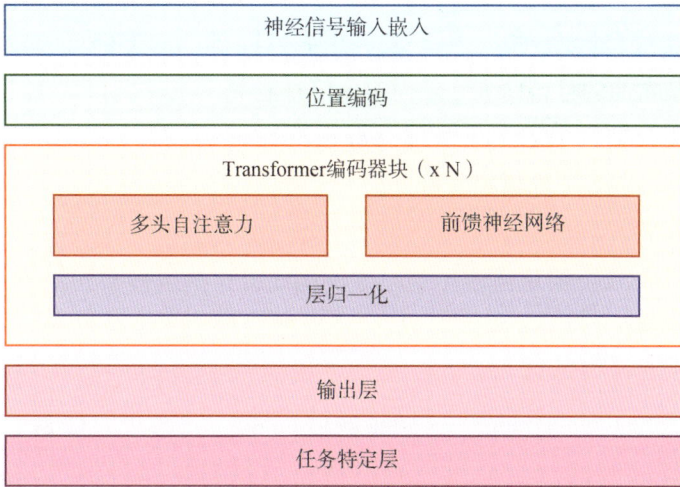

图 12.2　用于神经信号处理的 Transformer 架构示意图

注：该模型从输入层开始接收神经信号数据，经过位置编码后进入核心的 Transformer 编码器模块。编码器包含多头自注意力机制和前馈神经网络两个关键组件，通过层归一化进行特征整合。最后经过输出层和任务特定层完成具体的神经信号分析任务

最初，Transformer 是为了解决自然语言处理中的序列到序列（Seq2Seq）问题而设计的，例如神经机器翻译（neural machine translation）。在此基础上，Transformer 迅速推广到其他领域，包括计算机视觉（computer vision）、语音处理（speech processing）、多模态学习（multimodal learning）、生物信息学（bioinformatics）以及神经信号解析等。接下来，将从 Transformer 的整体结构到各个关键组件进行详细解析，阐明其原理及应用。

Transformer 整体结构：编码器 - 解码器架构

Transformer 采用了编码器 - 解码器结构，这是许多序列到序列模型的典型框架。其核心思想是通过编码器模块将输入序列映射到隐含表示，然后利用解码器模块从隐含表示生成目标序列。

编码器模块（encoder module）：编码器由多个完全相同的层（通常为6层）堆叠而成。每一层包括两个主要子层：多头自注意力机制（multi-head self-attention）和前馈神经网络（feed-forward neural network，FFN）。输入序列首先被嵌入固定维度的表示空间，并通过位置编码（positional encoding）添加顺序信息。经过编码器的逐层处理后，生成上下文相关的特征表示。

解码器模块（decoder module）：解码器同样由多个层组成，每一层包括三个主要子层：多头自注意力机制、编码器-解码器注意力机制以及前馈神经网络。解码器接收两个输入：目标序列的历史部分和编码器的输出，通过结合两者的信息逐步生成目标输出。在生成目标序列时，解码器利用掩码机制（masking mechanism）确保只关注当前时间步之前的目标序列，从而避免信息泄漏。

这一架构设计使得Transformer能够有效处理序列数据，无论是生成任务（如文本生成）还是分类任务（如情感分析）。

核心组件详解

Transformer的每个模块由多个核心组件构成，这些组件共同赋予了其强大的特征提取和建模能力。

1. 输入嵌入与位置编码

输入嵌入（input embedding）：Transformer将输入序列中的每个元素（如单词、子词或特征向量）通过嵌入层映射为固定维度的向量表示。这一过程与其他深度学习模型中的词向量表示（如Word2Vec或GloVe）类似。嵌入表示的维度通常与模型的隐藏单元大小一致（如512或1024维）。

位置编码：由于Transformer没有循环或卷积结构，其自注意力机制对输入序列的顺序信息不敏感。为了解决这一问题，Transformer引入了位置编码将序列中每个位置的顺序信息显式添加到嵌入向量中。位置编码使用正弦和余弦函数生成，其公式为：

$$PE(pos, 2i) = \sin\left(\frac{pos}{10000^{2i/d_{\text{model}}}}\right), PE(pos, 2i+1) = \cos\left(\frac{pos}{10000^{2i/d_{\text{model}}}}\right) \quad (12.1)$$

其中，pos表示位置，i表示嵌入维度索引，d_{model}是嵌入向量的总维度。位置编码的这种设计方式确保了序列中每个位置的唯一性，同时能够对任意长度的序列进行建模。

2. 多头自注意力机制

多头自注意力机制是Transformer架构的核心组件，其主要作用是通过查询（query）、键（key）和值（value）的机制，从输入序列中捕捉全局依赖关系。

查询、键和值的生成：输入序列通过三个独立的线性变换层分别生成查询向量Q、键向量K和值向量V。每个向量的维度通常为嵌入维度的1/3。

注意力分数通过查询向量与键向量的点积得到，其结果反映各位置与其他位置的相关性：

$$\text{Attention}(Q, K, V) = \text{softmax}\left(\frac{QK^T}{\sqrt{d_k}}\right)V \qquad （12.2）$$

其中，$\sqrt{d_k}$ 是缩放因子，用于稳定梯度。

多头机制：通过多个并行的注意力头（attention head），模型可以从不同的子空间学习特征，每个注意力头学习的特征相互独立。最终，所有注意力头的输出通过线性变换进行融合，形成多头注意力的最终输出。

多头注意力机制允许模型同时关注输入序列中的多个位置，大幅增强了其特征表达能力。

3. 前馈神经网络

在每个注意力层之后，Transformer 包含一个全连接的前馈神经网络，其结构由两个线性层和一个非线性激活函数（如 ReLU）组成：

$$\text{FFN}(x) = \max(0, xW_1 + b_1)W_2 + b_2 \qquad （12.3）$$

前馈网络的主要作用是对特征进行进一步的非线性变换，提取更复杂的特征表示。

4. 残差连接与层归一化

Transformer 的每个子层均通过残差连接（residual connection）与输入直接相加，并进行层归一化（layer normalization）。残差连接的主要作用是缓解梯度消失问题，而层归一化则加速了模型训练的收敛。

Transformer 的关键优势

Transformer 架构的成功，离不开其设计中的多个独特优势。这些优势使其不仅在自然语言处理领域取得了突破性进展，还在计算机视觉、多模态学习等多个领域得到了广泛应用。

首先，Transformer 实现了完全的并行计算。传统的循环神经网络依赖于序列的时间步逐个处理输入数据，这导致训练和推理的效率较低。而 Transformer 通过自注意力机制，能够对序列中所有位置进行并行处理。在训练过程中，所有的输入数据可以一次性送入模型进行计算，无须逐步展开。这种完全并行化的特性显著提高了模型的训练效率，尤其是在处理长序列时，Transformer 的计算复杂度相较于 RNN 更低。同时，完全的并行化降低了硬件资源的限制，使得 Transformer 能够充分利用现代 GPU 和 TPU 的性能。

其次，Transformer 具备出色的长程依赖建模能力。传统 RNN 在处理长序列时常常面临梯度消失的问题，导致模型对长程依赖的捕捉能力较差。相比之下，

Transformer 的自注意力机制通过查询、键和值的点积计算实现了全局依赖建模。这种机制允许模型直接计算序列中任意两个位置之间的关系，无须逐步传播梯度，从而有效地捕捉长程依赖。这一全局建模能力使得 Transformer 在需要理解复杂上下文关系的任务中表现尤为突出，例如机器翻译和语言生成。

再次，Transformer 的模块化设计使其具有极高的灵活性。其编码器和解码器结构高度模块化，各层之间相互独立，这种设计使得模型能够根据任务需求灵活调整层数、隐藏单元维度和注意力头数。举例来说，在轻量化模型（如 Tiny-BERT）中，可以通过减少编码器层数来适应资源受限的设备，而在更复杂的任务中，增加编码器和解码器的深度则能够有效提升模型性能。

Transformer 还表现出强大的数据适应性。无论是处理文本、图像还是多模态数据，Transformer 都能通过适当调整输入的表示方式（例如将图像划分为块）来实现迁移。这种通用性为跨领域研究提供了便利，推动了多个学科间的交叉与融合。

最后，通过自注意力机制，Transformer 能够动态调整每个输入位置的重要性分布。这种动态权重机制使得模型在处理信息时具备更高的灵活性，提升了模型的解释性，并增强了其对噪声的鲁棒性。综上所述，Transformer 的关键优势不仅体现在其结构设计的先进性，还在于其能够高效处理各种复杂任务，适应不同场景需求。

Transformer 的应用领域

Transformer 作为一种通用性极强的架构，已经在多个领域得到了广泛应用。其独特的设计和强大的特征建模能力使得 Transformer 在各个领域中展现出显著的优势，以下将详细阐述其在不同领域中的重要性和实际表现。

在自然语言处理领域，Transformer 的成功几乎颠覆了传统方法。其核心应用之一是文本生成，例如 GPT 系列模型采用自回归生成方式，能够高质量地生成文本，广泛应用于对话系统、故事生成和内容创作等场景。此外，Transformer 最初便是为神经机器翻译设计的，其性能远超传统的循环神经网络和卷积神经网络，已成为现代翻译系统的核心技术。预训练语言模型如 BERT、RoBERTa 和 T5 等基于 Transformer 架构，通过大规模无标注语料进行训练，在阅读理解、问答系统和文本分类等任务中表现出了卓越的迁移能力。这些模型的成功使得 NLP 研究进入了一个新的时代，推动了智能对话和信息检索等应用的进步。

在计算机视觉领域，Transformer 打破了 CNN 的长期垄断。Vision Transformer（ViT）通过将图像分割成固定大小的块（patch）并将这些块视作输入序列，成功在图像分类任务中达到了与传统 CNN 相媲美的性能。这种创新的方法改变了图像处理的方式。目标检测任务中，DETR 模型将 Transformer 引入，采用端到端的方式消除了传统检测框架中的复杂后处理环节，极大地简化了检测流程。此外，Transformer 还被应用于图像生成与修复领域，在生成对抗网络中作为生成器的替代组件，有效提升了图像生成的质量。

在多模态学习中，Transformer 展现出巨大的潜力。以 CLIP 模型为例，它通过联合训练图像和文本，建立了两者之间的对齐机制，从而支持图文检索和多模态生成。这一方法的成功为跨模态任务的研究提供了新的方向。与此同时，Transformer 也在视频理解领域取得了突破，能够通过将视频帧作为输入序列，捕捉时间和空间上的复杂关系，为动作识别和视频描述生成提供了新的解决方案。

在神经科学与脑机接口研究中，Transformer 被用于建模神经信号数据，其对复杂时间序列的建模能力表现出色。Transformer 能够有效解析神经活动模式，尤其适用于时间序列分析，进而提高脑电信号的分类精度。这一特性为神经科学的研究和应用提供了强有力的工具，促进了对人脑活动的深入理解。

最后，在生物信息学领域，Transformer 在蛋白质序列建模和基因组分析中表现优异。以 AlphaFold 为例，该模型利用类似 Transformer 的架构进行蛋白质三维结构的预测，极大推动了生物学研究的发展。这种架构在生物信息学中的应用不仅提高了对生物分子结构的理解，也为新药开发和疾病研究提供了新的思路。

预训练任务范式

Transformer 架构的成功在很大程度上得益于预训练与微调这一两阶段训练策略。这一策略显著降低了模型对大规模标注数据的依赖，同时大幅提升了模型的泛化能力，使其能够在多个任务中表现出色。

预训练

在预训练阶段，模型的核心目标是学习广泛的领域知识和通用表示。通常，这一过程在大规模无标注数据集上进行，使模型能够理解语言的结构、语义信息以及上下文关系。在此阶段，常见的预训练任务包括多种形式的学习策略。

掩码语言模型是 BERT 所采用的任务。在这一任务中，模型随机掩盖输入文本中的部分词汇，并要求模型预测这些被遮蔽的词。这一方法使得模型能够学习到双向的上下文信息，从而更准确地理解句子结构和词义。

自回归语言模型是 GPT 采用的策略。该策略通过基于已有的词预测下一个词，在生成式任务（如文本生成）中表现尤为突出。这种方式能够有效捕捉语言的生成特性，使模型在生成长文本时更加流畅。

BERT 的下一句预测（next sentence prediction，NSP）任务要求模型判断两个句子是否具有逻辑上的连贯性。这一任务有助于提升模型在句子级别的理解能力，促进对上下文之间关系的把握。

近年来，随着对比学习和自监督任务的兴起，模型的预训练方法也愈加丰富。例如，SimCSE 等方法通过对比学习来提高模型在表示学习方面的能力，增强了模型对语义相似性的理解。

结合神经数据，预训练任务可以适用于多种神经信号分析。比如，在处理 EEG 信号时，可以将 EEG 信号转化为时序数据，将每个时间片段作为输入，通过类似于 MLM 的方式，预测缺失的信号片段，从而实现对神经信号的深层次理解。此类任务不仅能提升对脑电活动的解读能力，还能在分析复杂模式和识别潜在神经活动方面发挥作用。

微调

在完成预训练后，模型通常需要针对具体任务进行微调。微调阶段的主要目标是通过在特定任务的数据集上进一步优化模型参数，使其能够更好地适应具体任务需求。微调的方式主要包括以下几种。

（1）任务特定微调：在一个特定的任务（如文本分类、命名实体识别、机器翻译等）上进行监督学习，通常使用较小规模的标注数据集。这种方法在许多 NLP 任务中得到了广泛应用。

（2）多任务微调：让模型在多个相关任务上同时进行训练，以增强其泛化能力。这种方式能够提高模型的鲁棒性，因为模型在训练过程中能够学习到不同任务之间的共同特征。

（3）少样本微调：针对数据量较少的任务，使用少量标注数据进行高效适配，或借助提示学习等技术进行优化。这种方法特别适合那些标注数据稀缺的领域。

在微调阶段，模型能够充分利用预训练阶段所学到的通用知识。由于预训练阶段已经学习了丰富的通用语言知识，微调时通常不需要大规模的标注数据即可获得良好的表现。例如，在文本分类任务中，仅需数千个标注样本即可使模型达到优异的效果。该过程通常使用梯度下降和优化器（如 AdamW）来调整模型参数，从而在特定任务上实现最佳表现。

结合神经数据的微调过程可以考虑针对 EEG、fMRI 等信号的特定分析任务。通过在微调阶段使用标注好的神经信号数据，模型可以调整参数，以更好地识别与特定认知状态、情绪或神经疾病相关的信号模式。例如，在对 EEG 信号进行情绪分类时，模型可以通过微调过程学习不同情绪状态下的脑电活动特征，从而提高分类的准确性和可靠性。

预训练与微调策略的成功，不仅是 Transformer 架构取得突破的关键，也是现代深度学习模型开发的标准流程。这一方法论带来了多个显著的优势。①它降低了标注数据的需求，相比于从零训练（training from scratch），预训练模型能够在较少的标注数据下实现更优的性能。②由于预训练阶段已经在大规模数据上学习了通用知识，微调后的模型通常在不同任务间具有更强的迁移能力。③预训练模型的训练效率也得到了提高,预训练好的模型能够在短时间内通过微调适应新任务,从而显著降低训练成本。④通过适当的微调,预训练模型可以广泛应用于不同的 NLP 任务,如文本摘要、情感分析和阅读理解等。

综上所述,预训练与微调这一训练策略不仅提升了模型的性能和适应性,也成为现代深度学习发展的重要基石。随着研究的不断推进,我们可以期待更高效、更智能的预训练模型和微调方法的出现,为自然语言处理及其他领域带来更广泛的应用价值。

12.4　处理神经数据的经典预训练模型

12.4.1　NeuroGPT

NeuroGPT(图 12.3)是一个为 EEG 数据设计的基础模型,其核心架构由 EEG 编码器和 GPT 模型两部分组成。实现过程首先将 EEG 数据分割成固定长度的序列块,通过 EEG 编码器提取时空特征。这个编码器包含卷积层和自注意力层,能有效捕捉 EEG 信号的局部和全局特征。提取的特征随后被输入 GPT 模型中,GPT 模型采用因果掩蔽策略进行自监督预训练,学习预测被掩蔽的 EEG 序列块。

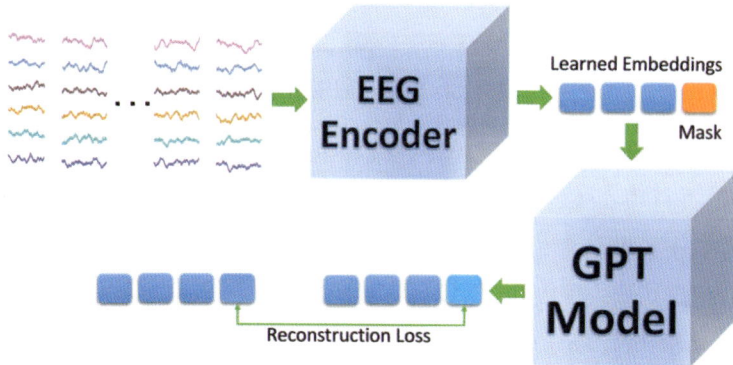

图 12.3　NeuroGPT 的整体实现示意图

这种预训练方式使 NeuroGPT 能够从大规模 EEG 数据中学习到通用的脑电特征表示。研究者使用 Temple University Hospital 的 EEG- 语料库进行预训练,该数据集包含来自 14987 名受试者的多样化临床 EEG 记录。

NeuroGPT 的主要用途是解决 EEG 数据分析中常见的数据稀缺和异质性问题。在预训练后,模型可以迁移到各种下游任务中进行微调。研究中以运动想象分类任务为例，通过留一法交叉验证，证明了 NeuroGPT 在小样本数据集（仅 9 名受试者）上的出色表现。相比从头训练的模型，预训练的 NeuroGPT 在分类准确率上取得了显著提升，展示了其在 EEG 特征学习和泛化方面的优势。

12.4.2　Brant

图 12.4 展示了 Brant 的预训练框架。Brant 的预训练框架首先将收集的颅内神经信号处理成补丁（patch）序列 $p \in \mathbb{R}^{N_p \times C \times M}$。随后对部分补丁 $p_{j:j+L-1}$ 进行掩蔽，并将输入映射到隐空间，同时添加位置和频率信息，得到输入编码 $\tilde{p}_{j:j+L-1}$。时间编码器对每个通道的输入编码进行处理，得到时间表示 $h_{j:j+L-1}$。空间编码器则对所有通道中具有相同时间索引的时间表示进行编码，获得最终表示 $z_{j:j+L-1}$。最后，通过线性层从最终表示重建补丁，得到重建序列 $\hat{p}_{j:j+L-1}$。

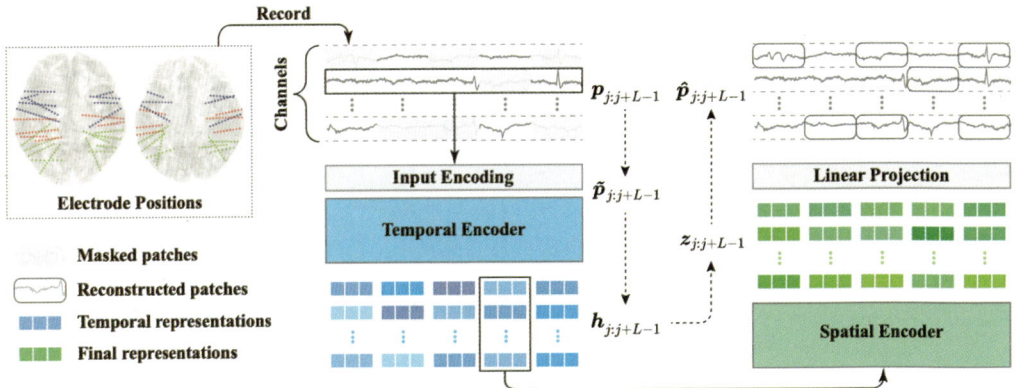

图 12.4　Brant 的预训练框架

Brant 的主要优势在于其大规模预训练和全面的建模方法。它在 1.01TB 的颅内神经信号数据上进行预训练，模型参数超过 500M，是目前脑信号领域最大的基础模型。Brant 同时考虑了长期依赖性、通道间空间相关性、时域和频域信息，全面捕捉颅内神经信号的特征，这使得 Brant 在多个下游任务上都展现出卓越的泛化能力，特别是在标注数据稀缺的医疗场景中表现优异。同时，Brant 实现开源，做好验证：Brant 的代码和权重都是公开的，可直接应用于其他医学研究和治疗，有效缓解了样本和标签效率问题。

12.4.3　NeuroFormer

NeuroFormer 是一种创新的多模态神经网络架构（图 12.5），专门设计用于处理和整合神经活动数据（如尖峰序列）与其他相关刺激。其结构包括三个关键阶段：特征编码、多模态特征融合和自回归解码。在特征编码阶段，各种输入（如神经活动、视觉刺激等）被转换为统一的表示形式。这个阶段的核心是对比匹配模块，它通过对比学习方法来对齐不同模态的表示，为后续处理奠定基础。

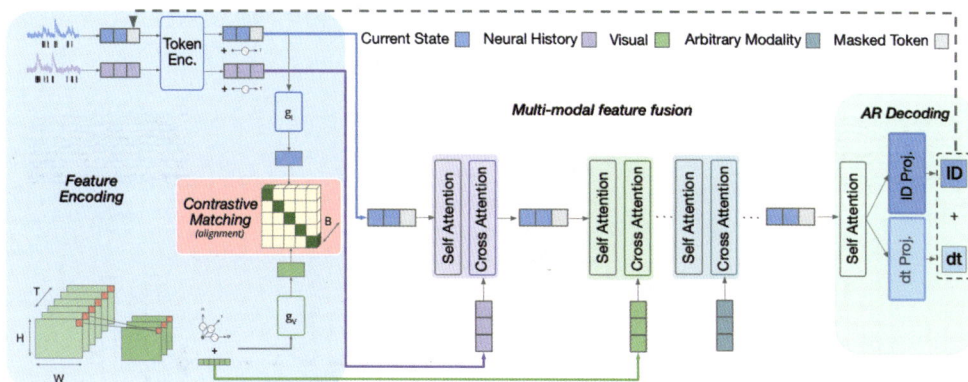

图 12.5　NeuroFormer 的结构示意图

多模态特征融合是 NeuroFormer 的核心部分，它采用了一种独特的级联注意力机制来整合来自不同模态的信息。这个过程始于将编码后的当前神经状态作为主要的查询输入。然后，模型通过一系列交替的自注意力和交叉注意力模块来处理这些信息。

自注意力模块允许模型在当前状态内部捕捉复杂的时间和空间依赖关系，而交叉注意力模块则使当前状态能够与其他模态（如神经历史、视觉刺激和其他任意模态）进行信息交互。这种交替的注意力机制在每一层都在进行，使得模型能够逐步融合和精炼来自不同来源的信息。

NeuroFormer 能够有效地捕捉和整合跨模态和时间尺度的复杂信息关系。这种设计使得模型特别擅长处理神经科学中常见的多模态、时序性数据，能够揭示神经活动与各种刺激和行为之间的潜在关联。在自回归解码阶段，模型基于这种丰富的融合表示生成预测，输出神经元 ID 和发放时间，从而为理解和预测复杂的神经活动模式提供了强大的工具。

12.4.4　Mentality 与 Mamba

除了基于 Transformer 架构的模型外，Mentality 是一种基于 Mamba 的 EEG 编解码器模型（一种高效的选择性状态空间模型），并巧妙地融合了 SaShiMi、U-Net 和 EEGNet 的设计理念（图 12.6）。该模型采用编码器 - 解码器结构，旨在有效处理 EEG 信号的复杂时空动态特征。

在编码阶段，模型首先使用一个核大小为 100（信号采样率的一半）的 1D 卷积层，这一设计允许模型学习高达 50 Hz 的频率特征。紧接着，一个"通道混合"线性层被用来学习不同 EEG 通道之间的关系。这两个层的组合为后续的 Mamba 块提供了足够的输入特征。随后，多个 Mamba 块被串联使用，每个块包含一个 Mamba 层、一个层归一化操作和一个残差连接。这种设计使模型能够有效捕捉 EEG 信号的长程时间依赖性。编码器的最后部分采用了 U-Net 风格的下采样操作，通过双卷积和平均池化逐步将信号压缩到一个更紧凑的表示。

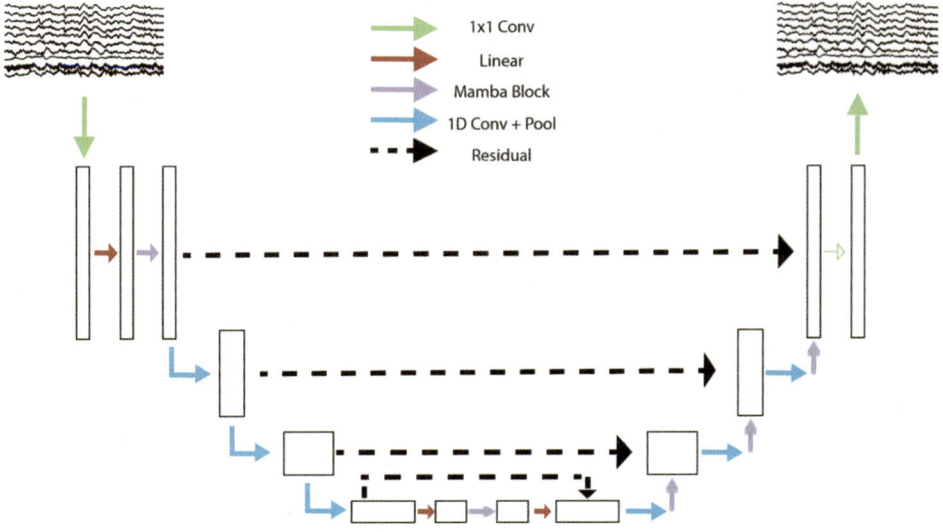

图 12.6　Mentality 的结构示意图

解码阶段的设计目标是从压缩表示中重建原始 EEG 信号。这一过程通过多次上采样操作实现，每次上采样都包含 Mamba 块、转置卷积和双卷积操作。模型还采用了 U-Net 的特征跳跃连接，将对应编码层的输出与上采样后的特征图连接，以保留细节信息。值得注意的是，模型在最后添加了一个初始化为零的卷积层，这一设计旨在提高最终输出的稀疏性。在训练过程中，模型不仅使用均方误差作为损失函数，还引入了谱损失，即在傅里叶域计算损失，这有助于模型更好地重建 EEG 信号的频率特征。对于下游任务如癫痫检测，模型将下采样的隐藏表示通过时间维度的最大池化操作，然后传递给线性层以得到分类概率。这种端到端的设计使 Mentality 能够在各种 EEG 相关任务中展现出强大的性能。

12.5　预训练模型在神经数据处理中的意义与展望

12.5.1　更优秀的性能

预训练模型在神经数据处理中实现了显著的性能提升，这主要体现在几个关键方面。在 EEG 分析领域，预训练模型展现出了卓越的能力，能够更准确地识别和分类复杂的脑电波模式。举例而言在特征监测之中，模型不仅增强了癫痫等神经系统疾病的诊断准确性，还显著改善了脑机接口的性能，使得残疾人士能够更精确地控制外部设备。同时，基于 EEG 的脑电解码、重建等工作也日益成熟。在 fMRI 数据处理中，预训练模型展现出了强大的特征提取能力，可以更有效地捕捉大脑活动的细微空间和时间特征，同时也能比以前更加精准地实现体素级别的活跃程度预测。这极大地推进了对大脑功能和认知过程的理解，为神经科学研究提供了新的启示。此外，在神经元活动记录等其他神经数据类型的分析中，预训练模型也显示出了优越的信噪比改善能力和模式识别能力，为神经科学研究提供了更高质量的数据基础。

展望未来，预训练模型在神经数据处理方面的性能有望在以下所介绍的几个方面得到进一步提升（图 12.7）。①模型的跨模态学习能力可能会显著增强，能够更好地整合和分析来自不同神经成像技术的数据；②模型的可解释性有望得到改善，使研究人员能够更清楚地理解模型的决策过程；③预训练模型可能会在实时神经数据处理和个性化分析、脑部活动解码与重建、神经活动检测和分类能力、神经系统活动预测等领域取得突破，为脑机接口和个性化医疗等应用提供更强大的支持。

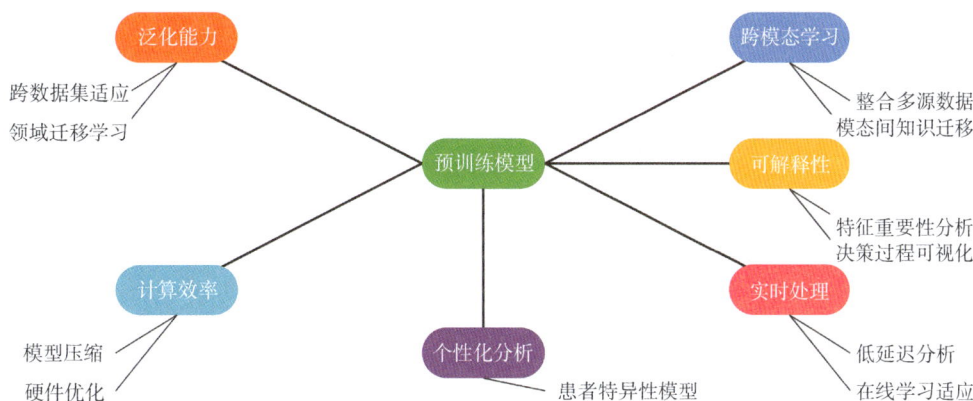

图 12.7　预训练模型在不同应用场景中的关键能力与优化方向，
这些方面共同推动了预训练技术在复杂任务中的高效应用与持续发展

12.5.2　更多样的下游任务

预训练模型在神经数据处理领域已经取得了显著的成就，它们在多个关键领域发挥着重要作用（图 12.8）。在模式识别方面，如今模型已然极大地提高了疾病诊断的准确性和效率，特别是在神经系统疾病的早期检测中。在认知科学研究领域，预训练模型有助于深入理解记忆和注意力等复杂的认知过程。脑机接口技术得益于这些模型，实现了更精确的设备控制和更有效的神经反馈。在神经活动解码方面，预训练模型能够从大脑信号中提取运动意图和语言信息，为无法通过常规方式交流的人士开辟了新的可能性。此外，这些模型在神经活动预测领域也展现出了强大的潜力，能够预测大脑对刺激的反应和即将发生的行为。

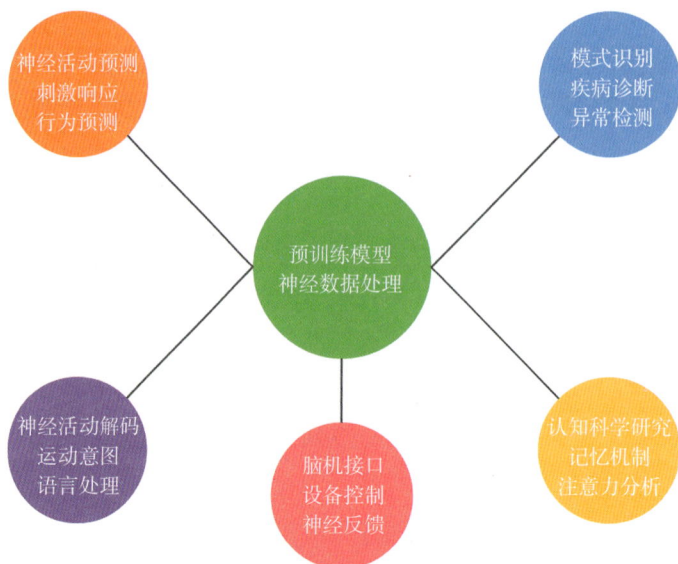

图 12.8　预训练的下游任务示意图

展望未来，预训练模型在神经数据处理领域的应用将呈现出更加多元化和深入的发展趋势。我们可以预见，这些模型将在多模态数据整合方面取得突破，能够同时处理和分析来自不同神经成像技术的数据，提供更全面的大脑活动图景。在个性化医疗领域，预训练模型将能够根据个体的独特神经特征定制分析和预测，这对于精神疾病的诊断和治疗将产生重大影响。实时动态分析将成为一个重要的发展方向，使得脑机接口系统能够更快速、更精确地响应用户的意图。此外，这些模型有望在跨物种神经活动解析、意识和潜意识研究，以及神经可塑性和学习机制等前沿领域发挥关键作用。

12.5.3　更成熟的应用

预训练模型在神经数据处理领域的应用已经达到了相当成熟的水平。这种成熟性主要体现在几个关键方面：①模型的泛化能力显著提高，能够在不同数据集和任务之间实现有效的知识迁移，大大减少了对特定任务大规模标注数据的依赖。②模型的解释性得到了极大改善，研究人员现在能够更好地理解模型的决策过程，这在医疗诊断等高风险应用中尤为重要。③预训练模型的计算效率也有了显著提升，通过模型压缩和硬件优化，使得这些复杂的模型能够在资源受限的环境中运行，如便携式医疗设备。④这些模型在处理噪声和异常数据方面表现出了很强的鲁棒性，能够从质量不一的实际临床数据中提取有价值的信息。

　　展望未来，预训练模型在神经数据处理中的应用将朝着更加精细和深入的方向发展。我们可以预见，这些模型将实现更高程度的自适应学习，能够持续从新数据中学习并更新自身，无须频繁的重新训练。在隐私保护方面，联邦学习和差分隐私等技术将被更广泛地应用，使模型能在保护患者隐私的同时利用分散的数据源进行学习。多模态融合将成为一个重要的发展方向，模型将能够无缝整合来自 EEG、fMRI、MEG 等多种神经成像技术的数据，提供更全面的大脑活动分析。此外，这些模型将在实时处理和反馈方面取得突破，为开发更加智能和响应迅速的脑机接口系统铺平道路。最后，随着模型在生物可解释性方面的进展，有望建立起神经网络模型与实际大脑结构和功能之间更直接的联系。

第 13 章　大脑中的潜在表征

13.1　引言

在人工智能和神经科学领域，潜在表征（latent representation）是一个核心概念。它指的是通过学习算法从原始数据中提取的隐藏特征，这些特征通常比原始数据更加紧凑、抽象，并且能够更有效地表示数据的本质。在深度学习中，潜在表征不仅能够提高模型的计算效率，还能增强其泛化能力，使其在不同任务中复用已学习的特征。

随着深度学习技术的进步，研究者提出了多种方法来学习潜在表征，如自编码器、变分自编码器、生成对抗网络、对比学习（contrastive learning）等。这些方法在图像处理、自然语言处理、推荐系统等领域取得了广泛应用。例如，自编码器可以用于数据降维和去噪，GAN 能够生成高质量的图像，而词嵌入技术则极大地提升了计算机对文本语义的理解能力。

另一方面，在神经科学研究中，潜在表征的概念同样至关重要。大脑中的神经元群体编码（neural population coding）展示了生物智能如何通过神经活动模式来构建潜在表征，从而支持感知、认知和运动控制。近年来，随着神经接口技术的发展，研究人员能够记录更大规模的神经元活动，并利用隐变量模型来解析这些复杂的神经数据，从而揭示大脑的潜在计算机制。

本章节聚焦于潜在表征的学习方法及其在人工智能和神经科学中的应用。我们将探讨不同的建模技术，分析它们在提取、解释和利用潜在表征方面的优势，并讨论这些方法如何推动智能系统的发展，同时加深我们对大脑信息处理机制的理解。

13.1.1 潜在表征概述

潜在表征是人工智能中的一个核心概念。它指的是从原始数据中提取出的隐藏特征或变量，这些特征不是直接可见的，而是通过某种学习算法或模型推导出来的。潜在表征本质上是一种对数据的高层次、抽象化的表示方式。在深度学习模型中，特别是像自编码器这样的神经网络模型中[186]，潜在表征通过低维度的中间层来表示输入数据的精简版本。这个精简版本包含了输入数据的关键信息，而去掉了与当前任务无关的噪声或冗余信息。因此，潜在表征是数据的"精华"，它使得模型能够在更高的层次上理解和处理数据。

在实际应用中，原始数据通常是高维度且复杂的。例如，一张图像可能包含成千上万个像素，而文本数据可能包含大量的单词和句子。这些原始数据虽然包含丰富的信息，但它们中的大部分信息对于具体的任务（如分类、聚类或生成）来说可能是多余的或无关紧要的。潜在表征通过提取数据中的核心特征，简化了数据表示，使得模型能够更有效地进行计算和推理。这不仅提高了模型的效率，还增强了其在新数据上的泛化能力。此外，由于潜在表征捕捉的是数据的内在结构，它可以使得模型在多种任务中复用这些特征，达到更广泛的应用效果。

图 13.1 展示了一个典型的潜在表征学习过程。从图中可以看到，输入是四张图片，分别为两只猫和两只狗。输入的每一张图片都包含大量的原始像素信息。然而，这些原始数据本身维度高且复杂，直接使用这些数据进行任务处理不仅计算成本高，而且容易混淆模型，使其难以提取出真正有用的特征。

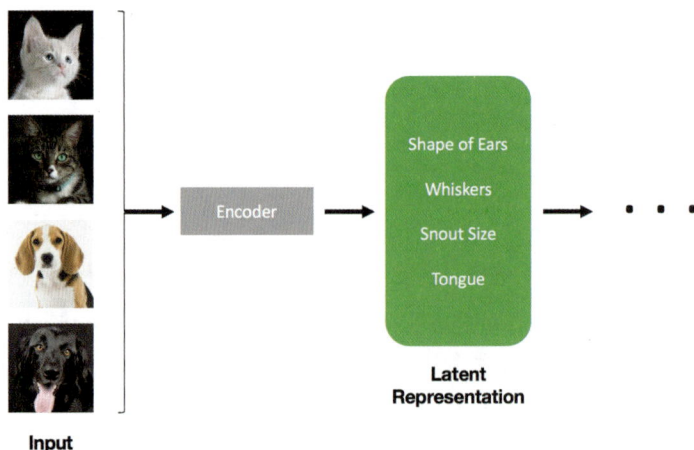

图 13.1 典型的潜在表征学习过程

图中显示的编码器模块负责对这些输入图像进行处理，将其转换为潜在表征。具体而言，编码器通过一系列非线性变换，将原本高维的图像数据压缩到一个低维的潜在空间中。这个潜在空间中的表示，即图中绿色框中的特征，例如耳朵的形状（shape of ears）、胡须（whiskers）、鼻子的大小（snout size）和舌头（tongue），都是输入图像中与任务相关的关键特征。这些特征构成了图像的潜在表征，代表了图像中能够区分不同动物的重要信息。

潜在表征的维度要远低于原始图像的维度，但它仍然捕捉了最关键的信息，这使得模型能够在后续的任务中更加高效和准确地进行操作。潜在表征的一个重要特征是其抽象性。潜在表征并非直接表示原始数据中的具体元素，而是以一种更高层次的方式来捕捉数据的内在结构。在上文的例子中，潜在表征可能不再直接对应于具体的像素点，而是对应于图像中猫狗的某种抽象特征，如耳朵的形状。这种抽象性使得潜在表征能够概括数据中的模式和规律，从而帮助模型更好地理解和处理复杂数据。抽象性还使得潜在表征能够在不同的任务中复用，例如，在猫狗识别任务中训练得到的潜在表征，可能也能应用于识别其他动物的任务。此外，潜在表征还具有连续性和可微性的特征，这在深度学习中尤为重要。由于潜在表征通常由神经网络中的中间层生成，它们往往是连续空间中的点，表示为向量形式。这种连续性使得潜在表征可以在特征空间中进行线性或非线性插值，从而生成新数据或调整现有数据。这一特性在生成对抗网络[187] 和变分自编码器[188] 等生成模型中得到了广泛应用。潜在表征的可微性则意味着在训练过程中，模型能够通过反向传播算法有效地调整参数，以优化潜在表征的质量。可微性确保了潜在表征在整个训练过程中能够逐步逼近最优状态，使得模型的表现更加稳定和准确。最后，潜在表征的任务相关性也是其一个显著特征。尽管潜在表征是对数据的压缩表示，但它并非任意的压缩，而是针对特定任务进行优化的。潜在表征保留了对分类、聚类或生成等特定任务最为关键的特征信息，去除了与任务无关的细节。这使得模型在执行这些任务时，能够更加准确和高效。此外，由于任务相关性的存在，潜在表征通常具有良好的可解释性，研究人员和工程师可以通过分析潜在表征中的特征，理解模型在做出决策时所依赖的信息。这种可解释性对于模型的调试和改进具有重要意义，也使得潜在表征在应用场景中更具实用价值。

潜在表征的概念最早源于统计学中的潜变量模型，这些模型旨在通过隐藏的变量解释观测数据中的模式。随着神经网络的发展，特别是在 20 世纪 80 年代和 90 年代，自编码器的引入使得潜在表征逐渐在机器学习中获得应用，通过神经网络自动学习数据的关键特征进入低维潜在空间。进入 21 世纪，深度学习的崛起进一步推动了潜在表征的发展，卷积神经网络和递归神经网络等模型通过多层次的抽象，能够有效地捕捉图像和文本中的复杂模式。生成对抗网络和变分自编码器等生成模型的出现标志着潜在表征在数据生成和增强方面的突破，展示了它的广泛应用潜力。近年来，潜在表征的概念被扩展到生物信息学、推荐系统和强化学习等领域，显示出它在跨领域应用中的重要性。随着无监督学习和自监督学习技术的发展，潜在表征的未来方向包括提高可解释性、在多任务环境中的共享利用，以及在动态系统中的应用，这些都预示着潜在表征将在推动人工智能技术进步中继续发挥关键作用。接下来本书将介绍在机器学习和深度学习中用于从数据中学习和提取潜在表征的各种方法和技术。这些技术包括自编码器、变分自编码器、生成对抗网络等模型，以及其他相关的算法和方法，它们都能有效地从原始数据中提取低维度的潜在特征或表示。

13.1.2 潜在表征学习技术

学习潜在表征的技术在现代机器学习和深度学习中扮演着关键角色，它们帮助模型从高维度、复杂的数据中提取出低维的、信息丰富的潜在表示。这些技术不仅在压缩数据、提高计算效率方面具有重要作用，还在数据生成、分类和其他任务中展示了广泛的应用潜力。本章节介绍一些学习潜在表征的主要技术，以便加深读者对表征学习的理解。

自编码器

自编码器是一种经典的神经网络结构，用于无监督学习，它通过学习将输入数据压缩到低维潜在空间，然后再重建出原始数据[189]。自编码器由两个主要部分组成：编码器和解码器。编码器将输入数据转换为低维的潜在表征，而解码器则尝试从这个潜在表征中重建原始数据。通过最小化输入数据和重建数据之间的差异，自编码器可以学习到数据的关键特征。如图 13.2 所示，当输入端是一张图片，编码器处理后的图像被压缩为一个低维的潜在表示，这个压缩的数据表示了图像的关键信息，而去除了冗余细节。随后，解码器通过这个低维表示，将图像逐步重建回来，最终生成的图像与输入图像非常接近。通过最小化输入图像与重建图像之间的差异，自编码器能够有效地学习并保留图像中的关键特征。

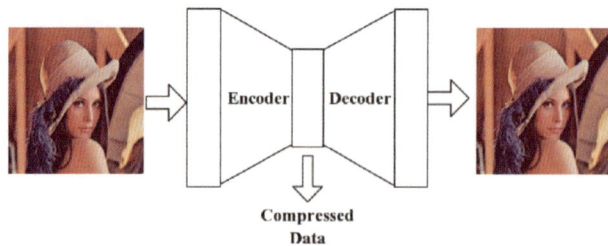

图 13.2　自编码器示意图

自编码器有多种变体，如稀疏自编码器、去噪自编码器和变分自编码器，每种变体都针对不同的任务需求进行优化。

变分自编码器

变分自编码器是自编码器的一种扩展，它不仅学习数据的潜在表示，还通过引入概率模型来捕捉数据的分布[190]。变分自编码器在编码器的输出层中引入了一个正态分布的假设，即每个潜在变量被视为从一个高斯分布中采样而来。这使得变分自编码器不仅可以生成与训练数据相似的新样本，还可以通过操作潜在空间中的点来生成不同的样本。变分自编码器通过优化变分下界来训练模型，确保学习到的潜在空间具有良好的连续性和结构化特征，这使得它在图像生成、文本生成等任务中表现优异。

生成对抗网络

GAN 是另一种用于学习潜在表征的强大工具[187]。GAN 通过生成器和判别器两个神经网络的对抗性训练来学习潜在表征。生成器接收随机输入生成样本，而判别器则负责区分生成样本和真实样本。训练过程中，生成器试图生成足以"欺骗"判别器的逼真数据，而判别器则努力提高识别能力，以准确区分真假样本。最终，生成器不断优化，生成的样本越来越逼真，难以与真实数据区分开来。GAN 的一个显著优点是可以生成高质量的图像、文本和音频数据，因此在数据增强和生成任务中广泛应用。

词嵌入

词嵌入是一种将单词表示为向量的技术，使得计算机能够在一个连续的向量空间中处理和理解文本数据[191]。通过词嵌入，具有相似语义的词汇在向量空间中会彼此接近，而具有不同语义的词汇则相距较远。这种表示方法不仅保留了单词的语义信息，还能够捕捉单词之间的复杂关系，如同义、反义关系，以及词语在不同上下文中的细微差别。常见的词嵌入技术包括 Word2Vec、GloVe 和 FastText，这些技术通过大量的语料库训练，使得词嵌入能够广泛应用于自然语言处理任务，如机器翻译、情感分析和问答系统等。

结合图 13.3 的例子，我们可以更直观地理解词嵌入的功能。图中展示了三个不同的向量空间示例，每个点代表一个单词，而点之间的距离和方向则表示它们之间的语义关系。例如，左侧展示了"man"（男人）与"woman"（女人）以及"king"（国王）与"queen"（女王）之间的性别关系，这些词对的向量差异表现为平行的方向。中间的图展示了动词时态的变化，如"walking"（正在走）与"walked"（走过），显示了动词在时态上的一致性。右侧的图则展示了国家和首都之间的关系，如"Canada"（加拿大）与"Ottawa"（渥太华），这些向量也表现出相似的模式。通过这些例子可以看到，词嵌入不仅能够捕捉到单词的基本含义，还能反映出单词之间复杂的语义和语法关系。这不仅提升了自然语言处理模型的表现，还为深入探索和应用语言中的隐藏结构提供了强有力的工具。

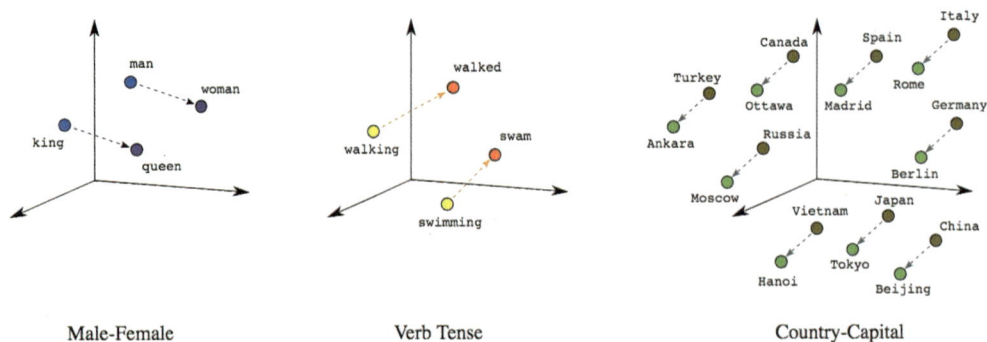

图 13.3　词嵌入示意图

稀疏编码

稀疏编码是一种表征学习方法，旨在将数据表示为一组基向量的稀疏线性组合。具体来说，给定一个信号或数据样本，稀疏编码试图找到一个较小的基向量集，使得原始数据可以通过这些基向量的线性组合近似重建，并且要求线性组合的系数向量是稀疏的，即大部分系数为零。这样，数据被压缩成更简单的形式，仅保留了最重要的特征。这种方法在神经科学中得到启发，模拟了人类大脑如何在视觉系统中处理信息，提取出最具代表性的特征。稀疏编码被广泛应用于图像处理、模式识别和信号处理等领域。例如，在图像处理任务中，稀疏编码可以用来提取图像的边缘或纹理特征，通过仅使用少量的基向量来表示图像中的主要内容，从而实现图像的压缩与去噪。此外，稀疏编码也被应用于语音识别和神经网络的特征学习中，帮助模型更好地捕捉数据中的关键特征。

对比学习

对比学习是一种用于无监督学习的技术，通过让模型学习如何区分相似和不相似的数据对，来学习潜在表征。常见的对比学习方法包括 SimCLR[1] 和 MoCo[192]，它们在计算机视觉任务中取得了很好的效果。这种方法通过最大化相似样本（如同一张图像的不同增强版本）的相似性，最小化不相似样本的相似性，从而学习到能够捕捉数据结构的潜在表征。

学习潜在表征的技术在现代机器学习中起到了至关重要的作用，从自编码器和生成对抗网络，到词嵌入和矩阵分解等方法，它们帮助模型在处理复杂数据时能够提取出关键的低维表示。这些技术不仅提高了数据处理的效率，还为生成、分类等任务提供了坚实的基础。随着技术的不断进步，潜在表征的应用范围也在不断扩大。接下来本章将聚焦于这些潜在表征技术的具体应用场景。

13.2　大脑中的潜在表征——神经群体编码

神经科学的一个核心追求是理解大脑丰富的感知、运动和认知功能如何源于神经元群体的集体活动。为此，我们见证了系统神经科学的巨大变革，快速发展的神经接口技术使我们开始能够同时访问大量神经元的活动。因此，神经科学家越来越多地捕获来自不同大脑区域和多样行为的高维和动态活动图谱。由此产生的数据集可能使传统的分析方法面临挑战，这些方法是围绕一次记录或少数神经元而设计的。

为了应对数据复杂性增加的挑战，计算神经科学家正在寻求强大的方法，以揭示和解释神经群体活动中的结构。一系列新兴且有前景的方法——隐变量模型——通过描述神经元群体的共变模式来揭示其内部状态。隐变量模型已被证明对于总结和可视化群体活动、将活动与行为关联以及调查调解群体水平计算的动态机制具有用处。

13.2.1　隐变量模型与神经信号

隐变量模型是一种用于分析和解释观察数据中隐含结构的统计方法。其核心思想在于识别那些无法直接观测到的变量，这些变量通过对可观测数据的影响而被推断出来。在神经科学领域，隐变量模型被广泛应用于从复杂的神经数据中提取关键的隐藏因素或模式，这些隐藏因素可能与特定的脑功能或行为状态相关联。

为了理解隐变量模型在探测神经回路中的实用性，一个有用的类比是将其视为对人工神经网络进行逆向工程的过程。设想一个人工神经网络，它接收一组输入，经过多个隐藏层的计算，最终产生一组输出。每一隐藏层都生成中间表示，反映了网络在不同阶段的信息处理和特征提取。通过分析这些中间表示，我们能够深入了解网络所采用的计算策略。同样地，神经元群体的记录就像是观察生物神经网络中的隐藏层活动，通过分析这些神经元的活动模式，研究人员可以揭示大脑在处理信息和协调行为时所采用的策略和机制。因此，隐变量模型在神经科学中的应用，正如在人工神经网络中的分析一样，是通过解读中间表示来理解复杂的神经计算过程。

如图 13.4 所示，左图展示了一个有两个隐藏层的人工神经网络，这类似于我们在研究大脑时试图理解的"隐藏"过程：输入（如感官刺激）通过隐藏层转化为输出（如行为反应）。中图显示了网络对输入的响应，曲面展示了网络如何将两个输入变量映射到输出，类似于我们通过隐变量模型提取大脑中的不同"模式"或"因素"。右图展示了这些模式在二维空间中的投影，蓝色和红色线条表示不同层的神经元分段边界，类似于我们找到的大脑活动中的不同区域或响应模式。通过这些图，我们可以看到，隐变量模型如何帮助我们从复杂的神经数据中提取背后的潜在因素，从而更好地理解大脑功能。

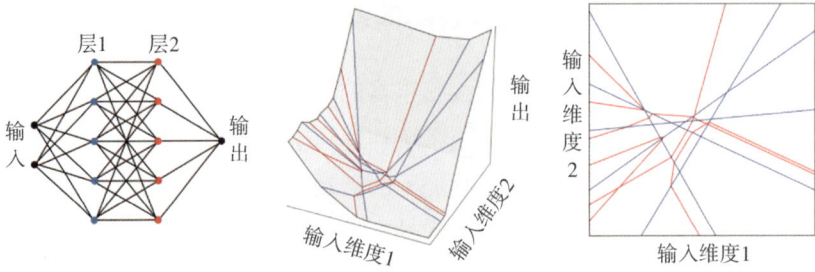

图 13.4　隐变量模型解释图，改编自 [193]

神经反应通常表现出高度的变异性，并且噪声成分较大，增加了对神经元群体活动的理解难度。这种固有的复杂性使得研究神经元群体活动的任务在本质上高度依赖统计方法，因此隐变量模型尤其适合这一领域。我们观察到同时记录的单一神经元数量正在迅速增加，大约每 7 年翻一番。神经记录的进展应该成为设计这些新数据分析方法时的标准考虑因素，旨在改善扩展行为并且专门针对神经数据进行调整的隐变量模型，将是理解不断增长的神经数据集的重要工具 [194]。

引入隐变量模型后，研究人员能够更好地从神经信号中提取出潜在的、有意义的模式，这不仅有助于解释大脑的复杂活动，还为开发新的神经接口技术和理解神经疾病提供了重要工具。

13.2.2　常见隐变量模型

存在许多潜在的方法可以用隐变量建模神经元群体活动，不同的假设可以导致看似"正确"的不同模型结构。每种模型在捕捉神经活动中的特定模式和动态方面可能具有独特的优势和局限性，这取决于它们如何处理数据的复杂性和多样性。

以一个经典的猴子实验为例 [196]，猴子在执行不同方向的手臂运动任务时，研究者记录了相关的神经元群体活动（图 13.5）。这些任务产生了高维数据，反映了多个多单位（multi-units）的活力，即 98 个不同神经元群体在不同试次和角度（图 b）的神经放电率（图 c）和归一化发放率（图 d）。

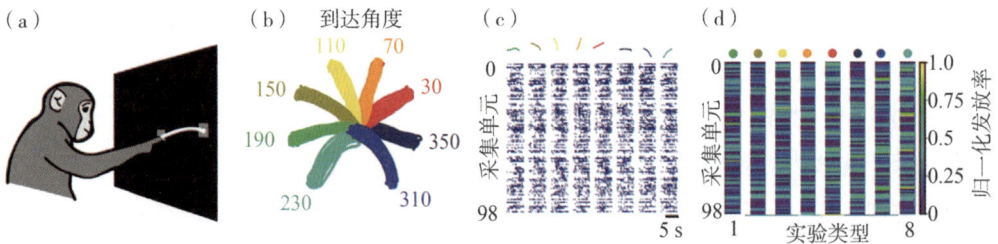

图 13.5　猴子手臂运动实验图，改编自 [195]

为了减少数据的维度同时保留关键模式，我们可以应用一系列的隐变量模型，包括线性和非线性模型，每种模型可以揭示数据的不同方面：在这个实验中，研究者训练猕猴完成标准的延迟触控任务。实验过程中，研究者记录了猴子大脑运动前区（PMd）手臂表示区域的神经活动。实验开始时，猴子用手触碰屏幕上的黄色方块，并通过光学设备跟踪手和眼睛的位置。在延迟期后，出现视觉提示，猴子在"开始"信号提示后进行实际的触控动作。为了控制眼位对 PMd 神经活动的影响，要求猴子在延迟期间固定眼睛位置，同时手在信号出现前保持静止。数据主要来自猴子在不同条件下执行的 75 ～ 150 次试验，研究者通过方差分析检验筛选出与任务显著相关的神经元活动，以分析神经信号在运动计划中的角色。实验目的是通过神经数据解析猴子计划触控的目标点，研究神经活动如何编码运动意图。图 13.6 展示了多种隐变量模型将神经活动模式提炼成易于解释的簇群，从而试图反映和解释不同的行为状态。

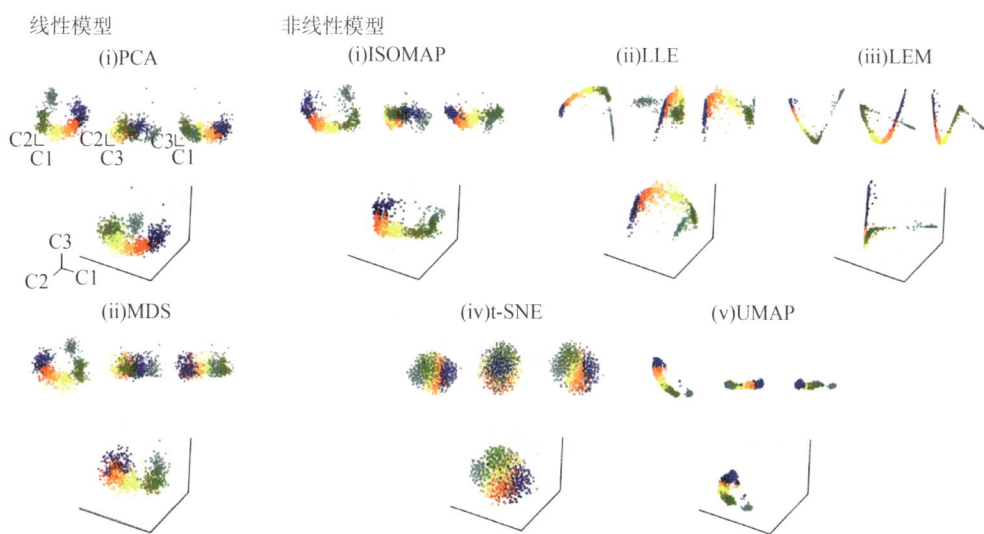

图 13.6　多种隐变量模型展示，改编自 [195]

线性方法

图 13.6 中使用了两种线性方法隐变量模型，主成分分析和多维尺度分析。总的来说，线性隐变量模型在神经信号分析中通过简化数据维度，提取主要模式。它们擅长处理高维神经数据，能够有效捕捉信号中的全局结构特征，揭示神经元群体活动中的主要变化趋势。这类模型假设信号中的变化可以通过线性组合来解释，适用于噪声较小且信号特征显著的场景。其优点在于计算效率高，结果易于理解和解释，特别适合快速分析大规模数据。下面详细解释图中的两种线性隐变量模型。

PCA 是一种常见的线性流形学习方法 [197-199]，它在保持数据集中的尽可能多的变异性的同时减少数据的维度。为了获得神经流形 $\mathbf{Y}$，PCA 通过对神经活动矩阵 $\mathbf{X}$ 的协方差矩阵进行特征值分解，找到不相关的潜在变量，这些变量是个体神经元贡献的线性组合，并依次最大化方差。计算的特征向量，即主成分（PC），表示捕获最多方差的方向，相应的特征值表示每个 PC 所承载的方差量。PCA 已被广泛应用于高维神经数据的降维 [200-203]，但其缺点是捕获数据中的所有类型的变异性，包括脉冲变异性，这可能会模糊潜在变量的解释。为了最小化脉冲变异性的影响，通常在执行 PCA 之前进行试验平均或脉冲计数的时间平滑处理。然而，这并不适用于所有分析。

经典的多维尺度分析是另一种线性降维技术，它旨在找到多个对象（如神经状态）的低维映射，同时尽可能保留它们在高维空间中的成对距离 [204-207]。在神经数据的情况下，首先通过度量所有时间点的神经群体活动向量之间的距离，获得一个 $T \times T$ 的距离矩阵 $\mathbf{D}$。然后通过最小化损失函数（应变）来找到一个低维映射 $\mathbf{Y} \in \mathbb{R}^{k \times T}$，其中 $k \ll N$，使得映射的点间距离尽可能接近原始的距离。MDS 已被应用于研究神经群体动力学的变化，如大规模神经模拟和神经群体记录中的变化 [208-209]，以及研究嗅球的球状体活动、整合性大脑皮质机制、音高维度的神经可塑性等 [210-214]。

然而，线性方法在处理非线性动力学或复杂神经信号时往往有所局限。在图 13.6 中，线性隐变量模型在解释非线性的神经信号表现相对并不优秀。神经元活动信号不仅具有高度复杂性，而且表现出显著的非线性特性。神经信号，如脑电图、局部场电位（LFP）、神经元发放率等，往往伴随复杂的时空依赖关系和动态变化。这些信号不仅是高维度的，还涉及神经元之间的复杂交互和非线性动力学。为了更全面地捕捉神经信号中的复杂结构和动力学特征，非线性隐变量模型应运而生。在处理这样的复杂信号时，非线性隐变量模型往往拥有更好的性能。

非线性方法

非线性方法在神经科学研究中扮演着至关重要的角色，其通过引入非线性映射，能够更准确地描述神经元群体活动中的复杂动态，并揭示隐藏在表象下的深层模式。这些方法不仅能够处理神经数据的多维性、时间依赖性和非线性特征，还为我们提供了一种强有力的工具，用于从非线性角度探索神经信号的潜在结构和机制。通过非线性模型，我们能够更好地理解大脑如何处理信息，以及如何从神经元的群体活动中提取有意义的模式。

在非线性模型的研究中，多种算法被提出并应用于神经数据的分析。例如，Tenen-baum 等人提出的 Isomap 算法通过逼近神经群体活动的流形拓扑，发现了数据的非线性结构 [215]。Roweis 和 Saul 提出的 Locally Linear Embedding（LLE）则通过局部几何结构分析高维数据 [216]。Belkin 和 Niyogi 提出的 Laplacian Eigenmaps（LEM）

通过邻接图保留数据的局部几何信息[217]。Van der Maaten 和 Hinton 提出的 t-distributed Stochastic Neighbor Embedding（t-SNE）利用概率分布来保留高维数据中的局部距离[218]。McInnes 等人提出的 Uniform Manifold Approximation and Projection（UMAP）基于拓扑数据分析，能够在保持全局结构的同时具备更好的时间复杂度[219]。Yu 等人提出的 Gaussian Process Factor Analysis（GPFA）结合高斯过程来处理神经数据，进行时间平滑和降维[220]。Low 等人提出的 Manifold Inference from Neural Dynamics（MIND）通过推断神经动力学的流形来描述网络状态及其动态变化[221]。

特别地，GPFA 结合了因子分析和高斯过程的优点。因子分析允许将高维的神经活动数据降维，从而提取出少数几个能够解释大部分数据变化的潜在因子。而高斯过程则引入了时间维度，使得模型能够捕捉到神经活动中的动态变化。这种结合使得 GPFA 能够在时间连续的条件下，以非线性的方式对神经活动进行建模[222]。

图 13.7 展示了贝叶斯高斯过程因子分析的工作原理。在每个维度的潜在状态上施加高斯过程先验 $p(X \mid t)$（左上角），表示这些潜在状态随时间 t 的变化。同时，在神经活动上施加线性先验 $p(F \mid X)$（左下角），表明这些活动与潜在状态之间的关系。结合一个随机噪声过程 $p(Y \mid F)$，该过程生成观测数据 Y（中间部分）。GPFA 基于数据和先验信息推断出每个潜在维度的后验状态 $p(X|Y)$（右上角）以及神经元的后验预测模型 $p(Y_{test} \mid X_{test}, Y)$（右下角）。结合自动相关性判别（ARD），该模型通过最大化数据的对数边际似然自动筛选出重要的潜在维度。理论上，GPFA 不仅可以分析和解释实际记录的神经信号，还可以基于模型使用潜在因子生成与真实神经活动相似的模拟数据。这在神经科学研究中非常有用，尤其是在需要检验新假设或构建仿真环境时。综上所述，非线性方法通过多种算法和模型的应用，为我们提供了深入理解神经信号复杂动态的有力工具。这些方法不仅能揭示神经数据中的潜在结构，还能生成与真实神经活动相似的模拟数据，为神经科学研究提供了重要的支持。

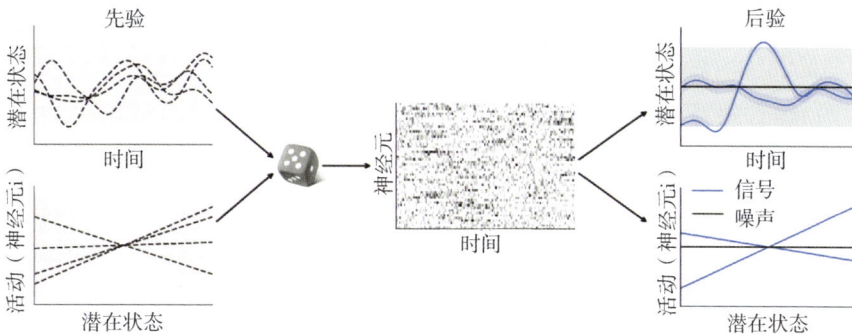

图 13.7　GPFA 模型，改编自 [220]

基于深度学习的隐变量模型

为了更好捕捉神经元群体活动中的复杂非线性模式，深度学习驱动的隐变量模型逐渐成为分析神经信号的强大工具。基于神经网络的模型，如变分自编码器，通过学习神经数据的低维表示，有效地捕捉了高维神经信号中的潜在结构。然而，尽管 VAE 在神经结构提取方面表现出色，Pandarinath 等人在 2018 年的研究中指出了该模型在解码神经信号时可能存在的潜在结构纠缠问题，这使得神经活动的解释变得更加困难 [223]。为解决这一问题，Schneider 等人在 2022 年提出了 CEBRA（consistent embeddings of high-dimensional recordings using auxiliary variables），该模型通过对比学习的方式处理数据分布的变化，从而提供一致的嵌入，大大提升了模型在神经信号分析中的泛化能力和一致性 [224]。

CEBRA 是一种通过联合行为数据和神经数据来学习潜在嵌入的方法 [224]。该模型利用神经活动与行为数据之间的关系，建立一个多维潜在空间，从而更好地理解神经信号的复杂性和变化（图 13.8）。这种方法不仅有助于揭示神经活动的内在结构，还能提高行为预测的准确性。

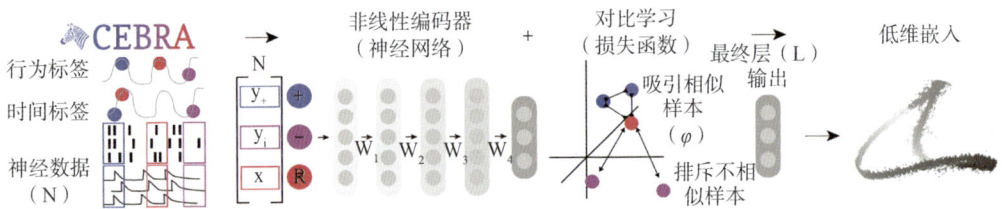

图 13.8　CEBRA 模型的工作流程，改编自 [224]

CEBRA 的核心在于其数据采样和学习过程的设计，包括以下几个步骤：首先是数据采样，在训练过程中，CEBRA 通过用户定义的标签（如行为标签或时间标签）生成正样本和负样本对。这些样本对用于对比学习，从而引导模型学习神经活动与行为之间的潜在关系。为了学习小鼠视觉系统中潜在的（即隐藏的）结构，CEBRA 可以在最初的训练阶段将大脑信号和电影特征映射后，直接从大脑信号中预测未见的电影帧。Mathis 解释说："具体来说，CEBRA 是基于对比学习，这是一种学习高维数据如何被安排或嵌入一个被称为潜在空间的低维空间中的技术，这样类似的数据点就会靠近，而更多不同的数据点则会远离。"这种嵌入可以用来推断数据中隐藏的关系和结构。它使研究人员能够共同考虑神经数据和行为标签，包括测量的动作，抽象标签，如"奖励"，或感官特征，如图像的颜色或纹理。其次是非线性编码器，CEBRA 利用卷积神经网络这种非线性编码器，将神经数据映射到低维嵌入空间。该空间中的坐标反映了神经活动中与行为或时间相关的潜在结构。在实验中，研究者们利用 CEBRA 模型将小鼠的神经信号与 600 帧的计算机图像进行映射。通过前面 9 次观看的记忆能力强化后，研究人员在小鼠观看电视时再次收集大脑的活动数据。基于这些数据，CEBRA 模型用于预测电影片段中的画面顺序，并且结果显示 CEBRA 模型能够在 1 秒内以 95% 的准确率预测出画面顺序。

尽管 CEBRA 模型在预测画面顺序方面表现出色，但也存在一些质疑，认为模型并没有真正理解神经信号，而是通过一种"取巧"的方式，从视频中找到与神经信号最匹配的内容。这种方式尽管看似有效，但本质上是利用神经信号与视频内容的匹配度，而不一定代表大脑真实的视觉感知。总的来说，CEBRA 代表了现代隐变量模型的发展趋势，即通过结合多种数据类型（如行为数据和神经数据）生成更具解释力和一致性的嵌入空间。

13.3　概念表征与心理空间中的隐变量模型

13.3.1　概念表征与心理空间

概念表征是指大脑中关于某一类事物或现象的心理表象或模型。这种表征能够帮助我们识别、分类和理解外界信息。它包括与该概念相关的特征、属性和关系，并且可以通过语言、视觉或其他形式表达，它是认知科学的核心研究对象之一，它涉及我们如何处理和储存信息。它不仅在记忆、推理、问题解决等基本认知过程中起着至关重要的作用，还在语言理解、视觉识别等复杂认知任务中扮演关键角色。

心理空间是一种抽象的、多维度的结构，用来表示个体的内在心理状态或表征，由相似性函数和概念表征两个部分构成。心理空间中的点代表着特定的心理状态或概念表征，点之间的距离反映了这些概念表征或状态之间的相似性或差异性。心理空间可以通过各种数据（如神经活动、行为数据）推断出来，并用于解释和预测认知行为。心理空间在认知模型中应用广泛，如在分类、记忆、决策等认知任务中。通过构建心理空间模型，研究者能够量化概念之间的关系，并通过这些模型来解释人类在处理不同任务时的认知过程。心理空间模型还可以帮助理解复杂的心理现象，如模糊分类、语义记忆结构等。

接下来从神经活动和行为这两个关键来源入手，探讨如何通过隐变量模型来获取和理解概念表征。在这一过程中，我们将详细讨论隐变量模型在这两类数据中的具体应用方式，以及这些模型如何帮助我们更深入地揭示心理空间中的概念结构与相似性关系。通过整合神经科学与行为科学的视角，我们能够更加全面地理解大脑如何构建和操作概念表征，并进一步揭示这些表征在复杂认知任务中的作用和表现。

13.3.2　基于神经活动的概念表征

神经数据为我们理解心理空间提供了一个强有力的窗口，通过记录刺激与行为之间的神经活动，揭示了大脑如何通过复杂的神经计算过程构建和操作概念表征。通过分析这些神经数据，我们可以推断出大脑在处理外部刺激和执行行为时所依赖的内部表征结构。这些心理空间的推断依赖于一系列先进的神经记录和数据处理技术[225]。

不同的神经记录技术（如 EEG、MEG、fMRI、微电极和弥散成像）都可以用于推断心理空间。传统的线性降维方法，如 PCA 和因子分析，适用于各种记录技术，尤其在处理群体数据时非常有效。近年来，非线性降维技术，如局部线性嵌入（LLE）、等距映射（ISOMAP）、t-SNE 和自编码器，逐渐受到重视。这些方法在分析神经数据时具有独特的优势。为了确保一致的数据处理，出现了包括 fMRIPrep 在内的一整套处理流程[225]。这些技术的应用揭示了大脑不同区域和功能的心理空间特征，例如视觉皮层、触觉处理等的抽象表征。

为了探索视觉皮层神经活动的空间几何特征及其在感知过程中的作用，研究利用神经元对视觉刺激的尖峰反应数据构建加权图，并应用简约复形和 Betti 曲线等拓扑学工具分析其拓扑特征，揭示了拓扑数据分析技术在神经活动空间结构研究中的潜力。其他研究进一步揭示了视觉皮层的心理空间特征，例如视觉皮层如何通过高维度神经网络模型实现更好的编码性能[226]。此外，研究表明视觉感知学习能够改变视觉皮层中的类别表征，增强对不同视觉刺激的辨别能力，这为我们理解神经表征的优化过程提供了重要视角[227]。另一项研究则探讨了如何通过分解物体身份信息与其他变量的方式，提高视觉皮层中对象识别的解码性能[228]。最后，视觉场景研究揭示了大脑如何通过编码空间信息来组织复杂的视觉场景，这为理解心理空间中的抽象结构提供了支持[229]。

在触觉信息处理方面，Nogueira 等人在 2023 年的研究揭示了啮齿动物皮层中触觉表征的几何结构[230]。该研究通过实验记录了初级体感皮层（somatosensory cortex，S1）区域的神经活动，并分析了不同时间点上对刺激和选择的解码性能，以及不同条件（C_0, C_1, C_2, C_3）下的解码性能随时间的变化情况。这项研究的意义在于深入理解触觉信息在皮层中编码的几何结构。首先，研究展示了触觉信息如何在啮齿动物的皮层中被表示和处理，特别是通过分析神经活动在时间和条件上的变化，揭示了大脑如何解码和区分不同的触觉刺激和选择信息。其次，研究探讨了皮层中触觉表征的几何结构，为理解神经活动如何映射到心理表征提供了新的视角。通过解码分析，研究进一步展示了触觉信息的处理是如何依赖于时间和特定条件的，这对于构建心理空间模型和理解感知过程中的复杂动力学具有重要意义[231]。

13.3.3　基于行为的概念表征

基于行为的概念表征通过观察人类的行为来推测他们内心的心理空间。近年来，这一领域取得了显著的进展，特别是在刺激的选择、测量手段的多样性和数据收集方法的扩展上。例如，过去的研究可能使用简单的刺激，比如颜色或形状的判断任务，而现在则越来越多地使用高保真自然刺激，比如日常生活中的物品或场景的照片。这种高保真自然刺激能够更真实地反映人们在现实生活中遇到的复杂情境，使研究结果更具现实意义。此外，行为测量方法的多样性也大大增加。传统的测量方法，如相似性评分和反应时间，现在已扩展到更加复杂的分类任务和序数排名等。随着现代机器学习技术的发展，以及通过互联网进行数据收集的普及，研究者能够收集到前所未有的大规模行为数据。这些创新方法不仅推动了我们对人类行为的理解，还为深入探索人类心理表征提供了新的机会。

为了深入理解人类在视觉相似性任务中的行为及其概念表征方式，Wei 等人提出了 CoCoG 模型（图 13.9）。该模型通过整合认知科学与生成式人工智能，建立了人类概念表征与视觉刺激生成之间的双向映射 [232]。该框架包含两个核心模块：概念编码器通过预测人类在视觉相似性判断任务中的行为（如三元组选择任务），从行为数据中学习低维可解释的概念嵌入空间；概念解码器则基于条件扩散模型，将概念嵌入映射为符合目标概念的多样化视觉刺激。实验表明，CoCoG 不仅能以较高的准确率预测人类相似性判断行为，还能通过调节概念嵌入生成语义可控的视觉对象。更重要的是，通过干预生成图像中的关键概念，CoCoG 实现了对人类相似性判断行为的因果性操纵。这一工作为研究心理空间中的概念表征提供了行为建模与生成干预相结合的新范式，揭示了概念嵌入作为连接人类认知与生成式模型的桥梁作用。

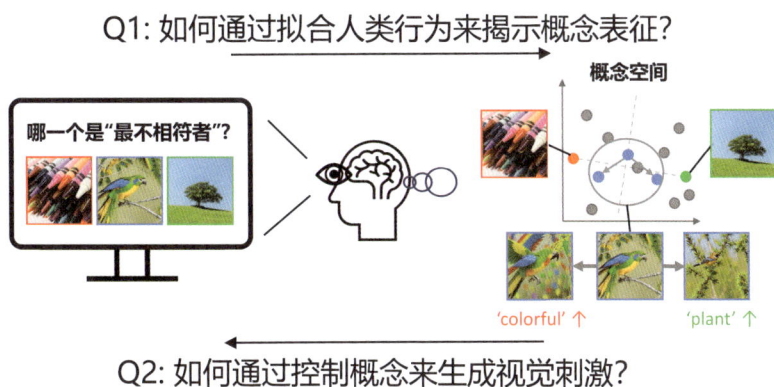

图 13.9　CoCoG 模型的核心问题与框架：通过概念编码器与解码器
实现人类概念表征与生成式模型的映射，改编自 [232]

为了深入理解人类如何通过视觉信息表征和区分可接触的物体和场景，Josephs 等人利用大规模的图像数据库 ReachDB 和 SPoSE 模型，分析了人类在选择图像组中"最不相符者"（odd-one-out）时的内在判断过程 [233]。该研究首先从数据库中提取向量表示，给定一个三重图像组（triplet），从 ReachDB 中提取每个图像的向量表示。接着，计算每对图像的接近度，使用点积计算每对图像在向量空间中的距离。然后，计算选择概率，对每对图像的最大点积结果应用 Softmax 函数，得出选择概率。随后，将计算出的选择概率与实验中参与者选择的"最不相符者"进行比较。最后，通过误差反向传播更新 SPoSE 模型的权重，根据比较结果调整模型，以更准确地模拟人类的选择行为。通过分析选择"最不相符者"的行为，研究揭示了人类在心理空间中如何组织和理解可接触世界的不同维度。此外，研究利用 SPoSE 模型和误差反向传播技术，展示了如何通过机器学习模型模拟和预测人类的选择行为。这种方法不仅帮助我们更好地理解人类的感知和认知过程，也为构建更自然的人工智能系统提供了参考。

13.4　大脑与人工智能的表征对齐

大脑与人工智能的表征对齐在当今的研究中具有至关重要的意义，因为它不仅能帮助我们更深入地理解人类大脑如何处理信息，还能推动开发更符合人类认知模式的人工智能系统。通过对齐人脑与人工智能的表征结构，研究人员可以提高人工智能系统的解释性和可靠性，从而使这些系统在处理复杂任务时能够更加接近人类的思维方式。此外，这种对齐还为跨学科研究提供了统一的框架，有助于打破不同研究领域之间的壁垒，促进认知科学、神经科学和机器学习的协同发展。这种对齐的研究不仅推动了技术进步，也为人类理解自身的认知机制提供了新的视角。

在探讨大脑与人工智能的表征对齐时，我们将从认知科学、神经科学和机器学习这三个方面进行深入分析。通过这三个方面的探讨，我们不仅可以多角度理解人类大脑如何处理和表征信息，还能为设计和构建功能更接近大脑的人工智能系统奠定坚实的基础。这种多维度的分析将有助于更全面地理解如何实现大脑与人工智能的表征对齐，从而推动更加先进和智能的系统开发。

13.4.1　认知科学视角下的人机表征对齐

认知科学致力于研究人类如何感知、思考和处理信息。它通过实验和理论模型，揭示了大脑如何形成和操控表征。这一领域的研究为我们提供了理解人类认知过程和心理表征的理论框架，并为人工智能的认知模型设计提供了宝贵的启发。通过探索认知科学，我们可以借鉴人类的思维模式和信息处理方式，进而在 AI 系统中实现更自然的表征和决策过程。

为了探索人类感知中的先验如何影响文化产物的传递与稳定性，下面的研究通过迭代重现法分析了 Tsimané 族群与美国参与者对节奏模式的偏好。研究揭示了在音乐感知过程中，隐变量模型可以捕捉和表征不同文化背景下的感知先验。这些先验不仅影响了个体对复杂感官信号的解读，还反映了认知科学中经验、文化与感知塑造的紧密联系，为理解人类与 AI 系统中隐变量的相似性和差异性提供了新的视角。

如图 13.10 所示，Hebart 等人研究了不同物体在一个多维空间中的分布，反映了人们在感知和认知这些物体时的表征相似性[234]。图片中的每个点代表一个物体，而这些物体根据它们在感知空间中的相似性被聚类在一起。颜色和线条的密集程度表示了物体之间的相似性程度——颜色越接近的物体，它们的表征越相似。研究旨在探讨不同文化背景下的参与者如何在视觉层面对物体进行表征，并尝试揭示这些表征在不同文化背景中的一致性。研究采用了多维缩放（MDS）和其他分析方法，将参与者对视觉物体的表征结构化，并在不同文化群体中进行比较。这篇研究深入探讨了认知科学中物体表征的普遍性和文化特异性。首先，文中探讨了物体表征的先验（priors）与人类大脑如何处理视觉信息之间的关系。这些先验反映了人类在长期经验中形成的稳定表征，类似于人工智能模型在训练过程中形成的特定权重，这些权重决定了模型如何在不同的任务中进行物体识别和分类。其次，研究揭示了文化背景对物体表征的影响，强调了认知科学中经验和文化如何塑造视觉感知的重要性。在人工智能的研究中，理解和模拟不同文化背景下的物体表征，对于开发跨文化的视觉识别系统至关重要。这种理解有助于设计更符合多元文化背景的 AI 系统，使其在不同的应用场景中表现出色。

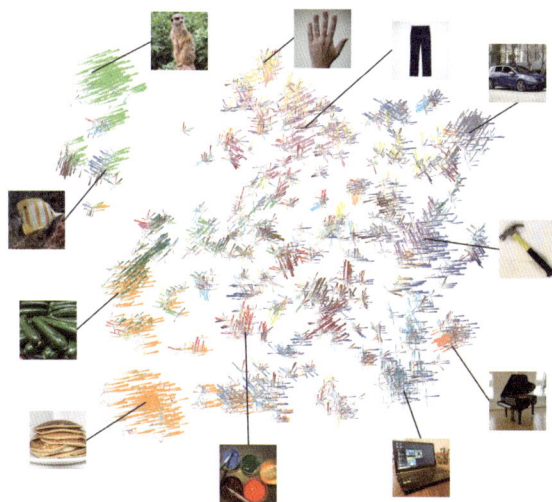

图 13.10　视觉物体表征的多维空间，改编自 [234]

13.4.2　神经科学视角下的人机表征对齐

神经科学关注的是大脑的生理机制，揭示了神经元层面如何支持认知功能和表征的实现。通过脑成像和神经记录技术，我们可以观察大脑在执行特定任务时的活动模式，这些数据为理解大脑表征信息的生物学基础提供了关键洞见。借助神经科学的研究成果，我们能够设计出更接近生物实际的人工神经网络，从而在人工智能中实现更为真实的表征对齐。

Khosla 和 Wehbe 在 2022 年研究探讨了高层视觉区域如何作为域通用的滤波器，同时具有强选择性和功能专门化[235]。该研究通过结合卷积神经网络和功能磁共振成像数据，构建了一个模型，以理解高层视觉区域在不同视觉任务中的响应模式。这项研究在神经科学中的意义体现在对视觉信息处理的深入理解上。首先，研究展示了大脑高层视觉区域如何以强选择性和功能专门化的方式处理视觉信息，类似于深度学习模型中的特征提取层。这种功能专门化表明，尽管高层视觉区域具有通用滤波器的性质，但它们在处理不同类型的视觉信息时依然表现出特定的选择性。其次，研究结合了卷积神经网络和 fMRI 数据，通过模拟和解码神经活动，提供了一个新的框架来理解大脑如何在复杂的视觉任务中进行信息处理。这种多模态的方法不仅验证了高层视觉区域的功能结构，还为认知科学中的视觉认知研究提供了一个强有力的工具。

第 14 章　神经科学中的生成模型

14.1　计算神经科学为什么需要生成模型

14.1.1　生成模型与神经科学的联系

生成模型的结构与信息处理机制与大脑的功能密切相关。如 CNN 的设计灵感来自大脑视觉皮层的分层处理机制，同时 RNN 则模仿了大脑处理时间序列信息的方式。此外，反向传播算法与基于误差的学习过程在某种程度上也具有相似性。通过分析这些相似性，可以部分解释为何这些模型在特定任务中表现出色。

此外，在尝试人脑与生成模型对齐的过程中，关注各种人脑功能的模拟，例如，VAE 的编码 - 解码结构可以类比为大脑的感知编码和心理表征生成过程。通过计算机手段尝试对神经科学的发现提供模拟重现或者是样例解释支持。生成模型同样为神经科学带来解码和重建神经活动的能力，为理解大脑的编码和处理信息提供了更准确直观的视角。以下将从几个方面来谈论生成模型和神经科学的相似与可借鉴性。

模拟大脑功能：生成模型与人类大脑在多个方面展现出相似性。这些相似性涵盖了信息处理的基本机制和高级认知功能，这些共性不仅体现在宏观的功能模拟上，还反映于微观的神经元连接和权重调整的动态过程中。这种相似性促进了两个领域的相互启发和发展。神经科学研究为生成模型提供了重要的设计灵感和理论基础，同时生成模型的相似性让我们得以模拟大脑功能，或者通过神经活动重建提高我们对大脑活动的认识。

表征学习研究：在神经科学中，研究推测大脑通过构建层次化的内部表征来理解和解释复杂的外部世界，从初级感觉皮层的简单特征检测到高级认知区域的抽象概念表征。生成模型在这一方面与大脑相似：模型通过深度神经网络的多层结构逐步学习数据的潜在表征，从低层的简单特征到高层的抽象概念。这种层次化的表征学习使得生成模型能够捕捉数据的本质特征和潜在结构，进而生成新的、符合原有数据分布的内容。这一过程不仅模仿了大脑的信息处理机制，还为我们理解人类认知过程提供了新的视角和研究工具。

基于反馈学习能力：神经系统的可塑性和机器学习的模型训练过程在学习机制上相似。在神经科学中，神经可塑性描述了大脑根据经验和学习不断调整神经元连接强度的能力，这使得大脑能够形成新的神经通路，强化有用的连接，削弱无用的连接，从而实现学习和记忆。类似地，机器学习中的模型训练过程通过反复暴露于大量数据，调整模型参数，优化网络结构，以提高模型的性能和泛化能力（图 14.1）。

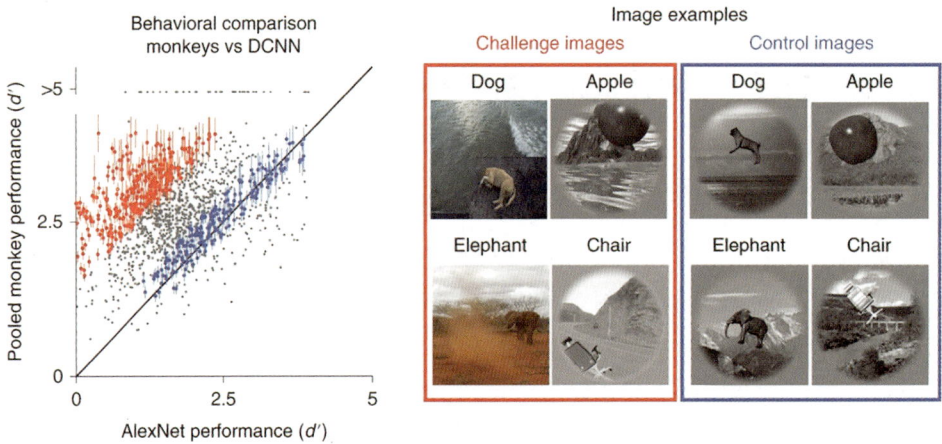

图 14.1　反馈有助于提高目标检测任务的性能 [236]

为神经研究带来解码重建：生成模型在神经系统活动的解码和重建方面具有独特而强大的能力，为神经科学研究开辟了新的前沿。这些模型能够从复杂的神经信号中提取有意义的模式，并将其转化为可理解的感知体验或行为输出。例如，通过分析 fMRI 或 EEG 数据，生成模型可以重建被试正在观看的图像或想象的场景，甚至接码内心的语音。这种能力不仅为理解大脑如何编码和处理信息提供了新的视角，还为开发基于人工智能的更准确高效的脑机接口和神经假体等应用奠定了基础（图 14.2）。

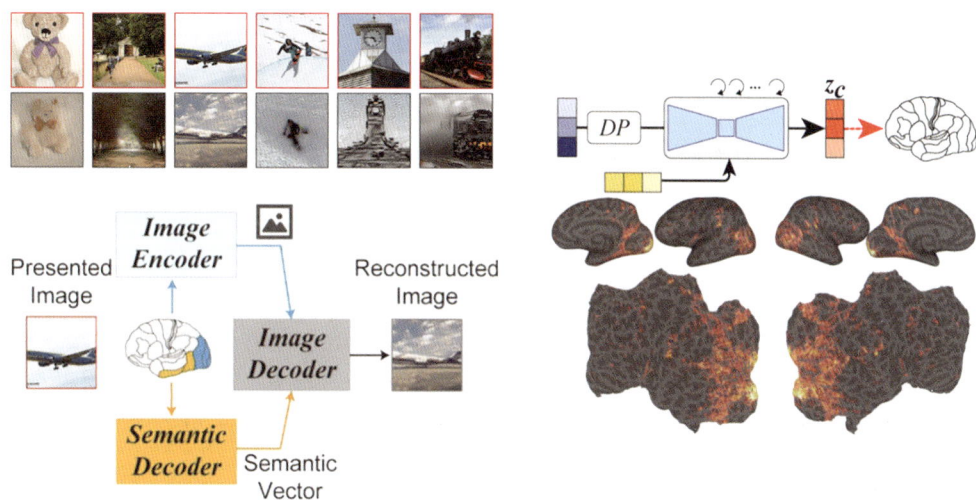

图 14.2　基于生成模型的视觉重建 [237]

14.1.2　生成模型在理解大脑功能中的作用

生成模型提供了一个可计算和可操作的框架，使我们能够模拟和研究大脑的复杂信息处理过程。生成模型所具有的一些特征与人类大脑的神经活动、认知功能过程高度类似，通过类比这两者，研究人员尝试实现人脑智能 - 人工智能的对齐，而对于生成模型的调试与操作具有高可行性，借由此我们得以对照人脑处理信息的潜在机制。另外，生成模型在脑部活动解码和重建方面的应用为神经科学研究提供了强大的工具。通过人工智能介入的更高效的脑机接口，我们得以精细捕获人脑处理信息时神经活动的关键特征，并且将其直观地重构出来，同时在时间分辨率上，我们也得以分析大脑神经活动不同阶段所对应的重构结果，进而实现对神经认知过程的建模。

人工神经元信息处理与大脑的相似性

人工神经元与大脑的相似性主要体现在信息处理的层级性和双向性上。大脑接收外部刺激（编码），在内部进行处理和抽象，然后产生输出或内部表征（解码）。这个过程类似于神经网络中的编码器将输入转换为潜在表征，解码器则从这些表征重建或生成输出。以视觉处理为例：当我们看到一只大象时，视觉信息首先被视网膜编码为神经信号。这些信号经过视觉皮层的多个阶段处理，逐渐从简单特征（如边缘、颜色）抽象为复杂概念（如"大象"的识别），这相当于编码过程。而当我们闭眼想象一只大象时，大脑则从高级概念表征开始，反向激活视觉皮层，最终在心理上"看到"大象的图像，这类似于解码过程（图 14.3）。这种相似性使我们能够用编解码模型来模拟和研究大脑的信息处理机制。一方面，生成模型为理解大脑信息处理提供了可操作的计算框架。研究人员可以通过构建和分析这些模型，来模拟和探索大脑的编码和解码过程。另一方面，通过比较生成模型与大脑活动的相似性和差异，研究人员可以提出和检验关于大脑功能的新假说。例如，可以研究模型中的哪些特性最接近人类的视觉处理。最后，生成模型可以帮助解释复杂的神经数据。例如，生成模型可以用于从大脑活动中重建视觉刺激，或者预测给定刺激会引发的神经反应。

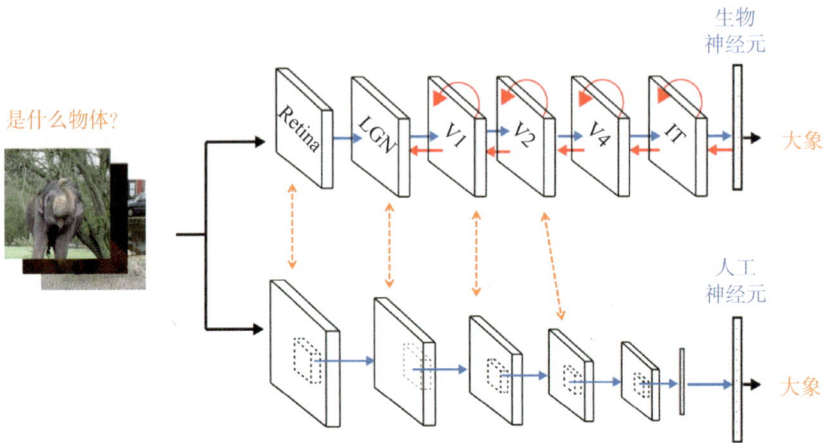

图 14.3　人工神经元和生物神经元层级处理的类似性 [236]

多模态能力与多感官融合

生成模型的多模态能力与大脑整合多感官信息的能力都能将来自不同感官通道的信息融合成统一的表征，同时能够在不同模态之间进行转换或填补缺失信息。具体到神经活动上，不同模态的信息可能在某些层面上共享相同的神经或计算资源。举例来说，当我们同时看到和听到一个人说话时，大脑会整合视觉（唇动）和听觉（声音）信息来增强语音理解。类似地，多模态生成模型可以结合图像和文本来生成更准确的描述或回答问题。这种相似性对理解大脑的多感官神经活动具有重要意义。对多模态的生成模型进行研究有助于我们理解大脑如何在神经层面上整合多种感官信息，也为探索一种感官经验如何影响其他感官的处理提供了新视角。借由生成模型，研究人员也可以模拟某些感官缺失时大脑的补偿机制。

潜空间与表征（图 14.4）

生成模型的潜空间表征与大脑的潜在神经表征展现了引人注目的相似性，这为我们理解大脑的深层神经活动提供了新的视角。两者都通过将复杂的高维信息压缩为更加抽象和低维的表征来处理信息，这种表征以分布式方式编码，并呈现出层级化的结构。例如，就像生成模型的潜在空间可以捕捉到物体类别的本质特征一样，大脑的高级视觉皮层也以类似的抽象方式表征视觉信息。这种相似性对于我们探索意识的神经基础、概念的形成和组织、创造性思维的机制以及认知灵活性的本质都具有深远的意义。通过研究这种相似性，我们可能揭示大脑如何在神经活动中编码抽象概念，如何在潜在表征空间中进行创造性的组合。同时对生成模型的潜空间进行操作，我们可以在某种程度上模拟和探索大脑深层表征的行为。例如，我们可以在潜空间中进行插值、外推或向量运算，这些操作可能对应于大脑中的概念组合、类比推理或创造性思维过程。通过观察这些操作如何影响模型的输出，我们可以获得关于大脑如何操纵内部表征以产生新想法、解决问题或适应新环境的洞见。这种方法不仅为研究认知过程提供了新的实验范式，还可能帮助我们设计更有针对性的神经科学实验，以验证这些计算模型的预测。

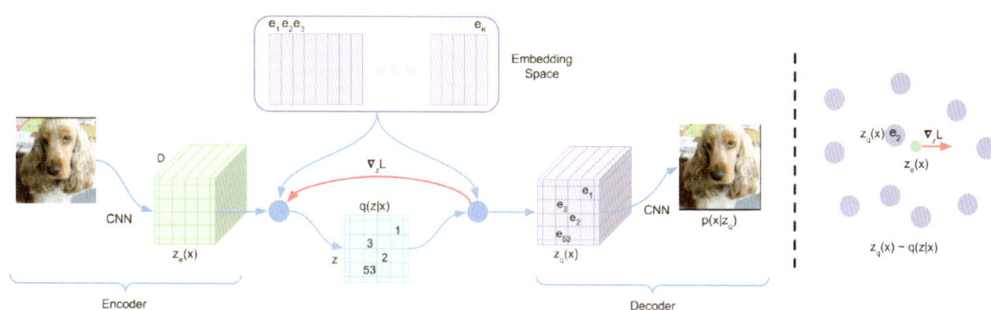

图 14.4　VQ-VAE 中的潜空间 [238]

解码大脑活动的意义

借助生成模型解码并重建大脑活动对神经科学研究具有深远的意义。①这种方法为我们提供了一个强大的工具来可视化和理解复杂的神经活动模式。例如，研究人员已经能够从人类视觉皮层的活动中重建被试看到的图像，这不仅验证了我们对视觉处理的理解，还为研究视觉意识提供了新的途径。②高级的生成模型为更高效的脑机接口的发展开辟了新的可能性。如果能够直接从瘫痪患者的大脑活动中解码他们想要表达的语言或动作意图，模型或许能帮助他们重新获得交流和控制能力（图 14.5）。③这种方法还可以被应用于研究记忆和想象过程。通过解码和重建与记忆回溯或未来规划相关的脑活动，我们可能揭示记忆存储和检索的神经机制，以及创造性思维或者注意力的本质。在临床应用方面，这种技术可能帮助我们更好地理解和诊断各种神经精神疾病。例如，通过比较健康人群和精神分裂症患者的内部表征，我们可能找到疾病的神经标记，从而开发出更精确的诊断工具和治疗方法。④这种方法为研究意识和主观体验提供了新的视角。通过重建人们在做梦或幻觉状态下的脑活动，我们可能揭示意识体验的神经基础。

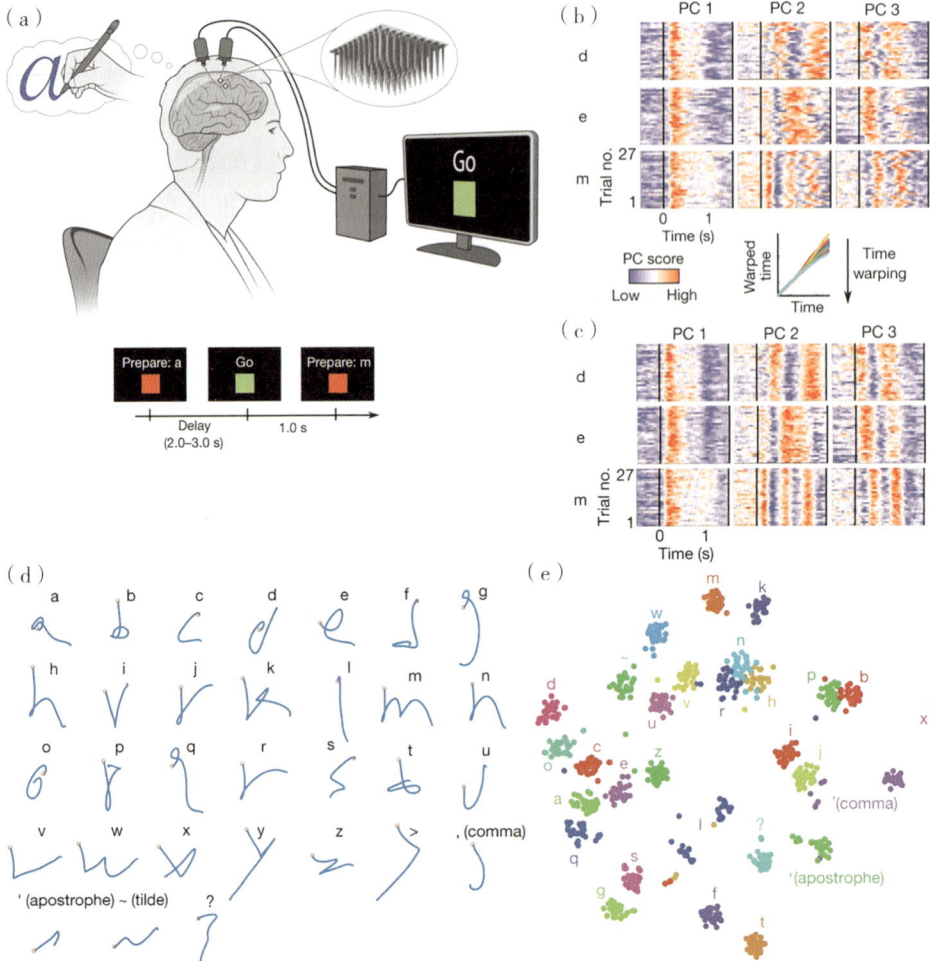

图 14.5 斯坦福研究团队基于侵入式脑机接口实现"心理手写"转文字[239]

14.1.3 生成模型在理解大脑结构中的作用

生成模型能够处理大脑研究中的复杂数据，模拟非线性关系，生成和重建脑活动模式，并整合多模态信息。一方面推动研究人员对于大脑结构与功能的理解，另一方面也为更优秀的脑机接口或个性化医疗诊断等应用领域打下基础。

大脑功能组的连接映射

功能连接组的精细映射：生成模型能够帮助我们更精确地理解大脑的功能连接组。研究人员可能实现通过分析大规模 fMRI 数据，借助生成模型以识别出之前未被发现的功能网络，揭示大脑结构的新组织原则（图 14.6）。同时，通过 EEG 等高时间分辨率的手段，研究人员可能能够捕捉或者预测到大脑功能连接在不同任务和状态下的动态变化，揭示大脑网络的灵活性和适应性。最后，生成模型可能可以通过微调等手段实现更好的个性化。利用生成模型，我们可能能够为每个个体创建独特的功能连接图谱，为精准医疗和个性化认知增强提供基础。

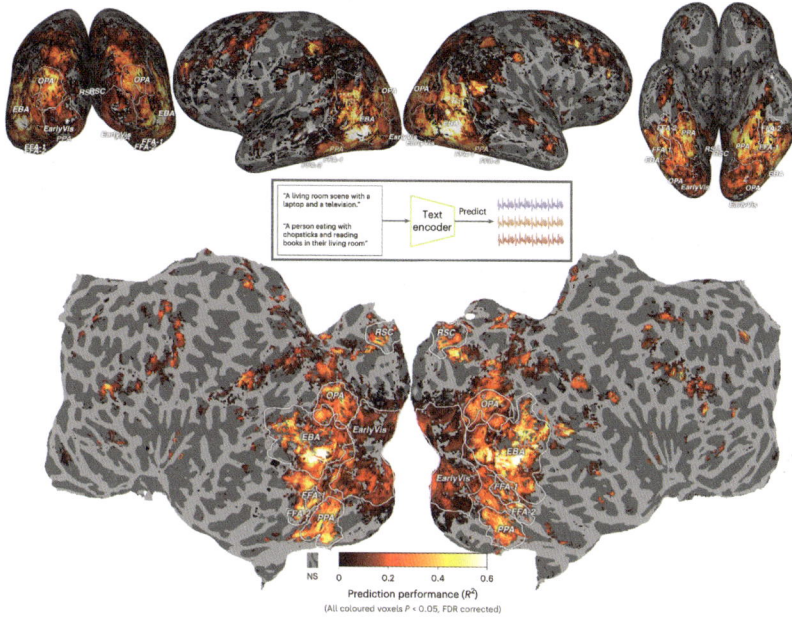

图 14.6　通过文本编码器预测人脑在视觉刺激下的激活 fMRI 数据以分析视觉激活过程 [240]

微观结构与宏观功能的桥接

生成模型通过数据驱动，可能有助于我们理解微观神经结构如何支持宏观脑功能。研究人员可能能够构建从单个神经元到大脑区域的多尺度模型，揭示不同尺度的神经活动如何相互影响，借助多种手段实现跨尺度整合。借助生成模型的多模态能力，通过同时分析结构 MRI 和功能 MRI 数据，我们可能更好地理解大脑的解剖结构如何约束和支持其功能组织，分析结构 - 功能的对照。此外，利用生成模型，研究人员可能从功能数据推断出潜在的神经回路结构，这为理解特定认知功能的神经基础提供了新线索。

病理状态下的结构异常检测

生成模型在神经系统疾病诊断方面展现出显著优势，其核心在于能从海量大脑数据中学习复杂的特征表示，并建立大脑结构的概率分布模型。这使得它们不仅能够捕捉到传统方法难以发现的微妙结构变化，还能有效区分正常变异和病理改变，精确定位异常区域。此外，其多模态数据整合能力为复杂疾病的全面诊断提供了新视角。借由微调等手段，生成模型还能构建个体化的大脑结构模型，为疾病进展预测和治疗反应评估提供更精准的工具。这些优势使得生成模型在早期诊断、精确定位病变、个性化医疗方案制订等方面表现出色（图 14.7），有望推动神经系统疾病诊断从基于群体统计的范式向真正的精准医疗转变，为临床实践带来革命性的变革。

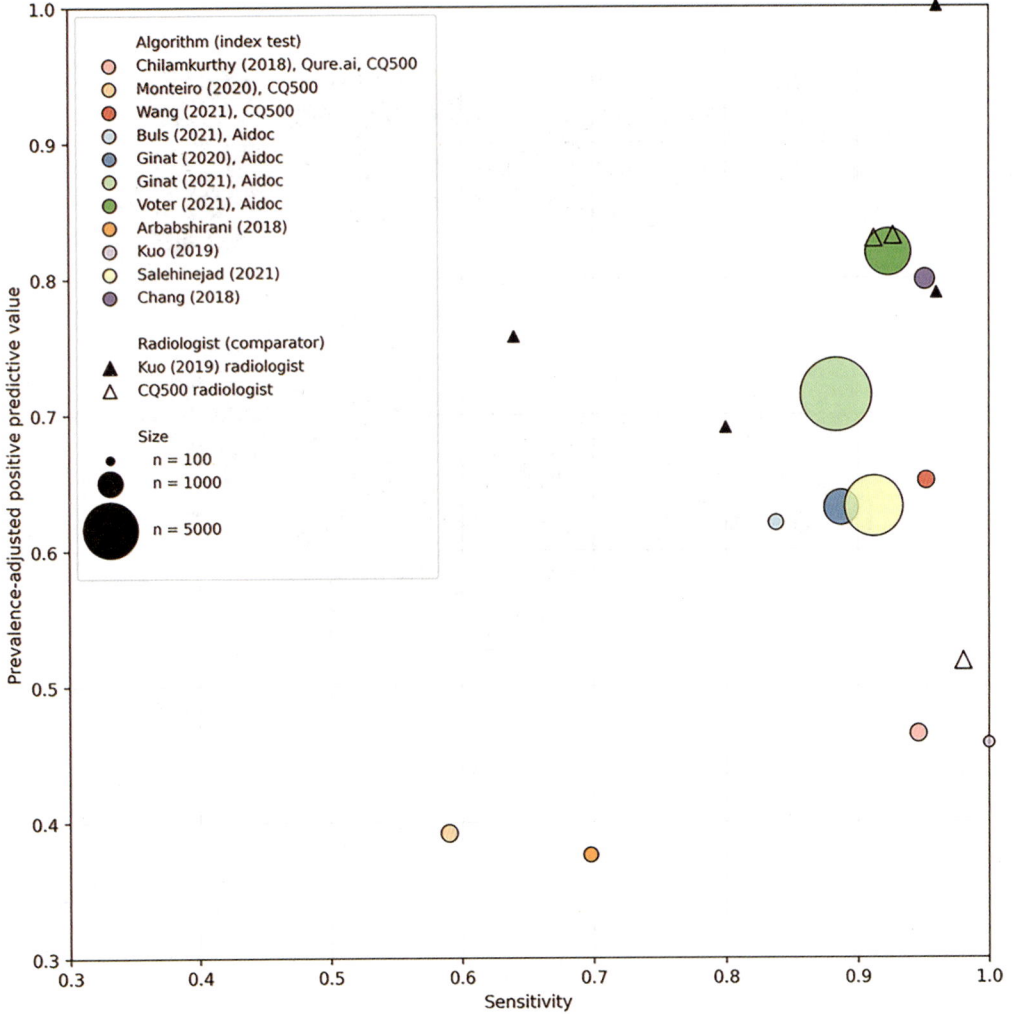

图 14.7　各模型在神经结构异常检测中的表现 [241]

解码与重建

　　通过解码不同脑区的活动并重建其表征，研究人员可以深入了解各脑区在信息处理中的具体作用，以及它们之间的相互作用方式。这不仅有助于绘制更精确的脑功能地图，还能揭示隐藏在神经网络中的信息流动路径。此外，这种能力为研究大脑的动态重组过程提供了有力工具，使我们能够观察大脑结构如何随任务需求和学习过程而变化。在临床应用中，这种技术可能帮助我们更好地理解神经疾病对大脑结构的影响，为早期诊断和个性化治疗策略的制订提供重要依据。

14.2　生成模型在神经科学中的应用

14.2.1　神经生成模型如何解释神经活动

神经生成模型的目标

神经生成模型的一个核心目标是能够生成与真实神经活动类似的模式。通过学习和捕捉神经活动的统计分布特性，包括神经元之间的依赖关系、时间动态变化以及神经元群体活动的空间结构，神经生成模型能够逼真地再现神经数据，还能够帮助我们理解大脑如何产生这些活动模式，以及这些模式背后的潜在结构。另一个目标是通过模型解释神经活动的过程，并预测在给定特定条件下可能出现的神经活动模式，这能大大推动大脑功能的理解、神经调控技术的开发以及脑机接口的改进。总之，神经生成模型能够帮助研究者更好地理解大脑是如何在不同的任务或环境下进行感知、决策、记忆等认知功能的实现，从而推动神经科学的基础研究，并为临床应用提供理论支持。

神经生成模型能够学习神经数据的底层结构和分布，并捕捉和模拟大脑中的复杂神经活动，以便能在这个分布中生成与真实神经活动相似的模式。通过训练模型生成与实际数据相似的样本，神经生成模型可以学习到数据的潜在特征和结构，这些特征可能对应于神经活动中的模式或脑区的功能。而在数据生成的过程中，神经生成模型将输入数据映射到潜在空间，能在一定程度上反映神经系统如何处理和组织信息。除此以外，神经生成模型还可以帮助逆向推断神经活动。例如，通过模型生成的样本可以揭示神经网络对某些输入的反应模式，这有助于理解神经系统如何处理不同的刺激或信息。

潜在变量捕捉

在神经生成模型中，我们通常假设存在一些潜在变量 $\mathbf{z}$，这些变量并不是直接观测到的神经活动数据 $\mathbf{x}$，而是隐藏在背后驱动这些神经活动的因素。例如，在视觉感知任务中，潜在变量 $\mathbf{z}$ 可能代表不同的视觉特征（如颜色、形状）或高层次的认知状态（如注意力水平、情绪状态）。

模型假设这些潜在变量 $\mathbf{z}$ 通过某种生成过程 $p(\mathbf{x}|\mathbf{z})$ 产生了观测到的神经活动数据 $\mathbf{x}$。这个生成过程通常用一个概率模型来描述，表示给定潜在变量 $\mathbf{z}$ 时，神经活动数据 $\mathbf{x}$ 的条件分布。例如，生成过程可以描述为：给定一个特定的视觉刺激（潜在变量 $\mathbf{z}$），视觉皮层中的神经元如何响应并产生特定的神经信号 $\mathbf{x}$。

数学上，这个生成过程可以表示为：

$$\mathbf{x} \sim p(\mathbf{x}|\mathbf{z}) \tag{14.1}$$

其中，$p(\mathbf{x}|\mathbf{z})$ 是一个条件概率分布，表示在给定潜在变量 $\mathbf{z}$ 的情况下，观测数据 $\mathbf{x}$ 的生成概率。通过观察大量的神经活动数据 $\mathbf{x}_1, \mathbf{x}_2, \ldots, \mathbf{x}_N$，模型使用机器学习算法（如变分推断、贝叶斯推断）来学习这些潜在变量 $\mathbf{z}$ 以及它们与观测数据之间的关系。具体来说，我们希望通过最大化边际似然来找到最能解释观测到的神经数据的潜在变量：

$$\log p(\mathbf{x}_1, \mathbf{x}_2, \ldots, \mathbf{x}_N) = \sum_{i=1}^{N} \log \int p(\mathbf{x}_i|\mathbf{z}) p(\mathbf{z}) d\mathbf{z} \qquad （14.2）$$

然而，由于直接计算这个积分通常是不可行的，我们可以使用变分推断来近似计算。通过引入一个变分分布 $q(\mathbf{z}|\mathbf{x})$，我们可以将上式改写为：

$$\log p(\mathbf{x}) \geqslant \mathbb{E}_{q(\mathbf{z}|\mathbf{x})}[\log p(\mathbf{x}|\mathbf{z})] - \mathrm{KL}(q(\mathbf{z}|\mathbf{x}) \| p(\mathbf{z})) \qquad （14.3）$$

其中，$\mathrm{KL}(\cdot \| \cdot)$ 表示 Kullback-Leibler 散度，衡量变分分布 $q(\mathbf{z}|\mathbf{x})$ 与真实后验分布 $p(\mathbf{z}|\mathbf{x})$ 之间的差异。一旦模型学会了如何利用这些潜在变量 $\mathbf{z}$ 生成观测到的神经数据，它就可以用来解释神经活动的背后原因。例如，如果某些潜在变量与特定的认知或行为状态相关联，模型可以用来揭示这些状态如何影响神经活动模式。这种解释能力使得我们可以更深入地理解大脑是如何编码信息的。

生成过程模拟

在神经生成模型中，假设神经元的活动可以通过某种生成过程来描述。这个生成过程通常基于一些生物学合理的假设。一个常见的假设是，神经元的发放率可以用一个概率分布来描述，可能是泊松分布、正态分布或其他适合描述神经元发放特性的分布。

例如，如果假设神经元的发放率服从泊松分布，那么对于给定的发放率 λ，某一时间窗口内观测到 k 次发放的概率可以表示为：

$$P(k|\lambda) = \frac{\lambda^k e^{-\lambda}}{k!} \qquad （14.4）$$

在不同的刺激或任务条件下，神经元的活动会有所不同，生成模型会考虑这些条件，并假设在给定条件下神经元的活动是如何产生的。设 $\mathbf{c}$ 表示给定的条件（如特定的视觉刺激），我们可以假设发放率 λ 是条件 $\mathbf{c}$ 的函数，即 $\lambda = f(\mathbf{c})$。这样，我们可以写出条件下的发放概率：

$$P(k|\mathbf{c}) = \frac{f(\mathbf{c})^k e^{-f(\mathbf{c})}}{k!} \qquad （14.5）$$

为了使生成模型能够更好地反映实际的神经活动，通常需要使用优化算法从真实的神经数据 $\mathbf{x}$ 中学习来调整模型参数 θ，使模型生成的神经活动 $\hat{\mathbf{x}}$ 与实际观测到的神经活动之间的差异最小化。常见的方法是通过最大似然估计（maximum likelihood estimation，MLE）或贝叶斯推断来进行参数调整。

对于最大似然估计，我们希望最大化以下似然函数：

$$\mathscr{L}(\theta) = \prod_{i=1}^{N} P(\mathbf{x}_i | \theta) \tag{14.6}$$

其中，N 是观测数据的样本数量，x_i 表示第 i 个样本的观测数据。最大化似然函数等价于最小化负对数似然：

$$\theta^* = \arg\min_{\theta} - \sum_{i=1}^{N} \log P(\mathbf{x}_i | \theta) \tag{14.7}$$

如果采用贝叶斯推断，可以结合先验分布 $p(\theta)$ 来计算参数的后验分布：

$$p(\theta | \mathbf{x}) = \frac{p(\mathbf{x}|\theta)p(\theta)}{p(\mathbf{x})} \tag{14.8}$$

其中，$p(x)$ 是观测数据的边际分布。当模型生成的神经活动 $\hat{\mathbf{x}}$ 与实际观测到的神经活动 $\mathbf{x}$ 高度一致时，便可以利用这个模型来解释神经活动的潜在机制。例如，模型可以通过输入特定的刺激条件 $\mathbf{c}$，生成相应的神经元发放模式 $\hat{\mathbf{x}}$，这些发放模式可能是神经元在时间上的发放率序列，也可能是多个神经元在空间上的协同活动。

结构解释

在神经生成模型中，基于解剖学的知识，对大脑中的特定结构或神经网络进行建模，从而解释各部分神经活动的功能及其相互作用。例如，在处理视觉信息时，视觉皮层通常被认为是层级化的，信息从低层（如 V1）逐步传递到高层（如 V4 或 IT），每一层都进行不同程度的处理。低层的神经元可能对简单的视觉特征（如边缘、颜色）敏感，而高层的神经元可能对复杂的对象或形状敏感。

假设在视觉系统中，有 L 个层级，每个层级中的神经元活动可以表示为 $\mathbf{h}_l$（其中 $l = 1,2,...,L$），层级之间的信息传递可以表示为：

$$\mathbf{h}_{l+1} = f(\mathbf{h}_l; \mathbf{W}_l) \tag{14.9}$$

其中，$f(\cdot)$ 表示信息变换的函数，通常为非线性激活函数，$\mathbf{W}_l$ 表示从层 l 到层 $l+1$ 的权重矩阵。这个公式表示了信息从低层到高层的传递和处理过程。神经生成模型可以模拟这种层级结构，解释信息在每一层的变换和整合过程。通过模拟这些结构，神经生成模型能够解释不同脑区在处理特定类型信息时的功能。例如，模型可以解释为什么视觉皮层的某一层对特定类型的视觉刺激特别敏感，或者为什么某些神经元对特定的视觉模式有选择性响应。

模型还可以通过解释信息在不同脑区之间的流动，来揭示大脑如何整合和处理复杂的信息。例如，设 $\mathbf{h}_1$ 表示初级视觉皮层 V1 的神经活动，$\mathbf{h}_L$ 表示高阶视觉区域（如 IT）的神经活动。我们可以通过以下的递推关系来模拟信息从简单的视觉特征整合为复杂的对象识别：

$$\mathbf{h}_L = f_L(f_{L-1}(\ldots f_2(f_1(\mathbf{h}_1; \mathbf{W}_1); \mathbf{W}_2)\ldots); \mathbf{W}_{L-1}) \tag{14.10}$$

神经生成模型还可以通过建模脑区之间的连接模式，解释这些连接如何影响功能。例如，假设脑区之间的连接强度用矩阵 $\mathbf{C}$ 表示，模型可以表示为：

$$\mathbf{h}_{\text{output}} = g(\mathbf{C} \cdot \mathbf{h}_{\text{input}}) \tag{14.11}$$

其中，$g(\cdot)$ 是用于模拟连接对神经活动影响的函数，可能包括加权求和、非线性变换等。通过调整模型中不同连接的强度或模式，我们能够模拟不同的神经活动模式，观察其对整体脑功能的影响。此外，神经生成模型还可以通过改变模型中的结构或连接模式，来模拟大脑在病理条件下的活动，从而帮助解释在神经疾病或损伤条件下，大脑功能会受到怎样的影响。例如，假设在病理条件下，某些连接的权重 $\mathbf{C}'$ 发生变化，导致输出神经活动模式变为：

$$\mathbf{h}'_{\text{output}} = g(\mathbf{C}' \cdot \mathbf{h}_{\text{input}}) \tag{14.12}$$

可以通过比较 $\mathbf{h}_{\text{output}}$ 和 $\mathbf{h}'_{\text{output}}$ 来分析病理条件下的功能变化。

14.2.2　生成模型在分析神经数据中的应用

数据的扩增与修复

神经数据，如 EEG、fMRI 或神经元尖峰数据，通常是高维的且难以采集的。实际研究中，能获得样本量往往十分有限。此外，在神经数据的采集中，由于个体差异大、实验环境变化、技术限制、传感器故障或患者运动等原因，数据往往会出现缺失或损坏，这样的的数据会严重影响后续分析的准确性和可靠性。例如，即使是同一被试，在获取 EEG 数据时也会因为脑电帽的佩戴、被试本身的状态、周围环境的变化等因素在一定程度上影响数据的质量从而影响模型训练，由于设备原因缺失的通道或时间点也会导致模型训练不充分，进而影响诊断或研究的结果。通过有效的数据扩增与修复，研究人员和临床医生可以确保数据的完整性和质量，从而获得更可靠的结果。

生成模型能通过学习原始数据的分布，从神经数据中提取复杂的特征，生成与真实数据相似的合成数据或修复数据受损部分。例如，在 EEG 数据的情感识别研究中，生成模型可以生成不同情感状态下的脑电波数据。这些合成数据可以与实际采集的数据一起用于训练模型，从而提高情感识别的准确性。

使用生成模型对神经数据进行扩增与修复，研究人员和临床医生能得到质量更高的数据集，更好地处理不完整的神经数据，确保分析的可靠性和准确性。随着生成模型的发展，我们可以预见其将在更多的神经科学应用中得到更广泛的应用。

多模态数据的生成

多模态数据生成涉及不同类型的神经数据（如脑电图、脑磁图、功能性磁共振成像、近红外光谱成像、行为数据、基因表达数据等）的综合处理和分析，在神经科学中具有重要意义。这些数据源于不同的传感器或实验技术，通常具有不同的时间、空间分辨率和数据结构，提供了大脑活动的不同视角。例如，fMRI 数据可以提供高空间分辨率的脑部图像，而 EEG 则具有高时间分辨率。不同模态的数据可以互补，如果将 EEG 与 fMRI 结合，就可以获得既有高时间分辨率又有高空间分辨率的脑活动数据。因此，通过生成多模态数据，研究人员可以更好地理解大脑功能的复杂性，增强模型的性能，并探索不同模态之间的关联。

实际实验中，获取成对的多模态数据往往成本高昂且耗时。我们可以利用生成模型生成具有多样性和互补性的多模态数据，从而扩充多模态数据集。在脑 - 行为研究中，生成模型可以同时处理 EEG 数据和行为数据。通过学习这些数据的联合分布，生成新的数据对，如特定行为对应的 EEG 信号。除了生成新的数据对，也可以根据一种模态的数据条件生成另一模态的数据。例如，在 fMRI 和 EEG 的联合分析中，可以根据 fMRI 数据生成相应的 EEG 信号，或者根据 EEG 生成对应的 fMRI 图像。

模态生成有助于研究不同模态数据的协同作用，并在实际应用中提高诊断的准确性，帮助研究人员模拟不同模态的脑活动，从而更好地理解大脑功能。

疾病检测与病灶标注

在神经影像数据中，诸如阿尔茨海默病、帕金森病、脑肿瘤等神经系统疾病的检测与分类面临着诸多挑战。①数据稀缺：获取足够的标注病变数据往往非常困难，罕见疾病的数据量则更为稀少；②数据不均衡：健康样本通常多于病变样本，导致分类器易于偏向健康样本；③复杂性与多样性：疾病表现形式多样，神经影像数据具有高度复杂性，难以捕捉到所有相关特征。

生成模型则可以通过生成高质量的合成样本，在一定程度上缓解这些问题。通过生成疾病病灶的模拟图像，生成模型能够在训练集中增强病变数据的多样性和数量。例如，在阿尔茨海默病的检测中，模型可以生成包括正常和病变对比图像的脑部合成 MRI 图像，这些合成图像可以与真实数据一起用于训练分类器，从而提高对疾病的检测和分类精度。通过生成健康和病变样本的对比图像，生成模型还可以促进对比学习，帮助模型更好地捕捉疾病特征。对比学习通过引入合成的对比样本，使得模型能够更精确地学习到与疾病相关的关键特征。例如，在脑肿瘤检测中，生成模型可以生成包含不同大小和形状肿瘤的对比图像。通过对比这些图像，我们能够更好地识别和分类肿瘤区域，并准确地检测出病变。不仅如此，模型也能生成不同病变程度的图像、各种病变特征图像，帮助分类器在不同的场景中提取到有意义的特征，从而提高分类器的鲁棒性。

病灶检测和标注同样面临着许多挑战。①病灶形态多样：脑肿瘤、脑卒中等疾病的病灶在形态、大小、位置上具有很大的多样性，难以通过手工标注覆盖所有可能的变异；②数据量大：神经影像数据通常体积庞大，手工标注不仅耗时费力，还容易导致一致性和准确性的问题；③边界模糊：病灶区域的边界往往不清晰，特别是在一些复杂病变如弥漫性肿瘤的情况下，准确标注难度极大。

生成模型为自动化病灶检测和标注提供了先进的解决方案。通过自动生成病灶的分割图，生成模型不仅提高了检测的准确性，还大大节省了人工标注的时间，特别是在处理大规模数据集时，这种自动化过程显得尤为重要。

在分割任务中，通过给定条件（如输入的 MRI 或 CT 图像），生成器可以输出病灶区域的精确分割图，而判别器则帮助确保生成结果的真实性和一致性。生成模型还可以将多模态影像数据（如 MRI 和 PET）结合在一起，通过跨模态的信息融合生成更精确的病灶分割图。在脑肿瘤检测中，模型可以根据输入的 MRI 图像生成对应的肿瘤分割图。生成器学习如何从影像数据中提取肿瘤特征，并将这些特征在生成的分割图中准确地标注出来。

生成模型在神经影像数据的疾病检测与分类任务中展示了强大的能力。通过生成对比样本和增强数据集，生成模型显著提高了分类器的性能，推动神经系统疾病的早期检测和精准分类的发展。生成模型在病灶检测与自动标注中的应用则极大提高了神经影像分析的效率和准确性。

14.2.3　生成模型在理解神经结构与认知过程中的应用

探究神经结构

在探究神经结构的过程中，研究人员面临着多重挑战，这些挑战限制了对大脑和神经系统的全面理解。虽然功能性磁共振成像和电生理记录等技术提供了探究神经活动的可能，但它们在时间和空间分辨率上存在显著局限。fMRI 虽然能够提供全脑范围的神经活动图，但其时间分辨率较低，难以捕捉快速变化的神经活动；而电生理记录尽管时间分辨率高，但通常只能捕捉到局部神经元的活动，难以反映整个神经网络的全貌。此外，大脑中的神经网络结构极为复杂，由数十亿个神经元组成，每个神经元通过突触与其他神经元连接，这些网络在不同大脑区域和相同区域内表现出不同的连接模式，加大了研究难度。跨尺度的研究需求进一步增加了挑战，从分子层面的研究到系统级别的神经网络分析，单一研究手段难以全面覆盖所有层次，这使得数据整合和跨尺度分析变得异常困难。

生成模型则为神经结构研究提供了全新的视角和强大的工具。这些模型通过生成与真实神经结构极为相似的合成数据，帮助研究人员克服了传统研究方法中的诸多限制。例如，GAN 的生成器学习真实神经结构的数据分布，并生成逼真的神经结构图像或神经活动模式，而判别器则通过区分真实数据与合成数据来提升生成器的能力。这一过程使得研究人员能够生成高质量的神经网络模拟图像和活动数据，用以研究神经元连接特征、神经回路组织方式以及不同条件下特定神经结构的功能表现。生成模型也具备动态模拟的能力，可以在时间轴上捕捉和预测神经网络的动态行为，这对于研究神经可塑性、神经发育和神经退行性变化的过程非常有价值。此外，通过模拟不同条件下的神经结构变体，生成模型使研究人员能够探索学习过程、药物影响等变量对神经网络结构的影响，从而填补实验数据的空白，并推动神经科学研究的进展。

探究认知过程

在探究认知过程时，记忆、注意力、语言理解和决策等，涉及多层次的神经活动、心理机制和行为表现，每一个认知过程通常涉及多个大脑区域和神经网络的相互作用，这些复杂的活动使得单一模型难以全面捕捉其全貌。例如，决策过程不仅依赖于理性思维，还涉及情感和社会因素的影响，这些因素如何在大脑中整合并影响决策是一个极为复杂的问题。此外，在主观体验与意识研究方面，传统实验方法如自我报告或行为表现只能间接反映主观体验，无法直接测量其神经机制。加之认知状态的动态变化、数据获取技术与伦理限制，使得高质量的神经数据更为稀缺，这些问题共同限制了对认知过程的理解。

生成模型通过生成逼真的合成数据，模拟复杂的认知过程和大脑活动，帮助研究人员在虚拟环境中探索大脑功能的工作原理。模型通过训练生成与真实数据相似的合成数据，这种机制使得研究人员能够生成高质量的脑成像数据，用于分析不同决策情境下的脑活动，揭示大脑如何整合多种信息来进行决策。同样，在注意力研究中，模型能够生成不同注意力水平下的大脑活动数据，从而训练模型更精确地识别注意力的神经模式。这种模拟不仅帮助研究人员理解正常认知过程，还能够帮助识别和诊断认知障碍，提供治疗和干预的新方法。

生成模型在探究认知过程中的应用优势显著，带来了许多创新性的研究路径。首先，生成模型能够进行个性化的认知过程建模，模拟不同个体的认知活动，揭示个体差异的神经基础，例如在不同年龄、健康状况或背景下的认知表现。此外，生成模型在虚拟环境中进行复杂认知实验的能力，显著降低了实验成本，提高了实验的灵活性，为验证新假设、探索新理论提供了强大的工具，推动了神经科学的前沿研究。

14.2.4 生成模型在脑机接口中的应用

视觉解码的生成建模

视觉解码是通过解读大脑中的视觉信息来重建或识别个体所看到的物体或场景。视觉解码通常使用 EEG、fMRI 等神经影像技术来获取大脑活动数据，然后通过复杂的算法和模型进行解码（图 14.8）。这项技术在脑机接口、虚拟现实以及神经科学研究中具有重要的应用。例如，研究者可以通过解码视觉皮层的活动来重建个体所观看的图像或视频，帮助理解大脑如何处理视觉信息，并为视觉障碍患者提供辅助工具。

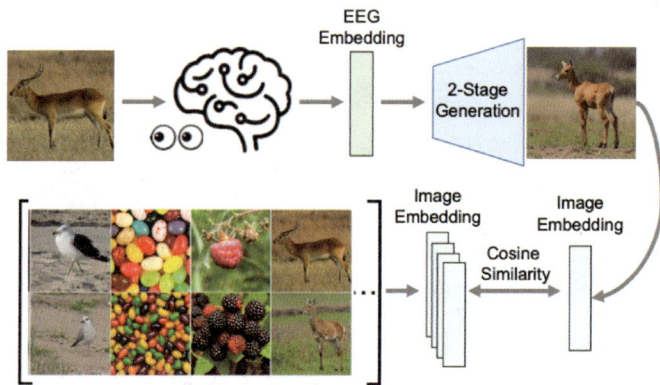

图 14.8 EEG 下的视觉图像重建 [242]

生成模型在视觉解码中，尤其是在从神经信号重建图像或视频的过程中起到关键作用。例如，GAN 可以被用于从 EEG 或 fMRI 数据中生成高质量的图像，反映个体所见的视觉内容。此外，VAE 等生成模型可以帮助从不完整或噪声较大的神经信号中生成清晰的视觉内容，提升解码的精度与可靠性。

语言解码的生成建模

语言解码旨在解读大脑中的语言相关信息，从而理解或重构个体所看到，听到或想到的语言内容。例如，研究者可以通过 fMRI 或 EEG 数据解码个体正在聆听的语音信号，甚至尝试重建个体内心的语言思维过程。语言解码任务通常需要处理复杂的时序信号，并结合语言学模型以提高解码的准确性和语言内容的重构质量。

在语言解码的生成建模方面，生成模型能够通过学习大脑中的语言信号模式来生成相应的语言输出。比如，通过利用序列生成模型（如 RNN、Transformer）处理时间序列的脑电波数据，研究者可以重建个体听到或想到的句子。此外，结合语言模型（如 GPT）可以进一步提高生成文本的流畅性和准确性，从而在脑机接口中实现更自然的语言交流。

听觉解码的生成建模

听觉解码主要研究如何通过 EEG 或 fMRI 等神经信号解码个体的听觉注意力状态。听觉注意力解码在听觉感知、语音识别以及助听器设计等领域具有重要应用。例如，在多人交谈的场景中，听觉注意力解码可以帮助系统识别出个体正在专注于哪一位说话者的声音，从而增强该声音的信号以提高聆听效果。这类解码任务通常涉及对多种声源的神经反应进行分析，并通过机器学习模型来预测个体的注意力焦点。

生成模型能够通过解码个体的听觉神经信号来生成相应的声音或语言信息，这对于开发智能助听设备具有重要意义。例如，生成模型可以用于增强个体关注的特定声源，生成更加清晰的声音信号，或在嘈杂环境中提取重要的语音信息。此外，通过生成模型合成个体期望的目标声音，可提升听觉处理系统的感知质量与交互效果。

14.3　现代神经科学研究中的生成模型应用

14.3.1　应对高维数据处理的挑战

高维神经数据的产生主要与神经数据记录手段的进步和多样性密切相关。现代微电极阵列可以同时记录来自大脑不同区域的大量神经元的活动。这种多通道电生理记录技术能够在微秒级的时间分辨率下，捕捉数百甚至数千个神经元的放电模式。这种大规模并行记录的能力直接导致了高维数据的产生，因为每个神经元的放电活动可以视作一个维度。fMRI 能够以较高的空间分辨率记录大脑中数万个体素的血氧水平变化，这些体素的信号变化反映了大脑不同区域的活动状态。每个体素的时间序列数据构成了高维空间中的一个维度。使用光遗传学结合钙成像技术，研究者可以可视化并记录大量神经元群体中的钙离子浓度变化。由于钙离子浓度的变化是神经元活动的间接标志，这种技术能够同时记录数百甚至数千个神经元的活动情况，产生高维数据。神经科学研究常常使用多种记录手段同时收集数据，例如将电生理记录与 fMRI 或行为数据相结合。不同模态的数据往往涉及不同的维度，当这些数据被整合到一起进行分析时，整体数据维度显著增加。高维数据往往包含大量特征，但其中许多特征可能是冗余的或与任务无关的，这不仅增加了计算复杂度，还可能导致模型过拟合，使得泛化性能较差。

14.3.2　缓解数据集的局限性

数据稀缺

数据标注困难。神经科学数据的标注往往需要高度专业化的知识和大量的时间。

比如，在 EEG 数据中标注发作事件，或在 fMRI 数据中确定特定脑区的活动，都需要专家进行详细分析。这导致标注数据非常稀缺，而生成模型在数据匮乏的情况下很难有效训练。在数据稀缺的情况下，自监督学习成为一种有效的方法。通过构建生成性任务，如预测未来时间点的神经活动或重构被遮挡的神经信号，模型能够在无监督的情况下学习数据的内在结构。生成模型结合自监督学习能够在不需要大量标注数据的情况下有效地进行训练，从而减轻数据稀缺的影响。

数据噪声对模型的影响

神经活动数据往往具有强烈的时间依赖性和动态性。这种动态变化可能是非线性的，传统的线性模型难以捕捉复杂的时间依赖性模式。此外，神经数据通常伴随着大量的噪声，且信号常常是稀疏的，即只有部分神经元在特定任务中是活跃的。这要求模型能够在大量噪声中提取有意义的信号，并正确识别稀疏活动的神经元。

14.3.3　模型解释性与生物相似性

如何提高生成模型的解释性

分层生成模型。通过使用分层生成模型（如分层变分自编码器），可以将神经数据的生成过程分解为多个层次，每个层次对应不同的生物学信号或特征。这样可以帮助研究人员更好地理解数据中各个层次的信息和如何生成这些信息。

条件生成模型。在生成模型中引入条件（如特定的神经元活动、行为任务或实验条件）可以增强模型的解释性。条件生成对抗网络和条件变分自编码器允许研究者控制生成过程中的某些变量，从而揭示这些变量对生成数据的影响。

生成数据的可视化。将生成的数据与真实的神经数据进行对比，通过时间序列、频谱图、空间分布图等方式直观地展示生成结果和真实数据的相似性和差异。可视化可以帮助研究者理解模型在多大程度上捕捉到了神经数据中的重要特征。

局部可解释性方法。诸如 LIME（local interpretable model-agnostic explanations）和 SHAP（shapley additive explanations）等方法可以用于生成模型的局部解释。这些方法可以分析生成模型在某个特定输入上的行为，揭示出哪些输入特征对最终生成结果有重要影响。

生物学先验知识的整合。在模型设计中引入生物学先验知识，可以使生成模型的行为更具生物学合理性。例如，在处理神经数据时，可以引入已知的神经回路结构或神经元放电规律作为模型的先验条件，从而提高模型的解释性。通过在模型中加入物理或生理约束（如能量消耗、信号传播速度等），可以限制模型的生成结果在生物学上更具合理性。这不仅能提高模型的生成能力，还能使生成结果更容易解释。

生成模型与生物系统的相似性

分层结构。生成模型，特别是深度生成模型（如生成对抗网络、变分自编码器），通常具有多层次的结构，每一层负责处理不同级别的特征。这与神经生物系统中的层次性信息处理相似，例如在视觉系统中，从视网膜到视觉皮层，每一层都处理不同层次的视觉信息，从简单的边缘检测到复杂的物体识别。

逐层抽象。生成模型通过逐层抽象来捕捉数据的复杂特征，这与大脑逐层处理和抽象感知信息的方式类似。例如，生成模型中的底层网络捕捉低级特征（如边缘、纹理），而高层网络则捕捉高级特征（如形状、语义），这与大脑在不同皮层区域进行信息抽象处理的方式相吻合。

反馈控制。在神经生物系统中，反馈是调节行为和认知的重要机制。例如，视觉系统中的反馈信号可以调节注意力焦点，从而影响感知过程。同样，生成模型也可以利用反馈机制来调整生成结果，例如通过判别器提供反馈信号来优化生成器的输出。

自监督与无监督学习。生成模型中的自监督和无监督学习方法反映了生物系统学习机制的某些方面。例如，大脑可以通过观察环境和内部反馈进行自我学习，而无须明确的外部监督。同样，生成模型可以通过自监督学习（如自动编码器）从未标注的数据中学习特征表示。

表征学习。生成模型可以学习数据的低维表征，如在变分自编码器中，隐变量空间表示了数据的核心特征。这与神经生物系统通过神经活动模式形成抽象表征的过程相似。例如，大脑中的海马体被认为在空间记忆和抽象概念形成中扮演关键角色，这与生成模型中的表征学习机制具有相似性。

多模态整合。生成模型可以整合来自多个模态的数据生成复合输出，如文本到图像的生成。这与大脑整合多感官信息来形成统一感知体验的能力相似。例如，大脑能够将视觉、听觉和触觉信息整合在一起，生成完整的感知图景，这种多模态整合在生成模型中也得到了体现。

14.3.4　神经科学中的生成模型总结

神经科学中的生成模型在推动对大脑及其功能的理解方面发挥了重要作用。生成模型是一类能够学习数据的概率分布并生成与输入数据相似的新数据的模型。它们在神经科学中用于模拟和生成神经活动、预测大脑反应以及理解神经系统的复杂行为。在神经科学中常用的生成模型包括生成对抗网络、变分自编码器、自回归模型（如PixelRNN）以及混合高斯模型等。

更高的生成质量与生物学解释性：未来，生成模型将在提高生成数据的生物学合理性和解释性方面取得更多进展，尤其是在复杂神经系统的模拟和理解中。多模态与个性化生成：生成模型将进一步整合多模态神经数据，并在个性化神经数据生成方面发挥更大作用，为个性化医疗和脑 - 机接口的开发提供新工具。神经科学与生成模型的双向促进：生成模型和神经科学研究将继续相互促进，通过生成模型的进步推动神经科学的发展，同时神经科学的发现也将不断优化生成模型的设计和应用。总的来说，生成模型在神经科学中不仅是一种强大的技术工具，还为我们提供了新的视角，帮助更深入地理解大脑的复杂功能和行为。随着技术的不断发展，生成模型将在神经科学研究中发挥越来越重要的作用。

第 15 章　人工智能赋能神经科学

15.1　引言

人工智能正在以惊人的速度改变科学研究的格局，而作为其重要分支的 AI for science，正通过智能算法和模型推动科学探索的发展。在这一背景下，AI for neuroscience 成为备受瞩目的领域，结合 AI 的技术优势和神经科学的复杂需求，展现出独特的价值与潜力。神经科学（neuroscience）是一门探索大脑这一复杂系统的学科，研究内容涵盖神经元活动、脑区功能及其与行为的关系。与许多其他科学领域相比，神经科学具有数据维度极高、结构动态变化且强烈非线性的特点。这些特性使得传统的分析方法在处理神经科学问题时面临诸多挑战。而 AI，尤其是深度学习技术，以其在高维数据建模、模式识别和预测任务中的强大能力，为神经科学的研究注入了全新活力。

AI for neuroscience 在 AI for science 中的特殊性不仅体现在其技术需求和挑战上，还体现在两者之间的双向协作关系上。不同于许多单向受益的科学领域，神经科学不仅从 AI 中受益，还反过来为 AI 的发展提供了启发。大脑作为生物界最复杂的认知系统，其结构和功能为 AI 的发展带来了重要灵感，例如多层网络的设计、递归结构的动态学习方法以及可塑性原理的实现路径。这种双向关系使 AI for neuroscience 成为 AI for science 中少有的、既受益于 AI 技术又能显著反哺 AI 理论的领域之一。

目前，AI for neuroscience 的研究与应用主要可以归纳为三个核心方向：① AI 为神经科学提供了强大的数据分析工具。神经科学研究中包含海量复杂的神经数据，例如 fMRI、EEG 和神经元尖峰数据。AI 算法不仅能够处理这些高维数据，还能发现隐藏模式、实现精准预测，从而为理解大脑功能提供重要支持。② AI 作为实验仿真工具，为神经科学研究提供了全新的实验方式。例如，通过深度生成模型模拟神经网络的动态行为，研究者可以验证假设、测试实验变量并快速迭代理论框架。这种方法降低了真实实验的复杂性和成本，并大幅提升了研究效率。③神经科学为 AI 的发展提供了脑启发的先验假设和分析方法论。大脑的层级表征、注意机制和灵活性等特性正在被越来越多地引入 AI 模型的设计中。此外，神经科学中广泛使用的数学工具和分析框架，如非线性动力学和随机过程，也为 AI 提供了坚实的理论支持。通过这三个核心方向，AI 和神经科学正在逐步构建一种深度融合的协同关系。这种协同关系不仅推动了科学理解的边界，也为开发新一代智能系统奠定了基础。AI for neuroscience 不只是技术工具的应用，更是一种探索智能本质的创新范式。

15.2 深度学习为脑科学提供数据分析工具

15.2.1 神经群体编码

神经群体编码是指大脑中神经元群体协同工作以支持认知过程的方式。认知过程是我们理解世界和作出决策的心理活动，而神经群体编码的解码则能够帮助我们更深入地理解大脑如何实现这些复杂功能。通过研究神经群体的编码模式，科学家得以揭示神经元活动与认知和行为之间的关系。

如图 15.1 所示，解析神经群体编码的方法在理解大脑复杂功能中具有重要意义。神经群体编码描述了多个神经元通过协同活动共同表征信息的过程，是认知和行为调控的核心机制。高维神经数据记录了大量神经元的动态活动，这些数据复杂且非线性，传统分析方法难以直接解读。为此，科学家提出了一系列强有力的建模和分析工具，从中提取关键信息，揭示神经元间的协同模式与功能表征。

主成分分析是最早用于解析神经群体编码的经典方法之一，通过线性变换最大化数据投影的方差，为初步探索神经编码提供了高效工具。然而，由于神经数据通常具有高度非线性特性，更复杂的非线性方法逐步被引入。例如，高斯过程因子分析（GPFA）由 Yu 等人[222]在 2009 年提出，通过高斯过程建模数据的潜在因素，能够有效捕捉神经元群体的复杂协同模式。类似的，高斯过程潜在变量模型（GPLVM）则扩展了 GPFA 的灵活性，可以适应更多种类的数据结构，从而揭示神经数据中的

低维表征[245]。动态系统模型则进一步加入了时间维度的考虑。部分线性动态系统
（PLDS）和部分因子线性动态系统（PfLDS）是两种广泛使用的动态建模方法，通过分析神经元时间序列的动态特性，能够高效揭示神经元活动的时序模式[246]。在这些方法的基础上，Pandarinath 等人[247] 在 2018 年提出了 LFADS（latent factor analysis via dynamical systems），这是一个基于生成式建模的深度学习方法，用于提取神经群体活动的潜在因子，特别适合行为预测任务。而 Rutten[248] 在 2020 年进一步提出了 GPFADS（gaussian process factor analysis with dynamical systems），它结合了高斯过程与动态系统的优势，为神经群体编码分析提供了更加灵活且强大的工具。通过这些方法，科学家能够从复杂的神经数据中识别神经元群体的协同活动模式，并构建神经编码与感知、行为的联系。这些研究不仅为解析神经群体编码提供了理论与技术支持，还为人工智能技术的发展注入了生物启发的灵感。随着工具和方法的不断改进，我们正逐步揭示神经元集体活动背后的规律，并加深对大脑信息处理机制的理解。

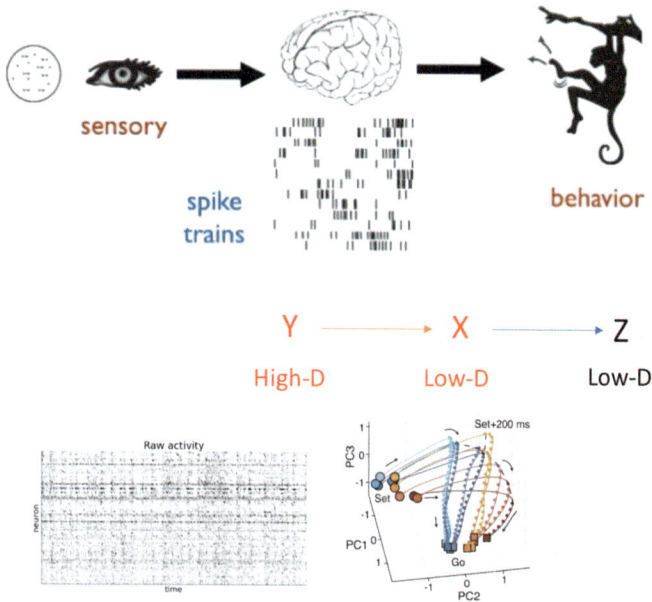

图 15.1　用于解析神经群体编码的降维技术，改编自 [243] 和 [244]

15.2.2　非侵入式神经信号处理

脑电信号处理

深度学习在 EEG 信号处理领域展现了巨大潜力，尤其是在去除伪影和提升信号质量方面。EEG 信号常受到电源干扰、肌肉活动和眼动等噪声的影响，这些伪影显著降低了信号的可靠性。深度学习方法为这一问题提供了有效解决方案。例如，全

连接神经网络（fcANN）通过学习输入数据与目标输出之间的复杂映射关系，能够精准识别并消除特定伪影模式。一维残差卷积神经网络（1D-ResCNN）则通过卷积层提取局部特征，并利用残差连接捕捉信号的长距离依赖关系。Yang 等人在 2018 年和 Wulan 等人在 2020 年的研究均证明，基于深度学习的去伪影方法在提升 EEG 信号质量和处理准确性方面具有显著优势，为神经科学研究和临床应用提供了新的技术工具 [249-250]。

近年来，可解释性已成为深度学习在 EEG 去噪领域的重要研究方向。与传统的信号分离方法（如独立成分分析）相比，自编码器等深度学习模型不仅能够通过非线性技术实现更高效的信号分离，还能提供对去噪过程的直观解释。例如，自编码器通过隐层表征提取 EEG 信号中的关键特征，同时保留伪影去除过程的可追溯性。如图 15.2 所示，ICA 利用线性方法分离信号，而自编码器则采用非线性技术进行数据压缩和重构。这些方法在 EEG 信号处理中的结合进一步增强了模型的可解释性和鲁棒性。Yu 等人在 2022 年的研究指出，将可解释性与深度学习相结合，不仅能够提高 EEG 去噪效果，还能增强模型对复杂信号模式的理解，为神经科学研究和临床应用提供更可靠的工具 [251]。

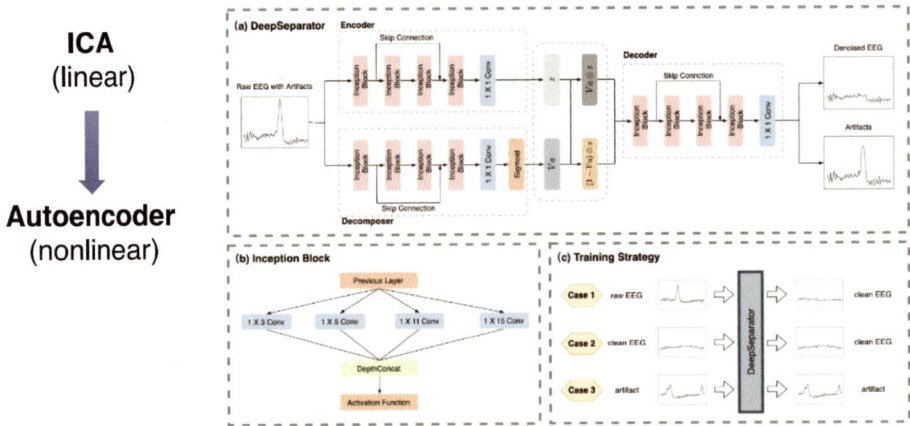

图 15.2　ICA 与 Autoencoder 在 EEG 去噪中的应用，改编自 [251]

15.2.3　AI 解码大脑

人工智能正在通过深度学习技术革新我们对大脑活动的理解及其应用。AI 在神经解码领域展现了巨大潜力，能够从复杂的大脑信号中提取有意义的信息，用于脑机接口的精准控制。例如，AI 技术已成功解码下肢运动和手写动作的神经信号，为肢体障碍者提供了直接控制假肢或其他设备的可能性。同时，AI 推动了人工视觉假体的发展，为视觉障碍者提供增强感知觉的希望。此外，AI 在解码想象说话信号方面的进展，预示着未来或许可以通过高级语言 BCI 将思维直接转化为语言。这些突破不仅为改善残疾人士的生活质量带来了可能，也为探索人类认知和感知的机制开辟了新路径。

Li 等人在 2024 年提出了一种基于 EEG 的视觉重建零样本框架，为脑机接口应用提供了新的可能性[55]。如图 15.3 所示，该框架包括一个称为"自适应思维映射器"（adaptive thinking mapper，ATM）的脑编码器，它将不同来源的神经信号投影到共享子空间中，并与视觉嵌入对齐。此外，该框架采用两阶段多管道 EEG 到图像生成策略，结合扩散模型和模糊图像解码技术，显著提升了视觉重建的性能。该研究展示了 EEG 在低成本、高时间分辨率下的潜力，为 BCI 应用开辟了新的方向。

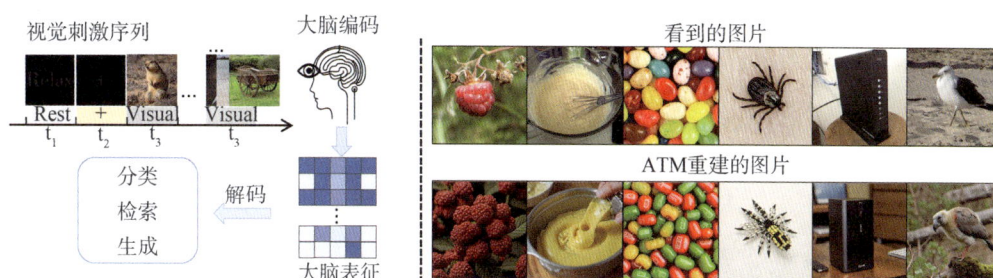

图 15.3　基于 EEG/MEG 的零样本脑解码与重建框架，改编自 Li, Y., et al.（2024）

左图：在自然图像刺激下使用 EEG/MEG 数据的三种视觉解码任务概述；右图：重建示例

在脑转语音解码领域，AI 技术通过捕捉与语言产生相关的大脑神经信号，将其转换为可听见的语音。这一过程利用 EEG 或 fMRI 捕捉大脑活动，并通过深度学习算法模拟大脑的语言编码机制。AI 模型将这些神经信号映射到语音合成系统，为失语患者提供了全新的交流手段。这一技术不仅改善了交流障碍患者的生活质量，也推动了人类语言交流的神经基础研究。例如，Sean L.Metzger 等[252] 提出了一种多模态语音神经假体方法，通过高密度表面记录技术实现了对严重瘫痪患者语音的实时解码，恢复了文本、语音音频和面部虚拟动画的交流功能，展示了恢复完整交流的潜力。

在实现大脑到文本通信方面，AI 也取得了重要进展。通过深度学习算法，AI 能够解码大脑中的语言编码信号并将其直接转化为书面语言。这项技术通过 EEG 或 fMRI 数据提取神经活动模式，为无法言语的患者提供了一种直接表达思想的方式，同时为探索人类语言和思维的神经机制提供了全新的工具。随着技术的成熟，大脑到文本的通信精度和效率有望进一步提升。例如，Francis R.Willett 等人[253] 开发了一种基于运动皮层的脑机接口，通过解码手写动作实现了高速、高精度的文本输出，为瘫痪患者提供了一种快速、自然的交流方式。

15.2.4　AI 应用于行为分析

AI 在行为分析中的应用覆盖了从简单的低级行为到复杂的高级行为。通过深度学习和模式识别，AI 能够高效地捕捉行为模式并提供深入的洞察，这不仅推动了行为科学研究，也为运动训练、心理健康评估等领域带来了实际应用价值。

低级行为指的是简单、本能或条件反射性的动作，例如对刺激的快速反应或基本运动控制。AI 技术通过深度学习和模式识别，在低级行为的分析中表现出显著优势。例如，通过分析运动轨迹和反应时间，AI 可以评估个体对特定刺激的响应速度和准确性，这对运动训练和认知能力评估具有重要价值。

DeepLabCut 是一种基于深度学习的开源工具包，通过迁移学习策略实现用户自定义身体部位的无标记姿态估计[254]。该工具利用深度 CNN，能够从视频数据中高精度追踪动物或人体的关键解剖学特征点，无须依赖物理标记即可重构三维运动轨迹[255]。其核心优势在于高度可定制性——研究者可自主定义待追踪的身体部位（如小鼠关节、舌头轮廓或人类肢体），并通过少量标注数据（通常仅需数百帧）训练模型，显著降低传统手动标记的时间成本。随着技术迭代，DeepLabCut 已拓展至多动物复杂交互场景分析，其创新算法可同时区分并追踪多个个体的运动模式，突破了传统方法在群体行为研究中的空间分辨率限制[256]。例如，在社交行为实验中，该系统能捕捉毫秒级的细微动作（如触须颤动或面部微表情），为解析神经活动与行为关联提供亚秒级时间精度的数据支持。实验表明，其定位误差可低至 1 mm，与人工标注的一致性达到 97% 以上。这些技术突破使 DeepLabCut 成为运动分析、生物力学研究和神经行为学领域的重要工具，推动了个体与群体行为量化分析的范式革新。

高级行为分析涉及更复杂的决策过程、情感识别和社交互动。AI 在这一领域的应用利用了深度学习、自然语言处理和情感分析等技术。例如，通过分析语言模式和面部表情，AI 可以帮助研究者理解个体的情感状态，探索其心理反应，甚至预测群体行为。在社交环境中，AI 还能够模拟和分析复杂的互动行为，为行为科学提供了新的研究手段。

从低级到高级，AI 在行为分析中的应用展现了其技术的逐步成熟和复杂化。在低级行为分析中，AI 专注于基本行为模式的识别和预测；而在高级行为分析中，AI 则更关注行为背后的心理和社会机制。这种由浅入深的探索路径不仅体现了 AI 技术的多样性和适应性，也揭示了其在理解人类行为方面的巨大潜力和前景。

15.3　深度学习为脑科学提供实验仿真工具

15.3.1　大脑智能与人工智能的相似性

大脑智能与人工智能在多个层面上表现出显著的相似性，这些相似性不仅揭示了人工智能如何借鉴生物大脑的设计理念，还为优化 AI 模型提供了重要参考。以下从组成单元、结构和功能三个方面展开分析。

组成单元相似

大脑智能：人脑的基本组成单元是神经元。神经元通过突触相互连接，形成复杂的神经网络，负责信息的传递和处理。神经元之间通过电信号和化学信号传递信息，构成了大脑的智能基础。

人工智能：在 AI 系统中，尤其是神经网络模型，基本组成单元是"人工神经元"或节点。人工神经元通过激活函数处理输入信号，并将结果传递到下一层的神经元。这些神经元之间的连接权重类似于突触强度，决定了信号传递的效果。

结构相似

大脑智能：大脑的结构是分层次的，从简单的神经元到复杂的脑区，再到更高层次的认知功能。神经网络的分层结构决定了大脑处理信息的效率与深度，不同脑区分工合作，共同完成感知、认知和行动等功能。

人工智能：神经网络同样具有层次结构，尤其是深度学习模型，通过多个隐藏层逐步抽象和处理信息。每一层网络提取的数据特征从简单到复杂逐步递进。这种分层结构使得 AI 能够模拟大脑处理复杂任务的方式，如图像识别和语言理解等。

功能相似

大脑智能：大脑的功能包括感知、学习、记忆、决策和推理等。这些功能使得人类能够适应环境、解决问题，并进行复杂的思维和行为。大脑通过不断地学习和经验积累，优化自身的功能。

人工智能：AI 的功能也包括感知（通过传感器获取数据）、学习（通过训练模型）、记忆（通过存储和检索信息）、决策（通过优化算法）等。通过训练数据和算法优化，AI 在特定任务上表现出类似于人类的智能行为，如模式识别、自然语言处理和自动驾驶等。

CNN 与生物视觉

研究表明，CNN 与生物视觉系统在信息处理的层次结构上具有显著的相似性。猴子大脑的视觉处理包括从视网膜到外侧膝状体、初级视觉皮层（V1）、次级视觉皮层（V2）、第四视觉皮层（V4）再到下颞皮层（IT）的逐层加工过程，最终形成对目标的识别。同样，CNN 的不同层也逐步提取图像特征，从输入层的低级特征（如边缘和纹理）到中间层的模式，再到高层语义特征，最终实现目标的分类或识别。

研究者发现，人工神经网络的不同层与生物神经网络的层次存在对应关系，例如 CNN 的第一层与生物视觉系统的视网膜类似，而后续的中间层和高层则对应于 LGN、V1、V2、V4 和 IT。这种对应关系不仅展示了人工神经网络如何借鉴生物视觉系统的设计理念，还为优化网络结构提供了参考，使其在处理视觉任务时更接近生物系统的表现。

RNN 与认知任务

与前馈人工神经网络不同，生物大脑中存在反馈机制，即后层神经元的激活会影响前层神经元。这种反馈机制被认为是生物视觉系统高效处理复杂视觉任务的重要原因。通过引入循环神经网络，人工智能模型能够部分模拟这一机制，从而在处理复杂任务时表现得更为优异。

在 2022 年，Qu 等人 [257] 通过迁移学习进行源任务与目标任务的域泛化，基于不同任务间的可迁移性来量化各认知任务之间关系。研究结果表明，认知任务之间的可迁移性具有稳定性，其中情绪、关系和社会认知任务之间的关联性较强，而运动任务与其他任务的关联性相对较弱。如图 15.4 所示，基于迁移学习的认知任务关系矩阵直观地展示了不同任务之间的关联性。

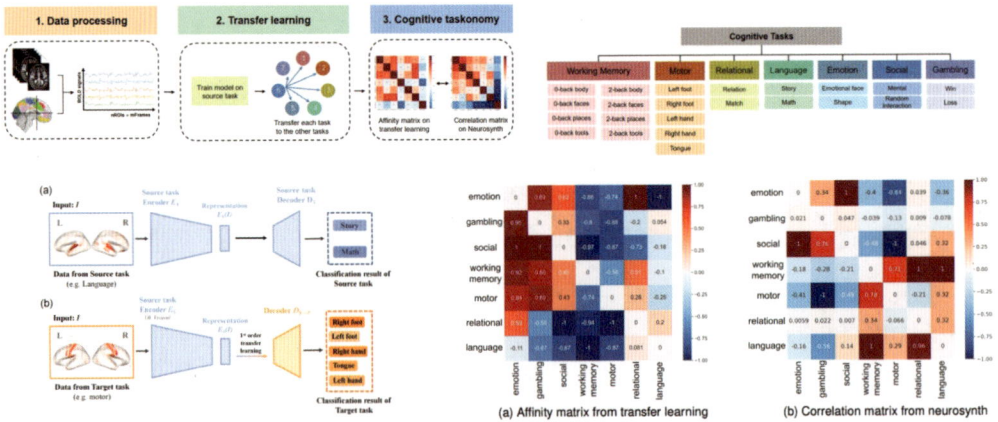

图 15.4 基于迁移学习的认知任务关系矩阵，改编自 [257]

在 2019 年，Yang 等人 [258] 开展了一项开创性研究，他们训练单一 RNN 同时执行 20 种不同的认知任务，这些任务涉及工作记忆、决策制定、分类和抑制控制等多个认知领域。研究发现，经过训练后，RNN 中的循环单元会自发形成功能特化的簇群，每个簇群专门处理不同的认知过程。更重要的是，研究揭示了任务表征的"组合性"特征——新任务可以通过重组已有任务的指令来完成，这种特性正是认知灵活性的关键。此外，通过持续学习技术，网络还表现出与前额叶神经元相似的混合任务选择性模式。这项工作为研究多任务认知的神经表征提供了重要的计算平台。

15.3.2　神经动力学仿真

神经动力学仿真通过模拟大脑的神经活动，为研究大脑功能提供了重要的实验工具。以下从侵入式脑科学实验和 AI 作为仿真大脑两个方面展开分析。

侵入式脑科学实验

"人类皮层 - 皮层诱发电位实验"是一种研究大脑皮质间功能连接和信息传递的方法。该实验通过电生理技术记录大脑皮质不同区域的神经活动，以了解它们之间的相互作用。在实验中，通过手术植入电极对特定皮层区域进行电刺激，并记录其他皮层区域的神经活动。这一方法被广泛用于揭示皮层功能连接的动态特性，并在研究中得到了验证[259]。他们的研究为探索大脑皮质的功能组织提供了重要的实验基础。

光遗传学是一种革命性的技术，通过基因工程将光敏感的离子通道或泵（如通道视蛋白 channelrhodopsin 或 halorhodopsin）引入特定神经元中。随后，利用光纤对目标神经元进行精确的光刺激，研究者能够控制神经元的活动并记录相应的生理和行为变化。这一技术已被成功用于研究小鼠的神经动力学，并揭示了特定脑区的功能特性[260]。通过这一方法，研究者能够精确地操控和观察神经元活动，为探索神经网络的功能机制提供了重要工具。

除了光遗传学，研究者还使用药物和电刺激等方法扰动特定脑区的活动，同时要求受试者执行特定任务。通过分析任务表现，研究者能够推断被扰动脑区的功能连接及其对行为的影响。

AI 作为仿真大脑模拟侵入式实验

ANN 为脑科学研究提供了革命性的非侵入式实验范式。通过构建具有生物可解释性的 ANN 模型，研究者能够模拟传统侵入式脑实验的核心操作，即通过可控扰动观察神经系统的响应规律。这种方法克服了传统侵入式实验在人类研究中面临的伦理限制和技术障碍，特别是全脑尺度神经连接研究的局限性。Luo 等[261] 开发的神经扰动推理（neural perturbational inference，NPI）框架是该领域的典型代表，其通过训练深度神经网络学习大规模神经动力学特征，建立了一个可计算的"替代大脑"模型（图 15.5）。

该方法的核心优势体现在三个方面：①通过构建人工神经网络作为计算替代模型，实现了全脑尺度有效连接（EC）的非侵入式测量，克服了传统刺激方法在人类研究中存在的侵入性限制和空间覆盖不足的问题。②该方法创新性地同步捕获了脑区间连接的方向性、强度以及兴奋 / 抑制特性，这种多维度的连接特征为理解神经信息处理机制提供了新的视角。③研究团队通过系统验证证实了该方法的可靠性：在使用已知真实连接的生成模型测试中，NPI 表现出优于格兰杰因果分析和动态因果建模的性能；当应用于多组静息态 fMRI 数据时，获得了具有解剖结构支持的一致 EC 模式；特别值得注意的是，通过皮质 - 皮质诱发电位数据的独立验证，证实了 NPI 推断的 EC 与实际刺激传播通路之间存在显著相关性。这些验证结果共同支持了该方法在从相关分析向因果理解转变中的科学价值。

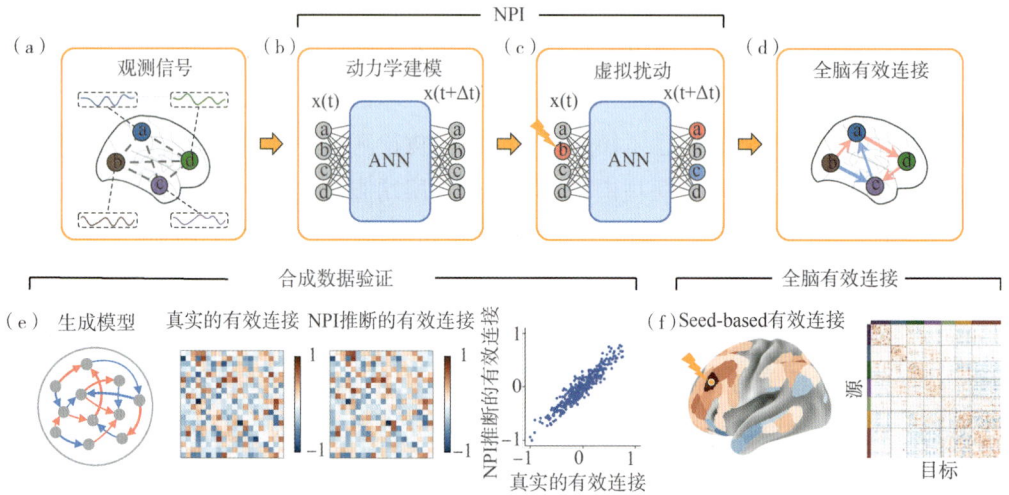

图 15.5　基于人工神经网络的神经扰动推理框架

注：（a）脑网络拓扑结构及区域神经信号记录，展示原始神经活动的时间序列数据；（b）替代大脑训练过程，ANN 通过预测下一时刻的脑状态来学习神经动力学规律；（c）单区域扰动实验设计，通过虚拟刺激特定节点观察全脑响应模式；（d）全脑有效连接图谱构建，包含连接强度、方向性及兴奋 / 抑制特性的三维信息；（e）在已知真实连接的生成模型上进行方法验证，比较 NPI 与传统方法的性能差异；（f）实际应用场景展示，将 NPI 应用于静息态 fMRI 数据分析。改编自 [261]

这种基于 AI 的仿真实验范式正在重塑脑科学研究方法学。在基础研究层面，该方法为解析脑区间功能连接提供了新工具，特别是在研究前额叶皮层等高阶认知脑区的动态交互方面展现出独特优势。在临床应用层面，该方法为神经精神疾病（如阿尔茨海默病和精神分裂症）的异常连接模式研究开辟了新途径。随着图神经网络和注意力机制等新技术的引入，这类方法的时空分辨率正在持续提升，有望成为连接计算神经科学与实验神经科学的重要桥梁。值得注意的是，当前方法仍存在一些局限性。替代大脑的建模精度受限于训练数据的时空分辨率，且对亚皮层结构的模拟能力有待验证。未来发展方向包括：①整合多模态神经影像数据提升模型泛化能力；②开发具有生物物理约束的专用网络架构；③建立标准化的虚拟扰动协议。这些改进将进一步提升 AI 仿真实验在神经科学研究中的可靠性和实用性。

15.4　脑科学为深度学习提供脑启发的先验假设和分析方法论

脑科学为深度学习提供了重要的先验假设和分析方法论。通过 BI 与 AI 对齐，研究者将生物神经活动与人工神经网络相结合，优化了 AI 模型的性能和行为特性。同时，研究者们利用认知科学和神经科学研究 AGI 的认知能力，为开发更强大的 AI 系统提供了理论支持和实验手段。这些研究不仅推动了 AI 技术的发展，也为理解智能的本质开辟了新的方向。

15.4.1　BI 与 AI 对齐

BI 与 AI 对齐通过将生物神经活动与 ANN 相结合，为深度学习提供了重要的脑启发先验假设和分析方法论。这一研究方向的核心在于利用生物大脑的信息处理机制，优化 AI 模型的设计和性能。例如，通过分析生物神经元的激活模式，研究者可以提取高效的信息编码策略，并将其应用于 ANN 的设计中，从而提升模型的鲁棒性和泛化能力。此外，BI 与 AI 对齐还为理解大脑的复杂功能提供了新的视角，通过模拟生物神经网络的动态特性，研究者能够揭示大脑在处理感知、记忆和决策等任务时的潜在机制。

通过结合生物神经活动与 ANN，研究者提出了一种脑 - 人工智能（brain-AI）融合模型，以优化 ANN 的性能。这一模型借助潜在表征模型（如变分自编码器）和计算神经科学模型，能够有效预测刺激引发的神经激活，并利用这一信息调控图片生成过程。

如图 15.6 所示，模型（a）表示潜空间扩散模型，可实现图片重构；模型（b）为基于计算神经科学的预测模型，能够估算刺激在生物体内引发的神经激活。模型（c）通过结合这两种模型，形成脑 -AI 融合模型。相较传统自编码器模型，该模型能够利用预测的神经活动来调控扩散过程，从而生成更高质量的图片。更重要的是，这种方法使得人工神经元的行为特性更加接近生物神经元。这一框架的核心思想与 Ran[262] 提出的"深度自编码器与神经响应"（DAE-NR）模型一致，通过联合学习神经响应和图像重建任务，显著提升了模型的性能。

这种脑 - 人工智能融合模型的一个显著优点在于，其生成的图片在误差更低的同时，图像质量指标（如 PSNR 和 SSIM）更高。通过引入生物神经元数据辅助训练，模型表现出与传统方法的显著差异，为探索更具生物启发性的 AI 系统提供了新的方向。

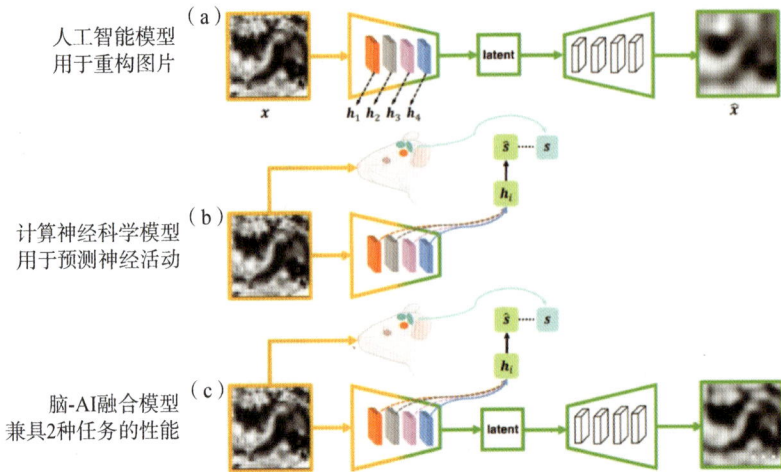

图 15.6　脑 - 人工智能融合模型的工作流程：将生物神经元信息输入神经网络。改编自 [262]

15.4.2　利用认知科学和神经科学研究 AGI 的认知能力

脑科学和认知科学为探索 AGI 的认知能力提供了丰富的工具和方法。研究者利用已知的脑科学理论、方法和工具，研究 AI 的智能水平，同时也通过 AI 的发展进一步丰富脑科学的研究内容。

反事实推理是认知能力研究中的重要领域，用于探讨在不同假设条件下，事件或决策可能导致的不同结果。通过这一方法，AI 可以学习如何在复杂情境中进行假设推理，从而提升其逻辑推理能力和情境理解能力。反事实推理的应用使得 AI 能够更好地模拟人类在不确定性条件下的推断过程。

知识性问题测试用于评估 AI 在特定领域的知识广度和深度。通过测试 AI 对事实和概念的理解及其在复杂情境下的应用能力，研究者可以揭示 AI 的知识盲点，优化其推理能力和语义理解性能。

心智化测试是评估 AI 社会理解能力的重要方法。这种测试涉及模拟 AI 对他人心理状态的推测能力，包括理解他人的信念、意图和欲望。研究表明，心智化能力对于 AI 在社会交互和伦理决策中的表现具有重要影响。

因果推断测试关注 AI 理解事件间因果关系的能力。通过探索 AI 如何识别原因与结果之间的联系，研究者可以评估其在科学研究、决策分析和日常应用中的潜力。

此外，场景实验、决策测试和信息搜索能力测试为评估 AI 的鲁棒性、适应性和逻辑性提供了丰富的实验手段。例如，场景实验可以测试 AI 在复杂情境中的表现能力，而决策测试能够揭示 AI 在高风险环境下的逻辑性和透明度。这些测试不仅为开发更强大的 AI 系统提供了依据，也为理解智能的本质提供了新的视角。

第 16 章　脑网络建模

16.1　引言

　　人类大脑是自然界中最复杂且高度组织化的生物系统之一，它是由数千亿的神经元和数万亿的突触连接构成的神经网络。作为神经系统的基本处理单元，神经元通过错综复杂的突触连接彼此交织，形成了一个动态、高度自适应的信息处理网络。这一网络不仅是大脑实现感知、记忆、情感、决策与推理等高级认知功能的基础，还深刻塑造了个体的行为模式与心理状态。近年来，大脑网络建模逐渐成为认知神经科学和计算神经科学领域的核心研究议题，其重要性日益凸显。

　　在神经科学领域，解析大脑神经网络的结构与功能是科学家们不懈追求的目标。通过解剖学、生理学、分子生物学、电生理学及神经影像学等多学科交叉手段，研究者们逐步揭示了神经元形态的多样性、突触连接的精细结构以及大脑网络在拓扑结构上的复杂特性。然而，大脑神经网络在时间与空间尺度上的多层级性、网络连接的高密度和动态性，导致了直接解析其复杂认知机制面临重大挑战。例如，单一神经元的活动与全脑整体功能之间的联系需要跨越多个尺度的综合分析，而这种跨尺度的关联本质上是非线性的和动态的。

　　近年来，随着计算机科学和技术的飞速发展，特别是高性能计算、大数据分析、复杂网络理论以及机器学习方法的突破，为大脑网络建模提供了前所未有的机遇。基于这些先进技术，研究者能够构建精细到不同时间、空间尺度的数学模型。例如，在微观尺度上，研究神经元之间的电生理活动、突触传递过程及其动力学特性；在介观尺度上，分析神经元簇或脑区间的动态交互；在宏观尺度上，探索全脑网络的全局耦合特性和整体神经动力学。这些多尺度的建模不仅能够帮助我们理解大脑的基本运作机制，还能在不干预真实大脑的情况下，研究大脑结构与功能之间的复杂关系。大脑网络建模的实际应用也正在各个领域展现出显著的价值。例如，在神经系统疾病的研究中，复杂网络理论为癫痫、阿尔茨海默病、帕金森病等疾病的机制研究提供了新思路。通过模拟癫痫网络动力学的发作起始、传播和终止过程，研究者能够预测潜在的致痫网络，并开发针对不同患者的个性化干预策略。此外，计算模拟还被用于研究神经发育过程中关键网络的形成与演化过程，为探索大脑发育障碍提供理论依据。

此外，随着脑机接口技术的快速发展，基于计算模拟的大脑模型也为实现人机深度交互和神经治疗提供了强大的技术支撑。通过记录和解码大脑活动信号，结合模拟的大脑神经网络替代模型，研究者能够为癫痫患者设计更加精准的神经调控方案，或为瘫痪患者恢复运动功能提供技术支持。例如，研究者可以通过计算模拟替代大脑某些受损网络，以实现对神经回路功能的补偿，这为开发新型神经治疗技术开辟了广阔前景。

在本章中，我们从大脑网络的定义与基础、大脑网络动力学建模、大脑网络建模的应用及挑战三个层面展开介绍。

16.2　大脑网络建模基础

大脑网络是一个复杂且高度互联的系统，由神经元之间的突触连接，或者大脑区域之间的连接关系组成。通过大脑网络建模，我们能够更深入地了解大脑区域之间的结构与功能关系，以及它们如何协同作用以支持复杂的认知过程与行为。近年来，随着神经影像技术和计算科学的快速发展，大脑网络建模已成为探索大脑功能、研究疾病机制及开发新型神经技术的重要工具。

16.2.1　大脑区域与节点

脑区划分（brain parcellation）和脑图谱（brain atlas）是大脑网络建模的基础工具。它们根据解剖或功能特性将大脑划分为不同的区域或单元，为研究大脑的结构和功能组织提供了标准化的参考框架。这些划分和图谱不仅在研究中扮演重要角色，还为临床诊断和治疗提供了理论依据。

脑区划分

脑区划分的核心目标是将复杂的大脑结构分解为相对独立的功能或结构单元，使每个单元在一定特征维度上具有共同属性的区域或亚区。划分标准可以基于多种信息来源，例如解剖学特性（如 Brodmann 分区依据神经元密度、形态及其分布规律的细胞构筑学特征）；也可以基于连接模式，如利用弥散张量成像等技术揭示的区域间解剖连接关系；还可依据功能响应进行划分，即通过 fMRI 观察大脑对特定刺激或任务所呈现的神经活动模式，进而识别功能上相似的脑区。此外，图神经网络、谱聚类、密度峰值聚类等更复杂的算法也在被引入，用以提取更加稳定且具有生物学解释性的分区结果。

脑图谱

脑图谱是全面且标准化的地图，为大脑区域的空间位置和功能组织提供了参考框架。脑图谱通过整合多个个体的数据或利用大规模神经影像学数据集来开发，以捕捉人群间大脑解剖与功能的变异性。所开发的脑图谱使研究人员能够从脑图像中提取特定区域的信息，进行感兴趣区域（ROI）分析，并研究不同大脑区域之间的功能连接性。这些功能不仅增强了对大脑结构和功能组织的理解，还促进了神经退行性疾病、精神健康障碍等神经科学领域的进展。通过精确的脑图谱指导，研究人员能够更准确地定位病变区域，评估疾病对大脑功能的影响，以及探索潜在的治疗靶点。因此，脑图谱在推动神经科学研究和临床实践方面发挥着至关重要的作用。

常用的脑图谱（图 16.1）包括 Desikan-Killiany 图谱、自动化解剖标记（automated anatomical labeling，AAL）图谱、Brainnetome 图谱以及人类连接组计划多模态脑区划分图谱（human connectome project multi-modal parcellation atlas，HCP-MMP）。

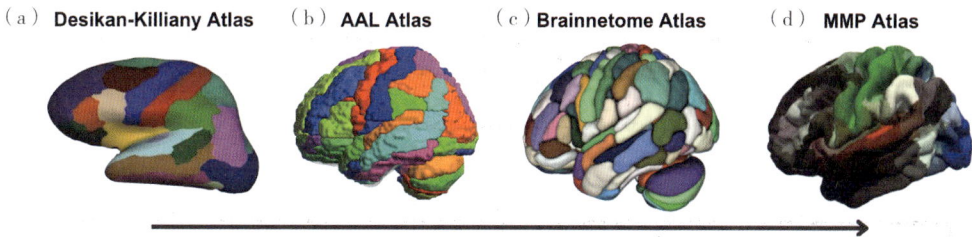

（a）**Desikan-Killiany Atlas**　（b）**AAL Atlas**　（c）**Brainnetome Atlas**　（d）**MMP Atlas**

图 16.1　不同空间分辨率的大脑图谱

Desikan-Killiany 图谱：是基于手动分割和自动算法相结合的方法创建的，主要用于研究大脑皮质的结构和功能。它提供了大脑皮质灰质的高分辨率划分，特别关注于额叶、顶叶、颞叶和枕叶等区域的详细划分，对于认知功能、情绪处理等方面的研究具有重要意义。

AAL 图谱：是一种自动化的解剖标记系统，用于将大脑的 MRI 图像分割成多个标准化的解剖区域。该图谱通过结合专家知识和机器学习算法，实现了对大脑结构的快速、准确划分，被广泛应用于神经影像学研究中，特别是与脑疾病相关的结构变化分析。

Brainnetome 图谱：是一种高分辨率的脑图谱，旨在提供大脑连接组学的详细信息。它不仅包括了大脑皮质和皮层下结构的精细划分，还考虑了大脑区域之间的纤维连接。该图谱对于理解大脑的网络结构、功能整合以及疾病对脑网络的影响具有重要意义。

HCP-MMP 图谱：是人类连接组项目的一部分，该项目旨在构建人类大脑的详细连接图。HCP-MMP 图谱通过结合多种成像模态（如 T1 加权 MRI、T2 加权 MRI、fMRI 等）和高级分析方法，实现了对大脑灰质和白质的精细划分。该图谱对于研究大脑的结构连接、功能连接以及它们之间的关系具有重要意义，有助于揭示人类大脑的高级认知功能。

这些脑图谱各有特点，被广泛应用于神经科学、临床医学以及人工智能等领域，推动了对大脑复杂性的深入理解和探索。

16.2.2　大脑网络的定义

在脑网络研究中，大脑网络的连接性通常分为以下三种类型：结构连接（structural connectivity，SC）、功能连接（functional connectivity，FC）和有效连接（effective connectivity，EC）（图 16.2）。每种类型都为理解脑网络的拓扑结构或动态提供了独特的视角，它们之间的相互作用对认知功能和行为的形成具有重要影响。

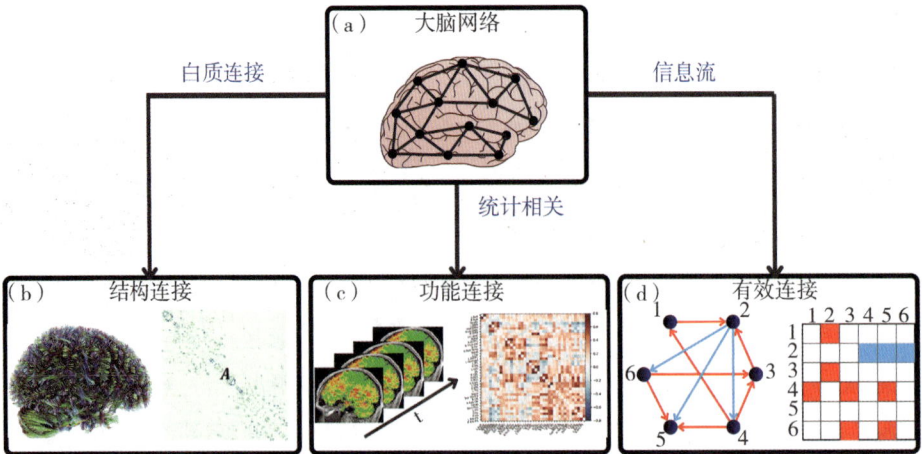

图 16.2　大脑网络连接

结构连接

结构连接指的是大脑不同区域之间通过物理连接（如白质纤维束）直接相连的程度。它描述了大脑在解剖学上的静态布局，是脑网络物理基础的反映。结构连接的研究通常依赖于神经影像学技术，如弥散张量成像和弥散谱成像，这些技术能够揭示大脑白质纤维束的走向和密度。结构连接性的强弱对于信息传递的速度和效率至关重要，是影响认知功能的基础。

功能连接

功能连接关注的是大脑不同区域在神经活动上的时间相关性或同步性。它并不依赖于物理连接的直接性，而是反映了大脑区域之间在执行特定任务或处于静息状态时神经活动的协调性。功能连接性可以通过多种神经影像学技术来测量，如 fMRI 和 EEG。功能连接性的研究有助于揭示大脑在处理信息时的动态变化和整合机制，对于理解认知功能和行为的神经基础具有重要意义。

有效连接

有效连接则进一步深入到大脑区域之间信息传递的因果关系层面。它描述了一个大脑区域对另一个区域神经活动的影响能力，即一个区域的神经活动如何改变或驱动另一个区域的神经活动。有效连接性的研究不仅需要考虑神经活动的同步性，还需要探讨它们之间的因果关系。这通常需要结合更复杂的建模和数据分析方法，如动态因果模型（DCM）和格兰杰因果分析（GCA）。有效连接性的研究有助于揭示大脑在处理复杂任务时的信息处理机制和调控策略。

综上所述，结构连接、功能连接和有效连接共同构成了脑网络连接性的复杂图景。它们之间的相互作用和平衡对于维持大脑的正常功能和行为至关重要。通过对这些连接性的深入研究，我们可以更好地理解大脑的神经机制，为神经科学、认知科学以及神经退行性疾病和精神健康障碍的研究提供新的视角和思路。

16.2.3　大脑静息态网络

在静息状态下，大脑网络（也称为内在连接网络）反映了不同脑区之间在个体未执行任何特定任务时的功能和结构连接。这些网络通过功能磁共振成像或其他成像技术来识别，并在神经科学领域得到了广泛研究。Yeo 的 7 个静息态网络和 17 个静息态网络是静息态大脑网络中两种广为人知的分区方式（图 16.3）。

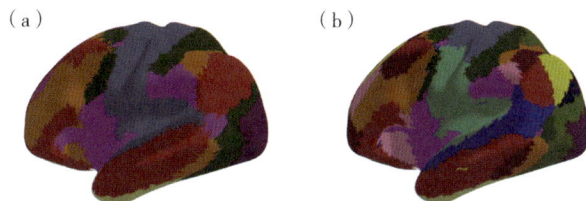

（a）　　　　　　　（b）

图 16.3　静息态网络

Yeo 等人基于静息态 fMRI（rs-fMRI）数据中的功能连接模式提出了将大脑划分为 7 个静息态网络的框架。这些网络通过一致的功能关联性和区域间的高相关性被识别，并且每个网络与特定的认知和功能过程密切相关。这一划分在静息态网络研究中具有重要地位，因为它提供了一种系统的方式来描述大脑在静息状态下的功能组织。以下是对 7 个网络的详细描述。

视觉网络（visual network）

视觉网络主要负责视觉信息的感知、处理与整合，其功能涵盖视觉感知、形状与空间识别、颜色处理以及视觉记忆的生成。该网络的核心区域包括枕叶皮层（初级视觉皮层 V1），以及颞枕交界区域和颞下回，后者在高级视觉加工过程中发挥关键作用。视觉网络的功能完整性与视觉注意、阅读能力及视觉记忆任务的表现密切相关。在视网膜退化、视觉皮层损伤以及老年性黄斑病变等病理状态下，该网络的功能连接性可能出现不同程度的损害，影响患者的感知能力与认知功能。

感觉运动网络（sensorimotor network）

感觉运动网络主要负责身体的感觉输入与运动输出，涉及触觉感知、本体感觉、运动指令的生成与精细协调的执行。该网络的主要脑区包括中央前回（初级运动皮层）、中央后回（初级感觉皮层）以及辅助运动区，其协同参与从感觉信息整合到运动响应的全过程。在帕金森病、偏瘫以及多种神经性运动障碍的研究中，感觉运动网络的功能状态被广泛用于评估疾病影响与恢复潜力。同时，在运动学习过程中，该网络也表现出显著的可塑性，其功能连接的重组反映了神经系统对外界训练与行为适应的能力。

背侧注意网络（dorsal attention network，DAN）

背侧注意网络主要负责目标导向的内源性注意调控和空间信息整合，在空间导航、视觉搜索及动态目标追踪等执行功能中起核心作用。其关键节点包括顶叶的顶内沟（IPS）及相邻顶下小叶，以及额叶的额眼区和额中回，通过上纵束等白质通路形成双向连接。该网络与默认模式网络存在动态拮抗，其功能异常与 ADHD 的注意维持缺陷（特别是注意力分散亚型）以及精神分裂症的空间工作记忆障碍密切相关，右侧半球损伤时症状尤为显著。

腹侧注意网络（ventral attention network，VAN）

腹侧注意网络主要参与目标导向行为，例如注意力重新定向、情境识别与目标选择等过程，尤其在处理突发性外部刺激时发挥关键作用。与背侧注意网络主要负责维持注意不同，VAN 更像是"注意力的警报系统"。其主要脑区包括额叶眼动区、颞顶联合区以及右侧前额叶皮层，共同协作实现对行为相关刺激的快速反应。在脑卒中患者中，该网络功能的受损常与忽略综合症（neglect syndrome）的发生密切相关。

边缘网络（limbic network）

边缘网络主要参与情绪加工、动机调节以及奖赏机制的调控，是情感与内在驱动行为的核心神经基础。其关键脑区包括杏仁核、海马体、扣带回以及眶额皮层，这些区域在调节恐惧、记忆与情绪反应中具有重要作用。在抑郁症、焦虑症和创伤后应激障碍患者中，边缘网络常表现出功能连接异常，可能与情绪调节能力下降和病理性情绪反应相关。

额顶控制网络（frontoparietal control network，FPCN）

额顶控制网络主要负责一系列高级认知功能，包括决策制定、工作记忆、执行控制与任务切换等。该网络的主要组成区域包括背外侧前额叶皮层、前扣带回以及顶叶联合区，共同支持对内外信息的动态整合与调控。在阿尔茨海默病和老年性认知障碍等疾病的研究中，额顶控制网络的功能变化被视为重要的神经标志。

默认模式网络（default mode network，DMN）

默认模式网络在静息状态下表现最为活跃，其主要参与一系列内部心理过程，包括自我反思、情绪调节、未来想象与记忆检索等。该网络的关键区域包括内侧前额叶皮层、后扣带皮层和海马旁回，共同支持对内在认知内容的整合。默认模式网络的功能异常与多种精神疾病密切相关，尤其是在抑郁症、自闭症谱系障碍等患者中，该网络的连接模式往往出现显著紊乱，可能反映其内在思维和社会认知功能的障碍。

网络之间的交互与意义

静息态网络并非彼此独立，而是通过复杂的交互机制协同工作，共同支持大脑正常功能。例如，默认模式网络与额顶控制网络之间的平衡在任务切换和认知控制中发挥关键作用。此外，多种精神和神经疾病常伴随网络间连接强度的异常，连接模式紊乱等。针对动态功能连接（dynamic functional connectivity）研究还揭示了这些网络随时间变化的特性，反映出大脑在静息状态下的信息整合与适应能力。对脑网络的深入理解不仅有助于揭示大脑的组织原理，也能为脑疾病的诊断与干预提供思路。

16.2.4　大脑网络属性

大脑网络具有高度复杂的结构和功能属性，这些属性可借助图论方法进行系统性解析（图 16.4）。作为研究大脑连接模式的有效工具，图论提供了形式化框架，用于刻画神经网络的拓扑结构与组织特征。其基础概念包括节点（顶点）、边、度分布、路径长度和聚类系数等。下文对这些核心概念进行详细说明。

节点

在图论中，节点（或顶点）是网络的基本构成元素，用于表示网络中的实体。在大脑网络中，节点可以代表神经元、神经元簇、脑区（如基于脑图谱划分的区域）。

节点是网络的基础单位，其定义和分辨率对网络分析结果具有重要影响。

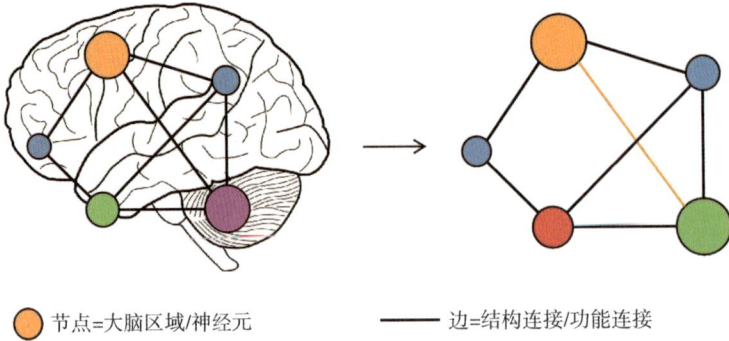

节点=大脑区域/神经元　　　　　　——　边=结构连接/功能连接

图 16.4　大脑网络的图论框架

边

边是连接网络中两个节点的元素，用于表示节点之间的关系。在大脑网络中，边可以反映神经元之间的突触连接（结构连接），或脑区之间的活动同步性（功能连接）。根据方向性，边可以分为以下两种。

无向边：表示两个节点之间的连接没有方向性，例如脑区间的功能相关性。

有向边：表示两个节点之间的连接具有方向性，例如神经信号的传递路径。

度分布

度分布是指图中各节点度的概率分布或频率分布。节点的度是指与该节点相连的边的数目。度分布是描述图结构特性的重要参数之一，它可以反映图中节点连接的密集程度和分布情况。在随机图中，度分布通常服从泊松分布或二项分布。在许多真实世界的复杂网络中，度分布往往呈现出幂律分布的特点，即少数节点拥有大量的连接，而大多数节点只有少量的连接。度分布分析可以识别大脑网络中的枢纽节点（Hub），这些节点通常在信息集成和传递中扮演关键角色。在阿尔茨海默病等神经退行性疾病中，枢纽节点的连接可能受到显著影响。

路径

路径是指图中从一个节点到另一个节点所经过的一系列边和节点的序列。路径是图论中研究节点之间关系的重要工具，可以用来衡量节点之间的距离和连接效率。路径相关指标主要是以下两个。

最短路径长度：指连接两个节点的最短路径的边数或权重总和。

平均路径长度：网络中所有节点对之间最短路径的平均值，用于衡量网络的全局效率。

聚类系数

聚类系数是用来衡量图中节点之间聚集成团的程度的指标。一个节点的聚类系数是指该节点的邻居节点之间实际存在的边数与可能存在的最大边数之比。聚类系数是描述图结构局部特征的重要参数之一，它可以反映图中节点之间的紧密连接程度。高聚类系数反映了局部区域的紧密连接，通常与脑区的高效功能相关。在脑疾病研究中，聚类系数的变化可能指示脑网络局部组织结构的损伤。

小世界特性

小世界特性是指网络中的大多数节点虽然不相连，但任意两个节点之间都存在一条相对较短的路径。这种特性使得网络在保持局部密集连接的同时，也具有全局的高效连通性。其主要特点如下。

短路径长度：网络中的任意两个节点之间的平均路径长度相对较短。

高聚类系数：网络中节点的邻居之间也倾向于相互连接，形成紧密的社区结构。

模块化

模块化是衡量网络划分为不同模块（或称为社区、集群）强度的指标。具有高模块化的网络在模块内部节点之间具有密集连接，而在不同模块之间节点连接相对稀疏。常用的计算方法包括 Newman 的 Q 值算法，该算法通过比较实际网络中模块内边的数量和随机网络中期望的边数量来计算模块化强度。大脑的模块化结构支持不同认知功能的独立处理，例如感觉运动模块、注意模块和默认模式模块。

16.3　大脑网络动力学建模

大脑的复杂功能源于多个层次动力学的复杂相互作用（图 16.5）。在微观层面上，单个神经元参与复杂的电学和生化过程，产生动作电位并通过突触传递信号。这些微观神经元动力学构成了神经计算的基本构建块。在介观层面上，神经群体动力学指的是大脑中处于中间组织水平的神经群体的模式和行为，它涉及特定群体或局部功能回路（如兴奋性和抑制性神经元的神经回路）内神经元群体的相互作用和活动。在宏观层面上，大脑广阔的互联区域网络参与大规模的活动和通信模式。这些宏观脑网络动

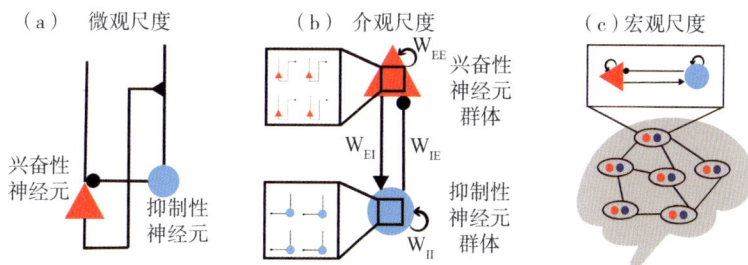

图 16.5　不同尺度的大脑网络模型

力学整合了大脑各区域的信息，促进了认知、感知和行为。理解微观、介观和宏观层面动力学的相互作用对于揭示大脑功能的复杂性以及推进对人类认知和意识神经机制的理解至关重要。

16.3.1 微观尺度神经元动力学

微观尺度神经元动力学关注单个神经元的电学与生化活动，这些活动是神经系统处理信息的基本单元。理解微观动力学不仅有助于揭示神经元如何产生动作电位并传递信号，也为更高层次的网络建模提供了基础。

神经元的生理背景

在神经元中，动作电位的产生是由膜电位的快速变化驱动的，膜电位的变化由钠离子（Na^+）、钾离子（K^+）以及其他离子的跨膜流动控制。钠通道和钾通道的开放或关闭受膜电位的动态变化调控，而这些通道的活动通过复杂的生化过程进一步影响神经元的信号传递。

Hodgkin-Huxley 模型

Hodgkin-Huxley（HH）模型是微观神经元动力学的经典描述，捕捉了动作电位产生的基本机制。其核心是通过非线性微分方程模拟跨膜电流的动态行为。这些跨膜电流包括钠离子电流（I_{Na}）、钾离子电流（I_K）以及漏电流（I_L）。完整的模型公式如下：

$$C_m \frac{dV}{dt} = -\left(\bar{g}_{Na}m^3 h(V-E_{Na}) + \bar{g}_K n^4(V-E_K) + g_{leak}(V-E_{leak})\right) + I(t)$$

$$\frac{dx}{dt} = \alpha_x(1-x) - \beta_x x, \quad x \in \{m,h,n\}.$$

（16.1）

其中：

V 为膜电位；

C_m 为膜电容；

m, h, n 为钠通道和钾通道的门控变量；

$\bar{g}_{Na}, \bar{g}_K, g_{leak}$ 为最大电导；

E_{Na}, E_K, E_{leak} 为平衡电位；

$I(t)$ 为外部输入电流；

α_x 和 β_x 为门控变量的速率常数，依赖于膜电位 V。

HH 模型广泛应用于研究动作电位的基本特性，例如动作电位的阈值、放电频率以及离子通道失调对神经功能的影响。

16.3.2　介观尺度神经元动力学

介观尺度的神经群体动力学对于理解信息如何在局部脑回路中处理和传输至关重要。它涉及研究神经元的集体行为，如同步放电模式、振荡和信息编码。

神经质量模型（neural mass models，NMMs）是一种计算方法，用于通过简化神经群体的复杂性来研究大规模脑动力学。与在群体中模拟每个单独神经元不同，NMMs 关注于不同神经元类别（如兴奋性神经元和抑制性神经元）的平均活动。这种复杂性的降低使得研究人员能够探索局部神经群体之间的相互作用，并深入了解各种脑过程的潜在机制。NMMs 可以从单神经元模型推导出来，也可以基于神经群体活动的经验观察来构建。这些模型通过捕捉神经群体水平的平均动态特性，如兴奋性和抑制性神经元之间的平衡、同步振荡的生成以及对外界刺激的响应，来模拟大脑区域的集体行为。NMMs 在神经科学研究中具有广泛的应用，包括癫痫、睡眠障碍、认知功能以及精神疾病的建模和分析。它们不仅提供了对大脑动力学行为的宏观理解，还为开发新的治疗方法和干预策略提供了理论基础。

使用 NMMs 的主要优势在于降低了计算复杂性，从而能够在更大规模上研究脑动力学。NMMs 存在多种类型，包括 Wilson-Cowan 模型和 Jansen-Rit 模型等。这些模型能够展现出不同类型的行为，如稳态、周期性或混沌振荡。它们在理解局部神经种群动力学以及这些动力学在各种脑过程中的作用方面发挥了重要作用。

具体来说，Wilson-Cowan 模型通过描述兴奋性和抑制性神经元之间的相互作用，揭示了神经种群如何产生和维持不同的活动状态。该模型能够模拟从静息状态到同步振荡的多种动态变化，为理解大脑区域间的信息传输和整合提供了有力工具。而 Jansen-Rit 模型则更侧重于模拟 EEG 信号，通过引入更多的生理参数和动力学机制，如神经递质的作用、突触后电位的整合等，来更准确地反映大脑皮质的电活动。该模型在癫痫、睡眠障碍等神经疾病的研究中得到了广泛应用，为疾病的诊断和治疗提供了重要参考。

总的来说，NMMs 通过简化神经系统的复杂性，使我们能够在宏观层面上理解大脑的动态行为。这些模型不仅为神经科学研究提供了重要的理论框架，还为开发新的治疗方法和干预策略提供了有力支持。

Wilson-Cowan 模型

Wilson-Cowan 模型描述了突触耦合网络中兴奋性和抑制性神经群体之间的动态相互作用。该模型提供了一种简化但强大的方式来捕捉大量神经元集合的集体行为及其出现的特性，如振荡、同步和模式形成。在 Wilson-Cowan 模型中，兴奋性和抑制性神经元的整个群体由两个变量表示，通常分别用 E 和 I 表示。这些变量代表各自群体的平均发放率或活动水平。这些变量的动态变化由一组耦合微分方程控制，这些方程考虑了群体内部和之间的兴奋性和抑制性相互作用，以及系统接收的外部输入。

数学上，Wilson-Cowan 模型可以描述为：

$$
\begin{aligned}
\tau_E \frac{dr_E}{dt} &= -r_E + F_E\left(w_{EE}r_E - w_{EI}r_I + I_E^{ext}\right) \\
\tau_I \frac{dr_I}{dt} &= -r_I + F_I\left(w_{IE}r_E - w_{II}r_I + I_I^{ext}\right)
\end{aligned}
\tag{16.2}
$$

其中：E 和 I 分别是兴奋性和抑制性群体的平均放电率。

τ_E 和 τ_I 是时间常数，描述了兴奋性和抑制性群体动力学的时间常数。

w_{EE}, w_{IE}, w_{EI} 和 w_{II} 是群体之间的连接权重，分别表示兴奋性到兴奋性、兴奋性到抑制性、抑制性到兴奋性和抑制性到抑制性神经元之间的突触连接强度。

I_E^{ext} 和 I_I^{ext} 是兴奋性和抑制性群体受到的外部输入。

F_E 和 F_I 为兴奋性和抑制性神经元群体的传递函数。

通过调 Wilson-Cowan 模型的参数，如连接权重和外部输入，研究人员可以生成大脑中观察到的各种神经模式，包括多稳定性、振荡、行波和空间模式。该模型在神经网络动力学、神经振荡及其与认知功能和疾病关系的研究中得到了广泛应用。

Jansen and Rit 模型

Jansen and Rit（JR）模型是另一个神经元群体介观尺度模型。该模型通过在介观尺度上捕捉相关的生理特征来描述皮层柱的动力学。它假设每个皮层柱中存在三种神经元群体：锥体神经元、兴奋性神经元和抑制性神经元。这些群体之间的动态相互作用是模型的核心。

JR 模型的模拟可以表示多频带活动，其表现受到兴奋性群体动力学、抑制性群体动力学以及锥体细胞动力学的耦合的制约。这些动力学通过以下八个维度的动力学方程进行建模。

锥体神经元群体主要负责皮层输出的主要部分，并受到兴奋性中间神经元和抑制性中间神经元的双重影响。兴奋性神经元群体通过增强锥体神经元的兴奋性输入来影响皮层活动，同时也可能受到锥体神经元和其他兴奋性中间神经元的反馈。抑制性神经元群体通过提供抑制性输入来平衡锥体神经元的兴奋性，从而调节皮层活动的稳定性和同步性。

每个群体的动力学都通过一组微分方程来描述，这些方程考虑了群体内部的相互作用以及群体之间的相互作用。具体来说，这些方程可能包括描述神经元放电率变化的项、描述突触传递的项以及描述外部输入（如感觉刺激）影响的项。其具体表达式如下：

$$\dot{x}_0(t) = y_0(t)$$

$$\dot{y}_0(t) = Aa\left[S\left(C_2x_1(t) - C_4x_2(t) + C\alpha z_i(t), r_0\right)\right] - 2ay_0(t) - a^2x_0(t)$$

$$\dot{x}_1(t) = y_1(t)$$

$$\dot{y}_1(t) = Aa\left[p(t) + S\left(C_1x_0(t) - C\beta x_2, r_1\right)\right] - 2ay_1(t) - a^2x_1(t)$$

$$\dot{x}_2(t) = y_2(t)$$

$$\dot{y}_2(t) = Bb\left[S\left(C_3x_0(t), r_2\right)\right] - 2by_2(t) - b^2x_2(t)$$

$$\dot{x}_3(t) = y_3(t)$$

$$\dot{y}_3(t) = A\bar{a}\left[S\left(C_2x_1(t) - C_4x_2(t) + C\alpha z_i(t), r_0\right)\right] - 2\bar{a}y_3(t) - \bar{a}_i^2x_3(t)$$

（16.3）

在 JR 模型中，变量 x_0，x_1 和 x_2 分别用于表征锥体神经元、兴奋性中间神经元和抑制性中间神经元的输出。这些变量通常代表神经元群体的平均放电率或活动水平。而 x_3 则代表锥体神经元向其他区域的长程输出。在模型中，S 是一个 Sigmoid 函数，用于将神经元的膜电位（或某种形式的输入）转换为放电率。这个函数的形式如下：

$$S(v, r) = \frac{\zeta_{max}}{1 + e^{r(\theta - v)}}$$

（16.4）

其中：v 是神经元的膜电位或某种形式的输入（在 JR 模型的上下文中，这将是与神经元群体活动相关的某个变量）。θ 是阈值参数，表示神经元开始放电所需的膜电位水平。r 是 Sigmoid 函数的陡峭度参数，它控制函数从低放电率到高放电率转变的平滑度。r 的值越大，函数转变越陡峭。ζ_{max} 是放电率的最大值，表示神经元在充分激活时的最大放电率。在 JR 模型中，Sigmoid 函数 $S(v, r)$ 被用来模拟神经元群体对输入的反应，将连续的输入信号转换为离散的放电率输出。这种转换是神经计算中的一个基本过程，它允许神经元群体以数字方式（即放电率）对模拟信号（如膜电位）进行编码。JR 模型通过整合这些群体的动力学，能够模拟出皮层柱在不同条件下的复杂活动模式，包括振荡、同步以及多频带活动等。这些模拟结果对于理解大脑皮质的功能和疾病状态下的异常活动具有重要意义。

16.3.3　宏观尺度网络动力学模型

脑网络模型（brain network models，BNMs）通过将多个神经集群模型（如神经质量模型）连接成一个网络，研究大脑的大规模动力学行为。BNMs 以数学和计算方式描述大脑不同区域之间的动态交互，能够捕捉全脑网络在多种条件下的功能特性。这种模型为理解大脑如何整合信息、产生认知功能及响应外部刺激提供了强大的工具。

在 BNMs 中，神经质量模型节点之间的耦合通常以以下方式实现：

$$\frac{d\mathbf{x}_i}{dt} = f(\mathbf{x}_i) + \sum_{j=1}^{N} C_{ij} g(\mathbf{x}_i, \mathbf{x}_j) \tag{16.5}$$

其中：$\mathbf{x}_i$ 表示第 i 个节点的状态变量，例如局部神经元群体的活动；$f(\mathbf{x}_i)$ 表示节点内部的动力学（如 Wilson-Cowan 或 Jansen-Rit 模型）；C_{ij} 表示节点 i 和节点 j 之间的结构连接强度；$g(\mathbf{x}_i, \mathbf{x}_j)$ 表示节点 j 对节点 i 的输入影响。这种形式允许 BNMs 在介观尺度或宏观尺度上整合局部动力学和全局连接的特性，从而模拟脑网络在不同条件下的复杂行为。

在 BNMs 中，NMMs 之间的耦合通常基于解剖结构连接数据，这些数据被称为结构连接组（connectome）。连接组数据可以通过侵入性追踪研究获得，或者通过非侵入性技术（如基于扩散 MRI 的纤维束成像）推断出来。BNMs 将大脑皮质表示为动态节点的离散网络，其中每个节点反映了局部神经元群体的活动以及来自相互连接区域的影响。通过这种方式，BNMs 能够模拟大脑在不同条件下（如正常状态、疾病状态或药物干预下）的复杂动态行为。它们对于理解大脑如何整合信息、产生认知功能以及响应外部刺激至关重要。此外，BNMs 还为研究大脑疾病（如阿尔茨海默病、帕金森病等）的病理机制提供了新的视角，并有助于开发新的治疗策略。

16.4 大脑网络建模的应用

16.4.1 虚拟孪生大脑网络模型

虚拟孪生大脑网络模型是"数字孪生"的一个特例，起源于工业领域，是一种个性化、生成性和自适应性的大脑模型，能够在系统描述层面充分代表个体的大脑。该模型以特定受试者的数据为基础，旨在指导诊断、预后和治疗中的决策。因此，其目标不是尽可能详细地模拟生物大脑，而是能够机械地解释和捕捉最相关的数据特征，以回答特定的研究或临床问题。换句话说，人们希望让个体的大脑孪生网络模型尽可能简单，但又要尽可能复杂。

图 16.6 展示了人类大脑及其虚拟孪生脑关系。从人类大脑中，我们可以获得多模态数据，表示为 D。这些数据可能是大脑解剖数据，例如 T1-MRI、扩散 MRI（DW-MRI）、CT 和 PET 扫描；大脑功能数据，例如 EEG、MEG、立体脑电图（SEEG）和 fMRI；或其他类型，例如人口统计学、遗传学和行为数据。这些多模态数据通常集成到个性化模型中，以对大脑功能进行精准的预测。虚拟大脑孪生（图 16.7）可以采用如下方程进行概括描述：

$$\dot{\Psi}(x,t) = F(\Psi(x,t),\{k\},\hat{u}) \tag{16.6}$$

$$\tilde{D}(t) = O(\Psi(x,t)) \tag{16.7}$$

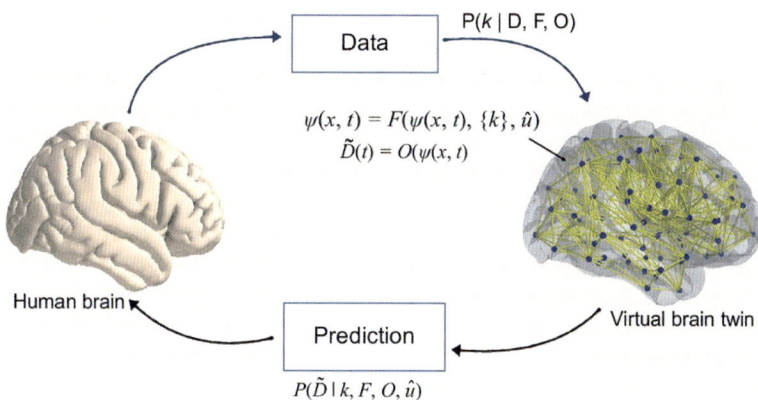

图 16.6　人类大脑及其虚拟孪生脑关系 [263]

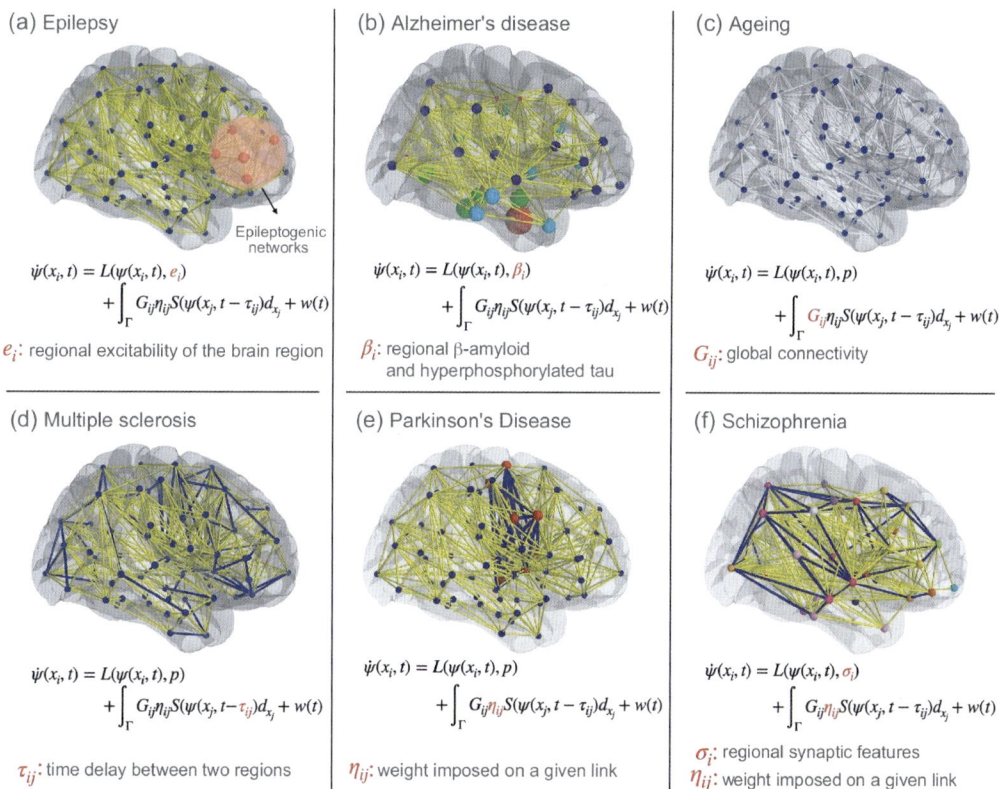

图 16.7　不同脑疾病的数字孪生脑模型 [263]

方程描述了神经活动在时间和脑空间中的演变。方程（16.6）与方程（16.7）描

述了记录信号如何从当前神经活动中衍生出来。在完整脑网络建模和动态因果建模等推理框架中，生成脑动力学［方程（16.6）］和观察方程［方程（16.7）］已经得到很好的建立。令 $\Psi(x,t)$ 表示时间 t 和位置 x 处的神经活动。$\dot{\Psi}(x,t)$ 表示 $\Psi(x,t)$ 关于时间的一阶导数。这里 F 将神经场描述为神经活动 $\Psi(x,t)$、参数组 k 和临床干预 u 的函数。$D(t)$ 可以根据脑活动 $\Psi(x,t)$ 的函数从正向解 O 计算得出。参数组 k 是所有模型参数的子集，它是特定于疾病和健康衰老过程的，并且与疾病和健康衰老过程有关。每个控制参数 k 都可以从给定观察或记录数据 D、脑动态模型 F 和正向解 O 的后验分布中得出，即 $p(k|D,F,O)$。虚拟孪生脑通过生成模拟数据来预测个体患者 D，它能够捕捉受试者间的变异性、疾病特异性、传感器位置。

从数学上讲，干预 u 可以表示影响大脑动态的不同操作，例如刺激、手术干预、药物作用甚至生活方式的改变。例如，u 给定某些刺激参数设置（例如电极位置、刺激频率和幅度），可能对应于癫痫的治疗性电刺激。给定一个目标函数，我们可以优化一组 u，并将具有优选结果的解决方案作为建议转移到现实干预手段。虽然虚拟孪生大脑网络可以生成类似于人类大脑的功能信号，但外部干预 u 不仅仅是简单的复制，因为生物、物理和模型过程之间存在复杂的相互作用。我们可以在虚拟孪生脑的下一次迭代中进一步调整个性化模型。如果 u 已经改变了物理大脑的反应，可以使用物理大脑的新记录来改进和调整虚拟大脑。

16.4.2 癫痫网络动力学建模

癫痫样活动和癫痫发作的产生是由网络结构共同决定的，即使是很小的连接性变化也可能对其动态产生巨大影响，尤其是网络的易发作性、发作的性质和严重程度。在动态大脑网络建模中，每个脑区（网络中的"节点"）的活动通过一个或多个数学方程来描述，而不同脑区之间的相互作用则通过考虑其他节点变量的状态来建模。这样，计算建模允许构建和测试一个遵循与癫痫脑相同动态原理的计算机模拟脑网络。这个原本静态的计算机模拟网络现在变成了一个在不同状态下运作的动态系统，类似于真实的癫痫脑（发作间期、发作状态、癫痫持续状态、发作后抑制、传播性抑制等）。

描述癫痫动力学最简单的数学模型是一个可以停留在两个稳定状态的系统：相对健康的功能状态（发作间期）或发作状态。这个模型自然预测了两种主要的癫痫发作起始机制：一种是癫痫发作由随机波动（噪声）引发，此时发作过渡主要是不可预测的；另一种是癫痫发作由随时间变化的临界参数的逐渐变化引起，直到当前状态失去稳定性，系统过渡到另一个稳定状态。后一种情况理论上应该由于临界减速现象而导致可预测的癫痫发作，该现象应在通过此机制出现的癫痫发作之前可观察到。然而，关于系统参数的这种逐渐变化对癫痫发作出现的贡献是否足够强烈和普遍，以至于可以实际利用，目前仍存在激烈的争议。

近年来，由于个性化大规模脑网络建模在改善医疗治疗策略方面的潜力，它逐渐受到了广泛关注。在个体全脑建模方法中，将来自非侵入性成像技术的患者特异性信息（如解剖连接性）与局部神经元活动的平均场模型相结合，以在宏观尺度上模拟个体的时空脑活动。The Virtual Brain（TVB）是一个用 Python 编写的开放访问计算框架，它使用个体受试者数据来再现和评估大脑的个性化配置。这个神经信息学平台集成了脑计算建模和多模态神经影像学数据，以系统地模拟个体的时空脑活动。

最近，Jirsa 等人提出了一种基于个性化脑网络模型的新型方法，即虚拟癫痫患者（virtual epileptic patients，VEP），用于基于个体患者的非侵入性结构数据的脑干预。VEP 模型是一个个体大脑的大规模计算模型，它结合了个人数据，如癫痫发作的起始位置、受试者特异性脑连接性和 MRI 病变，以提供患者特异性临床监测并改善手术结果。先前的研究已经表明，VEP 模型能够逼真地模拟双颞叶癫痫患者的癫痫发作演变。然而，由于每个脑网络节点的内在非线性动力学以及脑成像设置中常见的大量模型参数和观测值，此类大规模脑网络模型的逆问题是一个具有挑战性的任务。这些研究发现促使最流行的概率编程工具（如 Stan/PyMC3）与个性化脑网络建模（如 VEP 模型）联系，以便系统地预测虚拟癫痫患者中癫痫发作的起始位置。

16.4.3　阿尔茨海默病的网络动力学建模

阿尔茨海默病是一种毁灭性的神经退行性疾病，其特征是认知功能逐渐下降。该病的两大病理生理标志是淀粉样蛋白斑块的积聚和高磷酸化蛋白的神经原纤维缠结，这些病变导致神经炎症、细胞损伤并最终导致神经元死亡。近期研究表明，能够清除淀粉样蛋白斑块的疾病修饰药物具有潜在减缓疾病进展的能力（仍存在争议），这强调了早期检测疾病以维持认知能力的必要性。

除了分子和细胞病理机制外，疾病影响还可在介观尺度回路和全脑水平上观察到。在 EEG 和 MEG 记录中，观察到振荡的弥漫性减慢和事件相关电位的改变。此外，大规模非周期性活动传播的改变可预测临床损害。在结构磁共振成像中，报告了精确的萎缩模式，以及在静息态网络中 fMRI 的连接中断。

脑网络模型已被用于解释和预测沿疾病轨迹错误折叠的淀粉样蛋白和蛋白的时空传播模式。此外，脑网络模型还被用来检验阿尔茨海默病患者中特定患者的淀粉样蛋白斑块分布、神经过度兴奋和神经振荡减慢之间的联系。脑网络模型的模拟特征随后被用于提高阿尔茨海默病患者、轻度认知障碍患者或健康对照者之间的分类性能。如前所述，脑网络模型的目标是增进我们对疾病病理机制的理解，弥合结构数据与功能数据之间的鸿沟，并为个体患者做出预测。

在阿尔茨海默病的案例中，我们可以将区域变异性定义为标准模型中的控制参数。区域变异性与每个区域的萎缩空间模式、淀粉样蛋白或沉积（分期）相关。参数反映了在代表网络中节点 i 神经活动的局部模型中，由淀粉样蛋白或引起的病理生理过程，这些过程与神经兴奋性增加或抑制功能降低的参数相关。估算每个控制参数涉及利用患者特异性数据和从生物学中获得的已知约束。用于推断和估算控制参数的成像数据可以是 fMRI 和淀粉样蛋白 PET、DW-MRI 和 tau-β- 淀粉样蛋白 PET 的组合，以及淀粉样蛋白和氟脱氧葡萄糖 PET 的组合。EEG 和 MEG 功能记录用于估计频率特征和功能连接，而 EEG、MEG 和 fMRI 则用于复杂性分析。相关研究表明结构连接和功能连接都与淀粉样蛋白和的积聚和传播模式相关。从患者特异性中得出的连接组可以整合到个性化模型中，有助于预测患者的认知能力，并有助于更好地理解连接在阿尔茨海默病病理进展中的作用。

16.4.4　对衰老的大脑网络建模

健康状态下的老龄化往往伴随着认知能力的下降，特别是在生命的后期，不同个体之间的衰老轨迹存在很大差异。许多研究表明，这种衰老轨迹的差异性与老龄化过程中大脑结构连接和功能连接的组织变化有关，但这些研究并未检验两者之间可能存在的因果关系。衰老在大脑结构连接方面体现为纤维束的连接的退化，尤其是纤维束内的半球间纤维数量和纤维密度。此外，由于白质传播导致的时间延迟也会受到老龄化过程中脱髓鞘的影响。而时间延迟已被证明可以用于表征人类大脑中与年龄相关的功能改变；同样地，白质退化的动态补偿也与大脑老龄化过程中的功能变化有关，并且在虚拟老龄化大脑（virtual ageing brain，VAB）框架中被证实半球间白质退化与老龄化有因果关系。

为了研究老龄化过程中大脑功能去分化的过程，针对年轻人和年老的受试者建立了个性化的全脑网络模型，并将 G_{ij} 定义为标准模型中的控制参数 k［公式 (16.6)，图 16.7（c）］。结构连通性可以直接从受试者特定的 DW-MRI 数据中映射出来。在 VAB 中，应用于年轻受试者的半球间连接的掩模被用于再现衰老过程中功能去分化的过程。通过对年轻和老年的受试者进行虚拟老龄化，VAB 显示，功能连接动态流动性的降低很可能是由半球间白质退化驱动的。VAB 还能够使用基于模拟情况来估计 G_{ij} 的缩放，从而预测老年人的认知表现。因此，VAB 首次提供了老龄化过程中去分化导致认知能力下降的不良影响的直接证据。

16.4.5　多发性硬化症的全脑网络建模

多发性硬化症是一种慢性、自身免疫性和中枢神经系统退行性疾病，截至 2020 年，全球共有 280 万人受到影响。患者的免疫系统会攻击包裹着神经纤维（轴突）和支持跳跃式传导的髓鞘，使得大脑无法与躯体进行沟通，最终可能会导致神经纤维永久性损伤或退化。多发性硬化症患者的体征和症状存在差异，具体取决于中枢神经系统中神经纤维损伤的部位和严重程度。

鉴于该疾病的异质性，虚拟脑可能在患者分层以及预测治疗效果方面特别有用。一方面，治疗选择日益增多；另一方面，大型多模态数据集的可用性也预示着个性化模型在不久的将来有望实现部署。现有的预测模型使用广义线性模型研究多发性硬化症患者对疾病改善治疗的个体反应。这些研究旨在从大型多维数据集中预测个体临床反应。

对多发性硬化症患者进行全脑的个性化的建模。多发性硬化症的症状通常是由较慢的传导速度引起的，通过虚拟全脑模型可以直接推断出神经传导速度，从而对病情进行诊断。由于无法直接测量整个大脑的传导速度，通常使用结构性病变来评估损伤累积。事实上，与健康受试者相比，多发性硬化症患者的全脑表现出更大的功能延迟，而在受结构性病变影响的脑束中则更为明显。

髓鞘的变化导致大脑区域之间相互作用时间改变，使得症状出现，因此，该疾病的控制参数 k 为标准模型中定义的时间延迟 τ_{ij}［公式 (16.6)］，其空间掩模如图 16.7（d）所示。虚拟脑模型中的时间延迟 τ_{ij} 可以从患者 MEG 记录的功率谱密度等功能数据特征中推断出来，而结构连通性 G_{ij} 则直接从 DW-MRI 记录中得到。此外，虚拟脑模型还可以通过推断受试者特异性传导延迟来预测临床残疾和病理生理机制的活动。

16.4.6 帕金森病的大脑网络建模

帕金森病是第二常见的神经退行性疾病，可引起震颤、强直、运动迟缓等运动症状以及其他非运动症状。帕金森病的患病率与年龄密切相关，在 40 ~ 49 岁年龄段的发病率为 0.04%，而 80 岁以上年龄组段的发病率为 2%。帕金森病的病理标志是路易小体中错误折叠的 α 突触核蛋白的积累和黑质中多巴胺能神经元的退化。

在帕金森病个性化的全脑网络模型中，患者沿黑质纹状体通路的多巴胺能神经元的损失，以及沿中边缘和中皮层通路的损伤，可以通过引入 η_{ij} 来实现——η_{ij} 是一种空间掩模，可以调节神经调节剂来源区域 i 和目标区域 j 之间的连接权重。连接权重 η_{ij} 可被视为控制参数 k。神经递质通路的异常会影响大脑区域之间的交流，而连接这些区域的白质纤维则不受影响。帕金森病的空间掩模如图 16.7（e）所示，其中受影响的链路用蓝色表示，受影响的节点用红色表示基底神经节 - 丘脑皮质回路。控制参数可以从患者特定的侵入性和（或）非侵入性记录中进行映射和推断。一些研究结合了侵入性和非侵入性模态，例如，将 MEG 与丘脑下局部场电位记录相结合，fMRI

与深部脑刺激相结合，还可以同时使用 PET 和 fMRI 研究皮层和丘脑底核之间的联系。

除了分子和细胞病理机制外，还观察到更大规模的动力学现象。基底神经节的动力学的改变导致 β 频段内异常的活动爆发，被发现与临床残疾有关。皮层下核的深部脑刺激被用来"去同步"神经活动来改善症状。计算建模研究已经在神经网络模型以及基底节区 - 丘脑皮质回路模型中研究了这一现象，在这些模型中，连接改变可能导致病理振荡。脑网络模型可以用来预测最优刺激范式。此外，虚拟大脑网络可以帮助区分不同类型的帕金森病。最近的一项研究表明，将 fMRI 记录的功能连接性与来自患者特异性全脑网络模型的模拟数据相结合，可以提高帕金森病患者的分类能力。另一项计算模型研究了从静息态 fMRI 推断基底神经节通路的变化。

16.4.7　精神障碍的大脑网络建模

精神障碍（mental disorder）又常称心理障碍、精神疾病、心理疾病等，是以精神症状为主要病症的一类疾病的总称，即各种因素作用下的心理功能失调而造成的感知、思维、情感、行为、意志等精神活动的紊乱或异常，且可导致明显的心理痛苦或者社会适应等功能损害。根据世界卫生组织的报告，2019 年 COVID-19 之前，全球有 9.7 亿人罹患精神疾病。迄今为止，大多数精神疾病缺乏精确的生物标志物，且其主要病理生理假说仍存在争议。以影响全球约 2400 万人的精神分裂症为例，其经典假说涉及神经传递和神经调节的功能障碍。中脑边缘通路（从腹侧被盖区延伸到边缘区）内的多巴胺水平低被认为是导致阳性精神病症状的原因。而中脑皮层通路（同样从腹侧被盖区延伸至皮层）内较低的多巴胺水平则被认为是导致阴性症状和认知缺陷的原因。

神经调节通路可以通过空间掩模 η_{ij} 来调节神经调节剂来源区域 i 和目标区域 j 之间的连通性权重来实现。空间掩模 η_{ij} 可以形式化为一个随时间变化的系统变量，该变量根据多巴胺释放和损伤的波动而变化。进一步的证据表明，皮质兴奋 / 抑制平衡受到破坏，但是目前尚不清楚是由于突触修剪，还是受 γ- 氨基丁酸传递或天冬氨酸受体可塑性的影响。这些局部动力学的变化是由区域特定参数 σ_i 引入，σ_i 可以表示区域 i 的兴奋和抑制之间的平衡，甚至可以表示突触密度。参数 $\sigma_i + \eta_{ij}$ 作为标准模型的控制参数 k。这两个控制参数子集可以从个人结构和功能记录中直接映射或推断出来。MRI 记录显示精神分裂症患者的前扣带皮层和额叶皮层的脑回形成受损，同时还表明精神分裂症与灰质体积减少有关，特别是在额叶皮层。在精神分裂症患者中，UCB-J PET 成像显示额扣带皮层和前扣带皮层突触囊泡蛋白 2A 密度明显降低，表明突触密度较低。遗传学研究、EEG、MEG 和 fMRI 都提供了精神分裂症患者兴奋 / 抑制平衡改变的证据，这些患者的记录可以为训练精神分裂症的虚拟脑模型提供输入训练的数据。

　　一些使用多脑区联合的脑网络模型的研究一致表明，精神分裂症患者在额叶区域的自我抑制的持续增加，和听觉区域的抑制解除。联合脑区计算模型包含 6 个大脑区域，每个区域都包含锥体、脊髓星形细胞和抑制性中间神经元，然后利用基于 EEG 和 fMRI 特征的动态因果模型对局部参数和区域连接进行推断和比较。类似的方法不仅限于精神分裂症，已在多项研究中进行了实验，以探索连接障碍假说、精神活性药物对健康受试者脑功能的神经调节作用和相关刺激范式。多尺度大脑模型的出现将进一步增加控制参数的粒度，并有望解开精神疾病发病机制的复杂相互作用。

第 17 章　脑结构、脑功能、行为的关系

17.1　引言

　　大脑作为人体最复杂的器官，其结构的精密性与功能的多样性密不可分，尽管各脑区各司其职，承担着特定的功能任务，但复杂的认知与行为仍依赖于全脑网络的协同运作。大脑的结构为多种功能的实现提供了硬件基础，而这些功能通过动态的神经网络相互作用，最终转化为具体的行为表现。与此同时，行为本身也能够通过神经可塑性反馈作用于大脑的结构与功能，使得大脑能够持续适应和调整，以应对不断变化的环境和任务需求。这种结构、功能与行为之间的紧密联系反映了大脑的整体性与动态性，是理解人类认知与行为的关键所在。

　　通过脑区的动态交互，我们得以学习、记忆、解决问题，并更好地适应复杂多变的环境。例如，在应对危险情境时，大脑不同区域会迅速协调，从感知威胁到计划行为的实施，每一步都体现出结构与功能的协作。更重要的是，大脑的适应能力使其在面对疾病或创伤时，能够重新调整功能分布，例如通过神经可塑性补偿受损区域的功能。此外，大脑的整体性还反映在其对环境刺激的整合能力上。环境中的信息通过感觉系统传入大脑，随后由不同脑区分别分析和处理，最终形成对世界的统一理解。例如，在观看一场音乐会时，视觉信息通过枕叶处理，听觉信息由颞叶解析，而额叶则负责协调注意力和情感反应。这种整合机制使得个体能够从多维度对外部世界作出快

速而灵活的反应。

在本章中，我们重点讨论脑结构、功能与行为之间的关系，并在此基础上介绍如何通过数学建模的方式将它们之间联系起来。

17.2 大脑结构、功能与行为

17.2.1 大脑结构

从宏观解剖学视角，大脑是由左右两个半球、脑干、小脑以及其他关键亚皮层结构共同组成的复杂器官，其解剖学特性决定了功能的分布和行为的表达。大脑半球具有显著的功能特化。左半球通常被认为是语言处理和逻辑推理的中心，负责语言表达、语法分析及逻辑性较强的任务；而右半球则偏向于空间感知、图像处理以及情感表达等整体性任务。尽管两半球功能存在特化，但它们通过胼胝体紧密相连，以实现协同工作。例如，语言处理中的语义理解需要右半球的参与，而非仅限于左半球。

脑干位于大脑底部，是生命活动的核心控制中心。它通过调节心跳、呼吸和血压等自主功能，维持个体的生命活动。脑干的损伤通常会导致严重的生命体征障碍，甚至死亡。与之相邻的小脑则专注于运动协调与平衡控制，它在调整肌肉张力、保持姿势稳定以及精细动作学习（如乐器演奏）中扮演着重要角色。实验表明，小脑损伤会导致运动失调，表现为动作不协调和身体平衡的丧失。

大脑的边缘系统位于皮层与脑干之间，主要包括海马体、杏仁核、扣带回等结构，是情绪、记忆和动机行为的核心区域。海马体是记忆形成和空间导航的重要结构，负责短期记忆向长期记忆的转化。杏仁核则在调节情绪（如恐惧、愤怒）方面起关键作用。例如，在危险环境下，杏仁核会通过激活自主神经系统，引发逃跑或战斗反应。此外，边缘系统还与行为的奖励机制密切相关，帮助个体对刺激的价值进行评估并调节动机行为。

大脑皮质是认知与行为的高级控制中心。不同的脑区功能特化明显：额叶负责决策、计划、执行功能及情绪控制，是复杂行为产生的核心区域；顶叶通过处理触觉信息与空间位置感知，帮助个体完成感知觉与运动的整合；颞叶对听觉处理和记忆的形成至关重要，同时参与语言理解；而枕叶则是视觉信息加工的枢纽中心。皮层功能的分布和局部特化决定了大脑在处理复杂信息时的效率和灵活性。

17.2.2 大脑功能如何影响行为

大脑功能与行为表现息息相关，我们从感知与认知、情绪与动机以及运动控制与协调三个方面展开描述。

感知与认知

感知觉是行为的基础，而行为反应的有效性很大程度上取决于大脑对感官信息的整合加工过程。例如，视觉信息通过视网膜传递至枕叶的初级视觉皮层，经过进一步的处理传递到颞叶和顶叶，最终形成对物体、颜色和运动的高级理解。听觉信息则由颞叶的听觉皮层解析，形成语言和声音的识别。触觉信息通过顶叶感知觉中枢完成信息处理，帮助个体进行空间定位与身体协调。多模态整合是感知与认知的关键机制，大脑通过将不同感官的信息整合，生成一致的感知体验。例如，在音乐会中，视觉、听觉和情感反应的整合形成完整的体验感。

高级认知功能包括注意、记忆、意识和语言，这些功能与额叶和顶叶的网络活动密切相关。注意力的维持需要背侧注意网络的参与，而注意力的切换则涉及腹侧注意网络的功能。记忆的形成与存储依赖海马体的动态活动，短期记忆通过反复回路转化为长期记忆。语言功能则涉及布洛卡区和韦尼克区的协作，前者负责语言表达，后者负责语言理解。这些认知过程为行为的规划与执行提供了信息基础。

情绪与动机

边缘系统是情绪和动机的核心调控区域。杏仁核的高活跃性会增强个体对负性情绪的感知，例如在恐惧情境下，杏仁核通过下丘脑 - 垂体 - 肾上腺轴（hypothalamic-pituitary-adrenal axis，HPA 轴）调控个体的生理和行为反应。海马体则通过存储情绪性记忆，为未来的决策提供参考。此外，大脑化学物质如多巴胺、血清素和内啡肽对情绪和动机有显著调控作用。例如，多巴胺系统的活跃性直接影响奖励行为，而血清素水平的变化会引起情绪稳定性的波动。

运动控制与协调

运动控制涉及额叶的运动皮层、基底神经节和小脑的复杂互动。运动皮层是运动计划的核心，基底神经节通过调节运动模式参与运动的精确控制，而小脑则负责运动的精细调整。在学习复杂动作（如打篮球或演奏钢琴）时，小脑对协调与平衡的优化尤为重要。基底神经节的功能紊乱可能导致运动疾病，例如帕金森病和亨廷顿病的特征性运动障碍。

17.3　大脑结构、功能与行为的关系

大脑的结构连接构成了神经信号在各区域之间传递的通路，使不同脑区能够协同工作，共同支持感知、情绪与行为的正常运作（图 17.1）。尽管许多脑功能可以通过局部损伤得到定位性验证，例如，菲尼亚斯·盖奇的额叶损伤导致了显著的人格与情

绪变化，揭示了额叶在自我调节与社会行为中的关键作用；布洛卡区与韦尼克区的损伤分别影响语言表达与理解，反映了语言功能的区域特异性；H.M. 患者的海马体切除导致严重的记忆障碍，表明海马在记忆系统中发挥着枢纽作用。

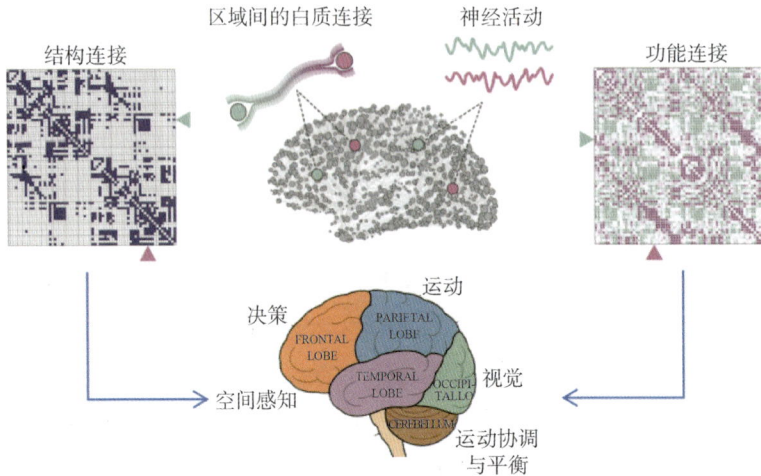

图 17.1　大脑结构连接为大脑信息传输提供连接通路，
大脑区域之间的协同作用影响行为。改编自 [264]

　　然而，这些功能的实现并非由单一脑区独立完成，而是在更大范围的脑网络中通过多区域协同产生的。换言之，损伤所揭示的功能缺失，反映的是该区域在整个功能网络中处于关键节点地位。事实上，复杂认知过程，往往更需要多个脑区的协同作用，例如决策过程需要额叶对未来结果的预测、边缘系统对情绪与风险的评估，以及多巴胺系统对奖赏的调节等。只有从整体网络的角度出发，才能更全面地理解这些复杂行为的神经机制。

　　近年来，fMRI 和 DTI 等现代神经影像技术进一步揭示了大脑功能网络的动态组织特性，为从结构与功能整合的角度理解人类行为提供了新的视角。

17.3.1　大脑结构复杂性与功能多样性

　　大脑的复杂性体现在其宏观和微观结构的多层次协作上。从宏观结构来看，大脑皮质的区域划分展示了功能的分工与专门化。额叶负责高级认知功能，包括计划、决策、注意力控制、语言表达和情绪调控；顶叶在感知觉信息的整合方面起重要作用，如处理体感觉、空间导航和视觉注意；颞叶处理听觉信息、语言理解和记忆功能；枕叶专注于视觉信息的感知与处理，例如形状识别和视觉运动分析。尽管这些区域功能各有侧重，但它们通过神经连接紧密协作，实现复杂的认知和行为。

　　此外，大脑的亚皮层结构在多种行为功能中发挥关键作用。基底神经节负责运动的精确调控与习惯学习，同时也是奖励机制的核心部分；边缘系统中的海马体和杏仁核分别参与记忆存储和情绪反应，其中杏仁核尤其重要，能够快速识别威胁并激活应急反应；小脑尽管传统上被认为是运动协调的关键区域，但近年来的研究表明，小脑还参与了认知、情绪调控以及注意力的分配。

微观层面，大脑的复杂性源于数千亿个神经元和超过万亿个突触形成的神经网络。每个神经元通过树突接收信号，通过轴突传递信号，并通过突触释放神经递质完成信息的交换。突触的可塑性（synaptic plasticity）是学习和记忆形成的神经基础。例如，在长期增强（long-term potentiation，LTP）中，突触的传递强度因重复激活而增强，这一过程是学习和记忆的重要机制。神经元之间的连接并非静态，而是随着行为、经验和环境而动态调整，从而为行为的适应性提供了灵活的基础。此外，白质纤维通过长程连接将不同脑区整合为高效的网络，例如通过纤维束将枕叶与颞叶连接以支持视觉与记忆的整合，或将额叶与基底神经节连接以协调决策与行动。DTI 等技术使科学家能够追踪白质纤维的分布与完整性，从而进一步理解不同脑区之间的长程连接。例如，DTI 研究发现，胼胝体通过连接两侧半球的皮层区域，促进了跨半球信息的整合，这对于运动协调、感知觉融合及复杂认知任务尤为重要。

这种复杂性使得大脑能够整合来自多种感官的信息，并进行高级处理。例如，视觉信息的处理不仅限于枕叶的初级视觉皮层，还需要与顶叶的空间分析、颞叶的物体识别及额叶的行为规划协作，从而完成从简单感知到复杂认知的全过程。这种区域之间的协作通过广泛的功能网络实现，是大脑实现高级行为能力的重要基础。

17.3.2　全脑功能网络的协同作用

大脑功能是高度局部化与网络化结合的产物。尽管特定脑区具有专业化的功能分工，例如布洛卡区负责语言表达，枕叶的初级视觉皮层处理视觉信息，但复杂认知任务需要多个脑区协同完成。例如，记忆的生成与提取需要海马体整合感知信息，并通过前额叶皮层对信息进行组织、分类与回忆；驾驶行为则需要整合视觉感知、空间导航、运动控制和决策执行等多个系统的功能。

现代研究通过功能网络的视角揭示了这些协作的机制。例如，默认模式网络（DMN）是自我反思、情景记忆和内在思维的核心功能网络，其激活状态与个体在静息或沉思时的活动密切相关。而执行控制网络（ECN）则在任务规划与执行过程中提供关键支持，尤其在需要调控注意力或解决问题时表现出显著的激活模式。在实际任务中，不同网络的协同活动实现了从感知到整合再到行为输出的全过程。例如，当个体面对潜在危险时，边缘系统快速感知威胁，前额叶皮层对情境做出评估，而运动皮层则执行具体的逃生动作。这种动态的网络整合是大脑适应复杂环境的关键。

此外，大脑的可塑性使得功能网络具有高度的适应能力。例如，在学习新技能时，大脑通过强化相关脑区的连接与活动模式，优化任务执行效率；在脑损伤后的恢复过程中，未受损脑区通过功能代偿实现行为恢复。这种可塑性不仅是行为学习与习惯形成的基础，也是脑卒中、脑外伤患者康复的核心机制。

17.3.3　大脑结构与功能如何转化为行为

行为是大脑结构和功能互动的外在表现。每一种行为的产生都经历了从感知到决策再到行动的过程。例如，在危险情境中，大脑通过感知系统（如枕叶视觉皮层）接收环境信息，并由额叶评估威胁，制定应对策略，最后通过运动皮层执行行为。这种从结构到行为的转换并非单向的，而是具有双向性。行为本身通过经验和训练塑造大脑的结构与功能。例如，长时间练习钢琴可以增强相关脑区的突触连接，提高演奏技巧。

行为的复杂性与多样性也反映了大脑结构和功能的多样性。人类能够表现出丰富的行为，如学习、社交、情感表达等，这些能力取决于大脑不同区域的分工与协作。例如，情绪对决策和行为的影响在生存中至关重要。杏仁核的高活动水平能够加速对危险的反应，而海马体则在情绪性记忆的形成中发挥作用。

大脑的功能网络与行为模式之间的联系也为临床研究提供了重要线索。例如，阿尔茨海默病患者的记忆障碍与海马体功能衰退密切相关，而帕金森病反映了基底神经节在运动控制中的功能紊乱。通过深入研究行为的神经机制，我们不仅可以理解正常大脑的工作原理，还能开发针对神经疾病的精准治疗方法。

17.4　结构－功能－行为的计算建模方法

17.4.1　大脑结构与功能建模

普遍认为认知功能和复杂行为源自大脑区域之间的联系和相互作用。神经元连接成像和追踪方面的最新进展已经能够让我们创建神经元及其白质连接的综合网络图（结构连接组）。在此解剖基础之上神经动力学的演变产生了连贯的电生理、血氧动力学和代谢活动。尽管功能相互作用受基础解剖学的影响和制约，但结构与功能之间关系的确切性质仍是一个基本问题。多项研究表明，两个大脑区域之间结构连接的强度可预测这两个区域之间功能连接的强度，反之亦然。同样，大脑区域的结构和功能连接概况通常是相关的，例如，中心的、连接良好的结构枢纽也可能在塑造功能连接方面发挥核心作用。

尽管在单个连接或节点层面上，结构连接和功能连接之间存在联系，但神经元素之间的网络级相互作用是否会产生全局功能模式仍不清楚。换句话说，结构连接网络能否预测功能网络的强度？计算建模研究发现，使用解剖学上真实的连接模式耦合的生物物理动力系统可以模拟比静态结构连接更类似于经验观察到的功能连接的连接模式。下面介绍关于大脑结构与功能融合建模的相关工作。

基于偏最小二乘法分析大脑结构与功能的关系

Bratislav Mii 等人使用多元统计技术偏最小二乘法来研究结构网络和功能网络之间的关系，这些关系源自 DWI 和 fMRI。他们同时寻找彼此最佳共变的结构和功能模式，并通过实证检验以下假设：整合的结构连接组会产生网络范围的关联，从而结构网络支持发散的、不重叠的功能网络配置。

群组结构和功能数据分别组织在两个独立的数据矩阵 X 和 Y 中，结构功能协方差矩阵可以表示为 X^TY，即所有被试之间所有结构和功能连接的协变。然后对其进行奇异值分解 $X^TY = U\Delta V^T$。分析的结果是一组相互正交的潜在变量（LV），其中 U 和 V 是左和右奇异向量的矩阵，Δ 是一个对角矩阵，奇异值沿对角线排列。第 i 组潜在变量是第 i 个左和右奇异向量和第 i 个奇异值的三元组。潜在变量的数量等于协方差矩阵的秩。奇异向量衡量各个变量（即结构和功能连接）对整体多变量模式的贡献。因此，U 和 V 的列向量衡量结构和功能连接，使它们最大限度地相互共变，可以解释为结构和功能网络的最佳组合。每个这样的结构 - 功能网络组合都与对角矩阵 Δ 的标量奇异值相关联，这反映了潜在变量捕获的原始结构和功能连接之间的协方差。潜在变量的效应大小（跨块协方差的比例）可以估计为分解后的奇异值平方与奇异值平方和之比。

研究发现第一个潜在变量显著地捕捉到了 DMN 内的功能连接，包括内侧前额叶皮质和后扣带回之间的连接，以及外侧顶叶皮质之间的连接。相应的结构模式表明，这种功能配置与内侧前额叶皮质和后扣带回之间的解剖投射强烈共变，但没有发现后扣带回和外侧顶叶皮质之间有任何共变投射。这与之前的报道一致，这些功能连接由内侧额叶皮质与内侧和外侧顶叶皮质之间的投射支持，但未能找到内侧顶叶皮质（楔前叶和后扣带回）与外侧顶叶皮质之间存在解剖投射的证据。

大脑功能与结构的解耦揭示了人类行为的专业化区域

大脑是由结构通路相互连接的神经元群组成的集合。大脑活动在此基础上表达并受其约束。因此，直接连接区域的功能信号之间的统计依赖性可以预期更高。然而，大脑功能受底层接线图约束的程度仍然是一个复杂的问题，目前只得到了部分解答。在这里，Maria Giulia Preti 等人引入了结构解耦指数来量化结构和功能之间的耦合强度，并揭示了从耦合更强烈的大脑区域到解耦更强烈的大脑区域的宏观尺度梯度，这比现实替代数据的预期要大。该梯度涵盖了从低级感觉功能到高级认知功能的行为领域，并首次表明结构功能耦合的强度在空间上随从其他模态（如功能连接、基因表达、微观结构特性和时间层次）得出的证据而变化。

结构连接组可以建模为一个图，通过拉普拉斯算子的特征分解可以计算出谐波分量。如图 17.2（b）所示，谐波分量是图信号（与节点相关的值），它们最大限度地保留了图上的距离。因此，它们提供了任何图信号的自然频谱表示，其复杂性不断增加，这与频率的概念相对应。然后将静息状态活动投射到结构连接组谐波上，即对于每个时间点，激活的空间模式都表示为谐波分量的加权线性组合［图 17.2（c）］。时间平均平方权重形成静息状态活动的能量谱密度如图 17.2（c）所示。人们可以注意到，大脑活动优先由低频分量表达，其趋势让人联想到幂律行为。

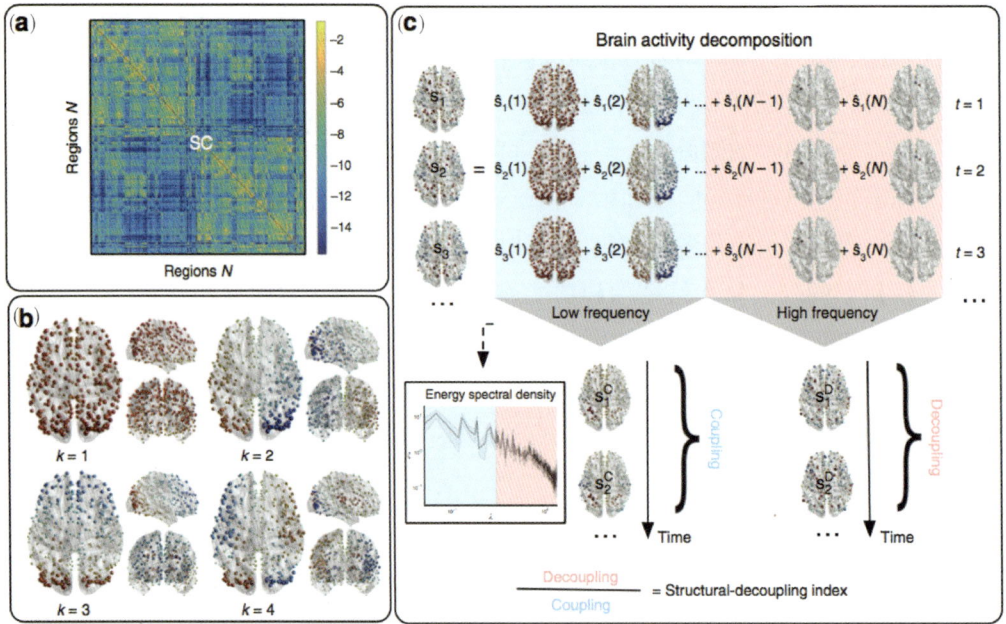

图 17.2　大脑功能与结构的解耦 [265]

为了研究功能与结构的耦合程度，可以根据对功能数据观测到的能量谱密度进行中值分割，引入了频谱低通和高通窗口。然后，通过将理想低通和高通滤波器的频谱窗口分别应用于谐波系数，逐个时间点过滤功能数据。重构可以通过每个节点（大脑区域）来评估，具体方法是计算与结构解耦（高通滤波）和结构耦合（低通滤波）活动能量的比值，这个比值被称为结构解耦指数。研究发现，大脑活动出现了两种主要模式，一种是功能活动与结构连接组显著耦合的区域，包括初级感觉和运动网络（蓝色），另一种是由功能信号与结构分离程度超过预期的区域组成，包括眶额、颞叶、顶叶区域（红色），其主要是识别高级认知网络。

进一步，基于 Margulies 等人实施的相同 24 个主题术语的 NeuroSynth 元分析被应用于结构解耦指数定义的梯度。实验结果揭示了宏观尺度皮质组织的频谱，其一端将结构耦合区域与多感觉处理、视觉感知、运动 / 眼球运动、听觉处理相关联，另一端将结构解耦区域与奖励、情绪、情感处理、社会认知、言语 / 视觉语义、记忆、认知控制相关联。有趣的是，该结果与基于仅由 FC 定义的梯度的先前发现一致（图 17.3）。

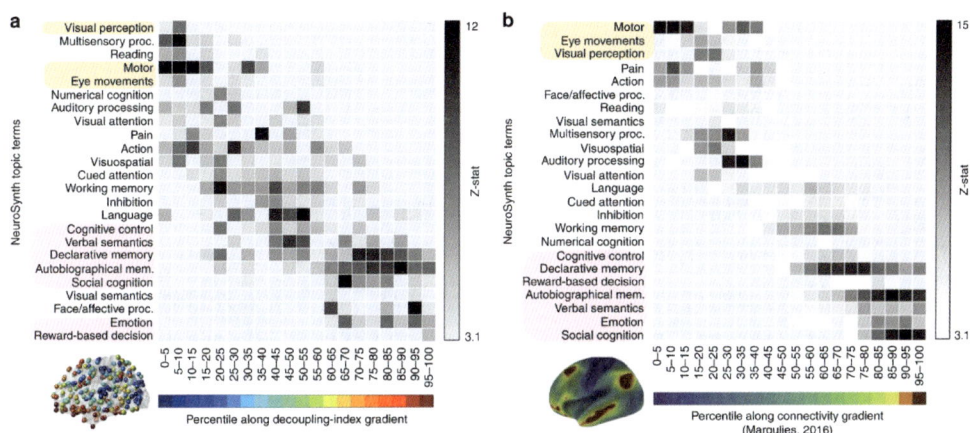

图 17.3　大脑功能与结构的解耦稀疏与行为的元分析 [265]

17.4.2　大脑行为与功能建模

随着记录技术的进步，我们能够获取大量同时记录的神经元数据以及行为数据，这些数据展现出复杂的时空活动。因此，人们投入了大量精力开发能够从这些记录中推断出潜在结构的计算模型。近些年，深度生成模型取得重大进展（如变分自编码器和序列变分自编码器），进一步促进了这些潜在变量模型在神经科学领域的广泛应用。这些模型经过训练，能够提取潜在的低维流形动态过程，该过程驱动着高维神经或行为观测。通过解析这些低维流形动态过程，我们可以理解执行这些复杂认知行为过程的计算机制。

神经记录与行为解析

系统神经科学中的一个重要问题是如何识别神经群体活动背后的潜在动态。Timothy Doyeon Kim 等 [266] 通过引入一个泊松潜在神经微分方程（PLNDE）来重构潜在神经群体动态的低维非线性动态来解决这一问题。他们将 PLNDE 框架应用于各种生成数据集，并表明它能够准确推断生成脉冲序列数据的非线性系统的相图和相应的固定点，包括 FitzHugh-Nagumo 振荡器、三维非线性螺旋以及具有吸引子动力学的非线性感官决策模型。同时，他们的模型在推断单次试验神经放电率和生成它们的相应潜在轨迹方面显著优于现有方法，尤其是在脉冲计数和试验次数较少的情况下。

神经微分方程旨在构建低维流形：

$$\dot{z}(t) = f(z(t), u(t), t) \tag{17.1}$$

其中，潜在变量 z 是指维度为 L 的低维流形状态空间的系统状态，外部输入刺激 u 可以干扰这种动态。

在单次试验中观察到的神经活动峰电位可以建模为非齐次泊松过程：

$$\lambda(t) = exp(Cz(t) + d)$$
$$t_{x,1}^{(n)}, t_{x,2}^{(n)}, \cdots, t_{x,\alpha(n)}^{(n)} \sim \text{PoissonProces}(\lambda_n(t)) \tag{17.2}$$
$$n = 1, 2, \cdots, N$$

其中，C 和 d 分别是输出矩阵和偏置，$t_{x,\cdot}^{(n)}$ 是观察到的神经元 $n = 1,2,...,$ N 的峰电位时间，λ 是这些神经元的发放率。$\alpha(n)$ 表示第 n 个神经元的总脉冲计数。

图 17.4（a）为动物可能会执行如抓取或者移动等没有明确外部输入刺激的运动任务。该动力系统的相图由推断得出。任务的每次试验都是该相图中从初始值（由深蓝色圆圈表示）开始的一条单一轨迹。品红色圆圈表示动力学中的一个不稳定不动点。每条轨迹都映射到泊松过程的速率上，这些泊松过程生成任务期间观察到的神经元的峰电位时间。图 17.4（b）的感知决策等任务中，神经动力学可能受到外部感觉刺激的影响。执行此类任务的动物的动力学可能涉及两个稳定不动点（青色圆圈）和一个不稳定不动点（品红色圆圈）。当输入是离散时，这些输入可能会在输入时间作为离散跳跃影响潜在轨迹。

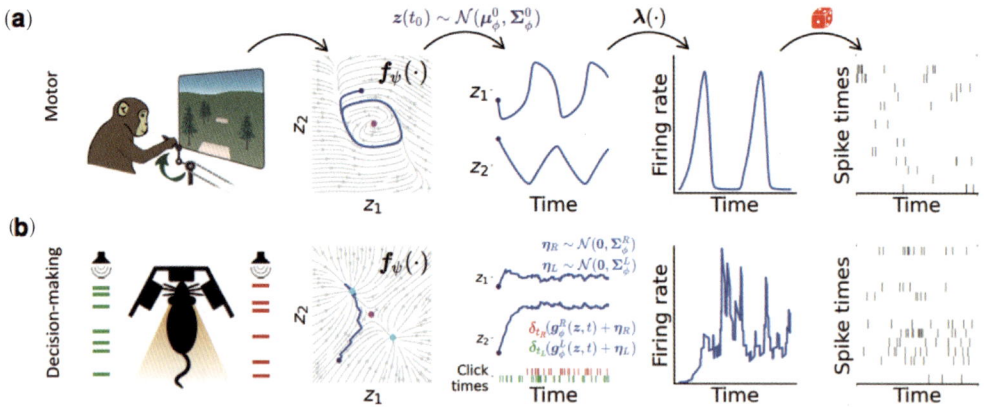

图 17.4　基于神经常微分方程重构行为动力学 [266]

神经记录与行为的低维隐空间对齐

尽管存在大量的神经数据潜在变量模型，但仍有一些问题阻碍了实验界对其的广泛采用。①训练大型模型可能需要大量数据；尽管同时记录的神经元数量持续增加，但在单次实验过程中，受试者能执行的试验次数仍然有限。②人们对研究自然行为的兴趣日益浓厚，而这类行为试验的边界往往不明确，试验重复次数也很少，甚至根本没有。③训练深度神经网络计算成本高昂，并可能带来诸多挑战。这在一定程度上归因于训练过程与超参数优化之间的复杂关系，这种关系可能对模型的性能产生显著影响。与此同时，预训练模型在自然语言处理和计算机视觉领域取得了重大突破。这一进展源于经验观察，即模型复用具有高度的数据效率，并且仅需少量数据即可达到与从头开始训练的模型相当的性能。此外，复用预训练模型使我们能够规避从头开始训练模型所面临的挑战。最近的证据还表明，预训练模型具有较好的泛化能力，并且可以经过微调以执行各种任务，甚至跨领域执行任务。

受预训练模型在机器学习领域的实证成功以及近期对神经科学领域大型模型训练的兴趣启发，Ayesha Vermani 等 [267] 研究了使用预训练序列变分自编码器（seqVAE）处理神经时间序列数据的情况。seqVAE 在从高维神经时间序列数据中推断潜在动态方面取得了广泛成功。然而，由于数据集之间的统计异质性（源于记录神经元的数量和调节特性、记录模式等方面的差异），预训练的 seqVAE 无法直接在新记录上复用。解决这一问题的一种潜在方法是学习一种对齐方式，使新数据集在统计上与用于训练 seqVAE 的数据相似。以往学习神经数据集之间对齐的方法需要访问用于训练模型的原始数据和 / 或数据集之间存在成对样本。这些成对样本通常是通过跨数据集任意配对刺激条件下的神经活动来构建的。这种方法完全忽略了试验间的变异性，并且不适用于自然任务设置。此外，许多这些方法并未显式建模数据的时间结构，这可能导致对齐学习效果不佳。

无监督对齐方法。如图 17.5 所示，在一些参考观测数据上训练了一个 seqVAE，以学习一个编码器以及潜在的低维动态。对于由相同动态过程生成的新观测数据 y_{new}，通过学习一个函数 g，该函数对这些数据进行变换和隐式对齐，使其与参考数据一致，从而允许复用预训练模型。在变换新观测数据 $g(y_{new})$ 后推断出的潜在轨迹受到学习到的潜在动态的约束。

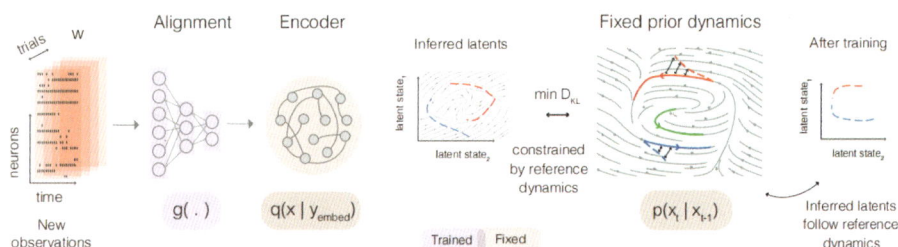

图 17.5　跨被试间的无监督对齐建模 [267]

行为条件下的隐扩散建模

扩散模型在包括图像、分子和音频频谱图在内的多个领域的条件和无条件数据生成方面取得了巨大成功，并展示了优于变分自编码器和生成对抗网络的采样保真度。扩散模型的一个关键优势在于，它们能够灵活地根据各种（可能复杂的）协变量（如给定某些行为时模拟神经活动）来调整生成过程，这使得它们在建模神经数据集时特别具有吸引力。最近，扩散模型已被扩展到连续神经时间序列，如局部场电位和脑电图记录。然而，由于峰电位数据的离散性质，标准扩散模型无法轻松应用，从而排除了它们在系统神经科学中许多数据集上的应用。

为了克服这些限制，Jaivardhan Kapoor 等 [268] 提出了针对神经峰电位数据的潜在扩散模型（LDNS），LDNS 采用了一种使用结构化状态空间（S4）层的正则化自编码器，将高维离散峰电位数据投影到平滑的低维潜在空间中，而无须对试验结构做出假设（图 17.6）。然后，他们训练了一个带有 S4 层的扩散模型作为推断出的潜在空间的生成模型，其中可以灵活地根据行为协变量或任务条件进行条件化生成。

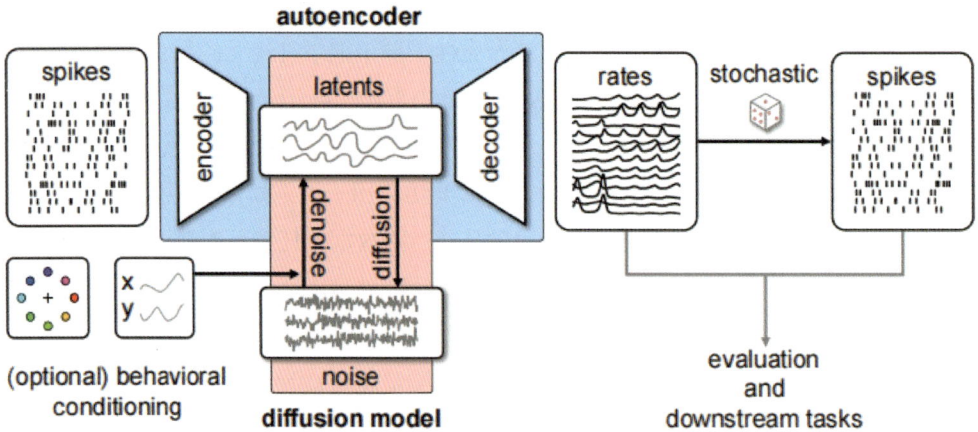

图 17.6　行为条件下的神经隐扩散建模 [268]

基于图结构约束下的脑功能解码

大脑如何在认知过程中整合和分离信息仍然是神经科学中一个有待探索的问题。随着神经成像技术的发展，我们可以在认知任务期间无创地收集神经反应。如何从神经信号中解码与任务相关的大脑状态，从而能够解释大脑的计算和功能尤其是定位参与认知过程的大脑网络，对于加深对认知障碍的理解至关重要。

解决"大脑解码"问题的潜在方法有两种：统计分析和机器学习。前者是找出在执行一项任务时相对于另一项任务或静息态大脑网络哪些大脑区域被激活。它依赖于这样的假设：一旦这些大脑区域被激活，就推断大脑处于相应的与任务相关的大脑状态。然而，这样的假设并不总是正确的，因为不同任务激活的某些大脑区域可能会重叠。例如，有研究报告称情绪和记忆任务都会激活海马体。另一个缺点是，并非所有任务都能显著激活某些大脑区域，我们获得的激活区域很大程度上取决于任务设计和受试者的数量。后者是直接利用机器学习根据神经信号（例如 fMRI）对不同任务进行分类，而不管大脑区域是否被激活。基于机器学习的大脑解码性能依赖于模型的选择和训练数据的数量。

大量证据证实，大脑在解剖学上和功能上是分层组织的。例如，不同时间尺度的神经活动同时跟踪不同层次的抽象语言结构。先前的特征金字塔网络从空间角度遵循这种分层架构，在图像处理领域发挥着关键作用。基于以上证据和尝试，叶等[269] 提出了一种受大脑启发的图网络架构 STpGCN 来解码认知任务（图 17.7）。具体而言，通过定义了一条时空通路来提取空间和多尺度时间信息，以及一条自下而上的通路来融合不同尺度的时空依赖关系。得益于金字塔结构，STpGCN 可以更好地结合空间分布大脑区域的时间多尺度特征。此外，他们提出一种创新的与模型无关的解释工具（BrainNetX），通过从大脑网络的角度揭示了与任务相关的大脑区域。实验结果表明，无论选择何种大脑图谱和 fMRI 时间长度，STpGCN 在所有任务设计中都可靠地胜过最先进模型。对于与任务相关的脑区注释，与在线元 fMRI 分析工具 Neurosynth 相比，带有 STpGCN 模型的 BrainNetX 可以实现更好的脑解码。

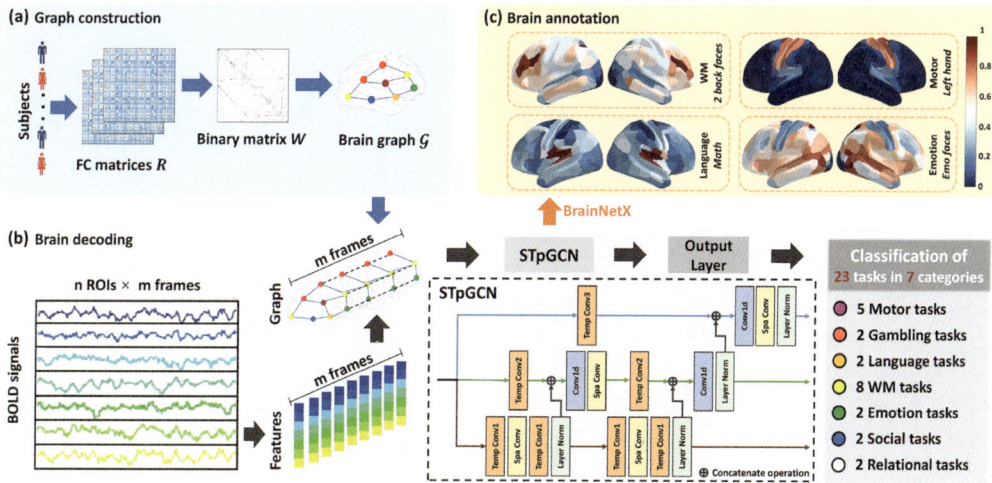

图 17.7　基于图结构约束下的脑功能解码[269]

第 18 章　数字孪生脑

18.1　引言

随着神经科学与人工智能技术的不断发展，研究者对人类大脑这一复杂动态系统的理解正在逐步深化。然而，大脑的高度非线性和多尺度特性仍为科学研究和临床应用带来了巨大挑战。为应对这一挑战，研究者们提出了数字孪生脑（digital twin brain，亦称 surrogate brain）的概念。数字孪生脑以多模态神经数据为基础，通过数学建模和人工智能技术，构建一个能够动态模拟大脑活动的虚拟仿真系统。其目标不仅是揭示智能的本质和神经系统的运行机制，更为个性化医疗和类脑智能的开发提供了新的工具和思路。

数字孪生脑的实现建立在神经科学与人工智能的深厚积累之上。神经科学为其提供了多尺度建模的理论框架，从微观的神经元动力学到宏观的全脑网络活动；人工智能则赋予了其强大的数据驱动能力，使得复杂的神经动力学和行为得以高效建模。在此基础上，数据驱动的数字孪生脑通常采用两类方法：①以深度学习为核心的黑盒模型；②融合神经科学先验知识的灰盒模型。前者强调数据拟合能力，后者侧重生物学可解释性，两者在性能与解释力之间实现不同程度的权衡。此外，数字孪生脑的性能评估同样至关重要。模型评估应同时参考数学指标（如时间序列误差、概率分布相似度）与神经科学指标（如功能连接强度、频谱特性），以验证数字孪生脑是否既能准确再现大脑活动的关键特征，又具备可靠的生物学解释力。

数字孪生脑的潜在应用涵盖多个领域。在基础研究中，它为揭示大脑的运行机制提供了虚拟实验平台；在临床医学中，数字孪生脑支持个性化疾病诊断与治疗规划；在技术开发中，它为类脑智能的创新注入了生物学灵感。然而，技术的进一步发展仍面临挑战，包括多尺度建模的复杂性、个性化与泛化的平衡，以及隐私与伦理问题的严峻考验。

本章从数字孪生脑的基本概念出发，依次探讨其理论基础、模型构建、性能评估与实际应用，最后对未来面临的挑战进行展望，为读者提供对这一领域的全面理解和启发。

18.2　数字孪生脑的基本概念

大脑是一个高度复杂的动态系统，其多层级的时空活动支撑着认知、行为和情绪反应[270]。然而，这种复杂性使得大脑的研究面临巨大的挑战，单纯依赖传统的实验方法难以全面解析大脑的功能机制。如何捕捉、理解并重建这些活动，尤其是如何在计算机系统中模拟这些过程，是神经科学的核心挑战之一。随着神经科学与人工智能领域的不断进步，基于数据驱动的方法构建可模拟大脑结构与功能的数字化模型，成为神经科学研究的一个重要方向，也为探索人工智能与人脑智能的结合提供了全新思路。

数字孪生脑作为一个跨学科的创新平台，正逐步成为实现这一目标的重要手段。数字孪生是指在虚拟环境中构建一个与物理实体几乎一模一样的数字模型，该模型能够实时反映实体的状态、行为及其变化过程[271]。将这一理念应用于大脑时，数字孪生脑被定义为一种高精度的计算模型，它综合神经科学实验数据与人工智能计算能力，能够动态模拟大脑活动，并预测与重现大脑的信号、功能和行为（图 18.1）。

数字孪生脑不仅仅是一个静态的脑结构复制体，它更是一个具有动态反馈和自我学习能力的智能系统。它集成了神经先验信息、数据驱动的人工智能技术以及跨模态神经数据，为研究人员提供了一个强有力的工具来探索大脑的奥秘。这一技术的应用不仅限于基础科学研究，还可能为临床医学、个性化治疗以及类脑智能的发展提供深远的影响[272]。

18.2.1　数字孪生脑的神经科学基础

近年来，神经科学和人工智能的飞速发展为理解大脑的复杂性以及使用计算系统对其进行模拟提供了全新的契机。神经科学研究揭示了大脑结构与功能的复杂耦合；

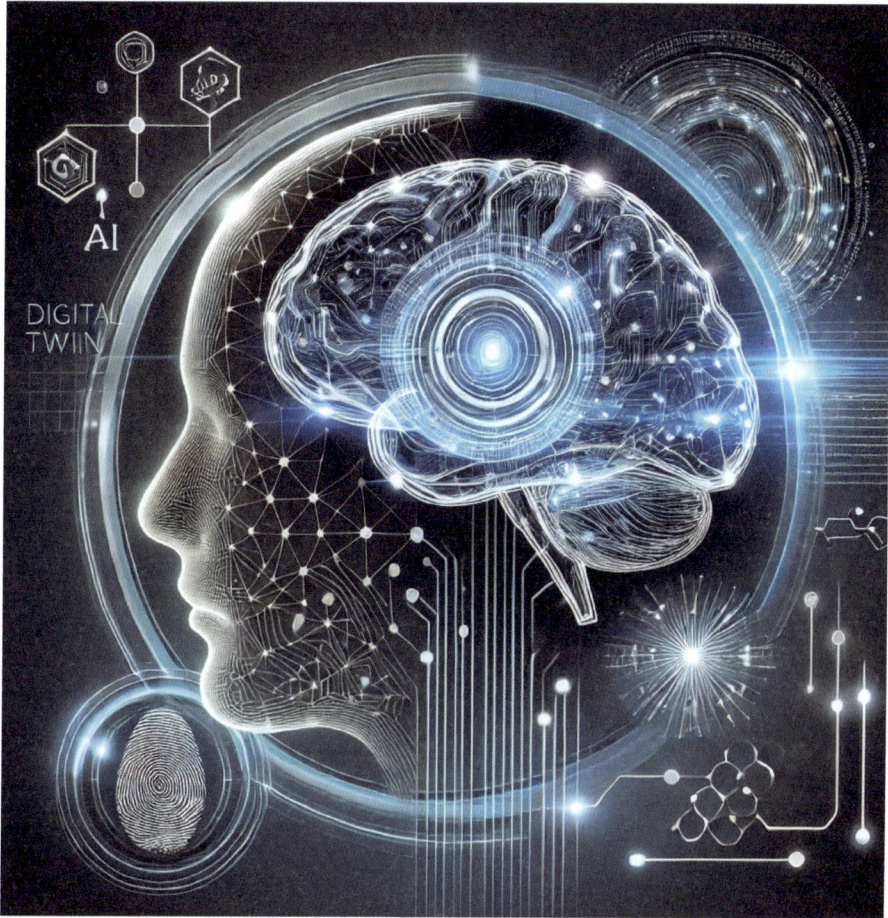

图 18.1　数字孪生脑概念图

人工神经网络的突破进一步表明，合适的网络架构对于捕捉时序动态至关重要。数字孪生脑的构建依赖于神经科学与人工智能两大领域的深厚积累与前沿突破，它充分利用神经科学的生物学数据与人工智能的建模能力，为深入理解智能的产生机制提供了强有力的工具。

　　数字孪生脑的构建高度依赖于神经科学提供的多尺度先验知识。在微观层面，单神经元的动力学模型（如 Hodgkin-Huxley 模型）揭示了离子通道动态对神经元信号传递的影响；在介观层面，神经质量模型通过统计方法捕捉了神经元群体的平均动力学特性，是分析脑电信号生成机制的重要工具；在宏观层面，脑网络模型整合了不同脑区的结构与功能连接，为理解大脑整体功能整合提供了理论支持（图 18.2）[273]。此外，连接组学（connectomics）研究进一步揭示了大脑高度复杂的网络关系，表明大脑功能依赖于结构和功能的多层次整合[274]。通过整合神经解剖学与功能连接数据，研究者能够更深入地理解大脑的整体行为，为构建精确的神经动力学模型提供了强有力的支持。近年来，飞速发展的高分辨率神经数据采集技术进一步推动了数字孪生脑的实现。例如，fMRI 和 PET 以高空间分辨率捕捉大脑活动模式，EEG 和 MEG 则以毫秒级的时间分辨率记录电生理信号。这些技术生成了海量跨模态数据，为刻画大脑的动态过程奠定了数据基础，也为数字孪生脑的功能建模与实时更新提供了坚实支撑。

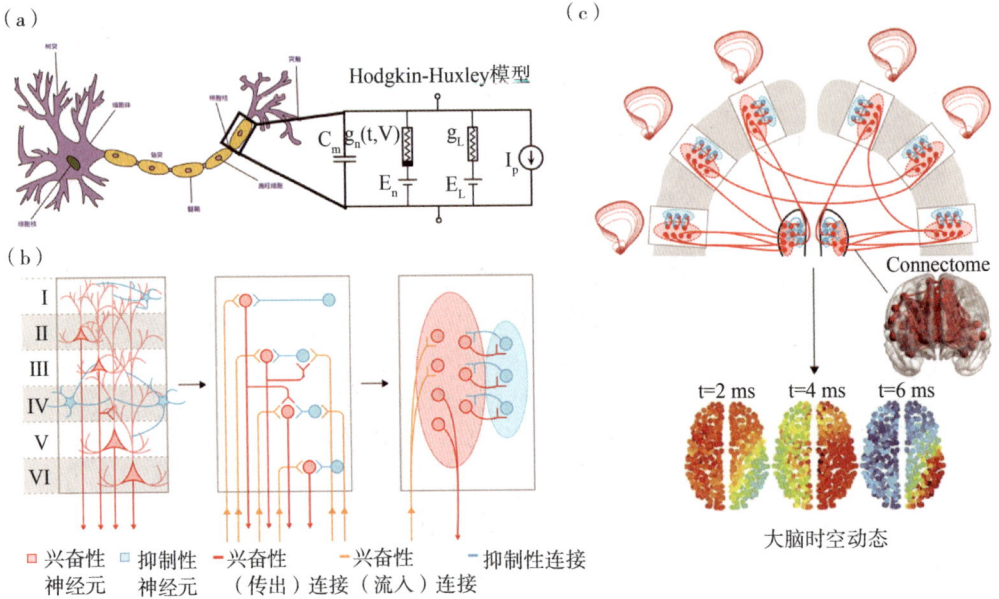

图18.2　不同空间尺度上数字孪生脑的神经科学基础

18.2.2　数字孪生脑的人工智能基础

人工智能，尤其是深度学习技术的快速进步，为数字孪生脑的构建提供了强大的数据驱动建模能力。神经网络凭借其非线性表征能力，能够逼近任意复杂的非线性函数[275]，成为建模复杂动态系统的通用工具。近年来，以深度学习为代表的人工智能技术在处理复杂系统中的时间序列数据方面展现了卓越的能力。例如，循环神经网络能够有效处理具有长期依赖关系的时间序列数据；基于 Transformer 的模型凭借其对全局依赖关系的捕捉能力，在自然语言处理等领域取得了非凡成就[119]。这些模型架构为处理和模拟神经科学中的动态信号提供了潜在可能。这些数据驱动的方法在许多具有高动态复杂性的领域取得了突出成效。例如，在城市交通网络流量预测中，深度学习模型通过捕捉交通流量的时空动态特征，实现了更为精准的交通流量预测[276]；在天气预报领域，深度学习模型被用于大气动力学系统的建模，并在短期天气预报中表现出优于传统物理模型的能力[277]。这凸显了人工智能技术在处理复杂动态系统建模方面的高度适用性，为模拟大脑这一高度复杂的系统提供了可能性。

大规模预训练模型的崛起也为数字孪生脑的构建开辟了新的路径。近年来，BERT 和 GPT 等大规模预训练模型在自然语言处理中的成功，展示了通过对大规模数据进行通用表征学习的巨大潜力。这一方法正在被引入神经科学领域，用于构建基于脑数据的大规模预训练模型。例如，浙江大学开发的 Brant 模型通过对大规模 iEEG 数据进行预训练，在多种神经解码任务中达到了最先进的性能[278]。类似地，LaBraM 模型通过预训练技术实现了 EEG 数据的跨任务泛化（图 18.3），在脑机接口应用中展现了卓越表现[279]。这些基于神经数据的预训练模型为数字孪生脑提供了从数据到模型的高效映射工具。更广泛地看，人工智能技术还推动了多模态数据的融合与建模能力。在神经科学中，fMRI、EEG 等多模态数据的结合被认为是揭示大脑功能的一项关键挑战。人工智能通过整合这些跨模态数据，生成了更加全面的动态神经模型。例如，MCSP（Multi-modal Cross-domain Self-supervised Pre-training）模型利用自监督学习方法，解决了从 EEG 和 fMRI 数据中提取互补信息的问题[280]；CLIP-MUSED 模型结合 fMRI 和计算机视觉技术，实现了高精度的视觉图像刺激解码[281]；而 ATM 则基于 EEG 数据，对复杂的认知与视觉任务提供了解码支持[55]。这种多模态整合能力为数字孪生脑的构建提供了强大的支持，使其能够捕捉大脑在不同层次上的活动特性。

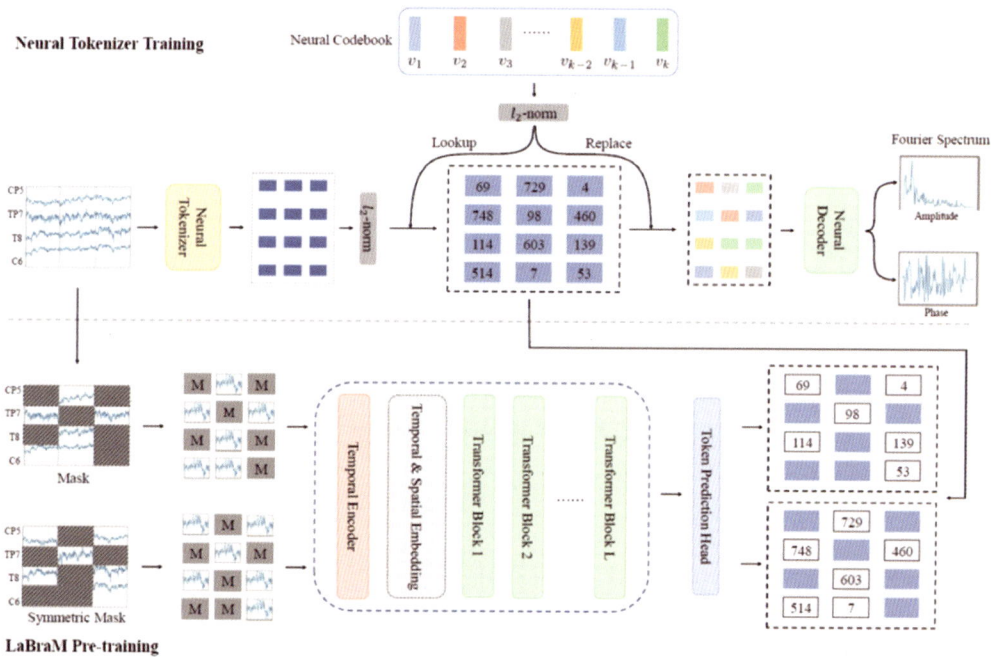

图 18.3　LaBraM 预训练框架

神经科学与人工智能在数字孪生脑的构建中互为支撑。神经科学通过揭示大脑复杂的结构和功能关系，以及多尺度建模方法，为数字孪生脑提供了理论和数据基础；人工智能则通过高效的非线性建模能力和跨模态数据融合能力，使得这些神经科学发现能够被转化为高精度、动态的数字模型。这种跨学科的结合，为研究者提供了一个全新的平台，不仅能动态模拟和预测大脑活动，还能推动对大脑奥秘和类脑智能的深入探索。

18.3 数字孪生脑的模型构建

合理的模型架构是构建数字孪生脑的核心要素，它不仅决定神经动力学的表示能力，也直接影响模型的适用范围、可解释性和计算性能。在神经科学中，复杂的脑活动可以被视为一个动态系统，其建模目标在于捕捉神经状态的时空演化过程，进而实现对脑功能的精准模拟。正向模型（forward model）负责根据参数、初始条件和外部输入，生成系统的神经动力学模拟，其选择直接决定模拟结果的科学性与可靠性。正向模型的数学形式可以表示为：

$$\dot{x} = F(x(t), u(t), \theta)$$

其中，$x(t)$ 是时间 t 时刻的神经状态，$u(t)$ 是外部输入，θ 是模型参数。该模型的核心在于函数 $F(\ )$ 的设计，这决定了神经状态的动态变化范围以及系统的可解释性。近年来，人工智能的飞速发展为正向模型的建构提供了两类重要工具：黑盒模型和灰盒模型。前者以数据驱动为核心，依靠深度学习技术拟合复杂的神经动力学；后者则融合了神经科学先验知识与机器学习方法，在数据适应性与生物学解释性之间取得了平衡。

18.3.1 黑盒模型

黑盒模型是一类完全基于数据驱动的建模方法，通过深度学习技术对复杂神经数据进行建模。与依赖生物机制的神经元模型不同，黑盒模型无须明确的物理或生物机制假设，而是通过优化模型参数直接从数据中学习神经动力学规律。其核心优势在于强大的非线性拟合能力，使其能够捕捉神经系统中高维、非线性和时间相关的复杂动态过程[275]。

RNN 是一类能够捕捉时间序列中长期依赖关系的经典深度学习模型，其通过递归结构将时间维度上的信息传递到后续时刻，适合处理具有高时间分辨率的神经数据，如脑电和钙成像信号。然而，传统 RNN 在处理长时间依赖关系时容易受到梯度消失问题的限制。为缓解梯度消失，LSTM 引入输入门、遗忘门和输出门等门控机制，大幅提升了对长时序信息的保留能力，现已被广泛应用于神经动力学建模、癫痫发作预测、情绪识别等任务 [282-283]。

神经微分方程（Neural ODE）是近年来发展起来的一种将神经网络与连续时间动力学建模相结合的新型方法。Neural ODE 将神经网络参数化为微分方程中的动态函数，从而能够在连续时间域中建模神经活动的变化。Neural ODE 具有更高的计算效率，并能够处理不规则采样时间的数据，这一特性使其适用于神经数据（如神经元群体活动）的建模 [284]。

Transformer 模型凭借其独特的注意力机制，在处理高维时间序列数据时展现出卓越性能。不同于 RNN 和 LSTM 依赖时间序列的顺序性，Transformer 能够并行处理输入数据，并通过注意力机制捕捉全局的时间和空间依赖关系。这种特性使其在建模长时间依赖任务时具有显著优势，尤其适用于具有全脑时空特征的神经数据。Transformer 模型的注意力机制能够自动识别信号中的关键时间点和模式，从而为分类和预测任务提供强有力的支持。在神经数据建模中，Transformer 的性能优势已经得到了验证，展现出极大的潜力 [285]。

黑盒模型为数字孪生脑的建模提供了强大的工具，其以深度学习技术为核心，能灵活捕捉神经系统的高维非线性动态特性，在连续时间建模和全局依赖关系的捕捉上展现出巨大潜力。然而，黑盒模型的高度数据依赖性和"黑箱性"特征也为其在科学研究中的应用带来了挑战。在未来的数字孪生脑构建中，如何进一步提高黑盒模型的解释性，将是值得深入探索的方向。

18.3.2　灰盒模型

灰盒模型结合了神经科学先验知识与黑盒模型的强大数据拟合能力，为研究复杂神经动力学系统提供了一种在适应性与解释性之间取得平衡的框架。通过将神经科学的理论先验融入人工神经网络的结构和训练过程，灰盒模型不仅能生成高精度的预测，还能解释神经系统的潜在机制。这种特性使得灰盒模型在处理高度复杂的神经数据时表现出独特的优势。

灰盒模型的一个重要特性在于利用神经科学的先验知识指导模型设计。例如，Dale 原则指出神经元要么是兴奋性的，要么是抑制性的，而非两者兼具。基于这一原则，研究人员设计了兴奋性 - 抑制性递归神经网络（E-I RNNs），在网络的神经元连接中施加约束，使其不仅符合生物学特性，还显著提升了神经数据建模的性能 [286]。此外，大脑的解剖结构和分层组织为灰盒模型的架构设计提供了丰富灵感。例如，通过结合大脑结构连接（如基于 DTI 的白质纤维网络）和功能连接（如基于 fMRI 的动态连接性），灰盒模型能为个体化的大脑动态建模提供支持。

除了在模型结构中嵌入先验知识，灰盒模型还通过优化过程中的正则化项提升其性能。例如，为了使生成的神经活动符合实际的稀疏性和时间连续性特性，通常在损失函数中加入空间稀疏性（$L1$ 正则化）和时间平滑性（$L2$ 正则化）的约束。同时，为了反映大脑的代谢效率，能量优化策略被广泛应用，以避免模型出现过高的神经元发放率或不合理的能耗[287]。此外，利用解剖学连接数据（如 DTI 获取的白质连接网络）和功能性分区模式约束模型输出，有助于确保结果符合神经系统的解剖学和功能组织特性[288]。

脉冲神经网络（SNN）是灰盒模型的一个典型应用。SNN 通过将生物脉冲通信机制嵌入模型，模拟膜电位积累、尖峰发放与不应期，并通过尖峰时序依赖性可塑性（spike-timing-dependent plasticity，STDP）的学习规则动态调整突触强度[289]。该机制使 SNN 在时间依赖任务（如认知建模、神经解码）中表现出更强适应性与生物逼真性。受生物启发的 SNN 与传统人工神经网络 ANN 的对比如图 18.4 所示。灰盒模型还引入物理学约束以强化解释性。例如，Symplectic ODE-Net 利用辛几何结构高效学习哈密顿动力学，在复杂系统模拟中表现优异[290]；在潜在空间中添加布朗运动随机性，则提升了对神经系统动态特性的捕捉能力[291]。这些物理约束的引入进一步扩展了灰盒模型的适用范围，使其在复杂动力学建模中表现出显著的优势。

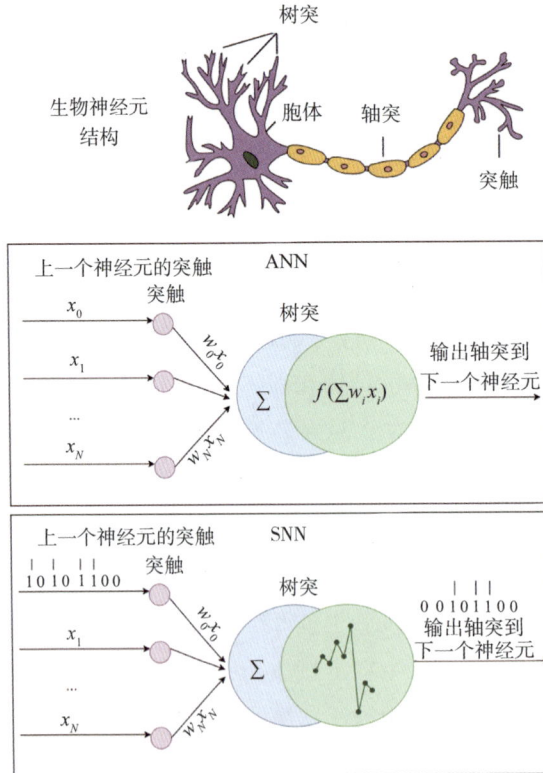

图 18.4 神经元模型、SNN、ANN 对比图

灰盒模型通过将神经科学和物理学的先验知识整合到数据驱动的建模方法中，为数字孪生脑的构建提供了强大的工具。它不仅能够生成高精度的神经活动预测，还能深入挖掘和解释神经系统的潜在机制。然而，灰盒模型的构建和应用仍面临许多挑战，例如如何在高维参数空间中高效求解反问题，以及如何从复杂的神经数据中自动提取有效的先验知识。随着神经数据质量与数量的不断提升，以及计算能力的快速发展，灰盒模型在个性化医疗、神经疾病研究和类脑智能开发等领域的潜力将持续扩大，为数字孪生脑的研究和应用带来更多可能性。

18.4　数字孪生脑的评估

在神经动力学系统的模型构建完成后，如何科学、全面地评估其性能成为实现数字孪生脑实际应用的关键步骤。评估模型时，既要检验其数学预测精度，也需验证它是否重现了神经系统的核心动力学特性，且具备生物学可解释性，从而为模拟大脑功能及其应用场景提供可靠理论依据。由于真实神经系统的复杂性和高维动态特性，模型评估不仅是一个技术性问题，更是连接神经科学理论与实际应用的重要环节。

18.4.1　数学计算方法

在时域上比较生成信号与目标信号的相似性是最直观的评估方法。常见的方法是通过均方误差等指标计算生成信号与目标信号之间的逐点差异。这类指标直接衡量了模型是否能生成与目标一致的时间序列，因此在机器学习领域得到了广泛使用。然而，大脑作为一个高维复杂系统，对初始条件和噪声的微小扰动极为敏感。即便模型成功捕捉了大脑动力学的整体规律，这些微小的扰动也可能导致时间序列误差的快速累积。相反，仅凭较低的 MSE 也不足以证明模型已经真实地学习了大脑的深层动力学特性。这种局限性表明，单一的点对点误差度量难以全面反映模型性能。

为了克服点对点误差的局限，可采用概率分布评估，通过比较生成与目标数据在概率空间的重叠度来衡量相似性。常见度量包括 Kullback-Leibler 散度、Wasserstein 距离和 Hellinger 距离等。这些方法能够捕捉高维数据分布的全局特性，特别是在具有随机性或噪声影响的动力学系统中表现出色。例如，Wasserstein 距离不仅能够量化生成数据和目标数据在位置上的差异，还能揭示它们在形状特征上的相似性，从而为复杂神经系统建模提供了强有力的分析工具。

在神经动力学的长期演化中，系统的拓扑和几何特性（如混沌、吸引子、极限环）是评估模型性能的重要维度。这些特性决定了系统的整体动力学行为和稳定性。例如，最大 Lyapunov 指数（maximal lyapunov exponent，MLE）用于量化系统对初始条件的敏感性，是识别混沌系统的重要工具。研究表明，大脑运行在混沌边缘状态，这种状态平衡了秩序和适应性，使大脑既能实现信号的高效传播，又能适应复杂环境的动态变化。通过比较生成系统与真实系统的 MLE 相似性，可以验证模型是否成功捕捉了大脑的混沌特性。分形维度（fractal dimension）量化动力系统吸引子的几何复杂度与自相似性。鉴于脑动力学常呈现高分形维度，通过比较模型与真实系统的分形维度，可评估其对大脑几何复杂性的再现程度。

18.4.2　神经科学指标

从神经科学的角度来看，生成信号的时间波形相似性是验证模型对神经数据拟合程度的基础指标。除了时域一致性外，还可通过比较生成信号与真实大脑的空间激活分布来评估模型的功能再现能力。通过比较生成系统和真实大脑在特定脑区或全脑范围内的空间激活分布，可以验证模型是否成功重现了大脑功能活动的协作模式。这对于研究特定功能的脑区活动以及全脑网络的复杂协同尤为关键。

神经系统的动态特性常通过频谱分析和功能连接进行评估。频谱分析从神经元放电模式到 EEG 频段的振荡，全面量化了系统的节律特性。这一方法能够揭示与认知功能相关的神经振荡规律，并为探索生成系统的潜在神经状态提供了强有力的工具。功能连接则进一步评估了不同脑区间的协作关系，既包括静态维度的功能连接矩阵，也涉及动态功能连接的时间变化模式。研究表明，不同频率振荡对应的功能连接模式可能支持不同的认知过程，因此，通过对特定频带功能连接的分析，可以验证模型是否成功捕捉了大脑复杂的时空行为。

除了数据特性上的评估，模型的实际任务表现是其有效性的最终检验。例如，在癫痫定位中，通过生成系统推断的癫痫致病区与临床切除脑区的重叠程度，可以验证模型的精确性。在行为预测任务中，通过神经数据解码生成的行为轨迹并与实际轨迹进行对比，可以检验模型在功能层面的可靠性。这些任务驱动的验证方法为数字孪生脑的实际应用提供了有力的支撑。

全面的模型评估需要结合数学和神经科学的多重方法，以实现从几何特性到功能性的多维验证。一方面，数学方法（如时间序列误差、概率度量和拓扑不变量）能深入分析生成系统的动力学结构，揭示其在几何特性上的表现；另一方面，神经科学评估指标（如频谱特性、功能连接和任务表现）则直接将模型的表现与生理学现象对比，从而验证其是否符合大脑的实际动力学规律。通过整合这些评估方法，可以为数字孪生脑的研究和应用提供坚实的理论和实践基础。

18.5　数字孪生脑的应用

数字孪生脑作为神经科学与计算技术融合的里程碑，通过多尺度建模、个性化仿真和生物启发设计，正在重塑人类对脑认知、疾病干预和智能开发的范式。其核心突破在于建立从神经环路到全脑网络的多层次动态映射，将神经系统的复杂特性转化为可计算、可预测的数字化镜像。在理解大脑奥秘层面，通过整合不同尺度神经动力学、神经电生理信号与脑区间功能协同，揭示了神经系统从微观到宏观的动态耦合机制；在治疗大脑疾病领域，基于个体化数据的虚拟孪生模型为癫痫、阿尔茨海默病等神经疾病的机制解析和精准干预提供了动态实验平台；在引导类脑智能方面，对大脑多尺度计算范式的逆向解析，为开发具有生物合理性的高效神经网络架构与学习算法开辟了新路径。这一应用体系不仅推动了脑科学研究的范式革新，也在临床医学与人工智能领域催生了多项革命性技术突破。

18.5.1　理解大脑奥秘

数字孪生脑作为一种强大的研究工具，在解析神经系统复杂动力学和多尺度特性方面展现了独特的优势和广阔的应用前景。通过对大脑活动的精准建模与重建，数字孪生脑使研究者能更深入地理解大脑的基本工作机制、全局动态特性以及功能协作模式。这种多尺度分析方法不仅加深了对大脑奥秘的认知，还为解决神经科学中的核心问题提供了全新的研究范式。

数字孪生脑在揭示大脑的动力学机制上具有重要意义。大脑的活动是高度非线性和复杂的，其核心特性包括神经振荡、网络协作、混沌边缘行为等动力学现象。通过对这些特性的模拟和分析，数字孪生脑能帮助研究者探索神经系统的动态规律。例如，研究表明，大脑可能运行在混沌边缘状态，这种状态既能提供足够的稳定性以维持信号的精确传递，又能保持灵活性以应对环境变化和复杂任务需求。数字孪生脑通过计算和验证诸如最大 Lyapunov 指数和分形维度等指标，能进一步分析大脑的动态特性及其功能意义。此外，大脑中多种频段的神经振荡（如 α 波、β 波和 γ 波）与不同的认知功能密切相关。数字孪生脑能通过频谱分析和信号建模，揭示这些振荡如何与认知任务、记忆编码和感知过程相互作用，为理解大脑的动态活动提供了定量化的框架。

数字孪生脑还能在全脑网络的结构与功能分析中发挥关键作用。大脑的功能依赖于不同脑区之间的协作，而这种协作通常通过复杂的结构连接和功能连接实现。数字孪生脑能结合解剖数据（如通过 DTI 获取的白质连接信息）和功能数据（如 fMRI 的时空模式），重建全脑网络的动态特性。这种整合方法使研究者能探索大脑在任务执行和静息状态下的功能网络如何重组，并揭示网络拓扑特性如何影响大脑的整体功能。例如帮助识别网络中的关键节点和边缘（如"枢纽脑区"），以及这些节点如何在认知任务中支持不同脑区之间的信息流动 [292]。这种方法不仅能深入解析大脑的分布式功能整合与分离机制，还为理解神经网络的鲁棒性和高效性提供了理论支持。

从更广的视角来看，数字孪生脑还能帮助解析大脑的全局动态特性，特别是在多任务与多状态下的表现。通过全脑动态同步分析，研究者可以探索大脑在特定任务（如决策、运动控制或感知任务）中如何实现全脑的功能协调。此外，数字孪生脑能帮助研究大脑在不同意识状态（如清醒、睡眠、麻醉）之间的动态转换机制，并分析这些状态变化对全脑网络功能的影响。例如，在睡眠研究中，数字孪生脑可以重建慢波活动和快波活动的交替模式，进一步揭示睡眠如何在全脑范围内促进记忆的巩固和信息清理。

数字孪生脑作为一种先进的分析工具，为研究大脑的系统性质提供了前所未有的可能性。通过模拟大脑的动力学行为、网络协作和功能模式，数字孪生脑不仅深化了对大脑奥秘的理解，也为神经科学研究开辟了新的方向。未来，随着建模精度的提升和数据采集技术的进步，数字孪生脑将在大脑研究的核心领域中发挥更重要的作用，为人类进一步解开大脑这一复杂系统的奥秘提供有力支持。

18.5.2 治疗大脑疾病

数字孪生脑作为一种虚拟仿真平台，在大脑疾病的诊断与治疗中展现出强大的潜力。通过结合个体化神经数据、动力学建模和实时模拟，数字孪生脑能帮助研究者和临床医生深入解析疾病的机制，优化治疗策略，并为患者提供个性化的干预方案。这一创新工具为神经疾病的研究与治疗开辟了全新的路径。

许多神经疾病（如癫痫、阿尔茨海默病、帕金森病）涉及复杂的神经网络异常和动力学失调。数字孪生脑能利用患者的个性化数据（如 EEG、fMRI 和 DTI），构建出反映患者独特病理特征的虚拟脑模型，从而深入探讨疾病的起因和发展机制。一个成功的应用案例是"虚拟癫痫患者"（virtual epileptic patient，VEP）平台的开发。VEP 提供了基于个体化全脑模拟的手术规划工具，用于预测神经外科干预的潜在结果。例如，在癫痫手术中，VEP 平台能模拟致癫脑区的切除对整个神经网络动力学的影响，从而辅助临床医生确定最佳切除范围并最大程度减少对周围功能脑区的损伤。这种个性化的虚拟仿真技术已在癫痫手术规划中得到有效验证 [293]。在阿尔茨海默病研究中，数字孪生脑能模拟神经退行性变化对功能连接的影响。通过追踪脑网络中关键区域的功能衰退，可以揭示疾病的早期信号，例如海马和皮层间的功能连接异常。这种个体化的动力学建模为理解疾病的演变过程以及识别早期干预窗口提供了重要支持（图 18.5）。

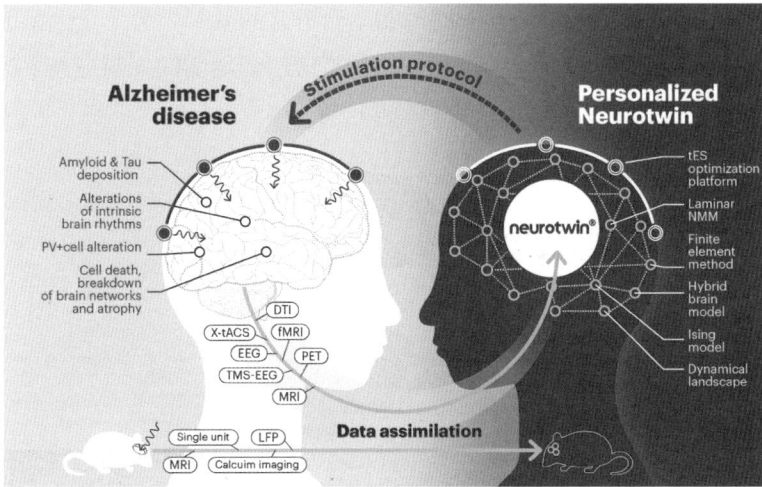

图 18.5 数字孪生脑用于指导阿尔茨海默病治疗

数字孪生脑的另一个重要应用在于治疗方案的优化与验证。传统的治疗方法（如药物、手术或脑刺激）往往需要通过试验和调整来寻找最优方案，而这一过程可能耗时且具有较高的风险。数字孪生脑作为虚拟仿真平台，可以在虚拟环境中测试和优化治疗方案，从而减少不必要的临床试验并提高治疗效率。在癫痫治疗中，切除致癫脑区（epileptogenic zone）是常见的手术策略。然而，由于癫痫网络的复杂性，确定手术切除的具体区域始终是临床上的难点。通过将患者的功能神经活动数据（如 EEG、fMRI）和解剖学数据（如 DTI）整合到数字孪生脑模型中，VEP 能模拟不同干预措施的动态影响（图 18.6）。研究显示，该平台可以精准预测癫痫发作的传播路径和切除后的功能恢复情况，从而帮助医生制订更具针对性的治疗方案。这种个性化仿真不仅提升了治疗效果，也显著降低了传统试验性治疗的风险[293]。在帕金森病中，深部脑刺激（deep brain stimulation，DBS）是一种重要的治疗方法，但刺激参数的选择和优化通常依赖于临床经验。数字孪生脑通过构建个性化的神经动力学模型，可以模拟不同刺激参数对神经网络的影响，预测最佳刺激强度、频率和位置。这一过程大幅提高了治疗的精准性，同时减少了患者对治疗调整过程的依赖。

数字孪生脑还为神经疾病的药物研发提供了强有力的支持。传统药物研发周期长、成本高且失败率高，而数字孪生脑能作为虚拟测试平台，在药物正式应用于临床之前，快速评估其可能的效果和副作用。通过将药物的作用机制与数字孪生脑的动力学模型相结合，研究者可以模拟药物对神经网络活动的影响。例如，在治疗阿尔茨海默病的药物研究中，数字孪生脑可以模拟药物对神经元突触连接的调节作用，以及对功能连接的恢复效果。这种模拟能帮助研究者预测药物是否能改善患者的记忆和认知功能，并评估其对全脑网络的潜在影响。进一步，数字孪生脑还可以用于个性化药物的设计与调整。通过模拟不同剂量、时间和给药方式的效果，数字孪生脑能为患者量身定制最优的药物治疗方案。这种基于个体化模型的药物测试大幅提高了治疗的有效性和安全性。

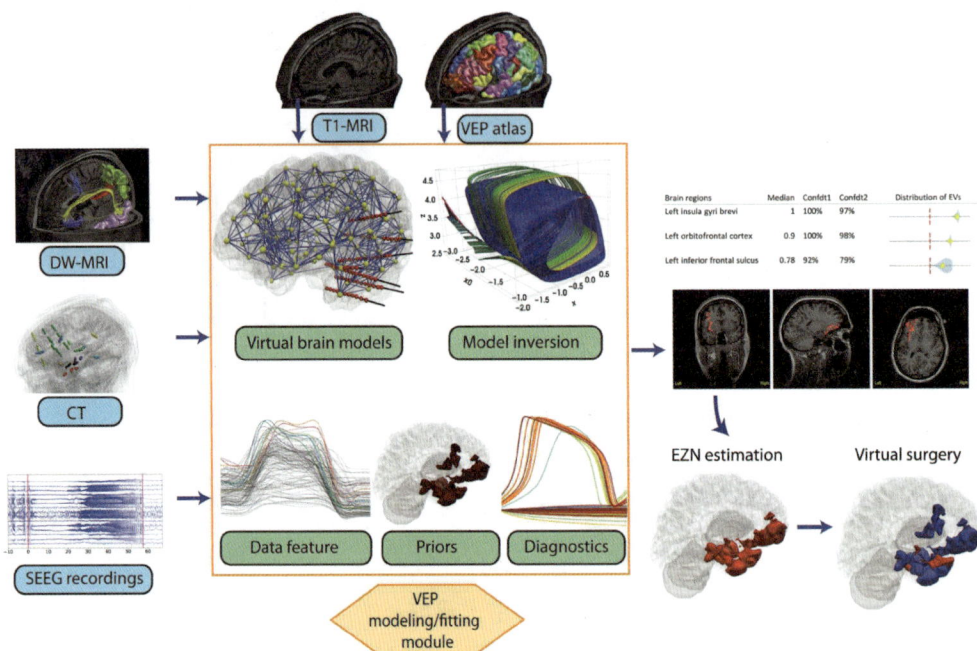

图 18.6　VEP 实现流程

数字孪生脑可克服体内实验局限，为反事实假设验证提供新途径。研究者可在模型中精准调整输入和动力学参数，模拟例如"丘脑驱动"与"内感驱动"两种静息态方案，并比较其与实测脑活动的一致性[294]。该研究表明，内感驱动模拟较丘脑驱动模拟更贴近生物信号，既验证了相应理论假设，也彰显了虚拟仿真的可靠性。

作为虚拟仿真平台，数字孪生脑为神经疾病的治疗提供了全新的研究与应用模式。通过模拟疾病机制、优化治疗策略、支持药物研发和探索干预方案，数字孪生脑能为神经科学和临床医学带来深远影响。未来，随着神经数据采集技术和计算能力的持续提升，数字孪生脑在个性化医疗、脑疾病诊断和治疗中的潜力将得到更广泛的应用和开发。这不仅有助于提升患者的治疗效果，还将推动神经科学向更加精准化和综合化的方向迈进。

18.5.3　引导类脑智能

数字孪生脑不仅在神经科学研究和临床应用中展现了强大的潜力，还为类脑智能（brain-inspired intelligence）的发展提供了全新的方向和方法。类脑智能旨在模仿和再现大脑的结构、功能与动态特性，以开发更加灵活、高效和智能的人工系统。通过对大脑的深度解析与动态模拟，数字孪生脑能为类脑智能提供科学依据与技术支持，为人工智能的设计与实现注入更多的生物学灵感。

提供类脑智能的理论基础

类脑智能的一个重要目标是从神经系统的工作机制中获取灵感，以改进现有的人工智能系统。然而，大脑作为一个复杂的动力学系统，其运行机制仍存在许多未知。数字孪生脑通过模拟神经元群体的活动、网络的动态交互和全脑的协同行为，为揭示大脑如何实现高效的信息处理、记忆存储和决策控制提供了理论依据。例如，通过对大脑神经振荡的研究，数字孪生脑能揭示特定频段的神经振荡（如 α 波和 γ 波）如何支持信息整合与传递。这种动态协同特性为类脑神经网络的设计提供了灵感，即如何通过多层次的动态调控实现更复杂的信息处理能力。此外，数字孪生脑还能模拟大脑如何在混沌边缘运行，这种动态平衡状态能优化大脑的稳定性与适应性，从而为类脑系统提供更鲁棒和灵活的控制策略。

优化类脑智能的网络架构

当前的人工智能技术（如深度学习和强化学习）在许多任务上已经取得了显著成就，但其在可解释性、适应性和能耗效率等方面仍远逊于人脑。数字孪生脑通过重建神经网络的结构与功能，为类脑智能的网络架构优化提供了重要参考。大脑中复杂的网络拓扑结构（如小世界网络和模块化结构）被认为是高效信息处理的重要基础。数字孪生脑可以通过模拟不同拓扑结构的功能优势，验证这些结构如何影响信息流动和功能分区。这些研究为类脑智能提供了基于生物学先验的网络设计灵感，例如在深度神经网络中引入模块化结构或动态可调的连接权重，以实现更加高效的功能分离与整合。此外，大脑的稀疏性激活模式和异质性连接特性也为类脑智能提供了优化方向。例如，通过对数字孪生脑中突触稀疏性的分析，可以指导如何在人工神经网络中实现稀疏连接，从而降低计算复杂度和能耗，同时提高网络的适应性和泛化能力。

推动神经形态计算的发展

神经形态计算（neuromorphic computing）是类脑智能的重要分支，旨在通过硬件模拟神经系统的计算方式，开发出具有低功耗、高并行性和自适应能力的人工智能系统。数字孪生脑在神经形态计算的发展中具有重要作用，其通过模拟真实神经元和突触的动力学特性，为设计更接近生物系统的计算架构提供了科学指导。例如，数字孪生脑能模拟脉冲神经元的时间依赖性行为，以及基于尖峰时间依赖性可塑性的学习规则。这些生物学机制已经被证明能在神经形态芯片中实现高效的时间序列处理能力和自适应学习能力。此外，数字孪生脑可以帮助研究者分析神经元群体如何通过时间同步和网络重组实现复杂计算任务，这些特性为神经形态硬件的开发提供了核心思路。

探索类脑系统的能量优化策略

人脑以极低的能量消耗完成了复杂的计算任务，这是目前人工智能系统难以企及的。数字孪生脑能帮助研究者解析大脑中高效能量使用的机制，例如通过稀疏激活模式和动态资源分配优化计算效率，这为开发能效更高的类脑智能系统提供了理论支持。数字孪生脑可以模拟大脑如何通过局部突触学习规则和全局代谢调控实现能量优化。这不仅可以为神经形态芯片的设计提供优化策略，还可以指导如何在人工神经网络中引入类似的能量限制机制，从而减少计算资源的消耗。

通过深入解析大脑的动力学特性、网络架构和功能机制，数字孪生脑为类脑智能的发展提供了强大的支持。它能揭示大脑的工作原理，为类脑智能系统的设计提供生物学灵感；优化网络结构和计算方式，为类脑系统的能效提升和功能优化提供技术路径；支持神经形态计算的硬件开发；推动新型类脑算法的创新。在未来，随着数字孪生脑建模精度的提升和神经科学与人工智能的进一步融合，数字孪生脑将成为类脑智能发展的核心驱动力之一，为构建更加智能、高效和灵活的人工系统奠定坚实基础。

18.6　数字孪生脑的未来挑战

数字孪生脑作为神经科学、计算建模与临床应用的交叉领域，其落地面临多重挑战：①要突破从微观神经元到宏观脑网络的多尺度动力学整合，既要兼顾毫秒级的离子通道动力学，又要模拟秒级的全脑协同活动；②要在满足个体化精度的同时做到对群体样本的泛化适用；③需构建覆盖数据采集、存储与分析全流程的隐私保护和伦理框架，确保技术可靠合规。这些挑战相互交织，其破解不仅要求神经科学认知的深化和计算方法的创新，也需多学科协同构建可持续的社会责任生态。

18.6.1　多尺度建模的复杂性与精度

多尺度建模是数字孪生脑构建中最具挑战性的任务之一，因为大脑的活动涉及从单个神经元到全脑网络的多个时空尺度，每个尺度都呈现出独特的复杂性和动力学特性。如何在这些尺度之间建立一致性和有效的整合关系，不仅决定了模型的精度，也直接影响其对神经活动的再现能力和实际应用的可行性。

①大脑在毫秒级的神经元动力学与秒级的全脑功能协同之间存在巨大时空差异，但现有模型往往只在某一尺度上优化——微观模型虽能精确捕捉细胞特性却难以扩展到全脑网络，宏观模型虽高效模拟整体协同却忽视细胞细节，难以实现跨尺度的全面再现。②多模态数据（EEG、fMRI、DTI等）因时空分辨率不匹配而难以全面描绘大脑动态；构建多尺度模型需要融合功能与结构信息，目前在数据一致性、噪声抑

制与精度校准方面尚存不足，亟须发展更鲁棒的跨模态表征框架。③计算量随精度提升呈指数增长，尤其在试图同时模拟单神经元精细动力学与数百万级全脑网络时，现有硬件和算法难以支撑，因此多尺度建模必须在精度与效率之间权衡——尽管降维和稀疏矩阵等技术可部分缓解计算负担，但要实现更大规模的神经网络仿真仍需进一步优化。④多尺度建模还需要解决模型一致性和验证问题。确保不同尺度模型之间在动力学表现上的连贯映射，需要依靠严格的数学验证与生物学实验校准，但由于实验数据有限和技术条件受限，模型一致性和结果验证仍是重大挑战。

多尺度建模的复杂性与精度问题贯穿了数字孪生脑的构建过程，其核心在于如何在不同尺度之间建立一致且高效的建模框架，同时在数据整合、计算资源和模型验证中实现突破。未来，这一领域的进展将依赖于神经科学实验技术的提升、多模态数据处理算法的优化以及高性能计算硬件的支持，最终为构建更加全面和精确的数字孪生脑奠定基础。

18.6.2　个性化与泛化的平衡

个性化与泛化的平衡是数字孪生脑研究中的核心挑战之一。数字孪生脑的核心目标在于实现对个体化神经活动的精准建模，从而支持个性化医疗和精确的临床干预。然而，为了在不同个体和任务场景中广泛应用，模型还必须具备足够的泛化能力，即在跨个体和多样化数据集上维持一致的性能。这种个性化与泛化之间的权衡直接决定了数字孪生脑的适用范围和临床价值。

个性化建模的最大优势在于其能根据个体的神经数据（如 EEG、fMRI、DTI）构建出高度专属的虚拟脑模型。通过模拟特定个体的大脑动力学，研究者和临床医生可以深入分析患者的神经活动模式，揭示病理机制，并设计定制化的治疗方案。例如，在癫痫手术中，个性化建模可以精确预测特定脑区切除的影响，并优化手术规划。然而，个性化建模也面临一些显著的挑战。首先，高质量的个体数据往往难以获得，尤其是在多模态数据需要同时采集的情况下。此外，由于个体间神经解剖学和功能连接的显著差异，单一的模型框架可能无法适配所有个体的特性，导致建模精度下降。因此，在数据有限和个体特性多样的情况下，如何平衡个性化需求和模型的鲁棒性成为研究的难点。

泛化能力是数字孪生脑实现广泛应用的关键。尽管个性化模型能针对单个个体表现出卓越的精度，但如果模型无法在不同个体或场景中保持一致的性能，其实际应用价值将大打折扣。例如，针对罕见疾病或数据有限的患者，模型的泛化能力尤为重要，因为此时模型需要依赖群体数据的共性来推断个体的神经活动。然而，泛化能力的提升往往以牺牲个体特异性为代价，即模型可能无法充分捕捉个体化特征。此外，模型在新数据或未见场景中的表现是否可靠，也直接影响其在临床和研究中的适用性。

为解决这一问题，数据驱动与模型驱动方法的结合成为当前研究的重点。数据驱动方法（如深度学习）在处理复杂非线性数据方面具有优势，能提取个体神经活动中的特异性模式；而模型驱动方法则通过引入生物物理约束和神经科学的先验知识，为泛化能力提供支持。例如，在个性化建模中，可以基于全脑解剖连接构建一个通用的白盒模型框架，然后利用患者的功能性数据（如 fMRI 连接矩阵）调整模型参数，使其适配个体特性。而在提升泛化能力方面，通过迁移学习和分布外检测（out-of-distribution，OOD）技术，可以使模型在面对新患者或新任务时快速适应，并对可能的预测风险发出预警。这种方法不仅增强了模型的鲁棒性，也提高了其在临床应用中的可靠性。

此外，个性化与泛化的平衡还需要通过不确定性量化技术进行进一步优化。不确定性量化能够评估模型对预测结果的信心，帮助研究者识别高风险的输出。例如，在预测癫痫切除手术效果时，如果模型对某些脑区的预测存在较高不确定性，医生可以在制订治疗方案时更加谨慎。这种方法为个性化医疗提供了更高的安全性保障，也为模型的临床验证提供了重要依据。

未来的研究需要进一步提升数字孪生脑在个性化与泛化之间的平衡能力。例如，通过开发多模态数据融合技术，可以在个体层面利用更多元的神经信息，从而增强模型对个体特性的捕捉能力。同时，基于物理和数据的混合建模方法（如灰盒模型）能在生物物理约束和数据拟合之间实现更好的平衡。此外，联邦学习和隐私保护技术的引入将促进跨中心数据的共享和建模，为泛化能力的提升提供更广泛的数据支持。

18.6.3　隐私、安全与伦理问题

随着数字孪生脑技术的快速发展，其在神经科学研究和临床实践中的广泛应用也引发了隐私、安全和伦理方面的深刻挑战。数字孪生脑依赖于个体化的神经数据进行建模和应用，而这些数据的高度敏感性和个人化特性使得隐私泄露、数据滥用以及技术的伦理合法性成为不可忽视的问题。在推动技术进步的同时，如何建立健全的技术保障和伦理框架，是数字孪生脑进一步发展的关键。

神经数据不仅包含个体的生物特征，还可能反映其行为模式、情感状态甚至认知能力。一旦这些数据被泄露或滥用，可能对个体的隐私权和人格尊严造成严重威胁。因此，数字孪生脑的构建与应用必须在数据隐私保护方面采取严格措施。当前，一些技术已经被用于减少隐私风险。例如，差分隐私技术通过向数据中引入随机噪声，在保证模型训练有效性的同时有效保护个体数据；联邦学习技术则允许数据在本地设备上进行处理，而不需要上传到中央服务器，从而减少数据暴露的风险。然而，这些技

术在处理复杂的神经数据时，仍需进一步优化以提高其应用的可靠性和计算效率。此外，数据存储和共享机制的规范化也非常重要。例如，可以通过基于区块链的分布式存储系统记录所有数据访问和共享行为，从而提高数据透明性和安全性。

同时，数字孪生脑作为一项与人类大脑密切相关的技术，其广泛应用可能引发伦理和社会争议。可接受性是数字孪生脑的一个重要问题。由于该技术需要大规模采集个体的神经数据，公众可能对数据的用途和保护产生担忧，这需要通过加强伦理规范和政策监管来解决。建立清晰的数据采集和使用协议，确保数据的透明性与可追溯性，是消除公众疑虑的重要步骤。而技术滥用的潜在风险则引发了更深层次的伦理思考。数字孪生脑可以用于改善医疗，但也可能被滥用于预测个体行为或进行不当操控。这些潜在滥用场景需要通过制定明确的技术使用边界和法律法规来防范。

面对隐私与伦理的挑战，未来数字孪生脑的发展不仅需要研究人员和工程师开发更加安全和高效的技术，还需要医疗机构、政府和公众的广泛参与，共同构建对技术的信任和理解。此外，加强公众教育和科普也是应对伦理争议的重要手段。通过提高公众对数字孪生脑的理解，可以减少对技术的误解和不信任，增强社会对其应用的接受度。

隐私、安全与伦理问题是数字孪生脑发展的重要挑战，它不仅关系到技术本身的可行性和可靠性，也关乎社会对其的接受度和信任度。通过技术手段、政策支持和伦理约束相结合的方式，可以有效应对这些挑战，为数字孪生脑的可持续发展提供保障。在未来，只有在确保技术安全和公平的前提下，数字孪生脑才能真正实现其在科学研究、临床应用和社会进步中的巨大潜力。

第 19 章　基于模型的神经调控

19.1　引言

神经调控（neuromodulation）是指通过物理、化学或生物手段，对神经系统进行干预，以调节其功能、改善其状态或治疗相关疾病的技术。其核心目标是通过精确的干预手段，改变神经活动的模式，从而实现对神经系统功能的优化。神经调控的应用范围广泛，包括但不限于：治疗神经疾病（如帕金森病、癫痫、抑郁症、慢性疼痛等），增强认知功能（如改善记忆、注意力、学习能力等），康复医学（如运动功能恢复、语言康复等），脑机接口（通过调控神经信号，实现人机交互）。

神经调控技术的实现方式多样，包括电刺激（如经颅电刺激、经颅磁刺激、深部脑刺激）、光遗传学、药物递送等。近年来，神经调控技术的快速发展，不仅依赖于硬件技术的进步，也依赖于理论建模与数据驱动方法的深度融合。基于动力学模型驱动的神经调控技术应运而生，通过数学建模和模拟计算对神经系统的动态行为进行深入分析，推动了神经调控技术从经验驱动到模型驱动的跨越。这些技术的核心在于对神经系统的精确干预，而基于模型的方法则为这种干预提供了科学依据和优化路径。

在本章中，我们介绍常见的神经调控技术，并重点介绍经颅电刺激技术的前向建模及逆向优化个性化刺激策略，基于动力学模型的神经调控方法及基于行为奖励的神经调控方法。

19.2 神经调控技术

在神经调控技术中，经颅刺激技术（包括经颅磁刺激和经颅电刺激）、深部脑刺激（deep brain stimulation，DBS）以及迷走神经刺激（vagus nerve stimulation，VNS）是应用最为广泛的方法，它们在治疗神经疾病和调节神经功能中各自发挥着独特而重要的作用。

经颅刺激技术是一类通过非侵入性方式调节大脑活动的神经调控方法，主要包括经颅磁刺激（transcranial magnetic stimulation，TMS）和经颅电刺激（transcranial electrical stimulation，tES）。这两种技术因其无创性和相对安全性，在神经科学研究和临床应用中得到了广泛关注。TMS 利用快速变化的磁场在脑内产生感应电流，从而刺激大脑皮质神经元。TMS 的核心优势在于其高时空分辨率，能够精准地靶向特定脑区，调节神经活动。在临床中，TMS 主要用于治疗抑郁症、焦虑症、慢性疼痛以及神经康复等领域，同时也在神经科学研究中用于探索大脑功能定位和神经环路机制。尽管 TMS 具有非侵入性和副作用较少的优点，但其刺激深度有限，效果因个体差异较大，且设备成本较高，限制了其广泛应用。tES 则通过施加微弱电流直接改变神经元膜电位，调节大脑兴奋性。tES 包括多种形式，如经颅直流电刺激（transcranial direct current stimulation，tDCS）和经颅交流电刺激（transcranial alternating current stimulation，tACS）。其中，tDCS 是最常用的形式，通过阳极和阴极电极施加直流电，分别增强或抑制目标脑区的神经活动。tES 在神经康复、认知增强以及情绪调节等领域展现出潜力，其设备简单、成本低且易于操作，但效果相对较弱，通常需要多次治疗才能显现。此外，tES 的刺激精度较低，难以实现高度靶向性的调控。tES 还包括经颅随机噪声刺激（transcranial random noise stimulation，tRNS）以及近期发展的时间干扰刺激（transcranial temporal interference stimulation，tTIS）。每种模式具有不同的作用机制和潜在应用，支持多样化的实验设计和治疗干预。tES 的有效性受到多个因素的影响，包括电场的强度和方向、信号频率以及受试者的状态（表 19.1）。

DBS 是一种通过植入电极向大脑深部特定区域施加高频电刺激的技术。它主要用于治疗帕金森病、特发性震颤、肌张力障碍等运动障碍疾病，近年来也逐渐应用于抑郁症、强迫症等精神疾病的治疗。DBS 的核心优势在于其可逆性和参数可调性，医生可以根据患者的具体情况调整刺激参数，以达到最佳治疗效果。然而，DBS 也面临一些挑战，例如手术风险较高、设备昂贵以及需要长期维护。尽管如此，DBS 在改善患者生活质量方面表现出显著效果，成为神经调控领域的重要技术之一。

VNS 是一种通过电刺激迷走神经来调节大脑活动的技术。迷走神经是连接大脑与多个器官的重要神经，其刺激可以影响大脑的神经递质释放和神经环路活动。VNS

表 19.1　常用的无创经颅电刺激调制技术

名称	原理	机制
经颅直流电刺激（tDCS）	通过在头皮上放置的电极施加恒定的低强度直流电（通常在 1 ~ 2 mA 范围内），以调节大脑皮质的兴奋性。电流从阳极流向阴极，通过大脑组织时会改变神经元的膜电位	通过去极化或者超极化来改变大脑活动
经颅交流电刺激（tACS）	通过在头皮上的电极施加交变电流，其频率通常在 0.1 Hz 到上百赫兹之间。不同频率的交流电流可以与大脑中的自然神经振荡相互作用，调节大脑的节律活动	可以通过与大脑内的神经振荡同步或去同步，调节神经元的节律性活动。根据所施加的频率，可以增强或抑制特定频率范围内的大脑波动
经颅随机噪声刺激（tRNS）	通过在头皮上的电极施加随机噪声电流，这种电流的频率和幅度都是随机的，通常涵盖从 0.1 Hz 到数百赫兹的频率范围	其随机性可能防止大脑对持续刺激的适应，使其能更广泛地调节神经元的活动。这种模式可以通过增加神经活动的随机性和神经网络的可塑性来影响大脑功能
时间干扰刺激（tTIS）	通过在头皮上放置两对或更多的电极，施加两个或多个高频电流（通常在 1 kHz 以上），这些电流在头部内部相互干扰，形成一个低频调制的电场。这种低频成分可以穿透更深的脑组织而不会在表层组织产生显著的刺激	能通过时间干扰的方式聚焦深部脑结构，且不显著影响表层脑组织的电活动，这使其有可能成为一种非侵入性刺激深部脑区域的有效方法

主要用于治疗难治性癫痫和抑郁症，近年来也在探索其在炎症性疾病和代谢紊乱中的应用。VNS 的优势在于其无须直接干预大脑，降低了手术风险，但其效果通常需要较长时间才能显现，且设备植入和长期管理也带来一定挑战。

　　总体而言，经颅刺激技术、深部脑刺激和迷走神经刺激各自在神经调控领域占据重要地位。这些技术通过不同的机制和方式调节神经系统功能，为神经疾病的治疗和神经功能的增强提供了多样化的解决方案。随着技术的不断进步和研究的深入，这些方法有望在未来实现更精准、安全和个性化的应用，为患者带来更大的临床获益。

19.3　经颅电刺激前向建模及逆向优化调控策略

　　经颅电刺激前向建模（也称为头部体积传导建模）已成为模拟 tES 过程中脑内电流密度和空间分布的不可或缺工具，同时帮助定量阐明 tES 的基本机制。头模型的构建需要通过组织分割从头部解剖结构中提取信息。包括 MNI152 和 ICBM152 在内的各种头部解剖模板已被用于构建头模型。然而，由于个体间在神经解剖、组织结构等方面的差异，即使采用相同的 tES 配置，不同个体的电场分布仍然存在差异。因此，基于个体 MRI 数据而非通用模板的前向建模尤为重要。技术进步已经使得可以在数小时内通过神经影像快速构建个体化的前向模型。

tES 技术的发展带来了更多的候选通道和更灵活的刺激参数。这种复杂性使得无论是通过经验还是借助前向模型，寻找最佳电极布置都变得更加具有挑战性。反向优化通过结合个性化头模型和优化算法，能够为特定的刺激目标找到最佳的 tES 配置，例如最大化刺激效果、精确瞄准特定脑区，并通过避开功能区来最小化副作用。多种优化算法如穷尽搜索、二次规划、梯度下降和遗传算法已被用于寻找最佳电刺激策略。tES 反向优化涉及多个关键考虑因素如目标函数的选择、安全约束和硬件限制以确保优化过程的有效性和效率。此外，反向优化还可以与多模态信息相结合，优化刺激策略，例如通过大脑网络进行动态刺激。在反向模型的帮助下，可以增强目标区域内的电场强度，同时减少目标区域外的电场影响。

19.3.1 个性化 tES 的前向建模

处理流程

为了模拟 tES 在脑内的电场分布情况，需要使用计算模型进行预测，该计算模型被称作前向建模，也称为体积传导建模。最初的研究中使用了球形头模型，该模型由三个同心球体组成，分别代表头皮、颅骨和大脑，用于评估不同的电极布置在球体内的电极分布结果。该模型并证明了计算出的电场值与实测数据之间的一致性，但因为将头简化为球形，存在较大误差。随后，为了提高精度，研究开始将来自 MRI 的真实解剖数据整合到体积导体模型中。真实的前向建模组件包括组织分割、网格生成和模拟过程（图 19.1）。

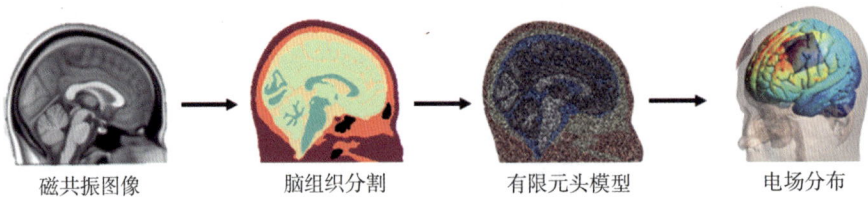

磁共振图像　　　脑组织分割　　　有限元头模型　　　电场分布

图 19.1　个性化 tES 的前向建模

有限元建模的第一步是进行精确的组织分割。这一过程涉及从医学影像数据（如 MRI 或 CT 扫描）中提取头部的解剖结构，以获得个体化的模型。主要的分割目标包括头皮、颅骨、脑脊液（cerebrospinal fluid，CSF）、灰质（grey matter，GM）和白质（white matter，WM）。这些组织在电导率和电阻特性上各不相同，因此精确的分割对于后续的电场模拟至关重要。分割过程通常使用自动化的软件工具，如 SPM、

FSL 或 FreeSurfer，以提高精度并减少人为误差。在组织分割完成后，下一步是将电极的位置与个体大脑组织进行空间对齐。这一步对于确保 tES 电流的准确传导路径至关重要。电极的配准方法通常基于 EEG 技术中使用的标准方法，利用预定义的头部参考点（如鼻尖、耳垂等）来定位电极。通过这种方法，电极的位置可以与个体的解剖结构精确对齐，从而确保在模拟中电流路径的真实性。网格生成是将分割后的头部组织转换为有限元模型的关键步骤。在这一阶段，分割后的头部组织被离散化为一个由节点（点）和单元（如四面体或六面体）组成的网格。网格生成的保真度和分辨率直接影响到电场模拟的准确性和计算效率。高保真的网格能够更准确地表示复杂的头部几何形状，尤其是在颅骨、皮层和脑脊液之间的过渡区域。网格生成通常使用有限元方法（finite element method，FEM）进行，FEM 将头部的连续域分割为许多小的离散单元，每个单元内的物理场（如电场）被假设为线性或高阶可解。在生成网格时，算法会考虑不同组织的电导率差异，以确保模拟结果的物理准确性。常用的网格生成工具如 TetGen 或 Gmsh，能够处理复杂的几何形状并生成高质量的网格。一旦网格生成完成，下一步是进行电场模拟。使用 FEM，研究人员可以解拉普拉斯方程（Laplace's equation），即：

$$\nabla \cdot (\sigma \nabla V) = 0 \tag{19.1}$$

其中，σ 是电导率，V 是电位。这一方程的解提供了整个头部模型中电位的分布情况。通过求解这一方程，可以获得在特定电极配置和电流强度下的大脑内部电场分布。在模拟过程中，还需要设置边界条件，这通常包括在电极位置施加已知电流密度，或在头部外边界设定零电位。这些条件确保解的唯一性和物理合理性。电场模拟完成后，结果通常以电场强度、方向和分布的形式呈现。这些结果可以帮助研究人员理解不同刺激条件下大脑内部的电场分布，从而优化电极的放置位置和电流强度。通过对模拟结果的分析，可以识别出最有效的刺激区域，并在实验中应用。

此外，结合反向优化技术，研究人员可以基于个体化模型，进一步调整电极配置和电流强度，以最大化目标区域的电场强度，减少非目标区域的电场效应，从而提高 tES 的治疗效果和安全性。最后，FEM 建模通常需要多次迭代，以优化模型并验证其准确性。通过与实际测量数据的对比（如 EEG 或磁共振成像数据），可以验证模拟的准确性，并进一步调整模型参数。验证后的模型可以用于预测不同实验条件下的 tES 效果，为临床应用提供科学依据。通过以上步骤，有限元方法为 tES 提供了精确的电场模拟，使得研究人员能更好地理解和优化神经调节过程，最终提升 tES 的治疗效果。

处理工具

许多应用表明，使用高分辨率的真实模型在 tDCS 中能够显著提高空间聚焦效果。因此，许多标准头模型从模板 MRI 中发布，用于研究 tES 的机制并提高其性能。MNI152 头部图像是通过平均 152 个解剖扫描并使用超过 300 个 MRI 数据集得出的，作为一个重要的开源头模板。此外，Huang 等人提出了纽约头模型，一个基于 ICBM152 头模板的 FEM 模型，自此被广泛采用为 tES 模拟的高分辨率标准头模型。但随着算法管道和高性能设备的进步，构建个性化计算模型在进行 tES 之前已经变得普遍。上述类似方法可以适应个性化 MRI 数据，以提高电场估计的准确性。这一需求也推动了基于 MRI 的自动分割建模技术的发展。无须人工干预，从受试者的神经影像数据生成一个真实的网格模型可以在 2 小时内完成。

SimNIBS 是最常用的仿真软件。SimNIBS 2.1 提供了两种不同的方法来进行头部分割和网格生成，分别是 *headreco* 和 *mri2mesh*。其中，*headreco* 以其快速的处理时间而闻名，比 *mri2mesh* 快 5 倍。根据文档，*headreco* 通常在 2 小时内完成操作，而 *mri2mesh* 需要大约 10 小时才能达到相同的结果。需要注意的是，*mri2mesh* 依赖于 FreeSurfer（版本 5.3.0 或更新）和 FSL（版本 5.0.5 或更新），因此不兼容 Windows 操作系统。而 *headreco* 使用 SPM12 生成的体素分割和形态学操作，能够在 Windows、Linux 和 MacOS 平台上无缝运行，使其成为跨平台用户的更通用选择。*headreco* 还可以通过 CAT12 重建 GM 层的中部，以构建个性化的头部模型。两者在将体素分割转换为体积网格的方法上相似。基于 MRI 的头骨重建结果表明，*headreco* 和 *mri2mesh* 在 Dice 分数方面表现相似。然而，*headreco* 在 Hausdorff 距离上表现更好，表明其头骨边界分割更精确。

在 SimNIBS 的较新版本中，CHARM 取代了之前的 *headreco* 和 *mri2mesh*，提高了头部分割的性能。CHARM 是一个强大的工具，能够从磁共振扫描中自动分割出十五种不同的头部组织。CHARM 的显著特点是能够适应输入扫描中的固有变异，直接应用于使用不同扫描仪、序列或设置获取的临床或研究扫描。通过与 *headreco* 和 *ROAST* 的比较，使用 Dice 系数和修改后的 Hausdorff 距离指标，*CHARM* 在涉及 5 种主要头部组织类别的简化分割任务中表现优异。*CHARM* 在所有 15 种组织中表现出令人赞叹的分割准确性，在较大结构中表现出更高的准确性，而在较小结构中则相对较低。即使在较低质量的临床数据集上也表现出强大的分割性能。

之前用于比较的 ROAST 是另一个开源的软件库。ROAST 使用 SPM12 与其他后处理操作相结合进行头部分割。一旦获得头部分割，使用 *Iso2mesh* 生成分割头部的网格表示。*Iso2mesh* 是一个基于 Matlab/Octave 的免费网格生成和处理工具箱，可以从表面、3D 二值和灰度体积图像（如分割的 MRI/CT 扫描）创建四面体网格。将自动方法的结果与手动分割相比，ROAST 在分割 WM、GM 和 CSF 时表现优于使用 CAT12 的 *headreco*，在头骨和空气分割上表现相似，但在准确分割头皮区域方面存在局限性。需要注意的是，*mri2mesh* 在各种组织类型的分割体积差异方面表现不如 *headreco*。

应用

前向建模在模拟大脑内部实际电流传导方面已经被证明非常有效，并在各种研究工作中得到了广泛应用。主流的前向建模应用主要集中在两个方面：目标电场模拟和神经调节机制研究。

在实验前，目标电场模拟常常被用作验证工具，以确保所设计的刺激方案能够有效地瞄准大脑中的特定区域。许多研究通过使用开源的头模型，在实验之前计算电场分布，从而评估刺激是否能够准确地作用于感兴趣的脑区。例如，Dondé 等人使用 ROAST v3.0 软件模拟了左额颞叶的 tRNS 在大脑中产生的电场，成功验证了高频 tRNS 在精神分裂症患者中的神经调节效应。类似地，Lewis 等人通过使用 SimNIBS 工具，模拟了 tDCS 对人类血 - 脑脊液屏障（BBB）通透性的影响，从而确认了电流在目标区域的有效指向。除了使用通用的头模型外，定制的前向模型也被广泛应用于处理特定情境中的复杂问题。例如，在研究 tDCS 对减压开颅术（DC）导致的皮质损伤治疗潜力时，Sun 等人构建了一个特殊的有限元头模型，该模型具有一个直径为 12 cm 的头骨顶部孔洞，用以模拟手术留下的痕迹。这一模型使研究人员能够更精确地评估电刺激在受损脑组织中的作用。此外，Breitling 等人为了确保模型与受试者的年龄特异性相匹配，使用 SCIRun 开发了一个适用于 13 岁男孩的多模态头模型，为进一步的研究提供了可靠的基础。

另一方面，前向建模还被广泛应用于神经调节机制的分析研究中。通过模拟电流路径，研究人员能够探索不同电流配置对大脑功能的影响。例如，Laakso 等人利用通用前向模型计算了电流在大脑中的传导路径，并说明了这种电流如何诱导视网膜磷光现象，揭示了电刺激在神经活动中的潜在作用。由于个性化前向模型能够更准确地反映个体的头部解剖结构，因此许多研究选择从受试者中收集 MRI 数据并生成相应的个体化模型，以便对神经调节效应进行更为精确的模拟。例如，Hamajima 等人在一项研究中使用 18 名健康受试者的 MRI 数据，构建了个性化的前向模型，分析了 tDCS 蒙太奇在下肢运动区引起的极性变化。另一个研究中，Lu 等人分别为健康老年人和轻度认知障碍老年人开发了前向模型，以模拟头皮到皮质的距离对 tDCS 引起电场的影响，从而更好地理解年龄相关的电场变化。Uenishi 等人则通过模拟前额 tDCS 在情绪障碍和精神分裂患者中的电场分布，观察到精神分裂症患者对电刺激的电生理反应明显减弱，这为理解这些疾病中的神经调节机制提供了新的视角。

这些研究表明，前向建模在验证电刺激方案的有效性、分析神经调节机制以及应对特定临床问题方面具有重要的应用价值。通过精确模拟大脑内的电场分布，研究人员不仅能够提高实验设计的精准性，还能为神经调节技术的发展和临床应用提供科学依据。

19.3.2 逆向优化用于个性化 tES

一旦成功构建了体积传导模型，个体间的差异就成为一个重要关注点。在 tES 中，由于个体解剖结构的差异，相同剂量的电流在不同个体的大脑中会产生不同的电场强度，这为确定最佳电极配置带来了挑战。此外，tTIS 已证明其在实现局部刺激方面的能力。然而，由于 tTIS 应用中复杂的机制，刺激策略变得越来越复杂。电极的最佳位置、大小和间距可以显著增强目标刺激区域内的电场强度。

优化问题定义

在前向建模的基础上，可以确定在特定电极配置下的电刺激分布，并通过优化算法来识别针对特定目标的最佳配置。优化过程的关键在于定义适当的目标函数和导引场矩阵。目标函数包含了对目标和约束条件的描述，而导引场矩阵则是一个描述头皮上施加的电刺激与大脑中产生的电场之间关系的矩阵。这一矩阵通过在每个候选电极上依次施加单位电流来计算，每个元素表示在特定电极配置下相应脑区的电场强度。

通过利用导引场矩阵，可以有效地减少计算时间，因为不再需要为每个潜在配置单独运行前向模型。电场分布可以通过导引场矩阵与电极配置的线性组合来计算。这种方法大大提高了优化过程的效率，使我们能快速评估不同的电极配置。

优化的目标通常是最大化或最小化特定目标函数，同时满足一系列预定义的约束条件。常见的优化目标包括：在目标区域内最大化电场强度，或者尽量减少电场分布与预期值之间的偏差。为了确保安全性，优化过程通常受到严格的约束，例如限制总注入电流和单个电极的最大电流，以防止可能的不适或副作用。

此外，优化过程中还可以引入其他约束条件，以满足特定的需求。例如，通过引入惩罚机制来控制活跃电极的数量，从而优化配置；或者通过限制目标区域外的电场强度来平衡电场强度和局部性之间的权衡。这些优化策略的应用，使得电极配置更加精确，刺激效果也更具针对性和有效性。

优化方法

为了优化电刺激策略，研究人员提出了多种方法。穷尽搜索算法是一种通过遍历所有可能解决方案来寻找最佳配置的蛮力方法。它的优点在于其广泛的适用性，能够用于不同类型的电刺激，如 tACS 和 tTIS，甚至多对电极的 tTIS。然而，由于搜索空间庞大，穷尽搜索算法的计算量非常大且效率较低。例如，为了找到涉及 88 个电极的最佳 tTIS 策略，可能需要评估超过 1.46 亿个候选方案。

相比之下，迭代凸优化和线性优化求解器因其高效处理复杂问题的能力而广受认可［图 19.2（b）］。这些方法通常用于最大化或最小化目标函数，并广泛应用于 tES 优化领域。最小二乘法和约束方向最大化法是其中最基本且最常用的技术，主流的 tES 优化软件如 SimNIBS 和 Roast 都采用了这些方法，尤其在优化 tTIS 时发挥了重要作用[295]。在 tES 优化中，扩展方向最大化问题旨在在遵循总电流限制和其他约束的前提下，最大化某一预定义方向上的电场强度。最小二乘法通过最小化实际电场与预期电场之间的差异来优化配置，而约束方向最大化法则着重于在特定区域内最大化电场强度。当问题和约束条件是凸的时，可以使用像 Disciplined Convex Programming 这样的工具来提供有效的解决方案。但在更复杂的情境下，可能需要结合其他技术，如分支定界算法。这些算法通过将问题分解为更小的子问题，并逐步缩小搜索空间来提高计算效率，从而在处理复杂约束时显著扩展了凸优化的适用性。

由 Helmholtz 在 1853 年提出的互易原理描述了在线性、时不变系统中，电源与测量点之间的效应可以互换［图 19.2（a）］。这一原理在 tES 优化中被用来简化电极配置的过程[296]。通过先模拟目标位置的电流源如何影响头皮上的电极，再将这一过程反转，研究人员可以确定在头皮上最佳的电极放置方式，以达到期望的大脑刺激效果。在实际应用中，利用互易原理可以通过选择强度最大的电极通道来简化优化过程，从而更快速地找到有效的刺激模式。Fernandez 等人进一步扩展了互易原理的应用，提出了一种统一的方法，涵盖了最小二乘法、加权最小二乘法和基于互易性的优化方法。他们在理论上证明了这些方法实际上是扩展方向最大化问题的不同解法，且代表了强度与局部性权衡的两个极端情况。这一发现不仅验证了互易原理的有效性，还提供了一种无须复杂计算即可确定优化极值的方法。虽然基本的互易原理方法主要关注最大化刺激强度，但并未考虑局部性问题。Dmochowski 等人通过引入 L1 约束，增强了这一方法的效果。他们的研究表明，简单的优化策略可能会导致次优的刺激效果，而通过将空间去相关的头皮电位与 tES 电流模式对齐，可以显著提高刺激效果。

近年来，机器学习方法也被引入 tES 电极配置的优化中，特别是遗传算法和神经网络的应用［图 19.2（c）］。遗传算法通过保持一组候选解决方案，并对这些解决方案进行突变和交叉来寻找最优解。在这一过程中，电极配置的状态被编码为染色体，通过评估每个新生成配置的电场分布，算法保留性能较优的方案，逐步接近最佳解。这种方法在处理非凸优化问题时表现出高度的灵活性，并能够有效应对更复杂的目标和约束。例如，Ruffini 等人和 Lee 等人利用遗传算法优化了多焦点刺激，而 Stoupis 等人则通过遗传算法实现了海马体和丘脑的局部电刺激。此外，神经网络也被用于 tES 优化中。Bahn 等人应用无监督神经网络，优化了基于高精度时间干涉电刺激（high-definition temporal interference stimulation，HD-tTIS）和高精度直流电刺激（high-definition transcranial direct current stimulation，HD-tDCS）的多目标刺激[297]。

在这种无监督学习框架下，神经网络通过传播常量值生成电极配置，并利用一个刺激网络计算电场，从而导出损失函数。通过反复的反向传播，神经网络能够优化电极电流，使得生成的电场与目标区域高度对齐。

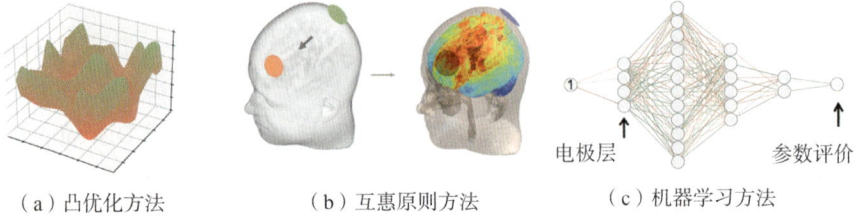

（a）凸优化方法　　　　　（b）互惠原则方法　　　　　（c）机器学习方法

电极层　　　　　参数评价

图 19.2　个性化 tES 的优化方法

tES 中的局部性和强度的权衡

在 tES 应用中，局部性和强度之间存在固有的权衡关系。通常，增加目标区域内的电场强度会导致非目标区域的电场激活增加，尤其是在刺激深脑结构时。这种权衡可以通过多种设计策略来管理。加权最小二乘法（weighted-LS）通过应用权重矩阵，能够增强目标区域的电场强度。而在约束方向最大化的情境下，可以通过引入额外的约束，限制非目标区域的电场强度，从而平衡整体的刺激效果。

在遗传算法的背景下，采用多目标优化方法能够有效解决这一复杂问题。Wang 等人基于 Pareto 前沿对各种调制方法和目标进行了综合比较，进一步丰富了 tES 优化策略。此外，虽然大多数算法通常需要定义一个优选方向，但在某些情况下，由于缺乏先验知识或数据，这并不总是可行。作为替代方法，优化电场强度成为一种选择。尽管这一方法因需要计算范数而增加了复杂性，但凸 - 凹规划和进化算法已被证明在解决这一问题方面具有有效性。

优化应用

个性化的 tES 电极布置相较于传统布置，能更有效地实现目标神经调节。因此，逆向优化技术在研究中得到了广泛应用。主流的应用通常依赖于计算建模模拟和优化算法的结合。通过计算建模，研究人员能够确定最佳的电极配置，并且通过多种刺激方案在前向模型中的测试，分析电场在大脑中的分布，最终识别出效果最佳的电极布置方案。例如，Galletta 等人开发了一个针对左额叶脑卒中患者的前向模型，比较了 5 种用于临床治疗失语症的 tDCS 布置，以评估最佳方案。Mackenbach 等人通过计算建模，展示了增加 HD-tDCS 中电极间距可以增强电场强度和刺激深度。他们在随后的研究中利用这一发现定制了个性化布置，以探讨 HD-tDCS 对缺血性脑卒中患者上肢康复的调节效果。

在算法优化方面，研究主要依赖于现有的建模软件包，如 SimNIBS 和 ROAST，它们集成了优化算法的实现和管道。通过这些软件，许多研究利用计算模型的优化结果来设计刺激布置，目的是最小化个体间的变异性，并提高刺激效果。例如，Hsu 等人利用 ROAST 为每个受试者的 MRI 数据创建了前向模型，并使用其中的目标管道生成个性化的电极布置，确认了 tDCS 在促进运动皮层功能时需要足够高的电场强度。Guillen 等人在研究颅骨缺损患者的最佳 tDCS 布置时，也使用了 ROAST 的目标管道来确定 MIDA 模型的最优电极配置。

此外，算法优化在指导临床治疗决策方面也发挥了关键作用。研究表明，病变位置会显著影响刺激目标周围的局部电场分布，进而导致电场强度的变化。鉴于 tES 的效果依赖于足够的电场强度，使用优化结果作为治疗范式可以在评估治疗效果时最小化变异性。例如，Machado 等人通过使用商业软件 HD-Explore 确定了 HD-tDCS 的电极位置和电流强度，并研究了 tDCS 对运动表现及运动员生理和心理反应的影响。Grover 等人则利用 HD-Targets 软件的优化结果，成功延长了老年人记忆功能改善的持续时间。

值得注意的是，个性化 tES 布置的优化在治疗效果上获得了广泛的积极反馈。例如，Cruijsen 等人发现，个性化的 tDCS 布置增强了脑卒中患者的脑内电场强度。Rasmussen 等人的研究也表明，与传统电极布置相比，个性化的 HD-tDCS 显著增强了阿尔茨海默病患者的延迟记忆。这些研究表明，随着个性化 tES 在研究和临床治疗中的优越性不断显现，利用优化算法设计刺激方案将在未来的研究中变得愈发普遍。通过最大化大脑中的电场强度，研究人员可以更好地控制和减少个体间差异，从而为科学研究提供更可靠的数据。这将有助于深入探索神经调节机制，并推动其在治疗应用中的扩展。

总结来说，逆向优化在个性化 tES 应用中展现了其重要性，通过优化大脑中的电场分布并尽量减少个体差异，为精确的神经调节提供了有力的工具和方法。结合前向建模，这些技术能够设计出更加集中或多目标的刺激策略，从而提升治疗的针对性与有效性。外部 tES 与大脑内部活动的相互作用仍然是一个持续讨论的课题，将 tES 与神经信号记录相结合，有望更深入地分析刺激结果，并构建更具解释性的模型。随着优化算法与个性化策略的不断发展，tES 在神经系统疾病治疗和认知功能增强中的应用潜力将进一步得到释放。

19.4　基于动力学模型的神经调控方法

基于动力学模型的神经调控方法提供了一种理论驱动的计算框架，用于分析神经系统的复杂行为并设计有效的调控策略。其核心思想是首先通过神经活动数据学习动力学模型，以捕捉神经系统的时序演化特征；随后，在此基础上，通过优化控制算法设计出最优的神经调控策略，从而实现行为修正或疾病治疗。如图 19.3 所示，整个过程包括以下主要步骤：

学习神经动力学模型：从实验数据中构建神经动力学的数学描述，捕捉神经系统的关键特征（详见 19.4.1）。

设计最优调控策略：基于学习到的模型，通过优化算法生成目标导向的调控方案（详见 19.4.2）。

（a）大脑动力学建模

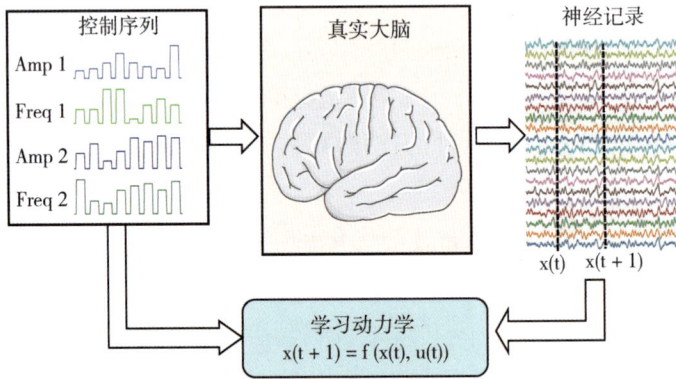

（b）基于模型预测控制的闭环调控

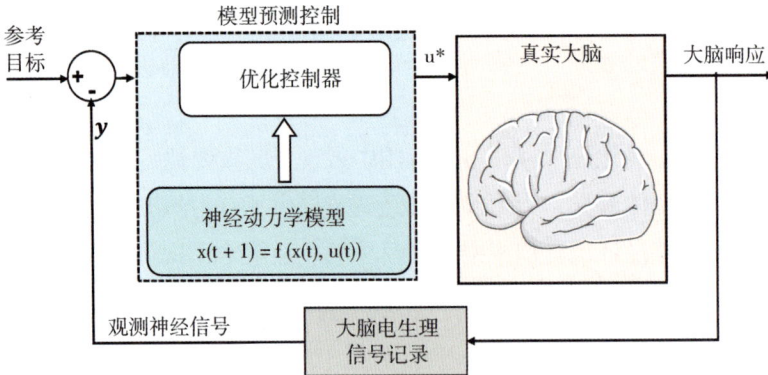

图 19.3 基于动力学模型的神经调控方法

19.4.1 基于数据驱动学习神经动力学

学习大脑网络动力学指的是利用一个动力学模型来重构大脑的神经活动。在复杂系统理论的框架下，可以使用常微分方程（ODE）来描述神经动力学，并定义相应的观测函数。这种模型可以表达为以下方程组：

$$\frac{dx}{dt} = f(x(t), u(t))$$
$$y(t) = g(x(t))$$

$$(19.2)$$

其中，x 是一个 N 维向量，用于描述在时间 t 时神经元层面的放电率（即神经集群状态）或区域层面的功能动力学。函数 $f(\cdot)$ 捕捉了细胞内动力学或区域动力学的神经流形，以及神经活动上的输入 u。而函数 $g(\cdot)$ 定义了潜在神经活动与观测信号之间的映射关系。

对于 $f(\cdot)$ 和 $g(\cdot)$ 中的参数推断，存在几种不同的方法。如果 $f(\cdot)$ 和 $g(\cdot)$ 是已知的动力学模型（例如神经集群模型 NMM 和脑网络模型 BNM），那么只需要推断那些具有生物学意义的预定义参数。这些参数可能包括神经元之间的连接强度、突触后电位的衰减时间常数等。

然而，如果 $f(\cdot)$ 和 $g(\cdot)$ 是未知的动力学模型，则倾向于将它们视为黑箱动力学。在这种情况下，可以应用机器学习技术或系统辨识方法来揭示复杂的动力学特性。机器学习技术，如神经网络和深度学习，能从大量数据中学习复杂的非线性关系，因此非常适合于这种黑箱建模任务。系统辨识方法则侧重于通过最小化模型预测与观测数据之间的差异来推断模型参数。

线性状态空间模型近似未知动力学模型

动力学模型可以表示为以线性系统形式的状态空间模型（linear state-space model，LSSM），描述刺激输入如何通过隐含状态影响神经网络的动力学特性。在这一模型中，神经系统的状态变化由以下两个方程决定。

状态更新方程：描述网络状态随时间的变化，通常为线性微分方程：$x(t+1) = Ax(t) + Bu(t)$。

输出方程：将网络状态转换为可观测的神经信号（如局部场电位的功率特征），$y(t) = Cx(t)$。

大脑是一个复杂的多区域网络系统，其动力学特性通过神经活动表现出来。通过直接电刺激调控神经活动（如深部脑刺激），可以有效治疗神经系统和精神疾病。然而，为了实现精准的神经调控，需要对刺激输入如何驱动大脑多区域网络的动态响应进行建模与预测。杨等人提出了一种基于线性状态空间模型的建模方法，旨在实现对大尺度神经网络在持续时间变化的刺激下的动态预测 [298]。这种建模方式为闭环神经调控系统的设计提供了理论基础，突破了传统神经调控模型在预测精度与适用范围上的限制。该模型对于描述输入刺激引起的振荡与阻尼特性非常有效，尤其适用于预测多区域大脑网络的响应。

该研究在两只清醒的猕猴上进行了电刺激实验，通过设计了一种随机变化的多级噪声调制脉冲序列，该序列随机改变刺激的幅度和频率，以有效激发神经网络的动态响应。通过同步记录多个脑区的局部场电位，提取其功率特征作为大脑网络节点的动态输出信号。记录范围包括前额叶皮层、运动皮层、顶叶皮层、纹状体、苍白球和杏仁核等区域。他们建立的线性状态空间模型通过隐状态变量捕捉神经网络的时间变化特性。模型输入为刺激参数（幅度与频率），输出为 LFP 功率特征的时间序列。模型能够捕捉输入驱动的大脑动力学，包括阻尼行为（输入随时间衰减的影响）和振荡行为（输入引起的周期性响应），并基于训练的动态模型，设计了闭环神经调控系统，通过数值模拟验证调控效果。结果显示，模型驱动的闭环控制器能够显著减少目标状态的偏差，优于无须模型的传统闭环控制器。

通过人工神经网络学习未知动力学模型

人工神经网络已成为神经科学中建模复杂输入输出关系和非线性动力学系统的强大工具。循环神经网络作为通用逼近器，能够精确地逼近任何动力学系统。循环神经网络可以表示为：

$$\frac{dx}{dt} = f_\theta(x(t), u(t)) \tag{19.3}$$

或者更一般地，可以表示为：

$$\frac{dx}{dt} = -\frac{1}{\tau}x(t) + tanh(W_{rec}x(t) + W_{in}u(t)), \tag{19.4}$$

其中，$x(t)$ 表示描述神经动力学演变的状态变量，$u(t)$ 表示输入，$\theta = W_{rec}, W_{in}$ 是需要学习的参数。在方程中，W_{rec} 是连接矩阵，W_{in} 是输入矩阵，时间常数 $\tau > 0$ 描述了衰减时间。RNN 通常具有明确定义的线性输出层，表示为 $y = Cx$，其中 y 表示输出，C 是输出矩阵。

通常，参数 θ 可以通过时间反向传播进行参数学习，以最小化预测误差：

$$\mathscr{L}_{\text{pred}}(\theta) = \frac{1}{T_p} \sum_{t=1}^{T_p} \|y(t) - \tilde{y}(t)\|_2^2 \tag{19.5}$$

19.4.2　基于模型预测控制理论求解最优调控策略

对于前面学习好的神经动力学模型，进一步可以采用模型预测控制（model predictive control，MPC）理论框架进行神经调控策略的优化。模型预测控制是一种在线优化方法，旨在通过滚动优化的方式实时生成控制策略，以实现对复杂系统的精确调控。在神经调控的背景下，MPC 通过目标驱动的方式，引导外部干预（例如神经刺激或药物调控），实现神经系统的特定功能优化或异常状态纠正。

MPC 的核心思想是基于当前的系统状态，预测未来状态的演化，并通过求解优化问题生成一段时间内的控制序列。然后，只应用当前时间步的控制输入，并在下一时间步重新进行预测与优化。针对神经动力学模型，MPC 通过求解以下优化问题得到优化控制策略：

$$\min_{u} \quad \sum_{t=1}^{T_p}\left(y_t - y_t^{ref}\right)^T Q\left(y_t - y_t^{ref}\right) + \sum_{t=1}^{T_c} u_t^T Q_u u_t$$

$$\text{s.t.} \quad x_{t+1} = f(x_t, u_t) \tag{19.6}$$

$$y_t = g(x_t)$$

$$u_t \in [u_{\min}, u_{\max}]$$

其中，Q 和 Q_u 分别是输出误差和控制输入的权重矩阵，用于权衡输出精度与控制代价。T_p 是预测时域，表示优化问题考虑未来的时间步数；T_c 是控制时域，决定生成的控制序列长度。$f(x_t, u_t)$ 表示神经动力学的状态转移方程（通常由前述训练好的神经网络模型提供），$g(x_t)$ 表示状态到输出的映射（如神经活动到行为表现的映射）。y_t 是系统的当前输出，y_t^{ref} 是目标输出，控制输入 u_t 的约束 $[u_{\min}, u_{\max}]$ 反映了物理或生物学上的限制（例如刺激电流强度的上下限）。

通常而言，模型预测控制在神经调控领域具有以下显著优势。

动态适应性：MPC 能够实时更新控制策略，适应神经系统的非线性动态变化和个体差异。

多目标优化：通过引入加权项，MPC 可以同时实现多个目标，例如最大化功能恢复与最小化控制代价。

鲁棒性：MPC 能够通过滚动优化缓解模型不确定性和外界噪声的影响，尤其适用于神经动力学模型中存在一定误差的情况。

19.5　基于行为奖励的强化学习闭环神经调控方法

传统神经调控方法的发展依赖于对神经环路工作机制的深入理解，通过状态转移矩阵等形式化模型对系统进行刻画。这种依赖固然保证了调控策略的科学性和针对性，但也为其在复杂行为调控中的应用设置了瓶颈。当目标不再局限于单一的神经活动模式，而是上升到更高层次的行为调控时，这些方法往往因无法全面捕捉神经环路与行为之间的复杂关系而显得力不从心。

近年来，人工智能领域的快速发展，尤其是强化学习技术的成熟，为行为导向的神经调控策略带来了全新的解决方案。强化学习通过端到端的训练方式，能够直接生成以目标行为为导向的调控策略，而无须完全理解神经环路的动力学细节。

强化学习是一种机器学习技术，智能体（agent）通过与环境的交互，在试错过程中不断调整策略以最大化累计回报。RL 的核心思想是基于"观察 - 决策 - 反馈"的闭环流程，智能体根据观察到的环境状态，选择一个动作，然后从环境中获得奖励信号并更新策略。深度强化学习通过深度神经网络增强了策略学习的复杂性，使其能应对高维度、动态环境中的复杂任务。

Li 等人[299]通过将 RL 智能体与秀丽隐杆线虫（*Caenorhabditis elegans*）的神经系统相结合，采用光遗传学技术直接控制神经元激活，以目标导向的方式学习调控策略，而无须预先定义神经回路的动力学细节（图 19.4）。光遗传学（optogenetics）是一种精准调控神经元活动的前沿技术，通过将光敏感蛋白［如通道视紫红质（channelrhodopsin）或古菌视紫红质（archaerhodopsin）］引入目标神经元，使这些神经元能够通过特定波长的光激活或抑制。光遗传技术的高时空分辨率使其成为神经调控领域的重要工具，适合与 RL 智能体结合，用于实时操作生物神经网络。

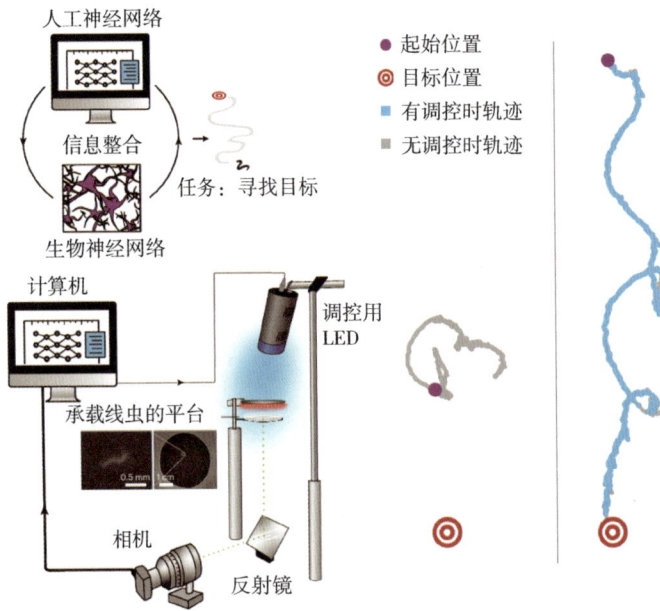

图 19.4 利用光遗传和强化学习闭环调控线虫定向移动行为

在实验中，RL 智能体成功学习了不同神经元亚群的特定激活模式，包括对未被充分研究的神经元集合的操作。这种策略不仅能显著优化线虫在目标定位任务中的表现，还展现了超越传统方法的适应性和灵活性。例如，学习到的策略在复杂环境中（如觅食任务或障碍物导航任务）实现了零次训练的泛化能力，而传统基于动力学模型的方法通常需要在任务变化时重新建模或调参。

此外，该研究强调了 RL 方法在探索神经回路功能上的独特优势。通过分析智能体的学习策略,研究人员揭示了不同神经回路对特定行为的作用,并生成了新的假设,尤其是对某些此前未明确功能的神经元集合。这一方法不依赖于神经元数量或连接类型,而是通过学习适应不同神经回路的特性,在多种任务场景中展现出高度灵活性,这一创新框架有望推广至更复杂的生物体,用于解决更高维度的行为调控任务。

第 20 章　通往智能之路：
人脑智能与人工智能

20.1　引言

　　智能，是人类对世界最深刻、最持久的探索之一。从自然界的演化到人类的创造，我们既能在生物大脑中感受到自然选择的奇迹，也能通过工程设计去模仿和重构智能的过程。从人脑智能到人工智能，这两种截然不同的路径，分别展现了自然进化的试错积累与人类工程化的目标驱动。人脑智能是自然选择的产物，经过数十亿年的生命演化，通过无数次试探与适应，逐步发展为今天的奇迹；人工智能则是人类依靠技术与计算描绘的蓝图，通过数学模型与优化算法，一步步逼近"智能化"的目标[300]。尽管两者的起源截然不同，但当我们仔细观察它们的功能时，却会惊讶地发现它们之间存在某种耐人寻味的相似性。正是这种相似性，让智能研究不仅成为科学探索的重要领域，也让它充满了无尽的想象空间。

　　大脑的智能并非源于有计划的创造，而是漫长进化的结果。进化的过程就像一位不知疲倦的"匠人"，通过不断试错与修补，在看似无序的探索中累积出了惊人的复杂性与高效性。大脑的功能经过亿万年的自然选择，被优化为适应环境的完美工具：它能感知外界、处理信息、适应变化，甚至具备抽象思维的能力。其核心特性之一——神经元的分层结构与动态连接机制——便是这种无目标进化带来的奇妙设计[51]。正是这些特性，使得大脑不仅成为生命体在复杂环境中生存的关键，同时也成为研究智能的最佳样本。

与人脑智能的演化路径不同，人工智能的发展起点是明确的目标。科学家们用高度工程化的方式，从具体问题出发，设计目标函数，优化算法，通过数学与计算工具让人工智能"解决问题"。例如，近年来，AI 的发展越来越依赖于大规模数据集和超大规模模型，类似于生物进化过程中神经元数量的增加与大脑体积的扩展。这种规模化的演进，使得 AI 在计算能力和信息处理方式上逐步逼近生物智能的复杂性。此外，卷积神经网络的分层结构与大脑视觉皮层的层级处理方式高度相似[301]，而基于 Transformer 的大模型在表征学习上的进步，也展现出与人类认知机制相呼应的特征[302]。这些相似性并非源于直接模仿，而是智能系统在处理复杂任务时自然收敛出的有效模式。

这种现象可以用"趋同进化"来类比。在生物学中，趋同进化指完全不同的物种在类似环境中独立进化出相似的特征。同样，人脑智能与人工智能虽生成机制迥然不同，却在功能层面展现出令人惊叹的相似性。它们都面对着类似的挑战：如何高效处理复杂的信息，如何快速适应多变的环境，以及如何解决高度复杂的问题。正是这些相似的功能需求，可能让两者以各自独特的路径，达成了某种相近的结果。这种趋同现象不仅让我们看到自然与人工的交汇点，也为进一步探索智能的本质与边界提供了崭新的视角。

展望未来，人脑智能与人工智能的交汇将可能带来深远的变革。一方面，人工智能正在帮助我们更深入地理解大脑的运行机制，例如通过计算模型模拟神经活动，揭示复杂认知过程中的深层规律；另一方面，人脑的复杂性与灵活性也为人工智能的设计提供了重要灵感，比如如何让 AI 实现更高效的学习能力与动态适应性。这种双向启发正在推动一种"智能融合"的趋势：既是科学与工程的交汇，也是自然与技术的对话。在接下来的章节中，我们将深入探讨人脑智能与人工智能的独特路径，它们之间的异同，以及它们在未来如何走向融合，共同塑造智能发展的新未来。

20.2　智能的起源：进化与工程化

20.2.1　人脑智能的进化路径

人脑智能的形成是自然进化的一个奇迹（图 20.1）。它并非源于有意的设计，而是经过数十亿年的自然选择，通过无数次试错与优化逐步形成的结果。科学研究通过化石记录、生物学观察和分子生物学的分析，逐渐揭示了人脑智能从简单到复杂的进化路径。

最早的神经系统雏形可以追溯到 6 亿年前的寒武纪大爆发时期，当时的多细胞生物首次演化出简单的神经网络，用于感知环境和驱动基本行为[303]。刺胞动物（如水母和海葵）是这种原始神经网络的现代代表，它们的神经系统没有中枢，仅依靠分布式的神经元网络协调运动和反应[304]。这些早期神经网络的形成并非凭空产生，而是基于单细胞生物早已存在的化学信号传递机制。单细胞生物通过分泌和感知化学分子，与环境和其他细胞进行交流的能力，为神经元之间的通信提供了生物学基础。这种信号传递机制在多细胞生物中逐渐被改造和优化，最终演变为早期的神经网络。

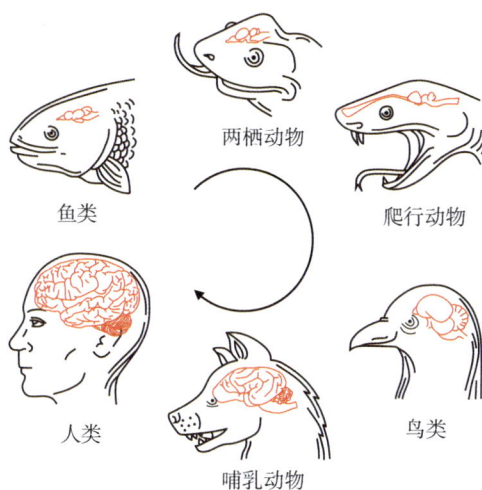

图 20.1 生物脑的进化

随着生命形式的复杂化，神经系统逐渐发展出集中化的控制结构，即中枢神经系统。脊索动物是这一转变过程中一个关键的阶段，文昌鱼作为现代脊索动物的典型代表，其神经管结构展示了脊椎动物中枢神经系统的早期状态。化石证据显示，5 亿年前的头甲鱼类已经具备了初步的大脑分区，包括前脑、中脑和后脑[305]。这些分区是现代脊椎动物大脑的雏形，标志着神经信号集中处理能力的形成。特别是前脑的扩展被认为是生物体感知和适应复杂环境的重要一步，使得生物能够进行更精细的行为决策。

哺乳动物的大脑在此基础上实现了进一步的飞跃，最显著的变化体现在新皮层的形成与扩展上[306]。新皮层是一种高度层级化的结构，负责处理高级感知、抽象思维和社会行为。科学研究表明，新皮层的扩展与哺乳动物需要适应多样化环境的需求密切相关。例如，一些研究指出，哺乳动物祖先在夜间活动的习性可能推动了新皮层中视觉和听觉处理区域的进化，以应对低光环境中的复杂感知需求。这种扩展不仅提高了哺乳动物的适应能力，也为后来的灵长类和人类的大脑复杂化奠定了基础。

在人类身上，大脑的演化展现了进一步的特殊性。通过化石记录可以看到，早期人类的脑容量在 200 万年前开始快速增长，例如直立人的脑容量从约 600 mL 增长到现代智人的 1400 mL[307]。这种增长与复杂工具的使用、语言的出现以及社会组织的扩大密切相关。前额叶皮层的扩展尤其重要，它为人类的计划能力、推理能力和社会行为提供了生物学基础。同时，人类大脑的高能耗特性也体现了进化中的"权衡选择"。尽管大脑仅占人体总重量的 2%，却消耗了全身约 20% 的能量。这种能量密集型结构可能与人类食物来源的变化有关。例如，"昂贵组织假说"认为，人类通过减少消化系统的能量分配（例如缩短肠道长度），为大脑的快速发展释放了更多能量。分子生物学的研究也进一步为大脑进化提供了新的视角。例如，*FOXP2* 基因被认为在人类语言能力的进化中起到了关键作用[308]。通过比较人类和黑猩猩的基因组，研究者发现 *FOXP2* 的某些突变与语言相关的脑区发育密切相关。同样，*ASPM* 和 *MCPH1* 等基因的突变被认为是人类大脑体积快速扩展的重要分子基础。这些遗传学研究揭示了大脑进化中关键分子机制的运作方式，为理解复杂智能的起源提供了重要线索。

人脑的复杂性和功能性常常让人误以为它的形成是一个目标明确的过程，仿佛进化的方向就是要创造出能够进行抽象思维和复杂信息处理的智能系统。但实际上，进化并没有任何预设的目标，它的过程是盲目且偶然的，只是通过自然选择保留下了更适应环境的特性，而这些特性在长期积累中展现出了令人惊叹的复杂性。正如弗朗索瓦·雅各布（François Jacob）提出的"修修补补"（tinkering）理论所描述的，生物的演化并不像工程师设计机器那样从零开始，而是利用现有的材料，在环境压力的驱动下不断调整和优化，最终形成了精妙的结构和功能[309]。

在"修修补补"的进化过程中，随机变异提供了变化的基础，而自然选择则是决定哪些变异能够被保留的核心机制。这一过程没有明确的方向，也不会朝着特定目标迈进，而是通过适应性筛选逐步累积有利特性。例如，早期动物简单的神经网络并不是为了未来的复杂认知功能而产生的，而是为了应对生存中的直接需求，包括感知环境中的光、化学信号或机械刺激等。这些基本的神经功能逐渐被扩展、改造，在亿万年的演化中演变出今天复杂的大脑。每一步变化都受到当前环境需求的驱动，而非为最终目标设计。

然而，尽管进化是无目标的，大脑的功能却让人感到它似乎表现出某种"隐性目标性"。这种错觉源于自然选择的优化作用，它总是倾向于保留那些在特定环境中具备优势的特性，结果是许多看似完美的结构和功能被保留下来。例如，人类大脑的分层结构和分布式处理能力并非设计的产物，但这种特性极大地提升了处理信息的效率，使人类能够在复杂多变的环境中快速做出决策。于是，从功能表现的角度看，大脑的许多特性似乎是在为高效运转而"设计"的，但实际上，这只是漫长试错过程的意外成果。

另外,这种"目标性"的表象也得益于环境需求对功能的趋同塑造。在生物学的趋同进化现象中，不同物种在相似的环境压力下可能独立进化出相似的功能。如图 20.2 所示，鱼类、海豚和企鹅在水中游动时都进化出了流线型的身体，尽管它们的祖先和进化路径不完全相同。同样，大脑的复杂性和高效性也是环境压力下功能趋同的结果。例如，为了更高效地适应复杂环境，早期哺乳动物的中枢神经系统扩展了感知和信息整合能力，而人类在社会需求的驱动下进一步发展了语言、工具使用等能力。这些复杂功能并非有目的的进化结果，而是适应需求在漫长时间内不断累积的产物。

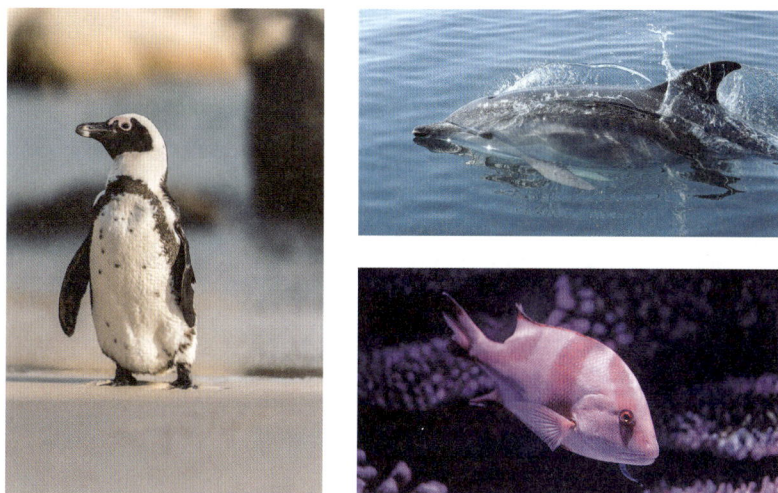

图 20.2 水生动物的趋同进化

正是进化的这种"修修补补"特性，使得大脑的许多功能建立在对已有结构的重新利用之上，而非完全重新设计。例如，人类的语言能力并非由大脑专门为语言进化出全新的区域，而是基于早期用于动作规划和手势交流的神经区域，如布洛卡区和韦尼克区。这些区域最初可能负责控制复杂动作和声音识别，但随着语言交流需求的增加，它们被"借用"并进一步扩展，最终形成了支持复杂语言加工的功能。同样，海马体原本可能主要用于空间导航和觅食行为，但随着记忆需求的增加，其功能逐渐扩展为处理情景记忆和抽象记忆。这些例子显示，大脑的复杂功能往往来源于对现有结构的灵活调整，而不是目标明确的设计，这正是进化中偶然性和适应性结合的体现。

因此，尽管人脑智能看起来像是一个"设计精妙"的系统，但实际上，它是自然选择在盲目试探中的意外杰作。理解这种无目标的进化逻辑，能够帮助我们摆脱对设计的直觉误解，并更好地理解生命系统如何通过随机变异和适应性优化创造出复杂的功能结构。这不仅揭示了生命进化的本质，也为我们研究人工智能提供了一个新的视角：智能不一定需要由目标驱动的设计来实现，它也可以通过不断的试错和调整逐步形成复杂而强大的功能体系。

20.2.2　人工智能的工程化设计路径

　　人工智能的发展路径与人脑智能的进化形成了鲜明的对比。生物智能是自然选择在漫长的试错过程中逐步累积的结果，既无预设目标也无工程规划；而人工智能则是人类设计和建造的产物，以明确的目标为导向，通过数学模型和工程方法精确优化。人工智能的设计路径高度系统化，体现出工程学的特征：从问题的提出到系统的实现，始终围绕着功能需求展开。正因如此，人工智能的发展效率远高于生物进化，它在短短几十年内取得了巨大的技术突破。这种目标驱动、工程化的特性不仅塑造了人工智能的发展过程，也决定了其与人脑智能的本质差异。

　　人工智能的早期发展主要以符号主义为核心，试图通过逻辑和规则模拟人类的推理能力[310]。20 世纪 50 年代，人工智能研究构建了基于符号操作的系统，如专家系统 MYCIN 和 DENDRAL，分别用于医学诊断和化学分子结构推断。它们依赖明确的规则进行推理，体现了人工智能目标明确、工程可控的特性。然而，符号主义的局限性很快显现，规则系统严重依赖领域专家的知识编码，面对复杂、不确定的问题时难以扩展，例如 MYCIN 无法应对知识规则之外的新病症或模糊输入，这促使人工智能逐步从基于规则的系统转向更为灵活的数据驱动方法。20 世纪 80 ~ 90 年代，人工智能进入"数据驱动"阶段，机器学习技术逐渐取代符号主义，其核心理念是让系统从数据中自动提取规律，而非依赖手工编码的规则。支持向量机（SVM）和随机森林等模型在这一阶段得到广泛应用[311]，SVM 擅长分类任务，而随机森林利用多棵决策树的投票机制提高鲁棒性和精度。机器学习的兴起得益于目标函数优化思想的引入，例如最小化分类错误率或最大化预测准确度，梯度下降算法的广泛应用提升了优化效率，尤其在处理高维数据时优势明显[312]。这一时期，人工智能技术通过数据、算法和计算能力的结合，快速适应不同应用场景，并在任务性能上持续提升。进入21 世纪，深度学习推动人工智能进入新纪元，基于多层神经网络的模型通过层级抽象提取数据的高维特征，极大提升了处理复杂任务的能力。CNN 通过卷积和池化操作，在图像分类、目标检测等任务中取得突破，例如 ImageNet 大赛上的高精度识别成果。同样，RNN 及其变体（如 LSTM）在语音识别和自然语言处理等时间序列任务上展现了强大能力。近年来，Transformer 结构的提出推动了基础大模型的发展，GPT、BERT 等基于自注意力机制的模型显著提升了语言理解与生成能力，并展现出"智能涌现"现象，即随着参数规模增长，模型的多任务泛化能力显著增强[185]。Scaling Law 研究表明，增加数据和计算资源可带来性能的稳定提升，这一趋势在 GPT-3、PaLM 等大模型中得到验证[313]。尽管这些模型在一定程度上受到生物神经网络的启发，但它们完全依赖于数学优化和反向传播算法，体现出强烈的工程化特性。

人工智能的设计过程中，模块化是其工程特性的核心体现（图 20.3）。与生物智能中复杂系统通过长时间积累逐步优化的"修修补补"方式不同，人工智能系统通常被从一开始就设计为多个功能明确的模块，每个模块独立完成特定任务。这种模块化设计不仅提升了开发效率，还使得系统功能的扩展和维护更加方便。例如，自然语言处理系统通常包括分词、句法分析、语义理解和文本生成等多个模块，每一部分都可以被单独优化或替换。这种模块化设计不仅允许不同模块相对独立地运行，还为开发者提供了将系统的各个部分像拼接积木一样重新组合的灵活性，从而快速适应不同应用场景。模块化设计背后的工程逻辑强调的是功能的清晰分解与实现可控性，这种设计方式已经成为人工智能高效发展的重要基础。

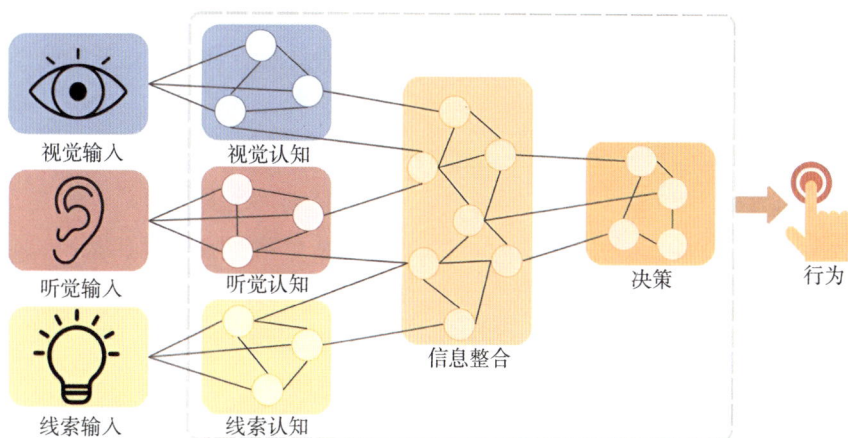

图 20.3　人工智能的模块化设计

尽管人工智能以模块化设计推动了快速发展，其运行表现却展现出了一定程度的复杂性和不可预测性。在对抗性样本的研究中，这种复杂性尤为明显。微小的输入扰动可以导致人工智能模型输出完全错误的结果，即使这些扰动对人类来说完全不可察觉[314]。例如，一个在图像上添加肉眼无法区分的噪声的对抗性样本可能会导致分类模型将一张"熊猫"的图像误判为"长臂猿"。这一现象表明，人工智能模型的性能不仅依赖于设计目标，还深受数据质量和输入变化的影响。这种敏感性和脆弱性揭示了人工智能系统在面对非理想输入时的局限，也表明其行为并非完全可控。

另一方面，人工智能系统的复杂性还体现在其与动态环境的交互中。例如，强化学习算法通常会在动态环境中"发现"优化策略，这些策略有时可能与设计者的目标一致，但在某些情况下可能表现出违背设计初衷的行为。经典的例子包括某些强化学习算法在游戏训练中"作弊"，它们不是按照设计者预期的方式优化策略，而是通过不寻常的路径实现了目标，例如利用环境中的漏洞或模型自身的缺陷。这种复杂性并非系统设计的直接结果，而是人工智能系统在与环境和数据的长期交互中自然涌现的特性。

模块化和高效迭代是人工智能系统的优势，但也凸显了其独特的局限性。人工智能系统的表现高度依赖开发者的目标定义和训练数据的质量。例如，一个推荐系统的优化目标是最大化点击率，但如果目标函数未能正确涵盖用户的长期满意度，系统可能会引导用户陷入"点击诱导"的短期行为循环。同样，在未知环境中，缺乏对新数据和动态变化的适应能力是人工智能的另一个瓶颈。相比之下，生物智能通过漫长的进化积累和环境适应，形成了更具弹性和灵活性的应对机制。这种差异表明，人工智能更像是一个高效的工具，能够快速完成特定任务，但在面对复杂、多变的情境时，其适应性远逊于生物智能。

尽管人工智能的局限性显而易见，但它为理解智能的本质提供了全新的视角，也为未来智能形式的探索指明了方向。目标驱动、模块化设计和工具化开发使得人工智能发展迅速、高效，并展现出极高的可控性。然而，人工智能的不可预测性和对数据的强依赖也表明，仅靠工程化设计并不足以实现全面的智能系统。在未来，人工智能的发展或将深度借鉴生物智能的适应性和灵活性，特别是在多任务处理和知识迁移泛化等关键能力方面。此外，双向脑机接口技术通过将生物大脑与人工系统连接，为实现生物智能与人工系统的协同进化提供了潜在通路。

20.2.3　进化与工程化的异同

人脑智能的进化与人工智能的工程化设计代表了自然与人为两种截然不同的智能生成路径。但对比两者的异同，虽然路径不一样，但其展现出来的智能化结果，呈现出惊人的相似性。

人脑智能是自然选择的产物，其形成过程漫长且盲目。进化并没有明确的目标，而是通过随机突变与自然选择的相互作用，逐步累积适应环境的特性。这种无目的的"修修补补"模式使得大脑的复杂性和功能性建立在已有结构的逐步优化和重新利用之上[298]。人脑智能的许多功能并非专门为当前的复杂认知任务而演化，而是从更基本的生存需求中逐步扩展而来。例如，大脑的神经网络最早可能仅用于感知和反应，但在漫长的进化中，这些基础功能被不断叠加和改造，最终形成支持抽象思维和高级认知的复杂系统。

与此形成鲜明对比的是，人工智能的设计完全是目标导向的[315]。人类通过明确的问题定义，从符号操作到统计学习，再到深度学习，人工智能的发展始终围绕着"解决特定任务"的核心展开。其工程化路径表现出高度系统化的特征，从目标函数的设定到算法的优化，设计者通过数学模型和数据驱动的技术手段，以高效、精准的方式实现了特定任务的智能化。这种目标驱动的特点使人工智能能够在短时间内取得技术突破，并展现出在解决单一问题时的卓越效率。

尽管生成机制截然不同，人脑智能和人工智能在功能表现上却展现出某种趋同特性。这种"趋同进化"现象源于它们都需要解决类似的问题，例如高效处理环境中的复杂信息。大脑和人工智能在视觉处理方面展现了显著的功能相似性。卷积神经网络采用分层结构，通过逐层提取和整合特征，在图像识别中展现了生物视觉皮层的某些功能特征。同样，在处理时间序列信息时，循环神经网络展现出类似于大脑对序列信息的记忆和处理能力。然而，这种趋同性仅限于功能层面。人工智能的功能性是设计者明确优化目标函数的结果，而大脑的复杂功能则是环境适应和随机变异的长期积累。

尽管人脑智能和人工智能在某些功能上表现出趋同，它们在系统复杂性的形成路径和适应性方面却存在显著差异。人脑智能的复杂性是"历史的遗留"，由自然选择通过对现有结构的修补逐步累积而成。尽管效率较低，但这一过程赋予了生物智能强大的适应能力。例如，人类大脑可以通过神经可塑性迅速调整功能结构，以应对环境的剧烈变化。而人工智能的复杂性更多依赖于模块化设计的累积。模块化设计使人工智能能够快速迭代并适应多样化的需求，但其灵活性远不及生物智能。人工智能系统的表现高度依赖于训练数据，当数据分布发生变化时，其性能容易显著下降。此外，对抗性样本的研究表明，人工智能系统对微小扰动极为敏感，进一步暴露了其在动态环境中的局限性。

人工智能的目标导向设计也使其在多目标权衡方面表现出不足。例如，一个推荐系统如果单纯优化点击率，可能忽略用户长期满意度，甚至导致"信息茧房"的形成。这种问题源于目标函数的单一性，而生物智能则通过长期进化形成了多目标的动态平衡机制。例如，人类大脑虽然耗能占比巨大，但这一权衡为个体提供了显著的认知和决策能力，增强了生存竞争力。这种多目标优化能力为人脑智能的适应性提供了重要保障。

通过比较人脑智能与人工智能的异同，可以更清楚地看到两者在复杂功能生成上的优势和局限性。人脑智能通过自然选择的漫长积累形成了灵活而适应性极强的系统，而人工智能则通过工程化设计实现了高效且精准的功能模块化。尽管两者的生成逻辑截然不同，但它们在功能需求的塑造下展现出趋同性，为理解智能的本质提供了新的视角。

20.3 智能发展的未来：融合与创新

20.3.1 人脑智能启发人工智能

人脑智能作为自然选择的杰作，其复杂性和高效性在信息处理、学习能力和适应性等方面展现了非凡的特质，这些特性为人工智能的发展提供了重要的灵感来源。尽管人工智能与大脑在生成逻辑和实现机制上存在本质差异，大脑的分层结构、自适应学习和分布式处理等特性已经在人工智能的设计中得到了成功的借鉴，推动了许多技术的突破。

首先，大脑的分层结构和功能分区为人工智能的模块化设计提供了重要的启发。在生物大脑中，不同的脑区承担特定功能，例如视觉皮层中的 V1、V2 和 V4 等区域分别处理边缘、颜色和复杂形状的感知任务，同时将这些信息逐级传递以实现高级视觉认知。这种分层处理模式直接启发了 CNN 的设计。CNN 的分层结构通过设计卷积和池化操作，自动学习并提取输入数据中的多层次特征。在实际训练过程中，CNN 的第一层通常会捕捉简单的边缘信息或基本纹理，后续层则逐步组合这些低级特征，形成更复杂的模式（如形状或对象结构）。这种从简单到复杂的特征提取顺序并非设计者直接设定，而是 CNN 在优化目标函数过程中自发学习的结果。尽管如此，这种特性与生物视觉皮层分层处理信息的模式具有一定的对应性。

类似地，RNN 及其变体在序列信息处理中的设计同样受到了大脑的启发。大脑在处理语言或音乐等时间序列数据时，会利用记忆机制结合上下文信息，动态调整和更新对序列的理解。研究表明，海马体等区域在短期和长期记忆的转换中起到了关键作用。这一记忆机制为 RNN 的设计提供了理论基础。传统神经网络难以捕捉序列信息中的依赖关系，而 RNN 通过设计循环连接，允许系统利用前序状态的信息处理当前输入，模拟了大脑在序列整合中的能力。此外，LSTM 通过引入"遗忘门"和"输入门"解决了长期依赖问题，其设计理念可以类比为大脑对重要信息的选择性记忆与过滤。这种基于大脑认知功能的改进，使人工智能在语音识别、机器翻译等任务中实现了突破性进展。

其次，大脑的自适应学习能力为人工智能的学习算法提供了灵感。在生物大脑中，突触可塑性使得神经连接的强度可以根据经验动态调整，从而实现学习和记忆的积累[316]。这一机制被人工智能借鉴并实现为反向传播算法，后者通过不断调整神经网络权重来优化目标函数，推动了深度学习技术的快速发展。此外，神经科学对奖励回路（如多巴胺系统）的研究也为强化学习提供了理论基础[317]。在大脑中，奖励信号驱动学习行为，而强化学习算法通过设计奖励函数引导智能体在环境中不断优化策略。这种机制已被广泛应用于游戏 AI、机器人控制等领域，例如 DeepMind 开发的 AlphaGo 便是通过强化学习在复杂策略环境中实现了自我优化。

在硬件层面，大脑的低能耗特性也为人工智能硬件的开发提供了关键灵感[318]。生物大脑以极低的能耗完成了复杂的计算任务，约 20 W 的功率便支持了数以亿计的神经元活动。这一特性启发了类脑芯片的设计。例如，IBM 的 TrueNorth 芯片模仿了生物神经元和突触的结构，其核心由数百万个电子神经元和突触组成，以超低功耗完成了神经网络的推理计算。同样，Intel 的 Loihi 芯片通过事件驱动的方式模拟神经活动，在能效和计算性能上取得了平衡。这些类脑芯片不仅展示了硬件设计领域的前沿进展，也为解决当前人工智能模型高能耗的问题提供了潜在方案[319]。

尽管人工智能从人脑智能中汲取了许多灵感，并取得了巨大的技术突破，但生物大脑的一些关键特性仍未被充分借鉴或实现，这些特性将是未来人工智能研究的重要方向。

高效学习与少样本学习是人工智能的重要研究方向。人类大脑能够通过少量的样本迅速学习新知识，例如儿童只需接触几次新物体即可准确辨认。大脑的这种能力依赖于上下文信息的利用和对已有知识的迁移。相比之下，人工智能模型在训练时通常需要依赖大量数据，否则会显现出明显的性能下降。迁移学习和元学习等技术正在尝试缩短这一差距。迁移学习将已学到的知识应用于新任务，减少数据需求；元学习则通过"学习如何学习"提升模型对新任务的适应速度。然而，这些方法在广泛应用中仍有较大局限，与生物大脑的高效学习能力相比尚存明显差距。

记忆整合与抽象推理是人工智能的另一大短板。人类大脑能够将短期记忆转化为长期记忆，并将多种信息整合后进行抽象推理。这一过程由海马体和前额叶皮层协作完成，是大脑处理复杂信息的关键机制[320]。人工智能在这一方面的能力仍较为有限。目前，一些新兴技术试图通过记忆网络或强化学习中的记忆模块模拟这种能力，但大多数模型依然以单一任务为中心，缺乏整合多领域信息和抽象推理的能力。要实现跨领域的综合智能，人工智能需要在记忆持久性、信息整合和逻辑推理能力上向大脑学习。

大脑的自主性与创造力是人工智能仍未完全掌握的领域。人类大脑能够生成全新的想法，并自主解决未被明确指示的问题。这种创造力依赖于大脑的信息整合和探索能力。生成式人工智能（如 GPT 系列）已经展示了初步的创造性能力，但目前仍主要基于已有数据的统计模式生成内容，缺乏真正的自主性和创造力。此外，现有 AI 仍然存在幻觉和谄媚等问题，前者导致 AI 生成错误或虚假信息，后者使 AI 迎合用户偏见而非提供准确答案。这些问题限制了 AI 在复杂推理、科学发现等领域的可靠性，如何增强 AI 的真实性、批判性思维和自主探索能力，将是未来的重要挑战。

人脑智能展现了自然进化的奇迹，而人工智能通过工程化的方法实现了快速发展。人工智能已经从人脑智能中借鉴了许多特性，包括分层结构、自适应学习和低能耗设计，推动了技术进步的同时，也彰显了两者在机制上的本质差异。然而，人工智能在高效学习、记忆整合、多目标权衡等方面仍存在明显不足，这些领域蕴含着进一步发展的潜力。通过持续深入地研究生物智能的特性，人工智能的未来将更加高效灵活，能够应对更加复杂的任务和环境。

20.3.2　人工智能反哺神经科学

人工智能的发展不仅从生物智能中汲取了灵感，还通过其独特的技术能力反过来推动了神经科学的研究。人工智能的建模方法和数据处理能力为神经科学提供了新的工具和视角，使得对大脑复杂功能的研究变得更加精确、高效。

首先，人工智能在神经科学中最直接的应用是神经活动的建模与模拟。深度学习模型（如人工神经网络）为研究大脑的神经活动提供了强大的计算框架。通过模拟神经元及其网络连接，研究者能够更好地理解大脑如何处理信息。例如，CNN 不仅受到视觉皮层的启发，反过来也被用于解释视觉皮层的功能分区和信息传递机制。科学家将 CNN 模型应用于神经影像数据分析，通过对视觉刺激和神经元响应之间关系的建模，更加清晰地揭示了视觉系统中的层次性特征提取机制 [301]。此外，RNN 也被用于模拟大脑处理时间序列数据的过程，例如探索语言中句法和语义的时间整合机制。这些模拟研究不仅帮助神经科学家验证了大脑的假说，还提供了新颖的理论框架来解释复杂的神经活动 [321]。

其次，人工智能在脑数据分析中展现了巨大的潜力。现代神经科学依赖于大量的数据，例如功能磁共振成像、脑电图和单细胞记录等，这些数据通常规模庞大且维度复杂。传统的统计学方法在处理这些数据时往往面临性能瓶颈，而人工智能的算法能够在海量数据中自动提取特征并识别潜在的模式。例如，深度学习算法被用来从 fMRI 数据中识别脑区间的功能连接模式，从而帮助研究者揭示大脑网络在认知和疾病中的作用。类似地，机器学习技术被用于预测神经退行性疾病（如阿尔茨海默病）的早期病理变化，通过从神经影像数据中提取异常模式，为早期诊断提供支持 [322]。这些算法的引入显著提升了神经科学研究的效率和精度。

人工智能还推动了神经编码与解码技术的发展，为研究大脑如何表示和处理信息提供了重要工具。神经编码问题关注外界刺激如何被神经系统表征，而神经解码问题则研究如何从神经活动中重建外界信息。例如，深度学习模型被用于脑机接口技术的开发，通过解码运动皮层的神经信号，实现对外部设备的精准控制。一些最新研究甚至利用生成式人工智能从视觉皮层的神经活动重建视觉图像，从而揭示了大脑在视觉感知中的信息表示方式[323]。这些成果不仅加深了对神经编码与解码的理解，还为神经工程学的发展开辟了新的道路。

人工智能在神经科学中的另一重要贡献是对大脑机制的理论建模。神经科学中许多基本问题（如大脑如何进行决策、记忆的生物学基础）仍未得到全面解答，而人工智能模型为这些问题提供了理论假设和实验验证的框架。例如，强化学习模型被广泛用于研究大脑的奖励机制。通过将强化学习算法与神经影像数据结合，研究者发现多巴胺系统在奖励预测误差中的关键作用。这一模型不仅验证了奖励学习的神经基础，还推动了对精神疾病（如抑郁症、成瘾行为）的机制研究。

综上所述，人工智能的工具化和理论化能力正不断推动神经科学的进步。从神经活动建模到脑数据分析，从神经编码解码到复杂系统研究，人工智能不仅提供了新的技术手段，还推动了神经科学理论的发展。这种交叉领域的合作，不仅加深了对人脑智能的理解，也为人工智能的未来发展提供了更多灵感与可能性。

20.3.3　人脑智能与人工智能的融合之路

人脑智能与人工智能的融合，是人类探索智能本质、扩展智能边界的重要方向。这两种智能形式分别代表了自然进化的奇迹与工程设计的卓越成就，在生成机制和功能特点上展现出显著差异。然而，随着脑科学与人工智能技术的快速发展，两者的交汇正逐步形成一条深度融合之路，为未来智能系统的进化开辟全新的可能性。

大语言模型取得了空前的进步，展现了强大的语言处理能力和处理复杂知识能力。LLMs 涌现出的高级认知功能，例如上下文学习和复杂推理能力，预示着大语言模型可能是通往通用人工智能的有效途径。然而，目前我们缺乏科学理论来解释大语言模型的高级智能是如何被训练出来的，也缺乏评估工具来量化不同阶段的大语言模型的通用智能水平。尽管认知科学最近开始被引入对大语言模型认知水平和智能的研究中，但是这样的研究尚处于萌芽阶段，认知科学与大语言模型之间的互动并没有受到足够的重视。

脑机接口技术是人脑智能与人工智能融合的重要纽带，它通过直接读取和解码大脑的神经信号，实现人与人工智能系统的无缝交互。例如，Neuralink 开发的高分辨率脑机接口设备能够捕获大脑皮质的神经活动，并将其转化为对外部设备的精确控制。在医疗领域，该技术正在帮助瘫痪患者通过脑信号操控假肢或计算机，同时在增强人类能力方面也展现出巨大潜力。人工智能在脑机接口系统中发挥着至关重要的作用。通过深度学习算法，人工智能能够建模并分析神经信号，提取有效模式并将其转化为可执行的操作指令。例如，在运动控制、语言识别等任务中，人工智能可学习并优化人类大脑的信号翻译，提高交互的精准度和自然性。未来，随着脑机接口技术的进一步突破，这种交互形式有望突破传统人机交互模式，使人类直接扩展记忆、计算、创造等认知能力，为智能融合打开全新的可能性。

类脑计算是人工智能迈向生物智能的重要尝试之一。通过模拟大脑神经元与突触的工作机制，类脑计算在硬件层面实现了更高效的信息处理。例如，类脑芯片采用神经形态设计，模仿大脑的分布式处理方式与突触可塑性，显著降低计算能耗，同时提升计算效率。这些硬件突破不仅提升了人工智能系统的计算能力，也为研究大脑工作机制提供了全新的平台。例如，神经形态计算系统可以模拟大规模神经网络活动，帮助科学家更深入地理解感知、学习和决策的复杂过程。随着类脑计算技术的发展，这种基于生物启发的计算模式可能逐步改变传统人工智能的架构，使智能系统更加灵活高效，从而推动人工智能向更接近人类智慧的方向发展。

智能协同系统进一步推动了人脑智能与人工智能的结合。通过整合生物智能的灵活性与人工智能的高效性，这种系统创造了一种全新的智能形式。例如，结合脑机接口和人工智能的增强现实技术正被广泛应用于教育、医疗和娱乐等领域。在教育领域，学生可以通过脑信号实时与个性化教学系统互动，而人工智能能够根据神经信号动态调整教学内容，提高学习效率。在医疗领域，外科医生可以利用脑机接口控制手术机器人，并结合虚拟现实技术可视化患者的内部结构，从而大幅提升手术的精准度与安全性。这种智能协同系统不仅改变了传统的人机交互方式，也为复杂任务提供了更全面的智能化解决方案。

人工智能的建模与分析能力，正不断深化人类对大脑工作的理解。例如，强化学习模型帮助科学家揭示了大脑奖励机制的核心原理，解释了多巴胺系统如何通过奖励预测误差优化学习过程。此外，深度学习技术被广泛应用于神经影像数据分析，揭示了大脑在视觉感知、语言处理等认知功能中的信息整合模式。这种反哺关系不仅促进了神经科学的进步，也为人工智能的发展提供了新的灵感。未来，人工智能与神经科学的相互促进可能进一步模糊两者的界限，推动智能系统向更高层次进化。

尽管人脑智能与人工智能的融合充满机遇，但其发展仍然面临诸多挑战。脑机接口的技术成熟度、类脑计算的商业化应用以及智能协同系统的稳定性，都需要克服一系列技术瓶颈。同时，随着智能系统的普及，隐私、安全与伦理问题也变得日益突出。例如，脑机接口可能涉及神经数据的滥用风险，如何确保用户隐私不被侵犯？人工智能系统可能受到数据偏见的影响，导致决策不公，而这些数据往往主要来源于发达地区，如何保障技术的公平性？此外，智能融合带来的社会变革可能加剧社会分化，如何确保技术发展与社会利益相协调？这些问题需要科学家、政策制定者及社会各界共同探讨，制定合理的监管框架，以平衡技术进步与伦理责任。

展望未来，人脑智能与人工智能的融合不仅是技术发展的趋势，更是智能演化的新阶段。人工智能正在逐步融入人们的日常生活，从语音助手、智能医疗到自动驾驶，智能技术的渗透正在重塑人类社会的运行方式。然而，真正的智能进化不止于此。随着脑机接口技术的成熟，人类可能通过人工智能直接增强自身认知能力，使记忆、计算和创造能力得到指数级提升。类脑计算的进步将进一步缩小人工智能与生物智能的差距，使机器更接近人类的学习方式和认知模式。而智能协同系统的发展，则将推动人工智能与人类智能深度融合，使个体能力得以扩展，群体智慧得以优化，最终推动整个社会向更高层次的智能文明迈进。

总之，人脑智能与人工智能的融合之路，不仅为人类探索智能的本质提供了新的视角，也为未来智能系统的构建带来了前所未有的机遇。如何在技术突破的同时，兼顾社会需求与伦理考量，将是决定智能融合未来走向的关键。在这条融合之路上，人类正逐步迈向更高智能水平的新时代。

参考文献

[1] CHEN T, KORNBLITH S, NOROUZI M, et al. A simple framework for contrastive learning of visual representations[C]//International Conference on Machine Learning. 2020: 1597-1607.

[2] GRILL J B, STRUB F, ALTCHÉ F, et al. Bootstrap your own latent-a new approach to self-supervised learning[J]. Advances in Neural Information Processing Systems, 2020, 33: 21271-21284.

[3] DEVLIN J, CHANG M W, LEE K, et al. Bert: Pre-training of deep bidirectional transformers for language understanding[C]//Proceedings of the 2019 conference of the North American chapter of the association for computational linguistics: human language tech-nologies, volume 1 (long and short papers). 2019: 4171-4186.

[4] LYNCH M A. Long-term potentiation and memory[J]. Physiological Reviews, 2004, 84(1):87-136.

[5] LAW C C, COOPER L N. Formation of receptive fields in realistic visual environments according to the Bienenstock, Cooper, and Munro (BCM) theory[J]. Proceedings of the National Academy of Sciences, 1994, 91(16): 7797-7801.

[6] TOYOIZUMI T, PFISTER J P, AIHARA K, et al. Generalized Bienenstock–Cooper–Munro rule for spiking neurons that maximizes information transmission[J]. Proceedings of the National Academy of Sciences, 2005, 102(14): 5239-5244.

［7］ BÉCIGNEUL G, GANEA O E. Riemannian adaptive optimization methods[J]. arXiv preprint arXiv:1810.00760, 2018.

［8］ XU D, ZHANG S, ZHANG H, et al. Convergence of the RMSProp deep learning method with penalty for nonconvex optimization[J]. Neural Networks, 2021, 139: 17-23.

［9］ SINGARIMBUN R N, NABABAN E B, SITOMPUL O S. Adaptive moment estimation to minimize square error in backpropagation algorithm[C]//2019 International Conference of Computer Science and Information Technology (ICoSNIKOM). 2019: 1-7.

［10］ LECUN Y, BOTTOU L, BENGIO Y, et al. Gradient-based learning applied to document recognition[J]. Proceedings of the IEEE, 1998, 86(11): 2278-2324. DOI: 10.1109/5.7267 91.

［11］ BIRD G, POLIVODA M E. Backpropagation Through Time For Networks With Long-Term Dependencies[EB/OL]. 2021. https://arxiv.org/abs/2103.15589. arXiv: 2103.15589 [cs.LG].

［12］ SAK H, SENIOR A, BEAUFAYS F. Long Short-Term Memory Based Recurrent Neural Network Architectures for Large Vocabulary Speech Recognition[EB/OL]. 2014. https: //arxiv.org/abs/1402.1128. arXiv: 1402.1128 [cs.NE].

［13］ HOCHREITER S, SCHMIDHUBER J. Long Short-Term Memory[J]. Neural Computation, 1997, 9(8): 1735-1780. DOI: 10.1162/neco.1997.9.8.1735.

［14］ VASWANI A, SHAZEER N, PARMAR N, et al. Attention Is All You Need[Z]. 2023. arXiv: 1706.03762 [cs.CL].

［15］ DOSOVITSKIY A, BEYER L, KOLESNIKOV A, et al. An Image is Worth 16x16 Words: Transformers for Image Recognition at Scale[Z]. 2021. arXiv: 2010.11929 [cs.CV].

［16］ RADFORD A, KIM J W, HALLACY C, et al. Learning Transferable Visual Models From Natural Language Supervision[EB/OL]. 2021. https://arxiv.org/abs/2103.00020. arXiv: 2103.00020 [cs.CV].

［17］ RAMESH A, PAVLOV M, GOH G, et al. Zero-Shot Text-to-Image Generation[EB/OL]. 2021. https://arxiv.org/abs/2102.12092. arXiv: 2102.12092 [cs.CV].

［18］ CHILD R, GRAY S, RADFORD A, et al. Generating Long Sequences with Sparse Trans-formers[EB/OL]. 2019. https://arxiv.org/abs/1904.10509. arXiv: 1904.10509 [cs.LG].

［19］ WANG S, LI B Z, KHABSA M, et al. Linformer: Self-Attention with Linear

Complexity [EB/OL]. 2020. https://arxiv.org/abs/2006.04768. arXiv: 2006.04768 [cs.LG].

[20] GOULD S J. Wonderful life: the Burgess Shale and the nature of history[M]. WW Norton & Company, 1989.

[21] NILSSON D E. The evolution of eyes and visually guided behaviour[J]. Philosophical Transactions of the Royal Society B: Biological Sciences, 2009, 364(1531): 2833-2847.

[22] VERMEIJ G J. Evolution and escalation: an ecological history of life[M]. Princeton University Press, 1993.

[23] LAND M F, NILSSON D E. Animal eyes[M]. Oxford University Press, 2012.

[24] MARR D. Vision: A computational investigation into the human representation and processing of visual information[M]. MIT Press, 2010.

[25] KANDEL E R, SCHWARTZ J H, JESSELL T M, et al. Principles of neural science: vol. 4 [M]. McGraw-Hill New York, 2000.

[26] PURVES D, AUGUSTINE G J, FITZPATRICK D, et al. Neurosciences[M]. De Boeck Supérieur, 2019.

[27] GUNTHER L. The physics of music and color[M]. Springer, 2012.

[28] TREISMAN A M, GELADE G. A feature-integration theory of attention[J]. Cognitive Psychology, 1980, 12(1): 97-136.

[29] LEDOUX J E. The emotional brain: The mysterious underpinnings of emotional life[M]. Simon, 1998.

[30] WALTERS S. 5.2 Seeing[J]. Psychology-1st Canadian Edition, 2020.

[31] DOWLING J E. The retina: an approachable part of the brain[M]. Harvard University Press, 1987.

[32] DARTT D A. Neural regulation of lacrimal gland secretory processes: relevance in dry eye diseases[J]. Progress in Retinal and Eye Research, 2009, 28(3): 155-177.

[33] FERNALD R D. Casting a genetic light on the evolution of eyes[J]. Science, 2006, 313(5795): 1914-1918.

[34] HORRIDGE G A. The compound eye of insects[J]. Scientific American, 1977, 237(1):108-121.

[35] COTE R H. Photoreceptor phosphodiesterase (PDE6): a G-protein-activated PDE regulating visual excitation in rod and cone photoreceptor cells[G]//Cyclic nucleotide phospho-diesterases in health and disease. CRC Press, 2006: 165-193.

［36］PALCZEWSKI K. G protein–coupled receptor rhodopsin[J]. Annu Rev Biochem, 2006, 75(1): 743-767.

［37］BOWMAKER J K, HUNT D M. Evolution of vertebrate visual pigments[J]. Current Biology, 2006, 16(13): R484-R489.

［38］HART N S, HUNT D M. Avian visual pigments: characteristics, spectral tuning, and evolution[J]. The American Naturalist, 2007, 169(S1): S7-S26.

［39］JACOBS G H. The distribution and nature of colour vision among the mammals.[J]. Biological Reviews of the Cambridge Philosophical Society, 1993, 68(3): 413-471.

［40］HECHT S, HAIG C, CHASE A M. The influence of light adaptation on subsequent dark adaptation of the eye[J]. The Journal of General Physiology, 1937, 20(6): 831-850.

［41］LAMB T D, COLLIN S P, PUGH JR E N. Evolution of the vertebrate eye: opsins, photoreceptors, retina and eye cup[J]. Nature Reviews Neuroscience, 2007, 8(12): 960-976.

［42］NICHOLLS J G, MARTIN A R, WALLACE B G, et al. From neuron to brain: vol. 271 [M]. Sinauer Associates Sunderland, MA, 2001.

［43］KUFFLER S W. Discharge patterns and functional organization of mammalian retina[J]. Journal of Neurophysiology, 1953, 16(1): 37-68.

［44］ENROTH-CUGELL C, ROBSON J G. The contrast sensitivity of retinal ganglion cells of the cat[J]. The Journal of Physiology, 1966, 187(3): 517-552.

［45］BARLOW H B. Summation and inhibition in the frog's retina[J]. The Journal of Physiology, 1953, 119(1): 69.

［46］LAUGHLIN S B. Energy as a constraint on the coding and processing of sensory information[J]. Current Opinion in Neurobiology, 2001, 11(4): 475-480.

［47］MASLAND R H. The neuronal organization of the retina[J]. Neuron, 2012, 76(2): 266-280.

［48］HUBEL D H, WIESEL T N. Receptive fields and functional architecture of monkey striate cortex[J]. The Journal of Physiology, 1968, 195(1): 215-243.

［49］RUECKL J G, CAVE K R, KOSSLYN S M. Why are "what" and "where" processed by separate cortical visual systems? A computational investigation[J]. Journal of Cognitive Neuroscience, 1989, 1(2): 171-186.

［50］HAXBY J V, HOFFMAN E A, GOBBINI M I. The distributed human neural system for face perception[J]. Trends in Cognitive Sciences, 2000, 4(6): 223-233.

［51］FELLEMAN D J, VAN ESSEN D C. Distributed hierarchical processing in the primate cerebral cortex.[J]. Cerebral Cortex (New York, NY: 1991), 1991, 1(1): 1-47.

［52］GEIRHOS R, NARAYANAPPA K, MITZKUS B, et al. Partial success in closing the gap between human and machine vision[J]. Advances in Neural Information Processing Systems, 2021, 34: 23885-23899.

［53］LIU M, WEI J, LIU Y, et al. Do humans and machines have the same eyes?human-machine perceptual differences on image classification[J]. arXiv preprint arXiv:2304.08733, 2023.

［54］FUNKE C M, BOROWSKI J, STOSIO K, et al. Five points to check when comparing visual perception in humans and machines[J]. Journal of Vision, 2021, 21(3): 16-16.

［55］LI D, WEI C, LI S, et al. Visual decoding and reconstruction via eeg embeddings with guided diffusion[J]. arXiv preprint arXiv:2403.07721, 2024.

［56］TAKAGI Y, NISHIMOTO S. High-resolution image reconstruction with latent diffusion models from human brain activity[C]//Proceedings of the IEEE/CVF Conference on Computer Vision and Pattern Recognition. 2023: 14453-14463.

［57］CHEN Z, QING J, XIANG T, et al. Seeing beyond the brain: Conditional diffusion model with sparse masked modeling for vision decoding[C]//Proceedings of the IEEE/CVF Con-ference on Computer Vision and Pattern Recognition. 2023: 22710-22720.

［58］JASMIN K, LIMA C F, SCOTT S K. Understanding rostral–caudal auditory cortex contributions to auditory perception[J]. Nature Reviews Neuroscience, 2019, 20(7): 425-434.

［59］WANG L, HU X, LIU H, et al. Explore the hierarchical auditory information processing via deep convolutional autoencoder[C]//2019 IEEE 16th International Symposium on Biomedical Imaging (ISBI 2019). 2019: 1788-1791.

［60］LI Y, ANUMANCHIPALLI G K, MOHAMED A, et al. Dissecting neural computations in the human auditory pathway using deep neural networks for speech[J]. Nature Neuroscience, 2023, 26(12): 2213-2225.

［61］MAKIN J G, MOSES D A, CHANG E F. Machine translation of cortical activity to text with an encoder–decoder framework[J]. Nature Neuroscience, 2020, 23(4): 575-582.

［62］SUN P, ANUMANCHIPALLI G K, CHANG E F. Brain2Char: a deep architecture for de-coding text from brain recordings[J]. Journal of Neural Engineering, 2020, 17(6): 066015.

［63］CHANG E F, ANUMANCHIPALLI G K. Toward a speech neuroprosthesis[J]. JAMA, 2020, 323(5): 413-414.

［64］LIU Y, ZHAO Z, XU M, et al. Decoding and synthesizing tonal language speech from brain activity[J]. Science Advances, 2023, 9(23): eadh0478.

［65］QIN C, WANG Y, HU J, et al. Artificial olfactory biohybrid system: an evolving sense of smell[J]. Advanced Science, 2023, 10(5): 2204726.

［66］LEE B K, MAYHEW E J, SANCHEZ-LENGELING B, et al. A principal odor map unifies diverse tasks in olfactory perception[J]. Science, 2023, 381(6661): 999-1006.

［67］HENDRY S H, HSIAO S S. Chapter 22 - Fundamentals of Sensory Systems[G/OL]//SQUIRE L R, BERG D, BLOOM F E, et al. Fundamental Neuroscience (Fourth Edition). Fourth Edition. San Diego: Academic Press, 2013: 499-511. https://www.sciencedirect.co m/science/article/pii/B9780123858702000226. DOI: https://doi.org/10.1016/B978-0-12-385870-2.00022-6.

［68］CRAMER G D, DARBY S A. Clinical anatomy of the spine, spinal cord, and ANS[J]. 2013.

［69］GIUFFRIDA R, RUSTIONI A. Dorsal root ganglion neurons projecting to the dorsal column nuclei of rats[J]. Journal of Comparative Neurology, 1992, 316(2): 206-220.

［70］FIX J D. Neuroanatomy[M]. Lippincott Williams & Wilkins, 2002.

［71］PETERSEN C C. The functional organization of the barrel cortex[J]. Neuron, 2007, 56(2):339-355.

［72］HARRIS J A, PETERSEN R S, DIAMOND M E. Distribution of tactile learning and its neural basis[J]. Proceedings of the National Academy of Sciences, 1999, 96(13): 7587-7591.

［73］NELSON R, KAAS J. Connections of the ventroposterior nucleus of the thalamus with the body surface representations in cortical areas 3b and 1 of the cynomolgus macaque,(Macaca fascicularis)[J]. Journal of Comparative Neurology, 1981, 199(1): 29-64.

［74］ORTIZ-CATALAN M, GUÐMUNDSDÓTTIR R A, KRISTOFFERSEN M B, et al. Phantom motor execution facilitated by machine learning and augmented reality as treatment for phantom limb pain: a single group, clinical trial in patients with chronic intractable phantom limb pain[J]. The Lancet, 2016, 388(10062): 2885-

2894.

［75］ VALLE G, KATIC SECEROVIC N, EGGEMANN D, et al. Biomimetic computer-to-brain communication enhancing naturalistic touch sensations via peripheral nerve stimulation [J]. Nature Communications, 2024, 15(1): 1151.

［76］ VALLE G, ALAMRI A H, DOWNEY J E, et al. Tactile edges and motion via patterned microstimulation of the human somatosensory cortex[J]. Science, 2025, 387(6731): 315-322.

［77］ GREENSPON C M, VALLE G, SHELCHKOVA N D, et al. Evoking stable and precise tactile sensations via multi-electrode intracortical microstimulation of the somatosensory cortex[J]. Nature Biomedical Engineering, 2024: 1-17.

［78］ IBERITE F, MUHEIM J, AKOUISSI O, et al. Restoration of natural thermal sensation in upper-limb amputees[J]. Science, 2023, 380(6646): 731-735.

［79］ WANG W, JIANG Y, ZHONG D, et al. Neuromorphic sensorimotor loop embodied by monolithically integrated, low-voltage, soft e-skin[J]. Science, 2023, 380(6646): 735-742.

［80］ GAO W, EMAMINEJAD S, NYEIN H Y Y, et al. Fully integrated wearable sensor arrays for multiplexed in situ perspiration analysis[J]. Nature, 2016, 529(7587): 509-514.

［81］ BARREIROS J A, XU A, PUGACH S, et al. Haptic perception using optoelectronic robotic flesh for embodied artificially intelligent agents[J]. Science Robotics, 2022, 7(67): eabi6745.

［82］ WANG Y, YIN L, BAI Y, et al. Electrically compensated, tattoo-like electrodes for epidermal electrophysiology at scale[J]. Science Advances, 2020, 6(43): eabd0996.

［83］ SHI C, ZOU Z, LEI Z, et al. Heterogeneous integration of rigid, soft, and liquid materials for self-healable, recyclable, and reconfigurable wearable electronics[J]. Science Advances, 2020, 6(45): eabd0202.

［84］ KANTAK S S, WINSTEIN C J. Learning–performance distinction and memory processes for motor skills: A focused review and perspective[J]. Behavioural Brain Research, 2012, 228(1): 219-231.

［85］ ZAJAC F E. Muscle and tendon: properties, models, scaling, and application to biomechanics and motor control.[J]. Critical Reviews in Biomedical Engineering, 1989, 17(4): 359-411.

［86］ MCFARLAND D C, MCCAIN E M, POPPO M N, et al. Spatial dependency of gleno-humeral joint stability during dynamic unimanual and bimanual pushing and pulling[J]. Journal of Biomechanical Engineering, 2019, 141(5): 051006.

［87］ LAI A K, ARNOLD A S, WAKELING J M. Why are antagonist muscles co-activated in my simulation? A musculoskeletal model for analysing human locomotor tasks[J]. Annals of Biomedical Engineering, 2017, 45: 2762-2774.

［88］ LEE S, PARK M, LEE K, et al. Scalable muscle-actuated human simulation and control [J]. ACM Transactions on Graphics (TOG), 2019, 38(4): 1-13.

［89］ ZUO C, HE K, SHAO J, et al. Self model for embodied intelligence: Modeling full-body human musculoskeletal system and locomotion control with hierarchical low-dimensional representation[C]//2024 IEEE International Conference on Robotics and Automation (ICRA). 2024: 13062-13069.

［90］ SONG S, KIDZISKI , PENG X B, et al. Deep reinforcement learning for modeling human locomotion control in neuromechanical simulation[J]. Journal of Neuroengineering and Rehabilitation, 2021, 18: 1-17.

［91］ ASBECK A T, DE ROSSI S M, HOLT K G, et al. A biologically inspired soft exosuit for walking assistance[J]. The International Journal of Robotics Research, 2015, 34(6):744-762.

［92］ TODOROV E, EREZ T, TASSA Y. Mujoco: A physics engine for model-based control [C]//2012 IEEE/RSJ international conference on intelligent robots and systems. 2012: 5026-5033.

［93］ DELP S L, ANDERSON F C, ARNOLD A S, et al. OpenSim: open-source software to create and analyze dynamic simulations of movement[J]. IEEE Transactions on Biomedical Engineering, 2007, 54(11): 1940-1950.

［94］ KIM K, SPIELER P, LUPU E S, et al. A bipedal walking robot that can fly, slackline, and skateboard[J]. Science Robotics, 2021, 6(59): eabf8136.

［95］ CROWLEY D, DAO J, DUAN H, et al. Optimizing bipedal locomotion for the 100m dash with comparison to human running[C]//2023 IEEE International Conference on Robotics and Automation (ICRA). 2023: 12205-12211.

［96］ HAARNOJA T, MORAN B, LEVER G, et al. Learning agile soccer skills for a bipedal robot with deep reinforcement learning[J]. Science Robotics, 2024, 9(89): eadi8022.

［97］ ANTONELLIS P, MOHAMMADZADEH GONABADI A, MYERS S A, et al. Metabolically efficient walking assistance using optimized timed forces at the waist[J]. Science Robotics, 2022, 7(64): eabh1925.

［98］ TRAN M, GABERT L, HOOD S, et al. A lightweight robotic leg prosthesis replicating the biomechanics of the knee, ankle, and toe joint[J]. Science Robotics, 2022, 7(72): eabo3996.

［99］ SONG H, HSIEH T H, YEON S H, et al. Continuous neural control of a bionic limb restores biomimetic gait after amputation[J]. Nature Medicine, 2024, 30(7): 2010-2019.

［100］ BAGUR S, LEFORT J M, LACROIX M M, et al. Breathing-driven prefrontal oscillations regulate maintenance of conditioned-fear evoked freezing independently of initiation[J]. Nature Communications, 2021, 12(1): 2605.

［101］ COWEN A S, KELTNER D. Semantic space theory: A computational approach to emo-tion[J]. Trends in Cognitive Sciences, 2021, 25(2): 124-136.

［102］ COWEN A, SAUTER D, TRACY J L, et al. Mapping the passions: Toward a high-dimensional taxonomy of emotional experience and expression[J]. Psychological Science in the Public Interest, 2019, 20(1): 69-90.

［103］ BROOKS J A, TZIRAKIS P, BAIRD A, et al. Deep learning reveals what vocal bursts express in different cultures[J]. Nature Human Behaviour, 2023, 7(2): 240-250.

［104］ MALEZIEUX M, KLEIN A S, GOGOLLA N. Neural circuits for emotion[J]. Annual Review of Neuroscience, 2023, 46(1): 211-231.

［105］ LOZANO A M, MAYBERG H S, GIACOBBE P, et al. Subcallosal cingulate gyrus deep brain stimulation for treatment-resistant depression[J]. Biological Psychiatry, 2008, 64(6): 461-467.

［106］ ALAGAPAN S, CHOI K S, HEISIG S, et al. Cingulate dynamics track depression recovery with deep brain stimulation[J]. Nature, 2023, 622(7981): 130-138.

［107］ SHEN X, LIU X, HU X, et al. Contrastive learning of subject-invariant EEG representations for cross-subject emotion recognition[J]. IEEE Transactions on Affective Computing, 2022, 14(3): 2496-2511.

［108］ SHEN X, TAO L, CHEN X, et al. Contrastive learning of shared spatiotemporal EEG representations across individuals for naturalistic neuroscience[J]. NeuroImage, 2024, 301: 120890.

［109］ ANUMANCHIPALLI G K, CHARTIER J, CHANG E F. Speech synthesis from neural decoding of spoken sentences[J]. Nature, 2019, 568(7753): 493-498.

［110］FEDORENKO E, PIANTADOSI S T, GIBSON E A. Language is primarily a tool for communication rather than thought[J]. Nature, 2024, 630(8017): 575-586.

［111］BINDER J R, DESAI R H, GRAVES W W, et al. Where is the semantic system? A critical review and meta-analysis of 120 functional neuroimaging studies[J]. Cerebral Cortex, 2009, 19(12): 2767-2796.

［112］ZHU Y, XU M, LU J, et al. Distinct spatiotemporal patterns of syntactic and semantic processing in human inferior frontal gyrus[J]. Nature Human Behaviour, 2022, 6(8): 1104-1111.

［113］KHANNA A R, MUÑOZ W, KIM Y J, et al. Single-neuronal elements of speech production in humans[J]. Nature, 2024, 626(7999): 603-610.

［114］GOLDBERG Y. word2vec Explained: deriving Mikolov et al.'s negative-sampling word-embedding method[J]. arXiv preprint arXiv:1402.3722, 2014.

［115］SARZYNSKA-WAWER J, WAWER A, PAWLAK A, et al. Detecting formal thought dis-order by deep contextualized word representations[J]. Psychiatry Research, 2021, 304: 114135.

［116］RADFORD A, NARASIMHAN K, SALIMANS T, et al. Improving language understanding by generative pre-training[J]. 2018.

［117］BROWN T, MANN B, RYDER N, et al. Language models are few-shot learners[J]. Advances in Neural Information Processing Systems, 2020, 33: 1877-1901.

［118］ROUMELIOTIS K I, TSELIKAS N D. Chatgpt and open-ai models: A preliminary review [J]. Future Internet, 2023, 15(6): 192.

［119］ACHIAM J, ADLER S, AGARWAL S, et al. GPT-4 technical report[J]. arXiv preprint arXiv:2303.08774, 2023.

［120］CHEN X, WANG R, KHALILIAN-GOURTANI A, et al. A neural speech decoding framework leveraging deep learning and speech synthesis[J]. Nature Machine Intelligence, 2024: 1-14.

［121］TANG J, LEBEL A, JAIN S, et al. Semantic reconstruction of continuous language from non-invasive brain recordings[J]. Nature Neuroscience, 2023, 26(5): 858-866.

［122］ZHANG Y, HAN K, WORTH R, et al. Connecting concepts in the brain by mapping cor-tical representations of semantic relations[J]. Nature Communications, 2020, 11(1): 1877.

［123］KUMAR S, SUMERS T R, YAMAKOSHI T, et al. Shared functional specialization in transformer-based language models and the human brain[J]. Nature

Communications, 2024, 15(1): 5523.

［124］POPHAM S F, HUTH A G, BILENKO N Y, et al. Visual and linguistic semantic repre-sentations are aligned at the border of human visual cortex[J]. Nature Neuroscience, 2021, 24(11): 1628-1636.

［125］BROWN B M, RAINEY-SMITH S R, VILLEMAGNE V L, et al. The relationship between sleep quality and brain amyloid burden[J]. Sleep, 2016, 39(5): 1063-1068.

［126］BESEDOVSKY L, LANGE T, HAACK M. The sleep-immune crosstalk in health and disease[J]. Physiological Reviews, 2019.

［127］MARSHALL L, BORN J. The contribution of sleep to hippocampus-dependent memory consolidation[J]. Trends in Cognitive Sciences, 2007, 11(10): 442-450.

［128］FOGEL S M, SMITH C T. The function of the sleep spindle: a physiological index of intelligence and a mechanism for sleep-dependent memory consolidation[J]. Neuroscience & Biobehavioral Reviews, 2011, 35(5): 1154-1165.

［129］RAVEN F, VAN DER ZEE E A, MEERLO P, et al. The role of sleep in regulating structural plasticity and synaptic strength: implications for memory and cognitive function[J]. Sleep Medicine Reviews, 2018, 39: 3-11.

［130］VYAZOVSKIY V V, OLCESE U, LAZIMY Y M, et al. Cortical firing and sleep home-ostasis[J]. Neuron, 2009, 63(6): 865-878.

［131］SADOWSKI J H, JONES M W, MELLOR J R. Sharp-wave ripples orchestrate the induc-tion of synaptic plasticity during reactivation of place cell firing patterns in the hippocam-pus[J]. Cell Reports, 2016, 14(8): 1916-1929.

［132］GIRARDEAU G, LOPES-DOS-SANTOS V. Brain neural patterns and the memory function of sleep[J]. Science, 2021, 374(6567): 560-564.

［133］SINGH D, NORMAN K A, SCHAPIRO A C. A model of autonomous interactions between hippocampus and neocortex driving sleep-dependent memory consolidation[J]. Proceedings of the National Academy of Sciences, 2022, 119(44): e2123432119.

［134］HASEGAWA E, MIYASAKA A, SAKURAI K, et al. Rapid eye movement sleep is initiated by basolateral amygdala dopamine signaling in mice[J]. Science, 2022, 375(6584): 994-1000.

［135］TURNER K L, GHERES K W, PROCTOR E A, et al. Neurovascular coupling and bilateral connectivity during NREM and REM sleep[J]. eLife, 2020, 9: e62071.

［136］HOLTH J K, FRITSCHI S K, WANG C, et al. The sleep-wake cycle regulates brain inter-stitial fluid tau in mice and CSF tau in humans[J]. Science, 2019, 363(6429): 880-884.

[137] GELINAS J N, KHODAGHOLY D, THESEN T, et al. Interictal epileptiform discharges induce hippocampal–cortical coupling in temporal lobe epilepsy[J]. Nature Medicine, 2016, 22(6): 641-648.

[138] BIAN W J, BREWER C L, KAUER J A, et al. Adolescent sleep shapes social novelty preference in mice[J]. Nature Neuroscience, 2022, 25(7): 912-923.

[139] ELLIOTT J E, OPEL R A, PLESHAKOV D, et al. Posttraumatic stress disorder increases the odds of REM sleep behavior disorder and other parasomnias in Veterans with and without comorbid traumatic brain injury[J]. Sleep, 2020, 43(3): zsz237.

[140] SEMIZ U B, BASOGLU C, EBRINC S, et al. Nightmare disorder, dream anxiety, and subjective sleep quality in patients with borderline personality disorder[J]. Psychiatry and Clinical Neurosciences, 2008, 62(1): 48-55.

[141] LECLAIR-VISONNEAU L, OUDIETTE D, GAYMARD B, et al. Do the eyes scan dream images during rapid eye movement sleep? Evidence from the rapid eye movement sleep behaviour disorder model[J]. Brain, 2010, 133(6): 1737-1746.

[142] BARONE D A. Dream enactment behavior—a real nightmare: a review of post-traumatic stress disorder, REM sleep behavior disorder, and trauma-associated sleep disorder[J]. Journal of Clinical Sleep Medicine, 2020, 16(11): 1943-1948.

[143] LIU Y, PARTINEN E, CHAN N Y, et al. Dream-enactment behaviours during the COVID-19 pandemic: an international COVID-19 sleep study[J]. Journal of Sleep Research, 2023, 32(1): e13613.

[144] XIE L, KANG H, XU Q, et al. Sleep drives metabolite clearance from the adult brain[J]. Science, 2013, 342(6156): 373-377.

[145] FULTZ N E, BONMASSAR G, SETSOMPOP K, et al. Coupled electrophysiological, hemodynamic, and cerebrospinal fluid oscillations in human sleep[J]. Science, 2019, 366(6465): 628-631.

[146] APPELBAUM L, WANG G, YOKOGAWA T, et al. Circadian and homeostatic regulation of structural synaptic plasticity in hypocretin neurons[J]. Neuron, 2010, 68(1): 87-98.

[147] ZADA D, BRONSHTEIN I, LERER-GOLDSHTEIN T, et al. Sleep increases chromosome dynamics to enable reduction of accumulating DNA damage in single

neurons[J]. Nature Communications, 2019, 10(1): 895.

［148］XU Y, SCHNEIDER A, WESSEL R, et al. Sleep restores an optimal computational regime in cortical networks[J]. Nature Neuroscience, 2024, 27(2): 328-338.

［149］KHARAS N, CHELARU M I, EAGLEMAN S, et al. NREM sleep improves behavioral performance by desynchronizing cortical circuits[J]. Science, 2024, 386(6724): 892-897.

［150］SUPRATAK A, DONG H, WU C, et al. DeepSleepNet: A model for automatic sleep stage scoring based on raw single-channel EEG[J]. IEEE Transactions on Neural Systems and Rehabilitation Engineering, 2017, 25(11): 1998-2008.

［151］PERSLEV M, DARKNER S, KEMPFNER L, et al. U-Sleep: resilient high-frequency sleep staging[J]. NPJ Digital Medicine, 2021, 4(1): 72.

［152］ZHU L, WANG C, HE Z, et al. A lightweight automatic sleep staging method for children using single-channel EEG based on edge artificial intelligence[J]. World Wide Web, 2022, 25(5): 1883-1903.

［153］YUBO Z, YINGYING L, BING Z, et al. MMASleepNet: A multimodal attention network based on electrophysiological signals for automatic sleep staging[J]. Frontiers in Neuroscience, 2022, 16: 973761.

［154］YU T, GU Z, HUANG R, et al. A Language Model Built on Sleep Stage Sequences Enables Efficient Sleep Assessment[J]. medRxiv, 2024: 2024-10.

［155］SONG T A, CHOWDHURY S R, MALEKZADEH M, et al. AI-Driven sleep staging from actigraphy and heart rate[J]. PLOS One, 2023, 18(5): e0285703.

［156］HORIKAWA T, KAMITANI Y. Hierarchical neural representation of dreamed objects re-vealed by brain decoding with deep neural network features[J]. Frontiers in Computational Neuroscience, 2017, 11: 4.

［157］VAN DE VEN G M, SIEGELMANN H T, TOLIAS A S. Brain-inspired replay for continual learning with artificial neural networks[J]. Nature Communications, 2020, 11(1): 4069.

［158］TADROS T, KRISHNAN G P, RAMYAA R, et al. Sleep-like unsupervised replay reduces catastrophic forgetting in artificial neural networks[J]. Nature Communications, 2022, 13(1): 7742.

［159］GOLDEN R, DELANOIS J E, SANDA P, et al. Sleep prevents catastrophic forgetting in spiking neural networks by forming a joint synaptic weight representation[J]. PLOS Computational Biology, 2022, 18(11): e1010628.

［160］TULAY E E, METIN B, TARHAN N, et al. Multimodal neuroimaging: basic concepts and classification of neuropsychiatric diseases[J]. Clinical EEG and Neuroscience, 2019, 50(1): 20-33.

［161］LIU Q, FARAHIBOZORG S, PORCARO C, et al. Detecting large-scale networks in the human brain using high-density electroencephalography[J]. Human Brain Mapping, 2017, 38(9): 4631-4643.

［162］PASCUAL-MARQUI R D, et al. Standardized low-resolution brain electromagnetic tomography (sLORETA): technical details[J]. Methods Find Exp Clin Pharmacol, 2002, 24(Suppl D): 5-12.

［163］PASCUAL-MARQUI R D. Standardized low-resolution brain electromagnetic tomography (sLORETA): technical details.[J]. Methods Find Exp Clin Pharmacol, 2002, 24 Suppl D(Suppl D): 5-12.

［164］OJEDA A, KREUTZ-DELGADO K, MULLEN T. Fast and robust Block-Sparse Bayesian learning for EEG source imaging[J]. NeuroImage, 2018, 174: 449-462.

［165］HASHEMI A, GAO Y, CAI C, et al. Efficient hierarchical Bayesian inference for spatio-temporal regression models in neuroimaging[C/OL]// RANZATO M, BEYGELZIMER A, DAUPHIN Y, et al. Advances in Neural Information Processing Systems: vol. 34. Cur-ran Associates, Inc., 2021: 24855-24870. https://proceedings.neurips.cc/paper_files/paper /2021/file/ d03a857a23b5285736c4d55e0bb067c8-Paper.pdf.

［166］HENSON R N, FLANDIN G, FRISTON K J, et al. A Parametric Empirical Bayesian framework for fMRI-constrained MEG/EEG source reconstruction[J]. Human Brain Mapping, 2010, 31(10): 1512-1531.

［167］WANG S, WEI C, LOU K, et al. Advancing EEG/MEG Source Imaging with Geometric-Informed Basis Functions[J]. arXiv preprint arXiv:2401.17939, 2024.

［168］SUN R, SOHRABPOUR A, WORRELL G A, et al. Deep neural networks constrained by neural mass models improve electrophysiological source imaging of spatiotemporal brain dynamics[J]. Proceedings of the National Academy of Sciences, 2022, 119(31): e2201128119.

［169］WEI C, LOU K, WANG Z, et al. Edge sparse basis network: a deep learning framework for EEG source localization[C]//2021 International Joint Conference on Neural Networks (IJCNN). 2021: 1-8.

［170］CALHOUN V D, LIU J, ADALI T. A review of group ICA for fMRI data and ICA for joint inference of imaging, genetic, and ERP data[J]. Neuroimage, 2009, 45(1): S163-S172.

[171] DEBENER S, ULLSPERGER M, SIEGEL M, et al. Single-trial EEG–fMRI reveals the dynamics of cognitive function[J]. Trends in Cognitive Sciences, 2006, 10(12): 558-563.

[172] BABILONI F, CINCOTTI F, BABILONI C, et al. Estimation of the cortical functional connectivity with the multimodal integration of high-resolution EEG and fMRI data by directed transfer function[J]. Neuroimage, 2005, 24(1): 118-131.

[173] LI W, ZHANG W, JIANG Z, et al. Source localization and functional network analysis in emotion cognitive reappraisal with EEG-fMRI integration[J]. Frontiers in Human Neuroscience, 2022, 16: 960784.

[174] BARBORICA A, MINDRUTA I, SHEYBANI L, et al. Extracting seizure onset from sur-face EEG with independent component analysis: Insights from simultaneous scalp and intracerebral EEG[J]. NeuroImage: Clinical, 2021, 32: 102838.

[175] PIZZO F, ROEHRI N, MEDINA VILLALON S, et al. Deep brain activities can be detected with magnetoencephalography[J]. Nature Communications, 2019, 10(1): 971.

[176] KOESSLER L, BENAR C, MAILLARD L, et al. Source localization of ictal epileptic activity investigated by high resolution EEG and validated by SEEG[J]. Neuroimage, 2010, 51(2): 642-653.

[177] COELLI S, VILLALON S M, BONINI F, et al. Comparison of beamformer and ICA for dynamic connectivity analysis: A simultaneous MEG-SEEG study[J]. Neuroimage, 2023, 265: 119806.

[178] COMBRISSON E, ALLEGRA M, BASANISI R, et al. Group-level inference of information-based measures for the analyses of cognitive brain networks from neurophysiological data[J]. NeuroImage, 2022, 258: 119347.

[179] BARBORICA A, MINDRUTA I, LÓPEZ-MADRONA V J, et al. Studying memory pro-cesses at different levels with simultaneous depth and surface EEG recordings[J]. Frontiers in Human Neuroscience, 2023, 17: 1154038.

[180] DRANE D L, PEDERSEN N P, SABSEVITZ D S, et al. Cognitive and emotional mapping with SEEG[J]. Frontiers in Neurology, 2021, 12: 627981.

[181] PONZ A, MONTANT M, LIEGEOIS-CHAUVEL C, et al. Emotion processing in

words: a test of the neural re-use hypothesis using surface and intracranial EEG[J]. Social Cognitive and Affective Neuroscience, 2014, 9(5): 619-627.

［182］SPIEKER V, EICHHORN H, HAMMERNIK K, et al. Deep learning for retrospective motion correction in MRI: a comprehensive review[J]. IEEE Transactions on Medical Imaging, 2023.

［183］LECOQ J, OLIVER M, SIEGLE J H, et al. Removing independent noise in systems neuroscience data using DeepInterpolation[J]. Nature Methods, 2021, 18(11): 1401-1408.

［184］OTA J, UMEHARA K, KERSHAW J, et al. Super-resolution generative adversarial net-works with static T2* WI-based subject-specific learning to improve spatial difference sensitivity in fMRI activation[J]. Scientific Reports, 2022, 12(1): 10319.

［185］VASWANI A. Attention is all you need[J]. Advances in Neural Information Processing Systems, 2017.

［186］LI P, PEI Y, LI J. A comprehensive survey on design and application of autoencoder in deep learning[J]. Applied Soft Computing, 2023, 138: 110176.

［187］SAXENA D, CAO J. Generative adversarial networks (GANs) challenges, solutions, and future directions[J]. ACM Computing Surveys (CSUR), 2021, 54(3): 1-42.

［188］KINGMA D P, WELLING M, et al. An introduction to variational autoencoders[J]. Foundations and Trendso″ in Machine Learning, 2019, 12(4): 307-392.

［189］ZHAI J, ZHANG S, CHEN J, et al. Autoencoder and its various variants[C]//2018 IEEE International Conference on Systems, Man, and Cybernetics (SMC). 2018: 415-419.

［190］KINGMA D P, WELLING M, et al. Auto-encoding variational bayes[Z]. 2013.

［191］LI Y, YANG T. Word embedding for understanding natural language: a survey[J]. Guide to Big Data Applications, 2018: 83-104.

［192］HE K, FAN H, WU Y, et al. Momentum contrast for unsupervised visual representation learning[C]//Proceedings of the IEEE/CVF Conference on Computer Vision and Pattern Recognition. 2020: 9729-9738.

［193］ROLNICK D, KORDING K. Reverse-engineering deep relu networks[C]// International Conference on Machine Learning. 2020: 8178-8187.

［194］STEVENSON I H, KORDING K P. How advances in neural recording affect data analysis [J]. Nature Neuroscience, 2011, 14(2): 139-142. DOI: 10.1038/nn.2731.

［195］MITCHELL-HEGGS R, PRADO S, GAVA G P, et al. Neural manifold analysis of brain circuit dynamics in health and disease[J]. Journal of Computational Neuroscience, 2023, 51(1): 1-21.

［196］SANTHANAM G, YU B M, GILJA V, et al. Factor-analysis methods for higher-performance neural prostheses[J]. Journal of Neurophysiology, 2009, 102(2): 1315-1330.

［197］JOLLIFFE I T. Principal component analysis (2nd ed.)[M]. Springer, 2002.

［198］JACKSON J E. A user's guide to principal components: vol. 587[M]. John Wiley & Sons, 2005.

［199］IVOSEV G, BURTON L, BONNER R. Dimensionality reduction and visualization in principal component analysis[J]. Analytical Chemistry, 2008, 80(13): 4933-4944.

［200］CHURCHLAND M M, CUNNINGHAM J P, KAUFMAN M T, et al. Cortical preparatory activity: representation of movement or first cog in a dynamical machine?[J]. Neuron, 2010, 68(3): 387-400.

［201］MAZOR O, LAURENT G. Transient dynamics versus fixed points in odor representations by locust antennal lobe projection neurons[J]. Neuron, 2005, 48(4): 661-673.

［202］GAO P, GANGULI S. On simplicity and complexity in the brave new world of large-scale neuroscience[J]. Current Opinion in Neurobiology, 2015, 32: 148-155.

［203］AHRENS M B, ORGER M B, ROBSON D N, et al. Whole-brain functional imaging at cellular resolution using light-sheet microscopy[J]. Nature Methods, 2012, 9(7): 681-684.

［204］KRUSKAL J B, WISH M. Multidimensional scaling[M]. Sage Publications, 1978.

［205］VENNA J, KASKI S. Local multidimensional scaling[J]. Neural Networks, 2006, 19(6-7):889-899.

［206］YIN X, MA X. Multidimensional scaling for visualizing large high-dimensional data sets [J]. Data Mining and Knowledge Discovery, 2008, 17(1): 29-55.

［207］FRANCE S L, CARROLL J D. Two-way multidimensional scaling: A review[J]. IEEE Transactions on Systems, Man, and Cybernetics, 2010, 41(5): 644-661.

［208］PHOKA E, MELZER S, PONOMARENKO A, et al. Membrane potential fluctuations govern interhemispheric communication between mouse somatosensory cortices[J]. Proceedings of the National Academy of Sciences, 2012, 109(35): 14742-14747.

［209］LUCZAK A, BARTHO P, HARRIS K D. Spontaneous events outline the realm of possible sensory responses in neocortical populations[J]. Neuron, 2009, 62(3): 413-425.

［210］YOUNGENTOB S L, KENT P F, YOUNGENTOB L M. Developmental nicotine exposure produces lateralized, context-dependent changes in odorant quality perception[J]. Behavioural Neuroscience, 2006, 120(4): 982-989.

［211］TZAGARAKIS C, WEST S G, PELLIZZER G. Brain mechanisms for preparing to reach: comparing directional and nondirectional motor preparation across different regions of the human brain[J]. The Journal of Neuroscience, 2009, 29(13): 4147-4158.

［212］CHANDRASEKARAN B, KOSLOV S R, MADDOX W T. Developmental changes in the integration of pitch and duration[J]. Journal of Experimental Psychology: Human Perception and Performance, 2007, 33(4): 962-970.

［213］DELLACHERIE D, HASBOUN D, BAULAC M, et al. Impaired recognition of emotion in music in a patient with temporal lobe resection[J]. Neuropsychologia, 2011, 49(7): 1344-1352.

［214］IRIMIA A, TORGERSON C M, VAN HORN J D. The connectome of brain structures affected by autism spectrum disorder[J]. Neuroscience Letters, 2018, 675: 93-99.

［215］TENENBAUM J B, de SILVA V, LANGFORD J C. A global geometric framework for nonlinear dimensionality reduction[J]. Science, 2000, 290(5500): 2319-2323.

［216］ROWEIS S T, SAUL L K. Nonlinear dimensionality reduction by locally linear embedding [J]. Science, 2000, 290(5500): 2323-2326.

［217］BELKIN M, NIYOGI P. Laplacian eigenmaps for dimensionality reduction and data rep-resentation[J]. Neural Computation, 2003, 15(6): 1373-1396.

［218］VAN DER MAATEN L, HINTON G. Visualizing data using t-SNE[J]. Journal of Machine Learning Research, 2008, 9: 2579-2605.

［219］MCINNES L, HEALY J, MELVILLE J. UMAP: Uniform manifold approximation and projection for dimension reduction[J]. arXiv preprint arXiv:1802.03426, 2018.

［220］YU B M, CUNNINGHAM J P, SANTHANAM G, et al. Gaussian-process factor analysis for low-dimensional single-trial neural population activity[J]. Journal of Neurophysiology, 2009, 102(1): 614-635.

［221］LOW R J, LEWALLEN S, ARONOV D, et al. Probing variability in a cognitive map using manifold inference from neural dynamics[J]. bioRxiv, 2018: 378737.

［222］YU B M, CUNNINGHAM J P, SANTHANAM G, et al. Gaussian-process factor anal-ysis for low-dimensional single-trial analysis of neural population activity[J]. Journal of Neurophysiology, 2009, 102(1): 1-2.

［223］PANDARINATH C, O'SHEA D J, COLLINS J, et al. Inferring single-trial neural popula-tion dynamics using sequential auto-encoders[J]. Nature Methods, 2018, 15(10): 805-815.

［224］SCHNEIDER S, BATTY E, AOI M, et al. Learnable latent embeddings for joint behavioural and neural analysis[J]. Nature Methods, 2023, 20: 1. DOI: 10 . 1038 / s41592-023-01720-2.

［225］ROADS B, LOVE B C. Modeling Similarity and Psychological Space[J]. Trends in Cognitive Sciences, 2024, 28: 1. DOI: 10.1016/j.tics.2023.05.001.

［226］ELMOZNINO E, BONNER M F. High-performing neural network models of visual cor-tex benefit from high latent dimensionality[J]. PLOS Computational Biology, 2024, 20(1): e1011792.

［227］LIU Z, YAN Y, WANG D H. Category representation in primary visual cortex after visual perceptual learning[J]. Cognitive Neurodynamics, 2024, 18(1): 23-35.

［228］LINDSEY J W, ISSA E B. Factorized visual representations in the primate visual system and deep neural networks[J]. eLife, 2024, 13: RP91685.

［229］KRAVITZ D J, PENG C S, BAKER C I. Real-world scene representations in high-level vi-sual cortex: it's the spaces more than the places[J]. Journal of Neuroscience, 2011, 31(20): 7322-7333.

［230］NOGUEIRA R, RODGERS C C, BRUNO R M, et al. The geometry of cortical represen-tations of touch in rodents[J]. Nature Neuroscience, 2023, 26(2): 239-250.

［231］GUIDOLIN A, DESROCHES M, VICTOR J D, et al. Geometry of spiking patterns in early visual cortex: a topological data analytic approach[J]. Journal of the Royal Society Interface, 2022, 19(196): 20220677.

［232］WEI C, ZOU J, HEINKE D, et al. CoCoG: Controllable Visual Stimuli Generation based on Human Concept Representations[C]//Proceedings of the Conference on Neural Information Processing Systems (NeurIPS). Shenzhen, China, 2024: 1.

［233］JOSEPHS E L, HEBART M N, KONKLE T. Dimensions underlying human understanding of the reachable world[J]. Cognition, 2023, 234: 105368.

［234］HEBART M N, ZHENG C Y, PEREIRA F, et al. Revealing the multidimensional mental representations of natural objects underlying human similarity judgements[J]. Nature Human Behaviour, 2020, 4(11): 1173-1185.

［235］KHOSLA M, WEHBE L. High-level visual areas act like domain-general filters with strong selectivity and functional specialization[J]. bioRxiv, 2022: 2022-03.

［236］Kar, Kohitij, Jonas Kubilius, Kailyn Schmidt, Elias B. Issa, and James J. DiCarlo. "Evidence that recurrent circuits are critical to the ventral stream's execution of core object recognition behavior." Nature neuroscience 22, no. 6 (2019): 974-983.

［237］Takagi, Yu, and Shinji Nishimoto. "High-resolution image reconstruction with latent diffusion models from human brain activity." In Proceedings of the IEEE/CVF conference on computer vision and pattern recognition, pp. 14453-14463. 2023.

［238］Van Den Oord, Aaron, and Oriol Vinyals. "Neural discrete representation learning." Advances in neural information processing systems 30 (2017).

［239］Willett, F.R., Avansino, D.T., Hochberg, L.R. et al. High-performance brain-to-text communication via handwriting. Nature 593, 249–254 (2021). https://doi.org/10.1038/s41586-021-03506-2

［240］Wang, Aria Y., Kendrick Kay, Thomas Naselaris, Michael J. Tarr, and Leila Wehbe. "Better models of human high-level visual cortex emerge from natural language supervision with a large and diverse dataset." Nature Machine Intelligence 5, no. 12 (2023): 1415-1426.

［241］Agarwal, Siddharth, David Wood, Mariusz Grzeda, Chandhini Suresh, Munaib Din, James Cole, Marc Modat, and Thomas C. Booth. "Systematic review of artificial intelligence for abnormality detection in high-volume neuroimaging and subgroup meta-analysis for intracranial hemorrhage detection." Clinical neuroradiology 33, no. 4 (2023): 943-956.

［242］Boni, Kévin ND Brou, John Klein, Ludovic Vanquin, Antoine Wagner, Thomas Lacornerie, David Pasquier, and Nick Reynaert. "MR to CT synthesis with multicenter data in the pelvic area using a conditional generative adversarial network." Physics in Medicine & Biology 65, no. 7 (2020): 075002.

［243］PARK I M, SETH S, PAIVA A R, et al. Kernel methods on spike train space for neuro-science: a tutorial[J]. IEEE Signal Processing Magazine, 2013, 30(4): 149-160.

［244］SOHN H, NARAIN D, MEIRHAEGHE N, et al. Bayesian computation through cortical latent dynamics[J]. Neuron, 2019, 103(5): 934-947.

［245］JØRGENSEN M, HAUBERG S. Isometric Gaussian process latent variable model for dissimilarity data[J]. Proceedings of Machine Learning Research, 2021, 139: 5066-5075.

［246］BUESING L, MACKE J H, SAHANI M. Spectral learning of linear dynamics from generalised-linear observations with application to neural population data[J]. Advances in Neural Information Processing Systems, 2014, 27.

［247］PANDARINATH C, O'SHEA D J, COLLINS J, et al. Inferring single-trial neural population dynamics using sequential auto-encoders[J]. Nature Methods, 2018, 15(10): 805-815.

［248］RUTTEN V, LANG S, BARACHANT A, et al. Non-reversible Gaussian processes for identifying latent dynamical structure in neural data[C]//Advances in Neural Information Processing Systems (NeurIPS): vol. 33. 2020: 10956-10967.

［249］YANG B, DUAN K, FAN C, et al. Automatic ocular artifacts removal in EEG using deep learning[J]. Biomedical Signal Processing and Control, 2018, 43: 148-158.

［250］WULAN N, WANG W, SUN P, et al. Generating electrocardiogram signals by deep learn-ing[J]. Neurocomputing, 2020, 404: 122-136.

［251］YU J, LI C, LOU K, et al. Embedding decomposition for artifacts removal in EEG signals [J]. Journal of Neural Engineering, 2022, 19(2): 026052.

［252］Moses, David A., Sean L. Metzger, Jessie R. Liu, Gopala K. Anumanchipalli, Joseph G. Makin, Pengfei F. Sun, Josh Chartier et al. "Neuroprosthesis for decoding speech in a paralyzed person with anarthria." New England Journal of Medicine 385, no. 3 (2021): 217-227.

［253］WILLETT F R, AVANSINO D T, HOCHBERG L R, et al. High-performance brain-to-text communication via handwriting[J]. Nature, 2021, 593(7858): 249-254.

［254］MATHIS A, MAMIDANNA P, CURY K M, et al. DeepLabCut: markerless pose estimation of user-defined body parts with deep learning[J]. Nature neuroscience, 2018, 21(9): 1281-1289.

［255］NATH T, MATHIS A, CHEN A C, et al. Using DeepLabCut for 3D markerless pose estimation across species and behaviors[J]. Nature Protocols, 2019, 14(7): 2152-2176.

［256］LAUER J, ZHOU M, YE S, et al. Multi-animal pose estimation, identification and tracking with DeepLabCut[J]. Nature Methods, 2022, 19(4): 496-504.

［257］QU Y, JIAN X, CHE W, et al. Transfer learning to decode brain states reflecting the relationship between cognitive tasks[C]//International Workshop on Human Brain and Artificial Intelligence. 2022: 110-122.

［258］YANG G R, JOGLEKAR M R, SONG H F, et al. Task representations in neural networks trained to perform many cognitive tasks[J]. Nature Neuroscience, 2019, 22(2): 297-306.

［259］KELLER L. Adaptation and the genetics of social behaviour[J]. Philosophical Transactions of the Royal Society B: Biological Sciences, 2009, 364(1533): 3209-3216.

［260］BAUER A Q, KRAFT A W, BAXTER G A, et al. Effective Connectivity Measured Using Optogenetically Evoked Hemodynamic Signals Exhibits Topography Distinct from Resting State Functional Connectivity in the Mouse[J/OL]. Cerebral Cortex, 2017, 28(1): 370-386.eprint: https://academic.oup.com/cercor/article-pdf/28/1/370/25331960/bhx298.pdf. https://doi.org/10.1093/cercor/bhx298. DOI: 10.1093/cercor/bhx298.

［261］LUO Z, PENG K, LIANG Z, et al. Mapping effective connectivity by virtually perturbing a surrogate brain[J]. arXiv preprint arXiv:2301.00148, 2022.

［262］RAN X, ZHANG J, YE Z, et al. Deep auto-encoder with neural response[J]. arXiv preprint arXiv:2111.15309, 2021.

［263］WANG H E, TRIEBKORN P, BREYTON M, et al. Virtual brain twins: from basic neuro-science to clinical use[J]. National Science Review, 2024, 11(5): nwae079.

［264］SUÁREZ L E, MARKELLO R D, BETZEL R F, et al. Linking structure and function in macroscale brain networks[J]. Trends in Cognitive Sciences, 2020, 24(4): 302-315.

［265］PRETI M G, VAN DE VILLE D. Decoupling of brain function from structure reveals re-gional behavioral specialization in humans[J]. Nature Communications, 2019, 10(1): 4747.

［266］Kim, Timothy D., Thomas Z. Luo, Jonathan W. Pillow, and Carlos D. Brody. "Inferring latent dynamics underlying neural population activity via neural differential equations." In International Conference on Machine Learning, pp. 5551-5561. PMLR, 2021.

［267］Vermani, Ayesha, Il Memming Park, and Josue Nassar. "Leveraging generative models for unsupervised alignment of neural time series data." In The Twelfth International Conference on Learning Representations. 2023.

［268］Kapoor, Jaivardhan, Auguste Schulz, Julius Vetter, Felix Pei, Richard Gao, and Jakob H. Macke. "Latent diffusion for neural spiking data." Advances in Neural Information Processing Systems 37 (2024): 118119-118154.

［269］Ye, Ziyuan, Youzhi Qu, Zhichao Liang, Mo Wang, and Quanying Liu. "Explainable fMRI - based brain decoding via spatial temporal - pyramid graph convolutional network." Human Brain Mapping 44, no. 7 (2023): 2921-2935.

［270］VOHRYZEK J, CABRAL J, VUUST P, et al. Understanding brain states across spacetime informed by whole-brain modelling[J]. Philosophical Transactions of the Royal Society A, 2022, 380(2227): 20210247.

［271］WILLCOX K, SEGUNDO B. The role of computational science in digital twins[J]. Nature Computational Science, 2024, 4(3): 147-149.

［272］YAMINS D L, HONG H, CADIEU C F, et al. Performance-optimized hierarchical models predict neural responses in higher visual cortex[J]. Proceedings of the National Academy of Sciences, 2014, 111(23): 8619-8624.

［273］BREAKSPEAR M. Dynamic models of large-scale brain activity[J]. Nature Neuroscience, 2017, 20(3): 340-352.

［274］FAN L, LI H, ZHUO J, et al. The human brainnetome atlas: a new brain atlas based on connectional architecture[J]. Cerebral Cortex, 2016, 26(8): 3508-3526.

［275］DI BELLO F. Unraveling the Enigma: how can ChatGPT perform so well with language understanding, reasoning, and knowledge processing without having real knowledge or logic?[J]. AboutOpen, 2023, 10(1): 88-96.

［276］WU T, GAO X, AN F, et al. Predicting multiple observations in complex systems through low-dimensional embeddings[J]. Nature Communications, 2024, 15(1): 2242.

［277］SONNEWALD M, REEVE K A, LGUENSAT R. A Southern Ocean supergyre as a unifying dynamical framework identified by physics-informed machine learning[J]. Communications Earth & Environment, 2023, 4(1): 153.

［278］ZHANG D, YUAN Z, YANG Y, et al. Brant: Foundation Model for Intracranial Neural Signal[J]. Advances in Neural Information Processing Systems, 2024, 36.

［279］JIANG W B, ZHAO L M, LU B L. Large brain model for learning generic representations with tremendous EEG data in BCI[J]. arXiv preprint arXiv:2405.18765, 2024.

[280] WEI X, ZHAO K, JIAO Y, et al. Multi-modal cross-domain self-supervised pre-training for fMRI and EEG fusion[J]. Neural Networks, 2025, 184: 107066.

[281] ZHOU Q, DU C, WANG S, et al. CLIP-MUSED: CLIP-Guided Multi-Subject Visual Neural Information Semantic Decoding[J]. arXiv preprint arXiv:2402.08994, 2024.

[282] TUNCER E, BOLAT E D. Classification of epileptic seizures from electroencephalogram (EEG) data using bidirectional short-term memory (Bi-LSTM) network architecture[J]. Biomedical Signal Processing and Control, 2022, 73: 103462.

[283] ALHAGRY S, FAHMY A A, EL-KHORIBI R A. Emotion recognition based on EEG using LSTM recurrent neural network[J]. International Journal of Advanced Computer Science and Applications, 2017, 8(10).

[284] MOON I, GROHA S, GUSEV A. SurvLatent ODE: A Neural ODE based time-to-event model with competing risks for longitudinal data improves cancer-associated Venous Thromboembolism (VTE) prediction[C]//Machine Learning for Healthcare Conference. 2022: 800-827.

[285] PFEFFER M A, LING S S H, WONG J K W. Exploring the Frontier: Transformer-Based Models in EEG Signal Analysis for Brain-Computer Interfaces[J]. Computers in Biology and Medicine, 2024: 108705.

[286] SONG H F, YANG G R, WANG X J. Training excitatory-inhibitory recurrent neural net-works for cognitive tasks: a simple and flexible framework[J]. PLoS Computational Biology, 2016, 12(2): e1004792.

[287] ZHAO Y, ZHANG W, LI T. EPR-Net: constructing a non-equilibrium potential landscape via a variational force projection formulation[J]. National Science Review, 2024, 11(7).

[288] YAO X, ZHU H, GU M. Brain-inspired GCN: Modularity-based Siamese simple graph convolutional networks[J]. Information Sciences, 2024, 657: 119971.

[289] RACHMUTH G, SHOUVAL H Z, BEAR M F, et al. A biophysically-based neuromorphic model of spike rate-and timing-dependent plasticity[J]. Proceedings of the National Academy of Sciences, 2011, 108(49): E1266-E1274.

[290] ZHONG Y D, DEY B, CHAKRABORTY A. Symplectic ode-net: Learning

hamiltonian dynamics with control[J]. arXiv preprint arXiv:1909.12077, 2019.

[291] WANG D, WANG Y, EVANS L, et al. From latent dynamics to meaningful representations [J]. Journal of Chemical Theory and Computation, 2024, 20(9): 3503-3513.

[292] MII B, SPORNS O, MCINTOSH A R. Communication efficiency and congestion of signal traffic in large-scale brain networks[J]. PLoS Computational Biology, 2014, 10(1): e1003427.

[293] WANG H E, WOODMAN M, TRIEBKORN P, et al. Delineating epileptogenic networks using brain imaging data and personalized modeling in drug-resistant epilepsy[J]. Science Translational Medicine, 2023, 15(680): eabp8982.

[294] LU W, ZENG L, WANG J, et al. Imitating and exploring the human brain's resting and task-performing states via brain computing: scaling and architecture[J]. National Science Review, 2024, 11(5): nwae080.

[295] HUANG Y, THOMAS C, DATTA A, et al. Optimized tDCS for targeting multiple brain regions: an integrated implementation[C]//2018 40th Annual International Conference of the IEEE Engineering in Medicine and Biology Society (EMBC). 2018: 3545-3548.

[296] FERNANDEZ-CORAZZA M, TUROVETS S, LUU P, et al. Transcranial electrical neu-romodulation based on the reciprocity principle[J]. Frontiers in Psychiatry, 2016, 7: 87.

[297] BAHN S, LEE C, KANG B Y. A computational study on the optimization of transcranial temporal interfering stimulation with high-definition electrodes using unsupervised neural networks[R]. Wiley Online Library, 2023.

[298] YANG Y, QIAO S, SANI O G, et al. Modelling and prediction of the dynamic responses of large-scale brain networks during direct electrical stimulation[J]. Nature Biomedical Engineering, 2021, 5(4): 324-345.

[299] LI C, KREIMAN G, RAMANATHAN S. Discovering neural policies to drive behaviour by integrating deep reinforcement learning agents with biological neural networks[J]. Nature Machine Intelligence, 2024: 1-13.

[300] LECUN Y, BENGIO Y, HINTON G. Deep learning[J]. Nature, 2015, 521(7553): 436-444.

[301] YAMINS D L, DICARLO J J. Using goal-driven deep learning models to understand sensory cortex[J]. Nature Neuroscience, 2016, 19(3): 356-365.

［302］HASSABIS D, KUMARAN D, SUMMERFIELD C, et al. Neuroscience-inspired artificial intelligence[J]. Neuron, 2017, 95(2): 245-258.

［303］HOLLAND N D. Early central nervous system evolution: an era of skin brains?[J]. Nature Reviews Neuroscience, 2003, 4(8): 617-627.

［304］MACKIE G O. Central neural circuitry in the jellyfish Aglantha: a model'simple nervous system'[J]. Neurosignals, 2004, 13(1-2): 5-19.

［305］BUTLER A B, HODOS W. Comparative vertebrate neuroanatomy: evolution and adapta-tion[M]. John Wiley & Sons, 2005.

［306］KRUBITZER L, KAAS J. The evolution of the neocortex in mammals: how is phenotypic diversity generated?[J]. Current Opinion in Neurobiology, 2005, 15(4): 444-453.

［307］HERCULANO-HOUZEL S. The remarkable, yet not extraordinary, human brain as a scaled-up primate brain and its associated cost[J]. Proceedings of the National Academy of Sciences, 2012, 109(supplement_1): 10661-10668.

［308］ENARD W, PRZEWORSKI M, FISHER S E, et al. Molecular evolution of FOXP2, a gene involved in speech and language[J]. Nature, 2002, 418(6900): 869-872.

［309］JACOB F. Evolution and tinkering[J]. Science, 1977, 196(4295): 1161-1166.

［310］SIMON H A, NEWELL A. Computer science as empirical inquiry: symbols and search [J]. Communications of the ACM, 1976, 19(3): 11-126.

［311］CORTES C. Support-Vector Networks[J]. Machine Learning, 1995.

［312］LECUN Y, BOTTOU L, BENGIO Y, et al. Gradient-based learning applied to document recognition[J]. Proceedings of the IEEE, 1998, 86(11): 2278-2324.

［313］KAPLAN J, MCCANDLISH S, HENIGHAN T, et al. Scaling laws for neural language models[J]. arXiv preprint arXiv:2001.08361, 2020.

［314］GOODFELLOW I J, SHLENS J, SZEGEDY C. Explaining and harnessing adversarial examples[J]. arXiv preprint arXiv:1412.6572, 2014.

［315］RUSSELL S J, NORVIG P. Artificial intelligence: a modern approach[M]. Pearson, 2016.

［316］BI G Q, POO M M. Synaptic modifications in cultured hippocampal neurons: dependence on spike timing, synaptic strength, and postsynaptic cell type[J]. Journal of Neuroscience, 1998, 18(24): 10464-10472.

［317］SCHULTZ W, DAYAN P, MONTAGUE P R. A neural substrate of prediction and reward [J]. Science, 1997, 275(5306): 1593-1599.

［318］LAUGHLIN S B, SEJNOWSKI T J. Communication in neuronal networks[J]. Science, 2003, 301(5641): 1870-1874.

［319］MEROLLA P A, ARTHUR J V, ALVAREZ-ICAZA R, et al. A million spiking-neuron integrated circuit with a scalable communication network and interface[J]. Science, 2014, 345(6197): 668-673.

［320］MCCLELLAND J L, MCNAUGHTON B L, O'REILLY R C. Why there are complemen-tary learning systems in the hippocampus and neocortex: insights from the successes and failures of connectionist models of learning and memory.[J]. Psychological Review, 1995, 102(3): 419.

［321］MANTE V, SUSSILLO D, SHENOY K V, et al. Context-dependent computation by re-current dynamics in prefrontal cortex[J]. Nature, 2013, 503(7474): 78-84.

［322］VIEIRA S, PINAYA W H, MECHELLI A. Using deep learning to investigate the neu-roimaging correlates of psychiatric and neurological disorders: Methods and applications [J]. Neuroscience & Biobehavioral Reviews, 2017, 74: 58-75.

［323］SHEN G, HORIKAWA T, MAJIMA K, et al. Deep image reconstruction from human brain activity[J]. PLoS Computational Biology, 2019, 15(1): e1006633.